FOOD ALLERGY

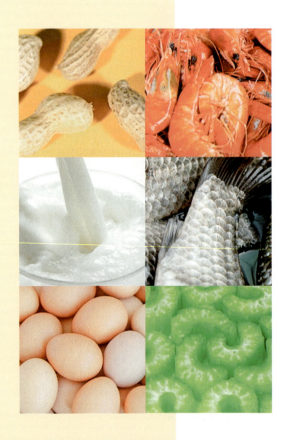

食物过敏

编

[美] 约翰·M.詹姆士(John M. James)
[美] 卫斯理·伯克斯(Wesley Burks)
[瑞士] 菲利普·艾根曼(Philippe Eigenmann)

主译

刘光辉

副主译（以姓氏笔画为序）

张肆肆 高亚东 喻明霞

译　者（以姓氏笔画为序）

丁　美	武汉大学中南医院过敏反应科	范　维	武汉大学中南医院病理科
王　玲	武汉大学中南医院过敏反应科	徐姗姗	武汉大学中南医院过敏反应科
王　萍	武汉大学中南医院病理科	高亚东	武汉大学中南医院过敏反应科
甘　辉	武汉大学中南医院过敏反应科	梁慧玲	武汉大学中南医院过敏反应科
付　维	武汉大学中南医院过敏反应科	彭　超	武汉大学中南医院过敏反应科
刘　迁	武汉大学中南医院过敏反应科	董　翔	武汉大学中南医院过敏反应科
刘光辉	武汉大学中南医院过敏反应科	喻明霞	武汉大学中南医院检验科
	华中科技大学同济医学院附属同济医院过敏反应科	谢　青	武汉大学中南医院过敏反应科
孙媛丽	武汉大学中南医院过敏反应科	漆昱明	武汉大学中南医院过敏反应科
李　巍	武汉大学中南医院过敏反应科	颜希希	武汉大学中南医院过敏反应科
张肆肆	武汉大学中南医院过敏反应科	潘　敏	武汉大学中南医院过敏反应科
陈　浩	广州医科大学附属第一医院/广州呼吸健康研究院		

华中科技大学出版社
http://www.hustp.com
中国·武汉

Elsevier (Singapore) Pte Ltd.
3 Killiney Road,
#08-01 Winsland House I,
Singapore 239519
Tel: (65) 6349-0200; Fax: (65) 6733-1817

Food Allergy, first edition
Copyright © 2012, Elsevier Inc. All rights reserved.
ISBN-13: 9781437719925

This translation of Food Allergy, first edition by John M. James, Wesley Burks and Philippe Eigenmann was undertaken by Huazhong University of Science and Technology Press and is published by arrangement with Elsevier (Singapore) Pte Ltd.
Food Allergy, first edition by John M. James, Wesley Burks, Philippe Eigenmann 由华中科技大学出版社进行翻译，并根据华中科技大学出版社与爱思唯尔（新加坡）私人有限公司的协议约定出版。

《食物过敏》（第 1 版）（刘光辉 译）
ISBN：97875659XXXXX
Copyright © 2012 by Elsevier (Singapore) Pte Ltd. and Huazhong University of Science and Technology Press.
All rights reserved. No part of this publication may be reproduced or transmitted in any form or by any means, electronic or mechanical, including photocopying, recording, or any information storage and retrieval system, without permission in writing from Elsevier (Singapore) Pte Ltd and Huazhong University of Science and Technology Press.

声　明

本译本由华中科技大学出版社完成。相关从业及研究人员必须凭借其自身经验和知识对文中描述的信息数据、方法策略、搭配组合、实验操作进行评估和使用。由于医学科学发展迅速，临床诊断和给药剂量尤其需要经过独立验证。在法律允许的最大范围内，爱思唯尔、译文的原文作者、原文编辑及原文内容提供者均不对译文或因产品责任、疏忽或其他操作造成的人身及/或财产伤害及/或损失承担责任，亦不对由于使用文中提到的方法、产品、说明或思想而导致的人身及/或财产伤害及/或损失承担责任。

Printed in China by Huazhong University of Science and Technology Press under special arrangement with Elsevier (Singapore) Pte Ltd. This edition is authorized for sale in the People's Republic of China only, excluding Hong Kong SAR, Macau SAR and Taiwan. Unauthorized export of this edition is a violation of the contract.

湖北省版权局著作权合同登记　图字：17-2020-096 号

图书在版编目(CIP)数据

食物过敏/(美)约翰·M.詹姆士，(美)卫斯理·伯克斯，(瑞士)菲利普·艾根曼编；刘光辉主译. —武汉：华中科技大学出版社，2020.7
ISBN 978-7-5680-6194-0

Ⅰ.①食…　Ⅱ.①约…　②卫…　③菲…　④刘…　Ⅲ.①食物过敏-研究　Ⅳ.①R593.1

中国版本图书馆 CIP 数据核字(2020)第 127622 号

食物过敏	［美］约翰·M.詹姆士　［美］卫斯理·伯克斯　［瑞士］菲利普·艾根曼　编
Shiwu Guomin	刘光辉　主译

策划编辑：周　琳
责任编辑：曾奇峰　毛晶晶
封面设计：刘　婷
责任校对：曾　婷
责任监印：周治超

出版发行：华中科技大学出版社（中国·武汉）　　电话：(027)81321913
　　　　　武汉市东湖新技术开发区华工科技园　　邮编：430223
录　　排：华中科技大学惠友文印中心
印　　刷：湖北恒泰印务有限公司
开　　本：889mm×1194mm　1/16
印　　张：19.75
字　　数：640 千字
版　　次：2020 年 7 月第 1 版第 1 次印刷
定　　价：198.00 元

本书若有印装质量问题，请向出版社营销中心调换
全国免费服务热线：400-6679-118　竭诚为您服务
版权所有　侵权必究

内 容 简 介

食物过敏是一个重要的公共卫生问题,这一临床领域的知识积累速度惊人,也有一些令人兴奋的新进展。本书系统阐述了食物过敏相关知识,涵盖黏膜免疫概论及口服耐受的形成、食物过敏原的基础科学、食物过敏的流行病学、食物过敏的诊断和治疗、食物过敏的自然史和预防、食物过敏的管理和严重过敏反应处理方案的制订等内容。本书旨在提供实用、基于临床的相关参考资料,同时也向临床医生提供明确的指导方针,帮助他们为疑似食物过敏的患者提供建议。

本书可供过敏科医生、普通儿科医生、家庭医生、营养学家及其他对食物过敏感兴趣的医疗专业人士阅读。

原 版 前 言

我们推出了一本激动人心的新教材《食物过敏：临床诊断和疾病管理中的实用临床方法》，我们对此感到非常自豪。本书的目的在于提供实用、基于临床的相关参考资料，阐述各类食物过敏和食物不良反应。本书的目标读者是过敏科医生、住院医师、普通儿科医生、家庭医生、营养学家及其他对食物过敏感兴趣的医疗专业人士。我们希望本书各章节能够为读者提供易于获取的相关信息。各章的关键信息已在每章开头重点标注，再加上临床摘要和临床案例，以帮助解释关键的教学知识点。此外，我们为所有读者提供了本教材的网络版，读者可以安全访问、搜索并下载本书的文本、图片，并将其用于演示，或通过链接访问其他在线资源。

食物过敏是一个重要的公共卫生问题，既影响儿童也影响成人，其发病率在最近逐年增高。人们普遍低估了社会中食物过敏的影响。一小部分患者对微量的食物过敏原可能会出现危及生命的反应，除此之外，由于诊断不明，很多患者不得不禁食某些食物。此外，由于患者经常将非过敏性食物反应（如食物耐受不良）和食物过敏相混淆，导致公众过高地估计了食物过敏的发病率，这是毫无根据的。公众和科学界之间对食物过敏的认知有鸿沟，而医疗工作者必须在这一鸿沟中工作。目前，这一临床领域的知识积累速度惊人、令人满意，本教材章节之多也反映了这一点。虽然目前还没有治疗食物过敏的方法（即只能通过规避过敏原或对症治疗来控制这种疾病），但也有一些令人兴奋的新进展，即可能出现新的疗法。本教材中所讨论的主题包括黏膜免疫和口服耐受、食物过敏原的基础科学、食物过敏的流行病学、食物过敏的诊断和治疗、胃肠道和食物过敏、食物过敏的自然史，以及食物过敏和严重过敏反应的管理。希望本教材能有助于找出当前科学知识的关键缺口，以便未来的研究填补这些缺口，同时也向全科医生提供明确的指导方针，帮助他们为疑似食物过敏的患者提供建议。

如果没有各位撰稿人的专业协助，以及爱思唯尔有限公司专家人员的出色指导和编辑协助，我们就不可能出版这本关于食物过敏的新教材。我们衷心希望读者在读完本书后，认为它有助于治疗食物过敏和对食物有其他不良反应的患者，并能提供切实可行的建议。

John M. James MD
Wesley Burks MD
Philippe Eigenmann MD

编者名单

Yuri Alexeev,PhD
英国诺里奇市
食品研究所研究项目科学家

Katrina J. Allen,MBBS,BMedSc,FRACP,PhD
澳大利亚维多利亚州帕克维尔市
墨尔本皇家儿童医院默多克儿童研究所免疫与环境感染部门,肠道和肝脏感染研究团队组长
墨尔本皇家儿童医院儿科胃肠病学家/过敏专科医生、副教授

Cristiana Alonzi,MD
意大利帕多瓦市
帕多瓦大学附属医院食物过敏分诊中心儿科助理教授

Dan Atkins,MD
美国科罗拉多州丹佛市
科罗拉多大学医学院儿科副教授
国立犹太医学中心儿科教授

Debra D. Becton,MD
美国阿肯色州小石城
阿肯色州儿童医院、阿肯色大学医学院儿科助理教授

S. Allan Bock,MD
美国科罗拉多州丹佛市
丹佛大学儿科、国立犹太医学中心儿科助理研究员

Jesús F. Crespo,MD,PhD
西班牙马德里市
"10月12日"研究医院过敏反应科专家

George Du Toit,MBBCh,MSc,FCP,FRCPCH
英国伦敦市
盖伊和圣托马斯国民保健信托基金会哮喘、过敏、肺生态学部,医学研究理事会和哮喘过敏机制英国中心,伦敦国王学院儿科过敏专家

Motohiro Ebisawa,MD,PhD
日本神奈川县相模原市
相模原国立医院过敏和风湿学临床研究中心过敏学部

Philippe Eigenmann，MD
瑞士日内瓦市
日内瓦大学医院儿童和青少年科过敏反应科主任

Mary Feeney，MSc，RD
英国伦敦市
盖伊和圣托马斯国民保健信托基金会、伦敦国王学院临床研究营养学家

Glenn T. Furuta，MD
美国科罗拉多州丹佛市
国立犹太医学中心、儿童医院胃肠道嗜酸性疾病项目主任
消化健康研究所，儿科胃肠病学、肝脏病学和营养学部
科罗拉多大学丹佛分校医学院儿科教授

Jonathan O'B. Hourihane，DM，FRCPI
爱尔兰科克市
科克大学儿童医疗健康学院教授、系主任

John M. James，MD
美国科罗拉多州科林斯堡市
科罗拉多过敏和哮喘中心私人诊所

Philip E. Johnson，BSc(Hons)，PhD
英国诺里奇市
食品研究所博士后研究员

Stacie M. Jones，MD
美国阿肯色州小石城
阿肯色州儿童医院、阿肯色大学医学院儿科过敏系主任，过敏和免疫学组长，儿科教授

Corinne Keet，MD，MS
美国马里兰州巴尔的摩市
约翰斯·霍普金斯大学医学院儿科助理教授

John M. Kelso，MD
美国加利福尼亚州圣地亚哥市
斯克利普斯诊所过敏、哮喘、免疫学部

Jennifer J. Koplin，BSc
澳大利亚维多利亚州帕克维尔市
墨尔本皇家儿童医院默多克儿童研究所

Gideon Lack，MBBCH(Oxon)，MA(Oxon)，FRCPCH
英国伦敦市

盖伊和圣托马斯国民保健信托基金会哮喘、过敏、肺生态学部,医学研究理事会和哮喘过敏机制英国中心,伦敦国王学院儿科过敏学教授

Stephanie Ann Leonard,MD
美国纽约市
西奈山医学院儿科过敏和免疫学系Jaffe食物过敏研究所研究员

Vicki McWilliam,BSci MND APD
澳大利亚墨尔本市
墨尔本皇家儿童医院过敏和免疫科临床专业营养学家

E. N. Clare Mills,BSc,PhD
英国诺里奇市
食品研究所项目负责人

Kim Mudd,RN,MSN,CCRP
美国马里兰州巴尔的摩市
约翰斯·霍普金斯大学医学院儿科过敏/免疫研究护士、项目协调员

Antonella Muraro,MD,PhD
意大利帕多瓦市
帕多瓦大学附属医院威尼托区食物过敏分诊中心主任

Anna Nowak-Wegrzyn,MD
美国纽约市
西奈山医学院儿科过敏和免疫学系Jaffe食物过敏研究所儿科副教授

Tamara T. Perry,MD
美国阿肯色州小石城
阿肯色州儿童医院、阿肯色大学医学院儿科助理教授

Julia Rodriguez,MD,PhD
西班牙马德里市
"10月12日"研究医院过敏反应科主任、专家

Hugh A. Sampson,MD
美国纽约市
西奈山医学院儿科过敏和免疫学系Jaffe食物过敏研究所儿科教授

Scott H. Sicherer,MD
美国纽约市
西奈山医学院儿科过敏和免疫学系Jaffe食物过敏研究所儿科教授

Atsuo Urisu,MD,PhD

日本名古屋市
藤田保健卫生大学第二教学医院儿科教授

John O. Warner, MD, FRCP, FRCPCH, FMed Sci
英国伦敦市
帝国理工学院圣玛丽校区国家医疗服务体系基金会妇女和儿童临床项目小组组长、儿科系主任、教授

Jacqueline Wassenberg, MD
瑞士洛桑市
洛桑大学医院儿科过敏和免疫学部首席住院医师

Robert Wood, MD
美国马里兰州巴尔的摩市
约翰斯·霍普金斯大学医学院儿科和国际健康教授

目 录

Contents

第一章 黏膜免疫概论及口服耐受的形成 1
第二章 食物过敏原 14
第三章 食物过敏的流行病学 31
第四章 食物不良反应的临床概述 46
第五章 特应性皮炎和食物过敏 58
第六章 食物诱发性荨麻疹和血管性水肿 72
第七章 花粉-食物综合征 80
第八章 呼吸道和食物过敏 97
第九章 食物诱发性严重过敏反应和食物依赖运动诱发性严重过敏反应 112
第十章 嗜酸性粒细胞性胃肠疾病（嗜酸性粒细胞性食管炎、嗜酸性粒细胞性胃肠炎和嗜酸性粒细胞性结肠炎） 127
第十一章 食物蛋白诱发性小肠结肠炎综合征、食物蛋白诱发性肠病、直肠结肠炎及婴儿急性腹痛 141
第十二章 食物过敏的临床诊断方法 165
第十三章 食物过敏评估中的体内及体外诊断方法 174
第十四章 口服食物激发试验流程 185
第十五章 食物过敏的管理和严重过敏反应处理方案的制订 206
第十六章 患者教育和自主管理 220
第十七章 食物过敏的治疗展望 235
第十八章 食物过敏的自然史和预防 251
第十九章 膳食和营养：食物过敏原的交叉反应 265
第二十章 诊断和治疗的困境：食品添加剂的不良反应，药理性食物反应，与食物摄入有关的心理因素 288

第一章　黏膜免疫概论及口服耐受的形成

Corinne Keet
Robert Wood

关键概念

- 胃肠道黏膜是人体与外界之间的重要免疫接触点。
- 免疫细胞接触抗原的方式决定了随后的免疫应答。
- 口服耐受是一个复杂的过程，可能是几个免疫机制相互交叠作用的结果。
- 很多因素都会影响过敏反应和耐受性之间的平衡，包括人体发育阶段、微生物暴露、饮食习惯、遗传因素等。

引言

黏膜是免疫系统与外界环境相互作用的主要场所。它与皮肤不同，皮肤的特征是具有多层复层上皮，而肠黏膜上只有单层柱状上皮。每年大约有两吨食物经过这道薄薄的屏障。超过1万亿个细菌、约500种不同的物种生存在肠黏膜上并与之接触。这些细菌中绝大多数是非致病的共生菌，但如此之多的抗原体中总会潜伏有一些病原体。即使是共生细菌，如果数量过多，也有可能对人体造成伤害。黏膜免疫系统对这一屏障进行必要的监督，以区分敌我。

黏膜免疫系统不仅决定了抗原引起的局部免疫反应，而且，由于它是机体接触抗原的主要部位，它在引导机体对抗原的全身免疫反应中也起到主要作用。口服耐受(oral tolerance)即机体对口服抗原的免疫反应的调节，是黏膜免疫系统的一项基本任务。一般来说，黏膜免疫系统会适应其接触到的无害抗原和致病性抗原的比例，将默认反应设定为耐受。由于该系统倾向于耐受口服抗原，这一倾向甚至可被用来克服已经形成的免疫系统致敏化，人们在还未识别出过敏系统中的特定免疫细胞时，就已经了解和利用这一知识进行治疗。然而，尽管该系统一般倾向于耐受，但它也有可能对病原体产生防御性反应。这种反应是通过识别抗原的固有特性，或者通过组织损伤等环境因素来控制的。一般来说，免疫系统能非常熟练地对接触的抗原产生免疫反应。不产生免疫应答虽然并不常见，但可能引起严重后果。食物过敏是口服耐受失能的主要例子。

本章将重点讨论黏膜免疫系统如何决定何时发出警报、何时保持沉默，并研究机体对食物蛋白的正常反应，反应如何可能出错，以及导致反应失衡的因素。

结构和功能

胃肠道的主要任务是吸收食物和液体，并排出废物。为了完成这项任务，胃肠道的表面积很大（100 m^2），而且非常薄。肠道内腔为细菌提供了适宜的生存环境，而细菌可帮助分解食物，使之成为可吸收的营养物质。然而，由于连通机体内部和外部的屏障非常薄，可能带来重大危害。除了营养物质外，毒素、致病性细菌、病毒、寄生虫也只被一道单细胞层隔绝而避免进入体内。一旦薄层被破坏，就可能造成全身感染。保护胃肠道黏膜不被破坏是一个复杂的过程，由特异性手段和非特异性手段两种方式施加保护。

化学防御

使用化学和物理方法，使一些潜在的有害抗原（如食物和微生物）不能与黏膜免疫系统接触，从而避免产生炎症反应。虽然肠腔是世界上微生物最密集的环境，但细菌和大分子抗原实际上被隔离于胃肠道的上皮细胞之外，两者间保持一定距离。这种隔离由富含多糖的黏液层（即黏液素）完成，它由特殊的肠上皮细胞产生。抗菌肽在黏膜层中以浓度梯度被捕获，在上皮层的近端形成一个相对无菌的区域。在小鼠模型中，缺失黏液素或抗菌肽都会导致慢性炎症的发生。在人体中，如果基因突变导致产生抗菌肽的机制异常，就会产生自身免疫综合征——克罗恩病（Crohn's disease）。在食物过敏的症状发展中，起重要作用的是黏液层失调还是抗菌肽功能失调仍有待研究。

众所周知，酶降解食物蛋白是防止过敏反应的第一道防线，而食物抗原的消化缺陷会导致过敏反应。很多食物蛋白无法引起过敏导致的全身免疫反应，因为这些蛋白质不稳定，容易在胃内酸性环境下发生变性。过敏原往往是能够抵抗这种降解的蛋白质，从而能够使免疫细胞致敏，进而引起过敏反应。例如，β-乳球蛋白和 Ara h 2 分别是牛奶和花生过敏的相关过敏原，它们不会因胃肠道的环境变性。其他潜在过敏原如许多水果中存在的桦树花粉同源物很容易被分解，尽管它们可以对交叉过敏的个体引起口腔反应，但它们本身通常不引起全身性致敏。有研究显示，抗酸剂能损害动物和人类的口服耐受性，从而证明了正常的酶解过程在防止过敏反应中起重要作用。此外，给予小鼠封装有潜在的过敏原的食物，使过敏原完整到达小肠，可以引发过敏反应。

大多数蛋白质能被酸和酶分解，这一事实可以解释为什么大多数食物不是过敏原，但这不能解释为什么对稳定蛋白质的过敏仍然比较少见。例如，花生含有几种不会被降解的蛋白质，但只有约1%的美国人对花生过敏。很明显，在胃的消化过程之后，还有其他因素起作用。

抗原在上皮细胞间的转运

未被酶解过程降解的蛋白质可以通过多种途径接触机体免疫系统。跨越上皮细胞的转运过程包括主动转运和被动转运，可以发生在细胞之间的空隙中和细胞内部（图1-1）。

液体的大流量转运是通过细胞旁路途径实现的，而黏膜的整体渗透性则由上皮细胞之间的紧密连接来调节，这些紧密连接将细胞间的空间密封起来。连接处的渗透性受各种因素的影响，包括细胞因子、药物、营养状况等。胃肠道不同部位的渗透性有所不同，即便在一段短的肠道内也是如此，原因在于，相比隐窝的孔隙，绒毛的孔隙能允许更大的溶质通过。自身免疫性和过敏性疾病产生的细胞因子会破坏屏障功能，增加渗透性。有证据表明，有食物过敏史的儿童无论是定期食用还是长时间停用相关过敏原，其肠道渗透性均增加。另一项研究证明了屏障功能在过敏反应中的重要性，研究发现人们在服用抗排斥药物他克莫司后，出现新的过敏反应的概率很高，因为他克莫司可以导致黏膜屏障功能受损。虽然他克莫司对免疫系统有其他影响，但在器官移植后新的食物过敏反应的高发生率被认为是该药物对黏膜完整性的影响。

除了细胞旁路途径外，另外一些转运系统也能主动携带蛋白质、电解质、脂肪酸、糖，使之被细胞吸收。有一种被称为M细胞（或微折叠细胞）的特殊修饰上皮细胞，可以充当非专职的抗原呈递细胞。M细胞散布在滤泡相关的上皮细胞中，覆盖在名为派伊尔集合淋巴结的特异化免疫细胞上。它们表达能够识别微生物模式的受体，有助于细胞内吞，并将抗原转移到上皮细胞的基底表面。这对细菌尤为重要，但也可能与食物过敏有关。

其他非特异化的柱状上皮细胞形成了囊泡样结构，这能允许食物蛋白在细胞间运输。这些囊泡样结构的形成似乎依赖于MHC II类结合，但抗原与IgA、IgE、IgG结合也可导致转胞吞作用。在急性过敏反应和过敏反应的放大过程中，通过IgE进行转运可能尤为重要。相比之下，分泌型IgA（在体内产生的免疫球蛋白中占比较高）与抗原形成复合物，有助于转运抗原并通过上皮细胞呈递给抗原呈递细胞，产生免疫耐受。

抗原转运的最后一种方法是通过延伸抗原呈递细胞，直接摄取管腔内容物。在固有层中发现的树突状

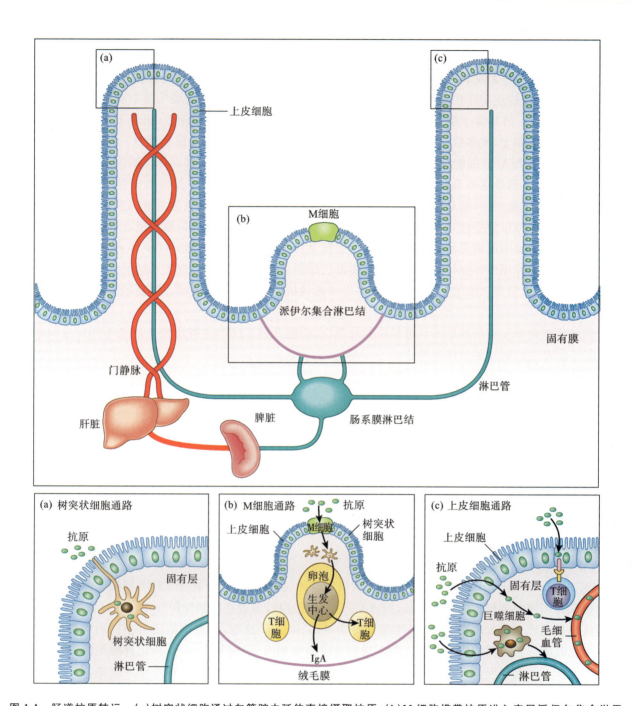

图1-1 肠道抗原转运。(a)树突状细胞通过向管腔内延伸直接摄取抗原;(b)M细胞携带抗原进入底层派伊尔集合淋巴结;(c)抗原可以穿过上皮细胞输送到抗原呈递细胞、T细胞或进入淋巴循环。图片经授权,来自Chehade M, Mayer L. Oral tolerance and its relation to food hypersensitivities. J Allergy Clin Immunol 2005;115:3-12

细胞与肠上皮细胞形成紧密结合,可以直接进入肠腔内。当有侵袭性细菌出现时,这些突出部分就会增加,这一通路对共生细菌和侵入性细菌的转运尤为重要。

与黏膜免疫系统的最初接触

一旦这些抗原被树突状细胞捕获,无论是直接摄取还是经上皮细胞处理后摄取,免疫反应的结果都取决于树突状细胞与幼稚 $CD4^+$ T细胞之间的相互作用。与胃肠道相关的特定抗原细胞中,树突状细胞最为重要。它们在与黏膜相关的淋巴组织中均存在,包括大量表型和功能多样化的细胞。有人认为这些细胞的进一步特异化取决于它们的来源(有些从淋巴样前体细胞发展而来,有些来自骨髓前体细胞)、成熟程度、环境因素等。这种相互作用可以发生在特异化聚集的抗原呈递细胞、T细胞、B细胞中，如松散聚合的固有层淋巴细胞中的派伊尔集合淋巴结，也可以是引流的肠系膜淋巴结，而后者对食物抗原更为重要。

虽然局部黏膜免疫系统和全身免疫系统之间存在联系，且这种联系对于免疫保护反应和口服耐受是必需的，但在黏膜级别的反应存在明确的区域划分。肠系膜淋巴结是一层"防火墙"，使全身免疫系统不知晓大部分局部免疫反应。在移除了肠系膜淋巴结的动物中，接触常见的典型共生菌后，出现了大量脾肿大和淋巴结肿大的情况。事实上，大多数与共生生物的相互作用甚至没有达到肠系膜淋巴结这一级别。产生机体大部分免疫球蛋白的 IgA^+ B细胞，在派伊尔集合淋巴结和固有层激活并在局部发挥作用。在肠系膜淋巴结缺陷的小鼠中，可正常诱导这种IgA型反应。虽然对共生菌的反应主要发生在派伊尔集合淋巴结和固有层这一级别，但就食物抗原而言，肠系膜淋巴结似乎是产生主动反应导致口服耐受的关键因素。存在派伊尔集合淋巴结缺陷的小鼠口服耐受性正常，但肠系膜淋巴结缺陷的小鼠则无法形成口服耐受。对于食物抗原，典型的路径似乎是固有层中的树突状细胞将抗原转运到肠系膜淋巴结，然后呈递给 $CD4^+$ T细胞。

使用不同的实验模型研究口服抗原后肠系膜淋巴结的血流动力学时，发现了不同的结果。然而，在暴露于口服抗原数天内，树突状细胞就会向肠系膜淋巴结输送抗原，使T细胞增殖。激活的T细胞再回到黏膜和全身淋巴结。

由树突状细胞所呈递的抗原一旦被捕获和处理，会引起几种不同的免疫反应。正是不同反应间的相互作用决定了是产生过敏还是口服耐受。

口服耐受是什么？

在我们开始讨论哪些因素会影响口服耐受之前，我们必须先讨论口服耐受的定义。在根本层面上，人们对食物如何产生口服耐受的理解存在分歧。不论是口服耐受的具体机制还是整体范式，都没有得到完全理解。在这里我们探讨了关于产生口服耐受的不同理论。

免疫偏离

从20世纪80年代Coffman和Mosmann的研究开始，医学研究者描述了 $CD4^+$ T细胞的不同亚群，这些细胞根据其不同的细胞因子环境特征，抑或是产生病理过程，抑或是起到保护作用。在过去的20年里，免疫学的核心理论范式将效应性 $CD4^+$ T细胞划分为Th1和Th2细胞，两类细胞通过不同的机制清除感染，在过度活化时能导致不同的病理状态。Th1细胞分泌的细胞因子（例如 IFN-γ）活化巨噬细胞，有助于清除细胞内病原体。与此相反，Th2细胞分泌的细胞因子促进B细胞的类别转换和亲和力成熟，向肥大细胞和嗜酸性粒细胞发送信号，促进它们活化和增殖。Th2型免疫应答对清除细胞外寄生物是非常重要的。

过敏反应主要由Th2型免疫应答所引起，其特征是产生IgE，活化嗜酸性粒细胞、肥大细胞，在某些情况下，还会发生组织纤维化。多年来，人们一直认为过敏主要由Th1和Th2型反应之间的不平衡所引起。尽管这是一个简化的模型，但有助于识别促进过敏的因素。在最初的模型中，幼稚辅助性T细胞被树突状细胞刺激，分化为Th1或Th2细胞。Th1细胞极化必需的细胞因子包括IL-12和INF-γ，但是Th2细胞分化的机制尚未明确。在小鼠模型中，IL-4和IL-13在Th2细胞的大量增殖中发挥了作用，但并不是必要的。直到最近，有假设认为，Th2细胞分化是在没有Th1细胞指挥信号的情况下发生的默认反应。这一理论很有吸引力，因为它吻合所谓的"卫生假说"。该假说称，不充分的感染刺激会为过敏反应创造条件。如果Th2细胞分化是默认反应，那么在没有Th1细胞引导感染性刺激的情况下，过敏反应会自然发生。然而，最近的研究表明，Th2细胞的分化需要其他信号，包括来自树突状细胞的OX40L信号，但是Th1细胞分化所需的信号更强，一旦存在就占据主导地位。

尽管这一理论有令人信服之处，但现在，人们很清楚过敏反应的实际过程更加复杂。虽然过敏反应是以Th2型反应为特征的，但越来越多的证据让我们怀疑过敏问题的症结是否仅仅是Th1和Th2型反应之间的失衡。流行病学研究并没有稳定一致地显示 Th1 失衡（即自身免疫）和 Th2 失衡之间存在负相关性。在小鼠中，Th1 细胞的过继移植不能控制 Th2 细胞诱导的肺部炎症。最近的一项研究显示，如过敏患者对过敏原刺激产生低水平的 Th1 型细胞因子反应，即符合非过敏反应，但会被大量的 Th2 型细胞因子反应所掩盖。最重要的是，其他类型的 CD4⁺ 细胞在控制过敏和自身免疫方面也有重要作用。

调节性 T 细胞

具有抑制能力的 T 细胞在 20 世纪 80 年代被首次发现。最初被发现的是中枢性调节性 T 细胞（Treg 细胞）。这些细胞在胸腺中生成，在调节自身免疫的过程中很重要。自身抗原吸引力太强或完全不能结合的 T 细胞被去除，因此这些将不会成为有效的抗原呈递细胞。剩下的大部分细胞为中等水平，可成为效应性 T 细胞，但是其中与自身抗原结合力更强的亚群成为抑制性 T 细胞（图 1-2）。转录因子 Foxp3 对于抑制性 T 细胞的抑制作用必不可少，并有助于识别这些细胞。这些细胞在自身免疫性疾病中的重要性已经得到充分证明，无论在动物模型中还是在人类中，自身免疫性疾病都是由抑制性 T 细胞的耗竭所致。患有 IPEX（免疫功能失调、多发性内分泌病、肠病、X 染色体连锁综合征）综合征的儿童 Foxp3 基因发生突变，导致调节性 T 细胞缺乏或异常。这些儿童患有早期且严重的自身免疫性胃肠道疾病和内分泌疾病。骨髓移植取代异常的调节性 T 细胞可有效治疗该疾病。

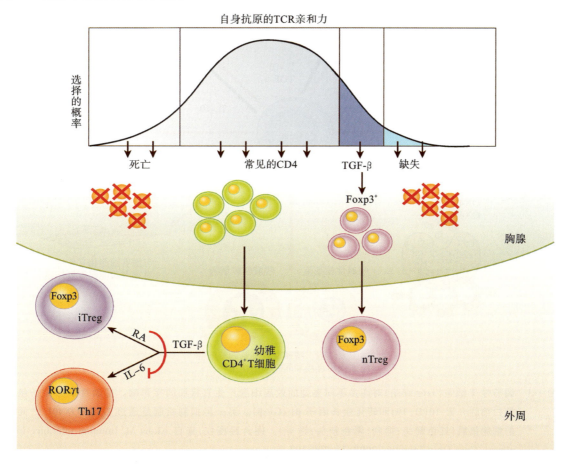

图 1-2 调节性 T 细胞的产生。在胸腺中，T 细胞受体对自身抗原的亲和力决定了 T 细胞的命运。在外周静脉中，取决于不同细胞因子环境，幼稚 Foxp3⁻ CD4⁺ T 细胞可以发展为 Foxp3⁺ 调节性 T 细胞或 Th17 细胞。图片经授权，来自 Mucida D, Park Y, Cheroutre H. From the diet to the nucleus: vitamin A and TGF-beta join efforts at the mucosal interface of the intestine. Semin Immunol 2009;21:14-21

患有 IPEX 综合征的儿童也会发生食物过敏和湿疹，这表明其胸腺中不存在抗原耐受性。目前，外周性调节性 T 细胞的重要性已经变得清晰起来。与中枢性调节性 T 细胞一样，Foxp3 标记这些细胞（称为 iTreg

细胞),但是外周性抑制性 T 细胞的其他相关亚群不表达 Foxp3。调节性 T 细胞在肠系膜淋巴结中优先诱导,而细胞因子 TGF-β 是 T 细胞分化的关键介质。在过去的十年中,我们已经确定调节性 T 细胞和一个新的 T 细胞亚群,即 Th17 细胞,在 TGF-β 的影响下,两者的产生呈负相关。细胞因子 IL-6 促进 Th17 细胞分化,而维生素 A 的代谢物视黄酸最近被发现能抑制 Th17 细胞的分化,且能在 TGF-β 存在的情况下促进调节性 T 细胞的分化。维生素 A 不能由人体产生,其进入体内后由上皮细胞和树突状细胞转化为活性形式的视黄酸。抑制性 T 细胞的产生取决于口服来源的维生素 A(由肠上皮细胞转化为活性形式),这可能有助于解释肠道如何持续作为耐受性位点。

外周性调节性 T 细胞对其他免疫细胞有多种影响。通过分泌细胞因子,如 IL-10 和 TGF-β,作用于 B 细胞,减少 IgE 的产生,诱导产生抑制性抗体 IgG4;作用于 Th1 和 Th2 细胞,抑制其炎症活性;作用于树突状细胞,诱导其产生 IL-10,并进一步促进调节性 T 细胞的发展。此外,它们通过细胞表面配体(图 1-3)直接与肥大细胞相互作用。总之,调节性 T 细胞控制了 Th1 和 Th2 介导的炎症反应。

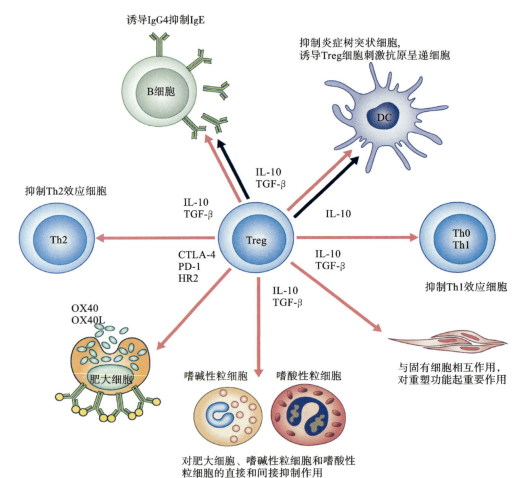

图 1-3 调节性 T 细胞(Treg 细胞)对许多不同类型的效应细胞产生直接和间接影响。抑制性细胞因子包括白细胞介素-10(IL-10)和转化生长因子 β(TGF-β)。另一种抑制机制是通过 OX40-OX40L 之间的细胞接触(红色箭头:抑制;黑色箭头:诱导)。图片经授权,来自 Akdis M. Immune tolerance in allergy. Curr Opin Immunol 2009;21:700-707

外周抗原特异性诱导性 T 细胞是口服耐受的基础。在中枢性调节性 T 细胞缺陷的小鼠中,口服耐受可正常发生,但在外周性调节性 T 细胞缺乏的小鼠中则不能。在人体中,调节性 T 细胞被认为可导致 IgE 和非 IgE 介导的食物过敏。在一项研究中,非 IgE 介导的牛奶过敏儿童体内调节性 T 细胞的数量比对照组少,而在另一项研究中,非 IgE 介导的牛奶过敏儿童体内的调节性 T 细胞功能与疾病的发展有关。在 IgE 介导的牛奶过敏儿童中,对煮熟的牛奶反应较轻的儿童体内调节性 T 细胞数量增多,这些儿童比反应严重的儿童更能耐受煮熟的牛奶。

调节性 T 细胞似乎对特异性过敏免疫疗法的疗效很重要。口服和舌下免疫疗法（第十七章中描述）已经成为治疗食物过敏颇具希望的方法。虽然目前尚不清楚其具体机制，但在花生过敏免疫治疗的初始阶段已发现 Foxp3$^+$ 调节性 T 细胞增多，治疗 2 年后恢复到正常水平。

Th17 细胞与调节性 T 细胞的产生呈负相关，它能推动肠道内的炎症反应，可能对预防感染特别重要。Th17 细胞缺乏（如 JOB 综合征，也称为高 IgE 综合征）的特征是对感染性刺激的反应异常，且 IgE 水平非常高。然而，尽管 IgE 水平升高，却很少发生特异性过敏反应，而这种高 IgE 综合征的发生原因目前尚不清楚。在一些非特异性哮喘中，Th17 细胞发挥了重要的作用，但尚未确定 Th17 细胞能否在预防或促进食物过敏方面发挥作用。

形成耐受的其他途径

口服耐受的其他机制与上述讨论的机制有重合之处。为了控制 T 细胞的自身反应活性，除了免疫偏离和抑制反应外，还可以通过其他机制关闭反应或让 T 细胞死亡。一般来说，没有共刺激信号时激活细胞会导致无反应性。无反应性是指这样一种 T 细胞状态：多次反复给予抗原刺激，T 细胞增殖水平下降，但当有大量的 T 细胞生长因子 IL-2 存在时，T 细胞增殖水平又将升高。封闭共刺激受体可以引起无反应性，也可以用其他方法如可溶性抗原肽刺激引起 TCR 交联而诱导无反应性。免疫清除过程也与此相关，可在无反应性之后发生。

多项研究表明，在对食物抗原的口服耐受中，无反应性和清除发挥重要的作用。Chen 及其同事们在一篇重要文献里提到，高剂量的抗原可以导致 T 细胞的初始活化，然后导致抗原特异性 T 细胞的凋亡；低剂量抗原可以促进调节性 T 细胞数量的增多。与此研究类似，Gregerson 等在一种自身免疫性葡萄膜视网膜炎模型中发现，低剂量的口服抗原可触发抑制机制，此外，将已治疗动物体内的淋巴免疫细胞转移到未经治疗的动物体内，也能启动抑制机制；在高剂量的情况下，无反应性是主要机制，而这一机制不能转移到空白对照动物上。

无反应性、凋亡、抑制机制不是相互排斥的，有研究证明它们可以同时工作。对食物蛋白的正常反应很有可能是这几种反应的组合：免疫偏离、调节因子、活化克隆的无反应性/清除。可以看出，形成口服耐受这一关键环节的机制的确过于复杂。

影响口服耐受或过敏反应发生的因素

个人的内在因素和与环境接触有关的因素都对过敏反应的发生有影响。到目前为止，已经确定的因素包括年龄、微生物接触、基因、营养因素、抗原的剂量和路径。

发育阶段

新生儿胃肠道与成人胃肠道有多处不同，包括物理和化学屏障的稳定性、微生物菌群的组成、肠道相关免疫系统的成熟度。总的来说，这些差异使婴儿易出现过敏反应，但是过敏反应发生的精准窗口期，以及预防婴儿过敏的最佳策略仍是过敏领域中较具争议的难题。

想要解决这些争议，部分困难来自很难建立动物模型。人类和啮齿动物的新生个体的肠道渗透性相比其成年个体均更高。然而，在人类中，从高渗透性的胎儿肠道发育到更成熟的胃肠道屏障这一过程，会在新生儿出生后几天内发生，而在大鼠身上则需要一个多月。

婴儿和成人的胃液 pH 和胰酶产量不同，这是一个已充分研究的领域。由于婴儿的屏障不成熟，难以防止腐蚀性的胃部物质反流，因此，婴儿胃中分泌的酸少得多，胰酶的产量也较低，在刚出生的几年里无法达到成人的胃液 pH。正如上面所提到的，酸消化和酶消化是阻止某些潜在致敏蛋白活化相关免疫细胞的第一道防线,再加上更高的肠道渗透性,这使得过敏原更有可能穿过上皮细胞边界。

一旦越过上皮细胞边界,抗原接触的新生儿的免疫系统与成人的免疫系统是截然不同的。新生儿免疫系统的细胞免疫和体液免疫均不成熟,树突状细胞的总数较低,它们对抗共刺激因子诱发 Th1 型免疫反应的能力也较差。此外,在新生儿时期,$CD4^+$ T 细胞更倾向于向 Th2 方向分化,很少产生 IL-12(一种参与 Th1 型免疫反应的细胞因子)。由于新生儿时期无法产生 Th1 型免疫反应,只能进行 Th2 型免疫反应,这一环境抑制了潜在自身免疫或对母体抗原的反应能力,对微生物攻击的反应能力也降低,从而容易诱发过敏反应。

胎儿和新生儿的免疫系统有不同程度的调节性 T 细胞功能。在出生时,新生儿脐带血中调节性 T 细胞数量比成人血液中的少,受到刺激后,这些 T 细胞无法发挥有效的抑制作用。然而,有研究表明,至少在小鼠体内,新生的 T 细胞有发育成调节性 T 细胞的倾向。由于新生儿出生时受到极大压力,有人质疑脐带血中发现的物质是否能真实反映新生儿的情况。但是无论如何,新生儿和成人的调节性 T 细胞存在很大的差异,这对过敏反应的发生有着重要影响。

在婴儿时期,体液免疫系统也不成熟。母乳的独特性弥补了体液免疫系统的不成熟。母乳含有大量分泌型 IgA 和一些 IgG。母乳提供了婴儿相对缺乏的 IgA,并补充了膳食蛋白,促进非炎症反应的发生。母乳中的 IgG 起到了类似的作用,只是有些细微差别。新生儿的肠上皮细胞表达 IgG 受体(FcRn 受体)。这使得母乳中的 IgG 通过主动转运进入新生儿的血液循环中。除了吸收母体抗体用于抗感染外,FcRn 受体还可以将与 IgG 形成复合物的完整抗原直接从管腔传送到固有层树突状细胞,导致口服耐受反应。在小鼠体内,母乳中与 IgG 形成复合物的抗原能够诱导抗原特异性调节性 T 细胞,这一过程与母乳中的其他物质无关。有趣的是,如果母体对该抗原过敏,这一过程会更强烈。

母乳中的其他成分对口服耐受很重要。母乳中含有丰富的耐受性细胞因子 TGF-β 前体。这些细胞因子前体可在酸性的胃部环境中生理性活化,形成细胞因子。人类流行病学研究表明,如人体内细胞因子 TGF-β 前体水平高,可以避免发生过敏性疾病。

尽管有这些促耐受性特征,但是母乳中的过敏原并不一定会导致口服耐受。母乳中的过敏原形态既有游离体也有结合体,而婴儿也可能对母乳中的蛋白质敏感,并对其产生反应。更复杂的是,母体摄入或吸入的过敏原也可能存在于胎盘中,但是这种过敏原是否被转移到胎儿体内尚不清楚。对小鼠的研究显示,过敏原剂量对产前过敏原暴露的结果有影响。如果母体产前接触低剂量过敏原,将使小鼠对该过敏原产生耐受。随着过敏原暴露剂量的逐渐增高,高剂量过敏原可暂时抑制 IgE 的产生,但是在新生儿期后,小鼠对该过敏原的易感性可能会增加。

对这些过敏原产生致敏还是口服耐受可能取决于多种因素的复杂作用:母乳中的非过敏原成分、婴儿因素、过敏原的剂量和作用时间。

接触途径

一些人认为,导致食物过敏的主要途径是通过皮肤。在这个理论中,口腔接触基本一定会导致耐受。过敏的发生是由于口腔接触前皮肤已经接触到可能引起过敏的食物。湿疹会造成皮肤破溃和炎症,易导致过敏反应的发生。支持这一理论的证据如下:小鼠可以通过皮肤接触低剂量过敏原而致敏;一些流行病学证据表明人体接触含有花生油的洗液会发生花生过敏;皮肤和胃肠道内的抗原呈递细胞可诱发不同的免疫反应。然而,这一理论尚未得到证实。

微生物的影响

对于各地过敏性疾病发病率的不同,最具说服力的理论仍然是"卫生假说"。总的来说,这一理论认为感染负担的降低(尤其是儿童时期感染率降低,而这正是西方国家的生活方式)不足以充分刺激免疫系统,不足以促使其成为非过敏性表型。"卫生假说"理论的妙处在于它足够普遍,涵盖了感染可能预防过敏性疾病的多种机制,如 Th1 免疫偏离和诱导产生调节性 T 细胞,但这也是它的局限之处;而且,它没有明确指出哪些感染是真正有益的。

支持这种假设的流行病学证据如下:过敏在发达国家中比发展中国家更普遍,在城市地区比农村地区更普遍,在没有参加日托的儿童中更普遍;兄弟姐妹中年长的比年幼的更容易过敏。通过对欧洲农业社区的深入研究发现,饮用未经消毒灭菌的牛奶,以及在同一农场中存在多种动物,均是农村生活保护当地居民不发生过敏性疾病的关键因素。在其他人群中,有研究发现,如存在寄生虫(如血吸虫)感染的标志物,则过敏性疾病发病率下降。此外,在芬兰和俄罗斯边境地区,边境两边的人种基因相似,饮用水中微生物含量的差异与过敏性疾病的发病率有关。类似的流行病学研究发现,感染与不患上自身免疫性疾病存在联系。

已有研究分析肠道菌群成分和过敏反应的联系,但仍未有定论。有研究发现,过敏儿童与正常儿童有着不同的肠道定植模式,但其他研究者未能复制这一结果。通过剖宫产出生的婴儿没有接触母体阴道和粪便中的正常菌群,这与婴儿粪便菌群的变化有关。一项研究发现,剖宫产手术增加了婴儿患哮喘的风险,但另一项研究没能复制该结果。导致研究结果混乱的原因可能是分析肠道菌群的方法学不一致,而且相关肠道细菌可能很难培养。

在啮齿动物模型中,肠道定植对于免疫系统的正常发育和诱导口服耐受至关重要。最近有研究发现某些细菌对肠道免疫系统的正常发育非常重要。感染预防过敏的具体机制仍处于研究中。针对在欧洲农场长大的儿童的前瞻性研究对这些机制进行了详细的探索。这些研究发现了几种预防过敏的机制,包括 Toll 样受体(TLRS)的上调、调节性 T 细胞功能的增强、产前血清细胞因子水平的改变。产前农场暴露被认为能对过敏产生预防作用。目前还未知晓产前暴露的诱导过程,究竟是由于婴儿肠道细菌定植,母体传给婴儿的表观遗传变化,还是尚不明确的子宫内环境因素。

营养因素

营养因素是产前环境或早期生活可能改变过敏性疾病的发生风险的方式之一。在过去的半个世纪里,发达国家的饮食结构发生了很大变化,营养因素因此成为可能的因素来解释过敏性疾病发病率的快速增长及各地发病率的不同。普遍认为,母体在妊娠期间摄入地中海饮食与预防儿童出现呼吸道过敏和哮喘症状有关。有人认为,更"西化"的饮食和地中海饮食之间的重要区别之一在于烹饪用油中的维生素 E 亚型不同。在橄榄油和葵花籽油中发现的 D-α-维生素 E 可减少上皮细胞上的细胞黏附分子,从而起到抗炎的作用。D-γ-维生素 E 是"西化"饮食中主要的维生素 E 异构体,其对上皮细胞的作用则相反。这些异构体对食物过敏的影响还没有得到充分的研究。

另一种能预防过敏的饮食因素是多不饱和脂肪酸(如鱼油中所含)。一项随机安慰剂对照研究发现,在妊娠和哺乳期间补充 ω-3 多不饱和脂肪酸可以降低机体对食物蛋白的敏感性和湿疹的易感性。流行病学研究也发现了类似的结果,尽管结果并不完全一致。

除了脂肪酸外,鱼油中还含有维生素 D。西方不同人群体内的维生素 D 含量有很大的差异。维生素 D 存在于饮食中,如天然食物(富含脂肪的鱼类)和强化乳制品,也可以通过皮肤接受日照产生。生活在高纬度地区的人群(同大多数发达国家)有缺乏维生素 D 的风险。维生素 D 是一种多效性类固醇激素。当使用不同剂量时,维生素 D 对机体的免疫系统可产生不同的影响。它可促进幼稚细胞产生抗菌肽,同时下调 TLRs。它对 Th1 细胞的作用包括在基因水平下调 IFN-γ。它对 Th2 细胞的影响取决于剂量,维生素 D 若处于极高或极低水平,将增强 Th2 免疫偏离。总而言之,维生素 D 可以上调调节性 T 细胞。对维生素 D 补充剂与过敏或哮喘之间关系的流行病学研究结果未有定论,通常容易出现记忆偏差。最近的几项人群研究已发现出生纬度、出生季节与急性食物过敏事件存在联系,提示食物过敏的发病机制与缺乏阳光照射有关。评估维生素 D 与过敏反应之间关系的前瞻性研究正在进行中。

维生素 A 在口服耐受的产生中起着很明确的作用,所有西方饮食中都有足够量的维生素 A。血液中的维生素 A 浓度受到严密控制,因此,尽管维生素 A 可能是口服耐受产生中所必需的,但是,摄入量不同可能并非导致食物过敏的重要风险因素。摄入量的变化是否与口服耐受的产生有关,目前尚未研究。

叶酸对过敏和哮喘的作用是另一个备受关注的研究领域,尽管它在口服耐受中的具体作用尚未确定。对叶酸的研究兴趣起源于它可能通过表观遗传学改变 DNA 表达,而且在过去二十年里人们的叶酸摄取量有明显改变。表观遗传学指的是可遗传的基因表达变化,但这种变化并非来源于 DNA 序列的变化。表观遗传变异的主要机制是 DNA 甲基化的改变。1998 年,美国食品药品监督管理局授权给美国的所有谷物产品添加叶酸,而叶酸是甲基供体。2008 年,Hollingsworth 等通过小鼠模型实验发现,向妊娠雌鼠补充叶酸可抑制一种对 Th1 和 Th2 之间的平衡具有重要作用的基因。相反,在一项横断面流行病学研究中,Matsui 和 Matsui 发现叶酸水平与总 IgE 水平、过敏性疾病、哮喘之间呈负相关。因此,叶酸对过敏和呼吸道疾病的影响仍然备受争议。

遗传学

食物过敏的家族史,以及其他过敏史,是食物过敏的主要风险因素之一。由于缺乏对食物过敏的统一定义,分析环境和遗传学在口服耐受失效中的作用并非易事,而且,我们所称的食物过敏可能包括几种不同的表型。此外,由于基因与环境之间存在相互作用,当试图确定基因的作用时,需要准确控制环境因素,反之亦然,对哮喘的研究很好地展现了这一点。例如,在哮喘研究中,脂多糖类受体(一种细菌产物,对刺激固有免疫应答很重要)的一种基因变异体在内毒素水平高的环境(如农场)中起保护作用,但当内毒素水平较低时,其会增加患哮喘的风险。接触微生物产物和过敏原可能会改变食物过敏的遗传风险因素。

然而,无论食物过敏如何定义,无论身处何种环境,遗传因素都是食物过敏很重要的影响因素。英国的一项研究发现,花生过敏人群的孩子对花生过敏的风险比普通人群高 5 倍。根据食物过敏的定义和研究人群,特定食物过敏的遗传率为 15%~80%。尽管食物过敏具有明显的遗传性,但目前尚不明确哪些基因对口服耐受的正常发展最重要。那些在突变时能明显引起食物过敏的基因(如 Foxp3,其突变时引起的食物过敏是综合征的一部分)可能只是该疾病的一小部分原因。

对一些基因的研究已取得了或多或少的成功,研究内容包括抗原呈递、细胞因子、细胞内信号等。早期的研究对象包括人类白细胞抗原,它决定了呈递到免疫系统的抗原表位。尽管最早的研究表明,人类白细胞抗原与某些食物过敏有关,但却无法重复这一结果。初步研究结果显示,两种参与 Th2 细胞分化的基因 SPINK5(丝氨酸蛋白酶抑制剂 Karzal-5)和 IL-13 基因与食物过敏有关。此外,研究者们研究了另外两种基因,即上文讨论过的脂多糖类受体的基因,以及 IL-10 基因(对调节性 T 细胞发育很重要),发现了多种不一致的结果。目前正在进行更大规模的研究,试图进一步阐明哪些遗传因素对食物耐受的正常发展起到重要作用。

总之,口服耐受和过敏之间的平衡受到一系列复杂因素的影响,包括遗传易感性、微生物接触、饮食因素,以及过敏原暴露的途径、剂量、时间等。环境影响始于子宫,或许更早,并且可被母亲的遗传因素和自身的过敏史所改变。目前为止,我们只触及了这个领域的"皮毛"。

预防时机

随着过敏的急剧增多,尤其是食物过敏的增多,人们迫切需要采取干预措施来预防过敏。然而,实施一项成功的预防策略就像穿针引线一样,任何干预都可能产生意想不到的后果。到目前为止,预防策略主要集中在过敏原暴露的时间点上,有时也会改变肠道菌群,或注意与非过敏原相关的饮食因素。

人们提出改变接触过敏原时间的建议的这一历史,给我们提出警示,即在没有明确的证据之前,针对人群制定相关政策十分危险。虽然美国儿科学会此前建议孕妇和有家族过敏史的哺乳期妇女不要吃花生和坚果,甚至应避免鸡蛋、鱼、牛奶,但最近的文献回顾发现,没有证据表明母体规避这些饮食是有益的。事实上,小规模的介入研究表明,母体规避这些饮食并非没有风险,例如不吃鸡蛋和牛奶可能导致营养不良。美国儿科学会重新评估了之前的建议,称没有足够的数据支持此类建议。

让婴儿直接接触过敏原的最佳时机更具争议。此前的建议称,有过敏风险的儿童在一岁以前不要喝牛奶,两岁以前不要吃鸡蛋,三岁以前不要吃花生、坚果、鱼。美国和英国采纳这些建议后,近十年来两国食物过敏的发病率一直在快速增长,而著名的过敏科医生提出质疑:儿童早期避免接触过敏原是否弊大于利?一些初步的流行病学证据支持儿童早期接触过敏原可能是有益的。有流行病学资料调查表明,以色列儿童很早就食用花生,但过敏发病率很低,相比之下,在遗传背景相似的英国,人群食用花生较晚,却有较高的过敏发病率。英国正在进行一项针对儿童湿疹和鸡蛋过敏而采取早期摄入花生的大规模研究,期望有助于理解这一问题。但是,对于何时开始食用可能引发过敏的食物,儿科医生、过敏科医生、家长们还未得到明确的指导。

人们起初对使用益生菌预防过敏的期望过高,但这一做法最终未达到目的。有数据显示,肠道菌群在肠道免疫反应的发展中起重要作用,因此,人们理所当然地认为,改变其中细菌的含量可以产生有益的影响。益生元含有能刺激特定细菌生长的元素,而益生菌本身由特定细菌组成;两者在许多小型研究中都被用于预防和治疗过敏性疾病。总的来看,这些研究仅仅在预防特应性皮炎方面显示出些许益处,但在已经形成的过敏性疾病治疗以及除了特应性皮炎外的其他过敏性疾病预防方面均没有益处。在正式推荐益生菌之前,需要进行规模更大、更精心设计的研究。

其他饮食因素也可能有望用于预防过敏,但它们还未得到充分评估。如前所述,关于鱼油的单病例随机对照研究发现了一些能预防食物过敏的物质,但是该试验结果仍需重复性验证。目前尚不明确维生素D和叶酸的增加或减少是否为食物过敏的最佳干预措施。为解决这一问题,首先需要精心设计的前瞻性流行病学研究。

结论

口服耐受是一个复杂、主动的过程,发生在胃肠道的相关免疫系统中。虽然具体机制还没有完全阐明,但调节性T细胞对其发展和维持至关重要。多种机制相互交叉发挥作用,包括免疫偏离、无反应性、清除。许多因素影响了过敏和口服耐受之间的平衡,包括基因突变,过敏原接触的剂量、时间、途径,微生物环境,也可能包括其他饮食因素。这一领域仍处于起步阶段,要确定致敏机制还需要做很多工作。由于该系统的复杂性,在对人类进行干预性研究之前,大部分结果将不为人知。

参 考 文 献[*]

[1] Sansonetti PJ, Medzhitov R. Learning tolerance while fighting ignorance. Cell 2009;138:416-20.

[2] Turner JR. Intestinal mucosal barrier function in health and disease. Nat Rev Immunol 2009;9:799-809.

[3] Untersmayr E, Jensen-Jarolim E. The role of protein digestibility and antacids on food allergy outcomes. J Allergy Clin Immunol 2008;121:1301-8; quiz 9-10.

[4] Menard S, Cerf-Bensussan N, Heyman M. Multiple facets of intestinal permeability and epithelial handling of dietary antigens. Mucosal Immunol 2010;3:247-59.

[5] Groschwitz KR, Hogan SP. Intestinal barrier function: molecular regulation and disease pathogenesis. J Allergy Clin Immunol 2009;124:3-20; quiz 1-2.

[6] Scurlock AM, Vickery BP, Hourihane JO, Burks AW. Pediatric food allergy and mucosal tolerance. Mucosal Immunol 2010;3:345-54.

[7] Berin MC, Mayer L. Immunophysiology of experimental food allergy. Mucosal Immunol 2009;2:24-32.

[8] Chehade M, Mayer L. Oral tolerance and its relation to food hypersensitivities. J Allergy Clin

---

[*] 出于尊重原著的考虑,全书参考文献与原著保持一致。

Immunol 2005;115:3-12;quiz 3.

[9] Macpherson AJ, Slack E, Geuking MB, et al. The mucosal firewalls against commensal intestinal microbes. Semin Immunopathol 2009;31:145-9.

[10] Zhu J, Paul WE. Heterogeneity and plasticity of T helper cells. Cell Res 2010;20:4-12.

[11] Liu YJ. Thymic stromal lymphopoietin and OX40 ligand pathway in the initiation of dendritic cell-mediated allergic inflammation. J Allergy Clin Immunol 2007;120:238-44;quiz 45-6.

[12] Jarnicki AG, Tsuji T, Thomas WR. Inhibition of mucosal and systemic T(h)2-type immune responses by intranasal peptides containing a dominant T cell epitope of the allergen Der p 1. Int Immunol 2001;13:1223-31.

[13] Neurath MF, Finotto S, Glimcher LH. The role of Th1/Th2 polarization in mucosal immunity. Nat Med 2002;8:567-73.

[14] Prussin C, Lee J, Foster B. Eosinophilic gastrointestinal disease and peanut allergy are alternatively associated with IL-5+ and IL-5(−) T(H)2 responses. J Allergy Clin Immunol 2009;124:1326-32 e6.

[15] Yun TJ, Bevan MJ. The Goldilocks conditions applied to T cell development. Nat Immunol 2001;2:13-4.

[16] Mucida D, Park Y, Cheroutre H. From the diet to the nucleus: vitamin A and TGF-beta join efforts at the mucosal interface of the intestine. Semin Immunol 2009;21:14-21.

[17] Strober W. Vitamin A rewrites the ABCs of oral tolerance. Mucosal Immunol 2008;1:92-5.

[18] Akdis M. Immune tolerance in allergy. Curr Opin Immunol 2009;21:700-7.

[19] Weaver CT, Hatton RD. Interplay between the TH17 and TReg cell lineages: a (co-)evolutionary perspective. Nat Rev Immunol 2009;9:883-9.

[20] Milner JD, Brenchley JM, Laurence A, et al. Impaired T(H)17 cell differentiation in subjects with autosomal dominant hyper-IgE syndrome. Nature 2008;452:773-6.

[21] Chen Y, Inobe J, Marks R, et al. Peripheral deletion of antigen-reactive T cells in oral tolerance. Nature 1995;376:177-80.

[22] Gregerson DS, Obritsch WF, Donoso LA. Oral tolerance in experimental autoimmune uveoretinitis. Distinct mechanisms of resistance are induced by low dose vs high dose feeding protocols. J Immunol 1993;151:5751-61.

[23] Perruche S, Zhang P, Liu Y, et al. CD3-specific antibody-induced immune tolerance involves transforming growth factor-beta from phagocytes digesting apoptotic T cells. Nat Med 2008;14:528-35.

[24] Sun JB, Czerkinsky C, Holmgren J. Sublingual 'oral tolerance' induction with antigen conjugated to cholera toxin B subunit generates regulatory T cells that induce apoptosis and depletion of effector T cells. Scand J Immunol 2007;66:278-86.

[25] Verhasselt V. Oral tolerance in neonates: from basics to potential prevention of allergic disease. Mucosal Immunol 2010;3:326-33.

[26] Zaghouani H, Hoeman CM, Adkins B. Neonatal immunity: faulty T-helpers and the shortcomings of dendritic cells. Trends Immunol 2009;30:585-91.

[27] Wang G, Miyahara Y, Guo Z, et al. 'Default' generation of neonatal regulatory T cells. J Immunol 2010;185:71-8.

[28] Schaub B, Liu J, Schleich I, et al. Impairment of T helper and T regulatory cell responses at birth. Allergy 2008;63:1438-47.

[29] Mosconi E, Rekima A, Seitz-Polski B, et al. Breast milk immune complexes are potent inducers of oral tolerance in neonates and prevent asthma development. Mucosal Immunol 2010;3:461-74.

[30] Nakao A. The role and potential use of oral transforming growth factor-beta in the prevention of infant allergy. Clin Exp Allergy 2010;40:725-30.

[31] Oddy WH, Rosales F. A systematic review of the importance of milk TGF-beta on immunological outcomes in the infant and young child. Pediatr Allergy Immunol 2010;21:47-59.

[32] Fusaro AE, de Brito CA, Taniguchi EF, et al. Balance between early life tolerance and sensitization in allergy: dependence on the timing and intensity of prenatal and postnatal allergen exposure of the mother. Immunology 2009;128:e541-50.

[33] Lack G. Epidemiologic risks for food allergy. J Allergy Clin Immunol 2008;121:1331-6.

[34] Okada H, Kuhn C, Feillet H, et al. The 'hygiene hypothesis' for autoimmune and allergic diseases: an update. Clin Exp Immunol 2010;160:1-9.

[35] Guarner F. Hygiene, microbial diversity and immune regulation. Curr Opin Gastroenterol 2007;23:667-72.

[36] Round JL, Mazmanian SK. The gut microbiota shapes intestinal immune responses during health and disease. Nat Rev Immunol 2009;9:313-23.

[37] Ege MJ, Herzum I, Buchele G, et al. Prenatal exposure to a farm environment modifies atopic sensitization at birth. J Allergy Clin Immunol 2008;122:407-12,12 e1-4.

[38] Schaub B, Liu J, Hoppler S, et al. Maternal farm exposure modulates neonatal immune mechanisms through regulatory T cells. J Allergy Clin Immunol 2009;123:774-82 e5.

[39] Pfefferle PI, Buchele G, Blumer N, et al. Cord blood cytokines are modulated by maternal farming activities and consumption of farm dairy products during pregnancy: the PASTURE Study. J Allergy Clin Immunol 2010;125:108-15 e1-3.

[40] Chatzi L, Torrent M, Romieu I, et al. Mediterranean diet in pregnancy is protective for wheeze and atopy in childhood. Thorax 2008;63:507-13.

[41] Berdnikovs S, Abdala-Valencia H, McCary C, et al. Isoforms of vitamin E have opposing immunoregulatory functions during inflammation by regulating leukocyte recruitment. J Immunol 2009;182:4395-405.

[42] Furuhjelm C, Warstedt K, Larsson J, et al. Fish oil supplementation in pregnancy and lactation may decrease the risk of infant allergy. Acta Paediatr 2009;98:1461-7.

[43] Robison R, Kumar R. The effect of prenatal and postnatal dietary exposures on childhood development of atopic disease. Curr Opin Allergy Clin Immunol 2010;10:139-44.

[44] Dimeloe S, Nanzer A, Ryanna K, et al. Regulatory T cells, inflammation and the allergic response-The role of glucocorticoids and Vitamin D. J Steroid Biochem Mol Biol 2010;120:86-95.

[45] Vassallo MF, Banerji A, Rudders SA, et al. Season of birth and food-induced anaphylaxis in Boston. Allergy 2010;65:1492-3.

[46] Hollingsworth JW, Maruoka S, Boon K, et al. In utero supplementation with methyl donors enhances allergic airway disease in mice. J Clin Invest 2008;118:3462-9.

[47] Matsui EC, Matsui W. Higher serum folate levels are associated with a lower risk of atopy and wheeze. J Allergy Clin Immunol 2009;123:1253-9 e2.

[48] Hong X, Tsai HJ, Wang X. Genetics of food allergy. Curr Opin Pediatr 2009;21:770-6.

[49] Greer FR, Sicherer SH, Burks AW. Effects of early nutritional interventions on the development of atopic disease in infants and children: the role of maternal dietary restriction, breastfeeding, timing of introduction of complementary foods, and hydrolyzed formulas. Pediatrics 2008;121:183-91.

[50] Johannsen H, Prescott SL. Practical prebiotics, probiotics and synbiotics for allergists: how useful are they? Clin Exp Allergy 2009;39:1801-14.

第二章 食物过敏原

E. N. Clare Mills
Philip E. Johnson
Yuri Alexeev

引言

免疫系统通过各种方法保护机体，让机体免受感染性微生物、病毒、寄生虫的伤害，例如通过细胞免疫来去除或灭活有害物质，也可产生免疫分子，尤其是免疫球蛋白（immunoglobulins，Igs），来参与构成体液免疫。Igs 有许多不同的类型（又称同型，isotype），根据其结构、理化特性、功能分为 IgA、IgG（人体中有许多亚型，如 IgG1 和 IgG4）、IgM、IgE。这些球蛋白的表征特点是它们产生与抗体结合的位点，与"非自身"的分子结合。这些分子被称为抗原（antigen），包括微生物病原体、寄生虫、花粉和膳食类蛋白质等环境因子。抗原本质上几乎都是蛋白质，但也不完全如此，例如一些碳水化合物能被免疫系统识别，特别是微生物的脂多糖类抗原能诱导体液免疫应答。

然而，在 I 型超敏反应发生时，特定的环境抗原可使对应的抗体发生改变，机体合成超量的 IgE（正常情况下 IgE 的产生是应对寄生虫感染）。IgE 识别的分子通常称为过敏原（allergen），如果这些过敏原在自然界中以多价形式存在，它们便能与结合了 IgE 分子的肥大细胞发生交联，触发一些介质的释放，而这些炎症介质使组织产生过敏反应的症状。

抗原分子中能被对应抗体特异性识别的位点称为表位（epitope），可以分为两种类型。第一种称为连续或线性表位，抗体识别位点几乎全部是连续的线性排列的氨基酸序列，很少受空间构象的影响。通常，抗体可以与 10~15 个残基的短肽很好地结合，抗原的线性表位也正好是这种长度，折叠和未折叠的抗原线性表位均能被识别。第二种被称为构象表位，抗原分子的二级、三级和四级结构使不连续排列的肽段在空间上彼此接近从而形成特定构象，通常当抗原的空间结构展开后，识别构象表位的抗体就无法与其结合，而且很难用线性肽段来复原构象表位，因为无法形成天然折叠的空间结构。结构研究表明，抗体与蛋白质结合的区域表面积为 650~900 Å^2，而表位区域外的部分也很重要，尽管它们不决定抗体的特异性。这种结合从某种程度上来说是随意的，有时几个线性表位可以结合形成一个构象表位。

国际免疫学会（IUIS）对过敏原的定义为在人体内引起 IgE 介导的过敏反应（特应性）的分子。人群中 IgE 介导的免疫反应的发生率已超过 5%。如果某种过敏原被一组过敏人群中 50% 以上的个体的 IgE 所识别，那么就称其为主要过敏原，否则称为次要过敏原，但这种主次之分并不表示变应原性（即过敏原的免疫原性）的强弱。过敏原以其来源和分类学进行命名，前 3 个字母表示属（genus），空格后的第 1 个字母表示种（species），再空格后是 1 个阿拉伯数字。因此，来自苹果（拉丁名 *Mallus domesticus*）的过敏原前面是 Mal d，后面是一个数字，这一数字由过敏原被命名的次序排列。在同一物种的所有同源性过敏原（也称为同种异体过敏原）中，这一数字是相同的，而同源性根据相对分子质量相似、生物作用相同（如酶促反应）、超过 67% 的氨基酸序列同源而定义。如果两个物种属名的前三个字母、种名第一个字母都是相同的，那么将使用种的第二个字母以示区分。

许多蛋白质在翻译后会进行进一步糖基化修饰，这些聚糖结构也可以与 IgE 结合，在 16%~55% 的食物过敏患者中可发现与多糖产生应答的 IgE 抗体。最具特征性的是与天冬酰胺相连的碳水化合物（N-聚糖),而 α(1-3)海藻糖和 β(1-2)木糖是主要的碳水化合物交叉反应决定簇(cross-reactive carbohydrate determinants,CCDs),在许多植物性食物和花粉过敏原中均存在,但它们与哺乳动物食物的 N-聚糖不同。然而,IgE 对 CCDs 是否具有生物学意义,以及是否会引起显著的临床过敏症状,仍存在争议。这可能是因为聚糖一般不是多价的,因此不能诱发 IgE 受体交联,IgE 可能只能低亲和力结合,而存在的阻断性抗体则会下调过敏反应。在植物蛋白中也发现了 O-聚糖,不过含量较 N-聚糖少。有证据表明,虽然 O-聚糖还没有在食物过敏原中得到研究,但是,在确定艾蒿花粉过敏原 Art v 1 的 IgE 结合活性时发现单 β-阿拉伯糖残基与羟基脯氨酸残基有重要作用。

描述涉及食物过敏的活性因子时,已经发现了多种过敏原,而植物性食物中过敏原的种类最多,这反映了人类所食用的植物多种多样。这些植物性食物包括坚果、种子、谷物,以及各种新鲜的水果和蔬菜。虽然看起来人体可能对种类繁多的食物中的任何一种过敏,但是,引起过敏反应的过敏原来源于有限的几类食物,而且这些过敏原也仅仅属于不多的几类蛋白质。观察到这一现象后,人们将其中一部分易引起过敏的食物命名为"八大类",包括牛奶、鸡蛋、鱼、甲壳动物、坚果、花生、小麦、大豆。当然,也存在一些其他的重要致敏食物,在一些国家或地区,食品生产商必须标明"八大类"和其他重要致敏食物,以提示过敏性患者避免购买。这些食物包括贝类、芥菜、芹菜(根芹菜和块根芹)、羽扇豆等。本章将重点介绍过敏原的结构特征和共同特性,并详细描述常见致敏食物中的过敏原。

食物过敏原的共同特性和结构特征

在过去的 10~15 年里,多种食物中的大量致敏蛋白得到描述,使得人们可以使用生物信息工具,根据其结构和功能将其按蛋白质家族归类。几年前,人们曾对植物性食物过敏原、动物性食物过敏原以及花粉过敏原做过该分类工作。分析表明,在这三种来源的过敏原中,大多数属于 3~12 个家族,其他过敏原属于 14~23 个家族;每个家族由 1~3 个过敏原组成。因此,大约 65% 的植物性食物过敏原属于 4 个蛋白质家族(超家族),即谷醇溶蛋白(prolamin)、cupin 蛋白、Bet v 1、抑制蛋白(profilin)家族,而动物性食物过敏原主要来自 3 个家族,即原肌球蛋白(tropomyosin)、EF 手形(EF-hand)、酪蛋白(casein)。下文概述主要的过敏原家族。

动物性食物中的过敏原家族

原肌球蛋白(tropomyosin)(图 2-1)

原肌球蛋白是一种收缩蛋白。它与其他肌动蛋白和肌球蛋白一起,调节肌肉和非肌肉细胞的收缩,在动物细胞中普遍存在。它包含七肽重复序列,自发形成两条 α-螺旋链,然后组装成双链卷曲螺旋。这些螺旋单体沿着一根肌动蛋白丝组装成头尾聚合物。原肌球蛋白是两种无脊椎动物(甲壳动物和软体动物)的主要过敏原,其中包括食物中的贝类。除了食物之外,原肌球蛋白也被发现存在于吸入性过敏原中,尤其是尘螨和蟑螂过敏原,因此也被称为无脊椎动物泛过敏原(pan-allergen)。IgE-表位图谱显示,位于蛋白 C-末端区域的序列为无脊椎动物原肌球蛋白所独有,它对原肌球蛋白的致敏能力起重要作用。脊椎动物和无脊椎动物的原肌球蛋白不存在同源性,意味着对贝类过敏的个体的 IgE 不会对动物肌源性原肌球蛋白产生交叉反应。

小清蛋白(parvalbumin)(图 2-2)

小清蛋白是第二大动物性食物过敏原家族,在许多鱼类的白色肌肉中大量存在,调节细胞内游离钙离子水平,对肌肉纤维松弛起重要作用。小清蛋白在动物中无处不在,分为 α 和 β 两类:这两类进化谱系不同,但结构非常相似。一般来说,只有 β-小清蛋白诱发过敏反应。小清蛋白有一个特征性结构,即"钙结合基序",这一结构在许多蛋白质中都有发现,称为 EF-手形结构,包含 12 个氨基酸环,两侧均延伸有 12 个残基的 α-螺旋链。小清蛋白有三个 EF 手形基序,其中两个与钙离子结合,因此,与其他许多具有完整金属离子的蛋白质一样,损失钙离子将引起蛋白质构象的改变,而这将导致 IgE 结合能力的丧失。最近在太平洋白对虾(拉丁名 *Litopenaeus vannamei*)中鉴定出肌浆钙结合蛋白过敏原,名为 Lit v 4.0101,其过敏原同源物已在

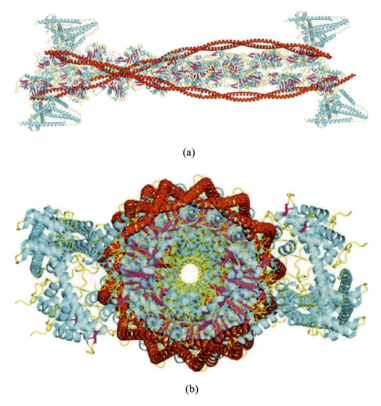

图 2-1　昆虫飞行肌中原肌球蛋白的三维结构（PDB 编码 2W4U）作为代表展示无脊椎动物（甲壳动物和软体动物）原肌球蛋白过敏原。(a)沿原肌球蛋白链的视图；(b)横截面图。图中原肌球蛋白以红色显示。其他蛋白质是肌钙蛋白和肌动蛋白。α-螺旋和环分别以青色和黄色显示

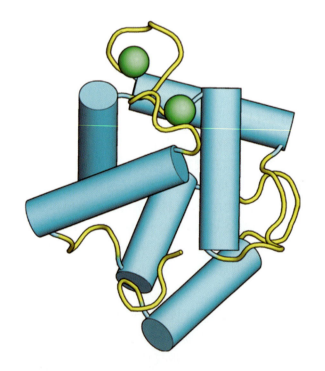

图 2-2　钙连鲤鱼小清蛋白（PDB 编码 4CPV，Cyp c 1）的三维结构。小清蛋白有两个钙结合位点，它们的结构基序相同：由第一个 α-螺旋通过钙离子周围的 12 个残基环连接到第二个 α-螺旋。图中钙离子显示为绿色球体。α-螺旋以青色圆柱体显示，残基环以黄色显示

其他甲壳动物(如龙虾)中发现。这种蛋白质也具有 EF 手形基序,并被认为是无脊椎动物的小清蛋白,因为它在无脊椎动物肌肉中也起到钙缓冲蛋白的作用。

酪蛋白(casein)(图 2-3)

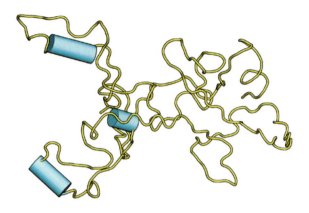

图 2-3　牛奶 β-酪蛋白(Bos d 8)的三维结构。α-螺旋和环分别以青色和黄色显示,结构参考:β-酪蛋白的变体 A 结构,引自 T. F. Kumosinski, E. M. Brown, H. M. Farrel, Jr. , Three-Dimensional Molecular Modeling of Bovine Caseins: An Energy-Minimized Beta-Casein Structure (1993) Journal of Dairy Science, 76:931-45

奶中的主要蛋白质为酪蛋白,其有 $α_{s1}$-酪蛋白、$α_{s2}$-酪蛋白、β-酪蛋白三种结构,可互相转换,但 $α_{s2}$-酪蛋白基因在人体中不表达。这些蛋白质含有磷酸丝氨酸和/或磷酸苏氨酸残基簇,能结合钙离子,在无定形磷酸钙周围形成名为"纳米簇"的微结构。这种结构使得奶中钙含量不受磷酸钙溶解度的限制。$α_{s1}$-酪蛋白、$α_{s2}$-酪蛋白、β-酪蛋白组装成名为酪蛋白胶束(casein micelle)的大分子结构,由名为 κ-酪蛋白的多肽链稳定其结构。α-酪蛋白、β-酪蛋白与分泌性钙结合磷蛋白家族有联系,也与矿化蛋白和唾液中蛋白质相关,而 κ-酪蛋白可能与纤维蛋白原 γ-链有较为疏远的联系。在人类饮用的不同哺乳动物奶中,酪蛋白有极大的相似性,这能解释它们的 IgE 交叉反应性。

动物性食物中的次要过敏原家族

动物性食物中的次要过敏原家族包括配体结合蛋白,其发挥载体功能并可作为酶和蛋白酶的抑制剂。其中一种载体分子被称为脂质转移蛋白家族,该家族包括多类蛋白质,它们有约 20% 的序列同一性,但有保守的三维结构。它们的特征是有一个中央通道,能容纳多种亲脂性配体,可以作为载体运输增味剂、类固醇、脂质、信息素等。大多数脂质转移蛋白是气传过敏原,主要来自啮齿类动物的尿液、动物皮屑、唾液,以及蟑螂等昆虫。脂质转移蛋白中唯一来自食物的过敏原是牛乳过敏原中的 β-球蛋白脂质转移蛋白。另一种载体蛋白家族是转铁蛋白(transferrin),它是真核生物中富含硫的铁结合蛋白,其作用是控制体液中游离铁的水平。

另一个次要过敏原家族是 O-糖基水解酶超家族的糖苷水解酶家族 22 族。C 型溶菌酶和 α-乳清蛋白属于该家族,虽然结构上是同源的,但两者功能完全不同,α-乳清蛋白参与牛奶中的乳糖合成,而溶菌酶是糖水解酶,能切割细菌肽聚糖。此外,α-乳清蛋白与鸡蛋溶菌酶不同,它能与钙结合。由酶组成的第二个次要过敏原家族是精氨酸激酶,它们是无脊椎动物的过敏原。它们属于结构上和功能上与 ATP 相关的胍基磷酸转移酶家族,能可逆地催化 ATP 与各种磷酸根之间的磷酸基转移。

两种不同类型的蛋白酶抑制剂家族都具有致敏性,包括 serpins,一类丝氨酸蛋白酶抑制剂,其中一些家族成员已经丧失抑制活性。第二种类型是 Kazal 抑制剂,也能抑制丝氨酸蛋白酶,结构中包含 1~7 个 Kazal 型抑制剂重复序列。

植物性食物中的过敏原家族

谷醇溶蛋白(prolamin)(图 2-4)

最初,人们在富含硫的种子储藏谷醇溶蛋白中半胱氨酸残基的保守结构中发现了谷醇溶蛋白超家族,该蛋白是单子叶谷类种子的α-淀粉酶/胰蛋白酶抑制剂和2S储存白蛋白。随后，其他一些低分子致敏蛋白也被鉴定为该超家族成员，包括大豆疏水蛋白、非特异性脂质转移蛋白（nsLTP）、α-球蛋白。保守的半胱氨酸骨架以8个半胱氨酸残基为核心，包含Cys-Cys和Cys-X-Cys特征性基序（X代表任何其他残基）。在α-淀粉酶/胰蛋白酶抑制剂中发现另外2个半胱氨酸残基。种子储藏谷醇溶蛋白的特征为插入有多重重复区域，此外，该超家族的成员有同样的三维结构，包括由二硫键稳定的4个α-螺旋，以该结构在nsLTP中形成脂质结合通道，而在2S白蛋白结构中是折叠的。这有助于维持多种蛋白质的三维结构，即便在加热后。这与蛋白质在烹饪之后仍能保留致敏性相关，并且可能有助于它们不受水解作用影响。

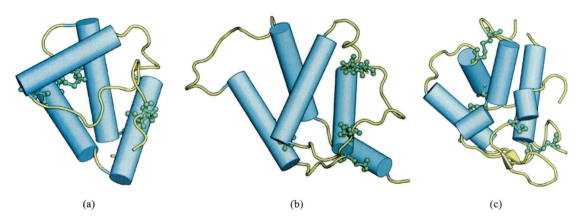

图2-4 谷醇溶蛋白家族蛋白的三维结构。(a) 来自小麦的nsLTP（PDB编码1CZ2；Tri a 14）。(b) 来自花生的2S白蛋白（PDB代码1W2Q；Ara h 6）。(c) 来自小麦的α-淀粉酶抑制剂（PDB编码1HSS）。α-螺旋和环分别以青色和黄色显示。二硫键用绿色球棍模型表示

2S白蛋白

　　2S白蛋白是一类主要的种子储藏蛋白，通常在种子中以10～15 kDa的单链形式合成，经翻译后形成小亚基和大亚基，亚基之间通常由二硫键连接。加工类型取决于植物种类，向日葵中是单链白蛋白，而巴西坚果中是双链白蛋白。它们既可成为职业性致敏原（通过吸入粉末致敏），也可成为食物过敏原。

脂质转移蛋白（lipid transfer protein，LTP）

　　这种蛋白质最初在植物中被发现，其名称来源于它们能够在体外转移脂质，但是它们在植物中的生物学功能尚不清楚。脂质转移蛋白的表达受非生物应激调控，属于病程相关蛋白14（pathogenesis-related protein 14），在植物中可能起保护作用。这些蛋白质位于植物的外表皮组织中，例如桃或苹果果皮。这一特点加上其脂质结合特性，提示其作用是将角质素和木栓素单体运输到植物的外表皮组织中，然后聚合形成外层蜡质层。这种蛋白质也被称为泛过敏原，是分布最广泛的蛋白质类型，分布于各种植物器官（包括种子、果实和营养组织）中。因此，除了在各种不同的水果和种子中发现该蛋白质外，其还是部分植物花粉（如橄榄和墙草属花粉）中的过敏原，也是小麦面粉中引起烘焙师哮喘发作的吸入性过敏原。蔷薇科果实中LTP的IgE交叉反应性与其表面结构的保守性有关，但迄今为止，没有研究证实在花粉和食物过敏原之间存在这种交叉反应性。当然，桃的LTP Pru p 3引起的过敏已证明与花粉的LTP的致敏性无关，而与桃Pru p 3特异性IgE水平的升高相关，提示桃LTP致敏是原发性的。

种子储藏谷醇溶蛋白（seed storage prolamin，SSP）

　　谷醇溶蛋白超家族的特征结构为半胱氨酸骨架和α-螺旋结构，但在种子储藏谷醇溶蛋白中这一结构被破坏，原因是插入了富含脯氨酸和谷氨酰胺的重复结构域。这一重复结构域决定了种子储藏谷醇溶蛋白的物理化学性质，其结构被认为是包含重叠的β-转角或聚-L-脯氨酸Ⅱ级结构的松散螺旋结构。该蛋白质是小麦、大麦、黑麦的主要种子储藏蛋白。小麦的种子储藏蛋白能形成大型二硫键聚合物，进而构成黏弹蛋白，称为谷蛋白（gluten）。这些蛋白质的特点是不溶于稀盐溶液，无论是在自然状态下还是在二硫键被还原之后，相反，它们能溶解于含水乙醇中。

双功能抑制剂

这组过敏原只存在于谷物中,各亚基有不同的作用,有的是胰蛋白酶(或其他蛋白酶)抑制剂,有的是昆虫(包括害虫)的α-淀粉酶,或者二者兼具,因此,该敏原被命名为双功能抑制剂。在对小麦面粉的职业性过敏(如面包师哮喘)或在经胃肠道的食物过敏中,这些蛋白质起致敏作用。它们最初在氯仿和水的混合提取物中被发现,被称为 CM 蛋白质,但它们也可溶于水、稀盐溶液或乙醇和水的混合物。

Bet v 1 同源物(图 2-5)

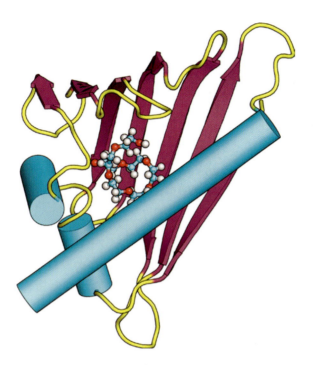

图 2-5　Bet v 1 家族过敏原中的胡萝卜过敏原 Dau c 1(PDB 编码 2WQL)的三维结构。该结构是与聚乙二醇低聚物的复合物。α-螺旋以青色圆柱体显示。单个 β-折叠片和环分别以洋红色和黄色显示

Bet v 1 同源物是一类非常重要的过敏原,与桦树花粉的主要过敏原 Bet v 1 具有同源性,它可以在中央通道中结合植物类固醇。Bet v 1 及其同源物属于病程相关蛋白 10,可能作为类固醇的载体在植物中起保护作用,但这一作用目前尚未得到证实。Bet v 1 及其同源物的一级结构(氨基酸序列)和分子表面的保守性解释了 IgE 的交叉反应性,也解释了桦树花粉过敏反应个体对新鲜水果和蔬菜产生的广泛交叉反应性。两个经典例子是对水果(如苹果)过敏和对坚果(特别是榛子)过敏。在这两种情况下,机体倾向于对桦树花粉过敏,在食用新鲜苹果或榛子时患上口腔过敏综合征(oral allergy syndrome,OAS),这与在这些食物中发现的 Bet v 1 同源物特异性 IgE 有关,分别称为 Mal d 1 和 Cor a 1。

Cupin 超家族(图 2-6)

Cupin 是一个功能多样的蛋白质超家族,可能由原核生物进化而来,在微生物和植物中都有发现,但动物中没有。它们的特点是 β-柱状结构,这是此类蛋白质的名称来源,"cupin"在拉丁文中的意思是桶。根据基本结构基序,该家族已经衍生出各种各样的生物功能,包括真菌中的孢子形成蛋白、种子萌芽中的蔗糖结合活性和酶活性的蛋白,其桶状结构的中心与锰结合。在开花植物中,cupin 柱状结构增殖为双柱状结构(bi-cupins),其中包括 7S 和 11S 种子储藏球蛋白。11S 种子储藏球蛋白又名豆球蛋白(legumin),是分子质量为 300~450 kD 的六聚体蛋白。每个亚基在种子中以分子质量大于 60 kD 的单链形式合成,经翻译后加工生成酸性(分子质量>40 kD)和碱性(分子质量>20 kD)链,通过单个二硫键连接,很少(甚至不)发生糖基化。7/8S 种子储藏球蛋白(也称为豌豆球蛋白,vicilin)的结构更简单,由分子质量为 40~80 kD 的三个亚基组成,通常分子质量约为 50 kD。

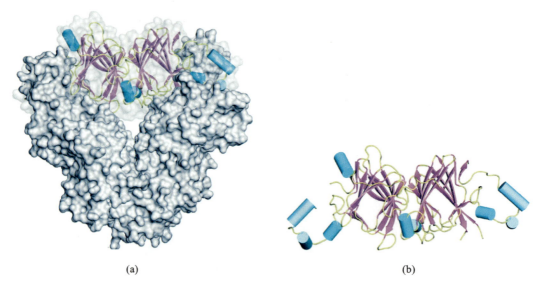

图 2-6　天然大豆 β-伴大豆球蛋白三聚体(PDB 编码 1IPK;Gly m 5)的三维结构。(a)该结构由三条链组成,即 A 链、B 链、D 链,图中显示的是空间结构模型;(b)B 链的卡通模式图。α-螺旋以青色圆柱体显示。β-折叠片和环分别以洋红色和黄色显示

植物性食物中的次要过敏原家族

与动物性食物过敏原一样,植物性食物过敏原中也存在一些次要过敏原家族。其中最重要的一类是抑制蛋白(profilin,图 2-7),是引起花粉-水果过敏综合征的过敏原。抑制蛋白是存在于所有真核细胞中的胞质蛋白质,通过结合单体肌动蛋白和其他蛋白质来调节肌动蛋白聚合。然而,只有在植物中发现的抑制蛋白(处于高度保守状态)才被称为过敏原。因此,抑制蛋白特异性 IgE 几乎能与所有植物来源的同源物发生交叉反应,并且对这些过敏原产生致敏作用,这被认为是多种花粉过敏和花粉相关食物过敏的风险因素之一。但是,植物性食物中抑制蛋白的特异性 IgE 与临床表现的相关性仍然存在争议。

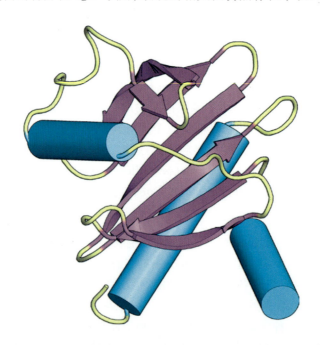

图 2-7　桦木抑制蛋白(PDB 编码 1CQA,Bet v 2)的三维结构。α-螺旋以青色圆柱体显示。单个 β-折叠片和环分别以洋红色和黄色显示

植物性食物中的许多其他次要过敏原家族能保护植物免受害虫和病原体侵害。已经有两类酶家族被确

定为植物性食物过敏原,即糖苷水解酶家族19蛋白质(Ⅰ型几丁质酶,chitinase-1,参与乳胶食物过敏)、半胱氨酸(C1)类木瓜蛋白水解酶。植物的Ⅰ型几丁质酶能降解几丁质(chitin),而几丁质是昆虫外骨骼以及许多病原真菌细胞壁的主要结构成分,因此,这类酶可以保护植物免受害虫和病原体的侵害。植物的Ⅰ型几丁质酶有一个 N-末端结构域,与橡胶素(一种主要的乳胶过敏原,被认为能与几丁质结合)在结构上同源。由于这种同源性,来自水果(例如鳄梨、香蕉、栗子)的Ⅰ型几丁质酶已被认定为主要过敏原,可与乳胶过敏原 Hev b 6.02 的特异性 IgE 发生交叉反应。橡胶素样结构域的 43 残基多肽链含有 4 个二硫键,结构稳定,由于广泛存在于植物中而被称为泛过敏原。果实(特别是猕猴桃)过敏原属于半胱氨酸蛋白酶,最初被发现时的特征在于其催化位点有半胱氨酸残基,但该家族部分成员失去了水解酶的能力,如大豆 P34 蛋白,该蛋白质中甘氨酸取代了活性位点的半胱氨酸残基。

其他次要过敏原家族包括 Kunitz/牛胰腺胰蛋白酶抑制剂和一些凝集素(lectin)。Kunitz 抑制剂对丝氨酸、巯基、天冬氨酸、枯草杆菌蛋白酶(subtilisin)有活性,在植物中用于防治害虫和病原体。该家族成员属于结构相似的蛋白质超家族,但不具有序列相似性,并且包括白细胞介素(IL)-1、肝素结合生长因子(HBGF)、富组亲动蛋白(histactophilin)等多种蛋白质。奇异果甜蛋白样蛋白(TLPs)在结构上类似于在西非热带雨林灌丛神秘果(*Thaumatococcus daniellii*)的果实中发现的具有强烈甜味的奇异果甜蛋白(thaumatin)。它们是属于 PR-5 家族的蛋白质,能参与保护植物。

食物过敏原的共同属性、预测过敏原

按蛋白质家族给过敏原进行分类对我们有何启发?研究者们使用生物信息学方法,预测什么原因使得某些蛋白质成为过敏原,而其他蛋白质不成为过敏原,这在评估新型食物和食用性转基因生物体中过敏原的过敏风险时尤为重要。然而,目前尚不能预测蛋白质的致敏活性,虽然可以确定蛋白质是否属于某一家族,但并不能充分断定它是否具备致敏活性。但是,来自同一家族的蛋白质通常具备该家族的特定结构特征,因此有一些共同特性,有些因素可能有助于确定过敏体质者是否会对某特定过敏原产生过敏反应。这些因素包括接触过敏原个体的基因构成和特应性倾向,以及过敏原的特征,如食物中过敏原的含量、结构及其生物化学和物理化学特性。这些特性包括蛋白质的稳定性,即蛋白质在经烹饪之后能否保留或恢复其原始的三维空间结构,并抵抗蛋白水解酶的攻击(比如在胃肠道中)。这种稳定性有可能被配体(如脂质和金属离子)改变。其他因素如与膜的相互作用、聚集能力或存在重复结构,也可能影响过敏原的效力。虽然聚糖类不是已致敏者发生过敏反应的重要触发因子,但它们可能在让机体致敏的初始阶段发挥作用。理解过敏原的结构关系和共同特性,确实有助于解释许多观察到的交叉反应性过敏,也有助于理解多种类型食物过敏原对烹饪等过程的反应。下文总结了目前已知的主要致敏食物中的过敏原。

动物性食物过敏原

牛奶

牛奶是儿童早期重要的致敏食物,而成人过敏很少见。已经明确的过敏原包括在乳清和凝乳中发现的蛋白质。主要的乳清过敏原包括 β-乳球蛋白(Bos d 5),这是食物过敏原中唯一的脂质转移蛋白。它含 β-柱状结构,分子质量为 18.4 kD,有一个可结合多种亲脂性分子(包括视黄酸和脂肪酸,如棕榈酸酯)的配体结合通道。蛋白质通过两个分子内二硫键和一个游离半胱氨酸残基保持结构稳定。另一种乳清蛋白过敏原是 α-乳清蛋白(Bos d 4),这是一种属于糖苷水解酶家族 22 族的钙结合蛋白,与鸡蛋过敏原溶菌酶具有可重叠的三维结构,分子质量为 14.2 kD,由四个二硫键保持结构稳定,在调节乳糖合成酶中发挥作用。它的三维结构本质上主要是 α-螺旋,也有一些 3_{10} 螺旋和 β-折叠多肽部分,形成该蛋白质结构中最有序(活性较低,结构稳固)的钙结合位点。

除了乳清蛋白之外,牛奶的主要过敏原是酪蛋白(Bos d 8),这是 α_{s1}-酪蛋白、α_{s2}-酪蛋白和 β-酪蛋白的蛋白质异质混合物,通过多个基因家族多态性表达,再进行翻译后加工如蛋白酶水解和磷酸化。牛奶中发现的其他次要过敏原包括铁结合蛋白乳铁蛋白、血清白蛋白(Bos d 6)、免疫球蛋白(Bos d 7)。一项针对牛奶过敏婴儿的 IgE 交叉反应性研究显示,90%的过敏反应是抗 α_{s2}-酪蛋白的血清 IgE,只有约一半的个体能识别 α_{s1}-酪蛋白,仅有一小部分个体(15%)产生抗 β-酪蛋白的 IgE。来自不同哺乳动物物种的乳清蛋白和酪蛋白之间具有高水平同源性(>90%),这解释了牛奶、绵羊奶、山羊奶之间观察到的广泛 IgE 交叉反应性,牛奶过敏个体通常在口服山羊奶后也会发生过敏反应;尽管 IgE 反应性似乎仅限于酪蛋白部分,但对山羊奶或绵羊奶发生过敏反应的病例也越来越多。有研究发现马乳中的蛋白质能降低 IgE 交叉反应性,例如,对牛奶过敏的一些个体可以耐受马奶;也有迹象显示,与牛奶相比,骆驼奶可以降低 IgE 交叉反应性。这些研究提示可用马、驴、骆驼等哺乳动物的奶替代牛奶,一旦有加工方法使这些替代奶适合人类婴儿服用,其便可用于某些牛奶过敏患者。那些儿童期之后仍对鸡蛋过敏的个体可能对消化后的肽段仍有 IgE 反应性。

食品加工程序可使牛奶蛋白进一步变性,如巴氏杀菌使得 β-乳球蛋白与酪蛋白共价连接,而加热处理特别是喷雾干燥法导致广泛的乳化作用。因此,存在乳糖时,β-乳球蛋白的过敏原活性在加热后增加了100倍。相比缓慢加热,高温处理(如烘焙)似乎降低了牛奶的致敏性。两种乳清蛋白经热诱导均可形成聚集结构,并且在高蛋白质浓度下形成凝胶网络,而酪蛋白具有很强的聚集能力。α-乳清蛋白和酪蛋白都很容易被胃蛋白酶消化并迅速降解。对于 α-乳清蛋白而言,由于其结构在低 pH 环境中展开,可能导致该过敏原受 pH 影响而不稳定,而酪蛋白属于不稳定蛋白质,是胃蛋白酶的最佳底物。相比之下,β-乳球蛋白的特点不同,它在生理浓度下能抵御胃蛋白酶的作用,仅能由十二指肠内胰蛋白酶和糜蛋白酶缓慢消化。食品加工可能会改变它们的易消化程度,虽然加热变性可使得 β-乳球蛋白更易于消化,但它不影响酪蛋白的易消化程度。但是,它们与其他食品成分和食品基质的相互作用可能产生意料之外的效果。例如,油滴吸附可增加 β-乳球蛋白对胃蛋白酶降解的易感性,而吸附 β-酪蛋白可保护某些片段不被胃蛋白酶降解,其中包括一些已知 IgE 表位的区域。烘焙牛奶食品和低温热处理的牛奶产品在临床上的致敏性有差异,主要原因可能是上述的食品加工影响。

鸡蛋

婴儿和童年时期第二重要的食物过敏原是鸡蛋,人们已确定了其中的一些过敏原。这些过敏原包括母鸡的蛋清过敏原 Gal d 1,它是广泛糖基化的 Kazal 抑制剂(包含三个 Kazal 样抑制结构域),称为卵类黏蛋白(ovomucoid),以及丝氨酸蛋白酶抑制剂卵清蛋白 Gal d 3。卵类黏蛋白使蛋清有黏性,而卵清蛋白(ovalbumin)在蛋清蛋白中占蛋白质的一半以上。Gal d 1 由三个串联结构域(Gal d 1.1、Gal d 1.2、Gal d 1.3)组成,并通过二硫键保持稳定,Gal d 1.1 和 Gal d 1.2 结构域各自有两个碳水化合物链,而 Gal d 1.3 大约只有一半的结构域是糖基化的。此类广泛的糖基化能让蛋白质稳定,抵抗蛋白水解作用。另外,鸡蛋中还有两种蛋白质是次要过敏原,它们也是牛奶过敏原的同源物。一种是溶菌酶,也称作 Gal d 4,属于 O-糖基水解酶超家族、糖苷水解酶家族22族的糖苷酶,并且与牛奶中的 α-乳清蛋白(Bos d 4)同源。第二种是富含硫的铁结合糖蛋白卵转铁蛋白,与牛奶中的过敏原乳铁蛋白同源。尽管主要的过敏原均来自蛋清,但也有迹象表明,某些蛋黄中的蛋白质也可以成为过敏原。比如,蛋黄中的 α-卵黄蛋白(α-livetin)已被命名为过敏原 Gal d 5,最近又将卵黄蛋白原1前体鉴定为次要过敏原,称其为 Gal d 6。

研究显示,蛋清过敏原卵类黏蛋白在烘烤过程中形成二硫键与谷蛋白连接,这一过程伴随着可溶性提取物过敏原活性的降低。即使在揉捏之后,这些效果也很明显。鸡蛋在储存时,卵清蛋白被转化成遇热更为稳定的形式,称为 S-卵清蛋白,在 88 ℃时才会变性,而天然蛋白质在 80 ℃时就会变性。这一转化形式为构象变化而不是蛋白水解,是鸡蛋内 pH 升高的结果,一般而言,约 80%的卵清蛋白在 20 ℃下储存一个月后,会转化为 S-卵清蛋白。目前,人们完全不了解这种变化对蛋白质致敏性的影响。卵清蛋白和卵类黏蛋白很容易被胃蛋白酶消化，但卵类黏蛋白的肽片段似乎可以保持其 IgE 结合能力，尽管这取决于患者的体质。也许，在儿童期之后仍对鸡蛋过敏的个体可能对消化后的肽段仍有 IgE 反应性，而那些已经不过敏的个体只对完整蛋白质起 IgE 反应。卵清蛋白和溶菌酶常被用作葡萄酒酿造的澄清剂，但迄今为止的证据表明，当以这种方式使用时，它们就失去了致敏活性。

鱼

人们发现的第一种鱼类过敏原是鳕鱼的小清蛋白 Gad c 1，后来又在多种鱼类中发现其他小清蛋白，因此可以认为其是鱼类中的泛过敏原。临床上，对鱼类主要过敏原小清蛋白过敏的个体，常常对多种鱼类产生交叉反应。这可以通过各种鱼类小清蛋白的结构相似性来解释。小清蛋白在某些鱼类（如金枪鱼）的深色肌肉中水平较低，这可能意味着在这类鱼中小清蛋白不是主要的过敏原。同样，鱼类过敏个体对鱼和蛙肉可产生交叉反应，也可以通过鱼和蛙的小清蛋白的结构相似性解释，值得注意的是，蛙类过敏原之一是 α-小清蛋白。

医学文献第一次记载食品加工如何影响致敏性是 Prausnitz 的报道，报道提到，Kustner 对煮熟的鱼产生过敏反应，但对生鱼无反应。然而，文献中极少报道食品加工会增强过敏原活性。一般来说，鱼类过敏原经烹饪加工后仍然较为稳定，小清蛋白耐热、抗蛋白水解。产生上述结果的原因可能是小清蛋白的 EF 手形结构在温度升高时展开，如果钙离子还存在，在冷却后能再折叠，因此重新获得其天然的 IgE 反应性构象。这种鱼类主要过敏原的热稳定性无疑有助于其在烹饪后保持致敏性。但是，高热处理确实能破坏致敏性，水中煮过的鱼的 IgE 结合活性比罐头鱼高 100~200 倍。对鱼进行加热处理可导致小清蛋白形成低聚物，通常失去与 IgE 结合的能力，而烟熏方式似乎可以提高其致敏性，也可能形成新的过敏原。

软体动物和甲壳动物

原肌球蛋白是主要的海产品过敏原，在各种甲壳动物（虾、蟹、龙虾等）和软体动物中（鲍鱼、贻贝、鱿鱼、章鱼等）中均有发现，广泛存在于肌肉和非肌肉细胞中，属于同一蛋白质家族中联系紧密的成员。原肌球蛋白最早在虾中被识别为过敏原，而现在被认为是无脊椎动物的泛过敏原。迄今为止，所有具有致敏性的原肌球蛋白都是在脊椎动物和无脊椎动物中被发现的，并且与无脊椎动物的非致敏性原肌球蛋白具有高度同源性，其序列差异限于蛋白质 C-末端 IgE 表位的前两个残基，而它们对于 IgE 结合至关重要。正因为无脊椎动物原肌球蛋白这一区域的独特性，所以贝类和哺乳动物肌肉中的原肌球蛋白之间并无 IgE 交叉反应。最近，人们试图利用不同肌球蛋白的相似性，将致敏性无脊椎动物的原肌球蛋白表位移植到人的原肌球蛋白支架上，结果发现构象表位在原肌球蛋白的致敏性中发挥很大作用，而原肌球蛋白不能通过短的合成肽识别。原肌球蛋白之间广泛的同源性导致 IgE 交叉反应性，对某种特定甲壳动物的原肌球蛋白过敏的个体，通常会有 IgE 交叉反应性，会（虽然不总是）对许多甲壳动物产生临床过敏性疾病。然而，就软体动物而言，此类广泛的交叉反应性的机制尚不太清楚，可能仅限于交叉致敏。由于人类食用多种贝类物种，用"虾"或"海鲜"等此类定义过宽的词语描述这些物种，使得甲壳动物和软体动物的过敏研究变得复杂。区分甲壳动物和软体动物非常重要，但还需要研究以获得目前缺乏的证据，从而进一步将贝类过敏进行分类，例如，按淡水或海洋物种的过敏原分类，或按照快肌原肌球蛋白和慢肌原肌球蛋白 IgE 反应性的差异分类。在虾中发现的一类次要过敏原是精氨酸激酶，这一过敏原在印度谷螟、大虾、龙虾、贻贝中发现，已被识别为交叉反应性过敏原。其他虾类过敏原包括肌浆钙结合蛋白，磷酸丙糖异构酶（TIM）和几种收缩蛋白（包括肌球蛋白轻链、肌钙蛋白 C、肌钙蛋白 I）。这些蛋白质通常耐热，它们的致敏性不会因烹饪而改变。在煮食物的汤水中曾检测到原肌球蛋白，但是，关于烹饪对贝类、甲壳动物致敏性影响的研究仍较为少见。

植物性食物过敏原

新鲜水果和蔬菜

新鲜水果和蔬菜中的许多过敏原与吸入性过敏原有关,特别是桦树花粉和乳胶中的过敏原。人们认为,如果个体一开始对花粉和乳胶中的吸入性过敏原敏感,随后便会对各种新鲜水果、蔬菜、坚果、种子产生过敏反应,因为吸入性过敏原和食物中的同源物具有结构相似性,导致对吸入性过敏原产生反应的 IgE 与食物中的同源物结合(或交叉反应)。另外,一些水果和蔬菜的过敏原可直接使个体致敏。

在各种水果和蔬菜中已经发现大量 Bet v 1 同源物过敏原,它们参与花粉-果实交叉反应,主要过敏原包括蔷薇科果实如苹果(Mal d 1)、樱桃(Pru av 1)、桃(Pru p 1)。这类过敏原也在奇异果(Act d 8)和其他外来水果(如波罗蜜和沙龙果)中发现。另外,在蔬菜中也发现了 Bet v 1 同源物过敏原,比较重要的包括芹菜(Api g 1)和胡萝卜(Dau c 1)(图2-5)。第二组导致 IgE 反应的过敏原是最初被认为与桦树花粉过敏原有关的抑制蛋白。与 Bet v 1 一样,在多种水果和蔬菜中发现了桦树和其他过敏性花粉中过敏原的同源物。很多含有 Bet v 1 同源物的食物同时含有致敏性抑制蛋白。有人认为,虽然抑制蛋白可以使个体致敏,但由此产生的 IgE 缺乏生物学活性,并且不会在过敏反应的发展中起作用。不过,这似乎不是普遍规律,在某些患者中此类 IgE 也可触发过敏反应。

在欧洲发现的另一种存在于新鲜水果和蔬菜中的过敏原普遍局限于地中海地区,似乎与其他之前出现的致敏物质(如花粉)并无关系。此类过敏与桦树花粉过敏不同,更有可能出现严重,甚至危及生命的反应。此类过敏涉及的过敏原为另一组别,名为非特异性脂质转移蛋白(LTP)。因为非特异性 LTP 能使桃子(Pru p 3)引发严重过敏反应,所以它被认定为重要的过敏原,此后又被鉴定为泛过敏原,且在其他水果和蔬菜中发现交叉反应同源物,包括苹果(Mal d 3)、葡萄(Vit v 1)等水果,以及芦笋、卷心菜(Bra o 3)、生菜等蔬菜。目前还不清楚桃子是否为最初的致敏性过敏原,其他对水果的过敏反应则是否为随后发展的 IgE 交叉反应性,即与 Bet v 1 相关过敏反应的发展类似(见上述);也尚不清楚是否每种不同类型的 LTP 都能够通过胃肠道致敏,以及是否存在"遗漏"的吸入性过敏原,例如花粉中的另一种 LTP,目前尚无定论。

第三组水果过敏原与乳胶-水果交叉反应过敏综合征相关,其中包括Ⅰ类几丁质酶。存在于各种植物性食品中的几种过敏原已得到描述,如鳄梨(Pers a 1)、香蕉(Mus p 1.2)、栗子(Cas s 1)。食物和乳胶之间的 IgE 交叉反应性还涉及其他过敏原,如马铃薯糖蛋白(一种马铃薯的储存蛋白,能与乳胶过敏原 Hev b 7 发生交叉反应),以及鳄梨和香蕉的其他蛋白质。目前,人们试图通过各种方法减少乳胶过敏反应的发生,例如让医疗卫生人员更少地使用粉末状乳胶手套,这可能最终会降低此类乳胶相关食物过敏的流行风险,而还需在未来进一步验证。

猕猴桃已成为越来越重要的致敏水果,它含有一些植物性次要过敏原家族,如类糖蛋白(TLP, Act d 2)、巯基蛋白酶(猕猴桃素, Act c 1),以及其他过敏原,如猕猴桃样蛋白。其他较罕见的水果和蔬菜过敏原包括甜椒和橙皮(Cit s 1)中的发芽样蛋白质(germin-like proteins),在其与 IgE 结合的过程中,N-聚糖起重要作用。7S 和 11S 种子储藏球蛋白被鉴定为番茄中的过敏原。芹菜根中另一种类型的过敏原是含黄素腺嘌呤二核苷酸(FAD)的氧化酶(Api g 5),这是一种分子质量为 53~57 kD 的蛋白质,广泛糖基化,有交叉反应性聚糖,能结合 IgE 但不能刺激组胺释放。

病程相关蛋白是植物性食物的主要过敏原,它们在植物中的表达水平随着非生物应激和病原体侵袭而变化,并且在果实成熟收获后的储藏过程中也会发生变化。因此,苹果(Mal d 3)等果实中的 LTP 过敏原活性往往在新鲜采摘的果实中较高,但在储藏过程中会降低,而 Bet v 1 同源物(Mal d 1)活性在刚采摘的苹果中往往较低,并在储藏数月后增高。同样,食品加工也可能以不同的方式影响水果和蔬菜中过敏原的致敏性,而不同的水果组织的反应方式明显不同。比如,Bet v 1 同源物等过敏原的 IgE 结合位点在天然状态下通常是构象性的,而加工后蛋白质变性降解,导致 IgE 反应性丧失,就新鲜水果而言尤为如此;当然也有例外,来自芹菜的致敏性 Bet v 1 同源物在热处理后仍保持过敏原活性。Bet v 1 同源物易被胃肠道消化,虽然可能会破坏 IgE 表位,但由胃肠道消化产生的短肽可能充当 T 细胞抗原表位,从而可以调节免疫反应,但它已无法诱导过敏反应。

相反,来自谷醇溶蛋白超家族的过敏原既能耐受加热处理,也能抵抗胃和十二指肠的消化作用。其中值得注意的是 LTP,它对胃和十二指肠蛋白水解酶都具有高度抗性,在消化过程中常常以完整的形式存活,这种性质与其致敏效力有关。LTP 也可以抵抗热变性,经常在冷却时复性。它存在于发酵的食品和饮料中,例如啤酒(LTP 的重要作用之一是让啤酒泡沫稳定)和葡萄酒中,但低 pH 和加热的组合可以使该蛋白质变性。同样,TLP 在加热环境中也很稳定,甚至在高度加工的产品中也存在(葡萄酒),并且对模拟胃肠道环境有高度抗性。因此,猕猴桃的过敏原 TLP 对模拟的胃肠道蛋白水解具有高度抗性,并且在酿酒过程中葡萄过敏原 TLP 仍能存活,表明 TLP 经食品加工仍然稳定。过敏原如 LTP 等具有稳定性,可能是由于其分子内二硫键形成蛋白质的刚性支架结构,该结构同样维持 TLP 的蛋白水解稳定性。与此相似,几丁质结合结构域Ⅰ类几丁质酶中的分子内二硫键可赋予该酶稳定性,尽管鳄梨的致敏同源物 Pers a 1 在模拟胃液消化时被广泛降解。然而,这一消化过程形成的多肽,尤其是橡胶素类结构域的多肽,在体外和体内都有明显的反应性。

坚果和种子

坚果和种子的主要过敏原包括谷醇溶蛋白超家族的一些其他成员,如 2S 白蛋白和 cupin 种子球蛋白,两者在种子中的作用一般是储存蛋白质。2S 白蛋白是坚果中的重要过敏原,包括胡桃(Jug r 1)、杏仁、巴西坚果(Ber e 1)、榛子和开心果(Pis v 1),也是种子中的过敏原,如白芥子(Bra j 1)和芥菜(Sin a 1),芝麻中的 Ses i 1 和 Ses i 2,以及葵花籽中的 2S 白蛋白(SFA-8)。这些过敏原大多效力很强,在许多坚果和种子的过敏反应中发挥主要作用。除了 2S 白蛋白外,在坚果和种子中发现的第二大类过敏原是属于 cupin 超家族的 11S 和 7S 种子储藏球蛋白。人们在各种坚果和种子中已发现了一些种子储藏蛋白过敏原,11S 和 7S 种子储藏球蛋白被报道为下列坚果的过敏原:榛子(Cor a 11(7S 种子储藏球蛋白)和 Cor a 9(11S 种子储藏球蛋白))、腰果(Ana o 1 和 Ana o 2)、开心果(Pis v 2 和 Pis v 3)、核桃(Jug r 2 和 Jug r 4)、芝麻(Ses i 1,Ses i 6)。11S 球蛋白也是杏仁中的过敏原,又称杏仁主要蛋白质(AMP),还是芥菜过敏原(Sin a 2)。腰果和开心果在植物学中有密切相关性,这些坚果中的主要过敏原之间具有高度同源性,这可以解释人为什么会对这些坚果产生交叉反应。有人提出,这些蛋白质中含有构象表位,这是造成同源性较弱的物种的过敏原之间出现 IgE 交叉反应性的原因。但是,多重致敏和交叉反应之间也很难区分。

除了花粉-水果交叉反应过敏综合征之外,在各种坚果和种子中的 Bet v 1 同源物也可能导致类似的过敏反应。已有文献证实榛子的此类反应,已识别出异构体 Cor a 1.04,相比榛树花粉的 Bet v 1 同源物过敏原(Cor a 1.01),该异构体与 Bet v 1 更相似。有报道称,在坚果和种子中发现的 LTP 也能触发过敏反应,与桃子等水果触发的过敏反应类似,包括核桃(Jug r 3)和榛子(Cor a 8)的过敏原 LTP,后者近来已被证实是能对北欧人群引发反应的过敏原。

在过去几年中,另一组已被确定的潜在重要过敏原是油质蛋白(oleosin),这是一组与油体相关的蛋白质,在包装和稳定油滴表面中起重要作用,一部分蛋白质结构埋藏在油相中,而另一部分存在于水相表面。这已被确定为芝麻和榛子中的过敏原。烹饪和食品加工对此类过敏原的影响大致类似于水果和豆类过敏原。一般而言,烹饪可降低 Bet v 1 型过敏原的反应性,但对来自谷醇溶蛋白超家族的过敏原(如 LTP 和 2S 白蛋白)的影响要小得多。

豆类(包括花生)

在致敏豆科植物中也发现了一些其他植物性食物含有的过敏原。这些过敏原包括 cupin 过敏原的同源物,如在花生中鉴别出 7S 和 11S 种子储藏球蛋白,分别称为 Ara h 1(conarachin)和 Ara h 3(arachin)。Ara h 1 在花生种子的合成期间发生 N-糖基化,可被具有聚糖 IgE 反应性个体的 IgE 识别,但人们认为它在引发过敏反应方面不具有临床意义。尽管人们通常认为花生比大豆容易引发过敏反应,但在大豆中也发现了与花生类似的过敏原:7S 球蛋白 β-伴大豆球蛋白和 11S 球蛋白大豆球蛋白,被分别称为过敏原 Gly m 5 和 Gly m 6,这些过敏原是严重大豆过敏反应的标志物。但是,在这项研究中,大多数对大豆过敏的人也对花生过敏。

花生中最强力的过敏原是谷醇溶蛋白超家族 2S 白蛋白以及 Ara h 2、Ara h 6、Ara h 7。有趣的是,虽然大豆中发现了 2S 白蛋白,但 2S 白蛋白并非豆类中的主要过敏原。在扁豆(Len c 1)和豌豆(Pis s 1)中,致敏种子储藏蛋白被认为是过敏原,可与花生产生交叉反应。在羽扇豆中,这种交叉反应特别严重,7S 和 11S 种子储藏球蛋白(分别称为 β-羽扇豆球蛋白和 α-羽扇豆球蛋白)已经被鉴定为过敏原,而 β-羽扇豆球蛋白(Lup an 1)是主要过敏原。两种蛋白质都与花生过敏原 Ara h 1 和 Ara h 3/4 有显著的同源性,这能解释这两种豆科植物之间的临床交叉反应性。

在许多豆科植物中识别出了参与交叉反应花粉综合征的 Bet v 1 同源物和抑制蛋白,其中最重要的一种是花生中的 Bet v 1 同源物,名为 Ara h 8,根据其花生基因表达谱命名。大豆的 Bet v 1 同源物(Gly m 4)通常与轻度症状相关,但偶尔也会与特别严重的反应有关,其作用存在差异的部分原因可能是食品加工。

花生中的其他过敏原包括油质蛋白和花生凝集素(凝集素的一种)。大豆中的其他过敏原包括 Kunitz 胰蛋白酶抑制剂、半胱氨酸蛋白酶家族成员(分子质量为 34 kD 的油体相关蛋白),分别命名为 Gly m 1 和 Glym Bd 30 k。另一种大豆过敏原是一种分子质量为 23 kD 的蛋白质,主要存在于日本等国家或地区,名为 Gly m 28 k,该蛋白质已发生糖基化,并含有重要的 IgE 反应性聚糖,在一种分子质量为 23 kD 的衍生肽中也发现了这种聚糖。

一般来说,豌豆球类蛋白和豆球类蛋白均具有高度热稳定性,在 70 ℃ 以上时才会发生变性。球蛋白在加热后易产生大分子聚集,因此,可广泛利用豆类食物原料(如豆粉)和分离物的这一特性生产多种食物。这些聚集的蛋白质在很大程度上保留了其天然二级结构。致敏 2S 白蛋白比球蛋白更耐热。豆类含有大量热稳定性过敏原这一特性,使其在烹饪后仍保持致敏性,而且,用糖基修饰还可产生美拉德加合物,甚至能增强花生过敏原的致敏效力。然而,煮沸等加工过程使花生和扁豆的球蛋白流失进入汤水中,这可能部分解释了为何煮过的花生比烘焙过的花生致敏性低。

尽管具有热稳定性,但是 7S 种子储藏球蛋白极易被胃蛋白酶分解。花生中的 7S 种子储藏球蛋白过敏原 Ara h 1 经消化后,仍存在几种低分子多肽,并且有证据表明,它们在蛋白质水解后仍然具有 IgE 结合位点。同样,体外模拟胃肠道消化使蛋白质快速且几乎完全降解成相对较小的多肽,这些多肽仍保留了致敏性。有研究表明,肽不能以单体形式存在,但可以组装成更大的结构,此类聚集倾向可能解释了为何蛋白质即使被水解也能保持致敏活性。相比之下,2S 白蛋白与结构类似的 LTP 一样,对模拟胃肠道消化有抵抗力。这些因素可以解释谷醇溶蛋白超家族成员的不同致敏能力。

谷物

除了引发谷蛋白(面筋)诱导的乳糜泻外,小麦和其他谷类食品还能诱发 IgE 介导的过敏性疾病,这一过敏性疾病的发病率和鸡蛋及花生导致的食物过敏类似,但公众普遍认为小麦引发的过敏更为高发。谷物(特别是小麦)可以引发过敏性疾病,如特应性皮炎和运动诱发性严重过敏反应(exercise-induced anaphylaxis,EIA),即患者只有在食用致敏食物后的一段时间内进行运动才会发生过敏反应。

谷类的主要种子储藏蛋白为种子储藏谷醇溶蛋白(seed storage prolamin),具有高度异质性,小麦的此类蛋白由 60～100 种多肽组成。它们具有谷醇溶蛋白超家族的保守二硫键骨架,其中插入了可变长度的重复结构域,结构域主要由谷氨酰胺和脯氨酸残基组成。谷醇溶蛋白的特征是可溶于含水乙醇中,包括两个组分:可溶于稀乙酸或 70% 乙醇的单体麦醇溶蛋白(gliadin),以及聚合麦谷蛋白(glutenin),后者需要还原剂作用才能溶解于 25% 丙醇。此类蛋白不溶于稀盐溶液(如临床诊断中常用的稀盐溶液),导致小麦和谷类引发的过敏性疾病的诊断更为复杂,可能意味着此类过敏性疾病未被诊断甚至漏诊。目前已发现大量谷醇溶蛋白过敏原,包括单体 γ-醇溶蛋白、α-醇溶蛋白、ω-5 麦醇溶蛋白,以及高分子和低分子麦谷蛋白亚基聚合体。其中,ω-5 麦醇溶蛋白是由小麦引起的运动诱发性严重过敏反应的标志物。除了难溶的种子储藏谷醇溶蛋白外,水溶性和盐溶性白蛋白和球蛋白也可以成为过敏原,特别是谷醇溶蛋白超家族的其他成员。因此,谷类胰蛋白酶/α-淀粉酶家族的几种形式已被确定为小麦和其他谷类食物(如稻米)中的吸入性过敏原。此外,LTP 也被确定为谷物的过敏原,如玉米、斯佩尔特小麦、小麦(Tri a 14)。

烹饪似乎对所有谷类过敏原的致敏性都有影响,有研究提出,烘焙对谷醇溶蛋白的致敏性是必需的,因为谷类中的 IgE 结合蛋白在烘焙后更能抵抗消化。来自不同植物物种的相同致敏蛋白对烹饪的反应似乎存在差异。小麦 LTP 受热展开的温度略低于玉米 LTP(小麦 60 ℃,玉米 75 ℃),而且,对一些患者而言,烹饪加热能降低小麦 LTP 的 IgE 结合能力,但对另外一些患者而言则不能。相反,玉米 LTP 表现出高度抗性,其过敏原(如 α-淀粉酶抑制剂)活性不受烹饪加热的影响。有趣的是,大麦 LTP 的结构相比玉米 LTP 更接近小麦,在高温加热(例如煮沸麦芽汁)时其结构展开,但在冷却时,部分发生不可逆变性,而剩余部分再次折叠成天然结构。这也许可以解释为什么有些人会对酿造后的啤酒中残留的 LTP 产生反应,LTP 可能起到了泡沫稳定剂的重要作用。

过敏原在食物过敏诊断和治疗中的应用

尽管医生通常也会根据临床病史、血清中的食物特异性 IgE、皮肤试验阳性来进行诊断,但是,目前诊断食物过敏的金标准仍然是双盲安慰剂对照食物激发试验(DBPCFC)。这些测试虽然易于操作,但只能评估个体是否致敏(即是否有食物特异性 IgE),但需要知道的是,对于这些存在致敏的人群,很多(往往高达 50%)在暴露于致敏食物后并不一定表现出临床症状。提高体外诊断(如血清 IgE 检测)的特异度和灵敏度的方法之一是使用纯化的过敏原蛋白组分来代替天然食物的粗提物。由此诞生了过敏原组分诊断(component resolved diagnosis,CRD)这一术语,其方法是使用纯化的、鉴定过的过敏原,然后使用经典方法(如 ImmunoCAP 检测系统),或最新方法,即将微量过敏原印在一张固体载体(通常是载玻片)上,使用微阵列技术(microarray)进行体外诊断。这种基于芯片的检测方法的优势之一在于只需使用相对少量的血清,但其输出的数据对于临床医生而言更为复杂。例如,许多鱼类都含有能和 IgE 发生交叉反应的致敏性小清蛋白,那么,只对其中某一类具有代表性的小清蛋白(如 Gad c 1)的 IgE 进行检测是不是就已足够?同样,是应该检测某一种具有代表性的贝类过敏原,比如副肌球蛋白 Pen a 1,还是应该检测所有甲壳动物的过敏原呢?一些研究表明,与虾总 IgE 检测和皮肤试验相比,由于对原肌球蛋白过敏是虾过敏的有效标志物,检测该蛋白可能提高诊断效率。然而,来自一种虾类的原肌球蛋白是否可以作为诊断标志物,以检测所有甲壳动物或软体动物的过敏反应,这仍有待证实。研究发现,花生 2S 白蛋白过敏原 Ara h 2 和 Ara h 6 是临床诊断花生过敏的重要标志物。对某些分子的反应模式可以按地理分布,有关水果过敏的特征描述就体现了这一点,例如,苹果的 Bet v 1 同源物致敏主要在北欧发生,而 LTP 致敏则主要在地中海地区发生。这说明过敏原分型法应该考虑这些因素,比如,桃子的 LTP 过敏原 Pru p 3 引发的过敏反应可能适用于对地中海地区人群的诊断,但在其他地区人群中,其实用性还有待验证,因为在其他地区人群中尚未建立 LTP 致敏和临床过敏反应之间的关系。因此,过敏原组分诊断有可能改善过敏性疾病的临床诊断,但目前尚处于初级阶段,需要进一步验证,以评估该法在不同人群中的稳定性和实用性。

除了提高食物过敏体外诊断的灵敏度和特异度外,提升对过敏原的了解也有助于改善食物过敏的治疗。目前,食物过敏的主要治疗方法是避免接触致敏食物,而有严重过敏史的患者需备急救药物以防意外接触。由于社会越来越依赖预包装食品和加工食品,而这些食品中的过敏原有时未必明显,因此,对食物过敏的消费者必须每天花大量精力解读食品标签。即便如此,由于有时会解读失败,食物过敏仍是触发严重过敏反应(anaphylaxis)、导致紧急入院的主要原因之一,可能会导致患者死亡。迄今为止,最有效、最接近完全治愈的治疗方法是过敏原特异性免疫疗法(SIT),但它还没能成功地应用于食物过敏,因为出现严重过敏反应的风险太高而且后果严重。目前用来提高 SIT 在食物过敏中适用性的方法之一就是进行过敏原修饰,降低它结合 IgE 的能力,从而降低其触发过敏反应的可能性。通过了解过敏反应的分子生物学基础知识,人们可以重新改造引起过敏反应的分子,使它们在 T 细胞水平保持免疫活性(因此保留了对个体脱敏的反应能力),同时通过改变它们的 IgE 过敏原表位来减轻不良反应。已有实验将虾的原肌球蛋白(Pen a 1)人源化,也有实验产生小清蛋白分子突变体,这些分子的致敏性低但保留了脱敏能力。

结论

在过去的十年里,人们对食物中引起和诱发过敏反应的分子的认识迅速增长。这些过敏原似乎只属于为数不多的一些蛋白质家族,但仍不清楚为什么某些蛋白质和蛋白质结构在过敏原中占据主导地位。有研究表明,蛋白质结构和过敏反应之间的关系非常复杂,而对于食物蛋白来说,由于尚不了解加工和处理过程带来的影响,因此这种关系更加复杂。这种影响可以调节食物蛋白的致敏性,由于同一加工方式对不同的蛋白质结构的影响不同,加工既可能增高也可能降低单个分子的免疫原性。研究哪些因素能调节食物蛋白的致敏性是未来几年的研究挑战,需要结合动物模型和临床研究来探讨过敏原蛋白质的结构和特性。了解有潜力的新的诊断方法非常重要,这些方法包括过敏原组分诊断、识别处理技术,以及采用新的食物处理技术以降低食物的致敏性。这要求临床医生和卫生工作人员深入了解食品加工过程对食物致敏性的影响,以及了解引起食物过敏的分子。这有助于健康专家为患者提供他们所需要的知识,从而有效避免食物过敏。

参 考 文 献

关于过敏原和过敏原结构的总体介绍

Breiteneder H, Mills ENC. Molecular properties of food allergens. J Allergy Clin Immunol 2005;115:14-23;quiz 24.

Radauer C, Bublin M, Wagner S, et al. Allergens are distributed into few protein families and possess a restricted number of biochemical functions. J Allergy Clin Immunol 2008;121(4):847-52.

Chapman MD, Pomés A, Breiteneder H, et al. Nomenclature and structural biology of allergens. J Allergy Clin Immunol 2007;119(2):414-20.

EFSA Panel on Genetically Modified Organisms (GMO). Scientific Opinion on the assessment of allergenicity of GM plants and microorganisms and derived food and feed. EFSA Journal 2010;8(7):1700. [168 pp.]. doi:10.2903/j.efsa.2010.1700.

Salcedo G, Sánchez-Monge R, Barber D, et al. Plant non-specific lipid transfer proteins: an interface between plant defence and human allergy. Biochim Biophys Acta 2007;1771(6):781-91.

Mills EN, Jenkins J, Marigheto N, et al. Allergens of the cupin superfamily. Biochem Soc Trans 2002;30(Pt 6):925-9.

Fötisch K, Vieths S. N-and O-linked oligosaccharides of allergenic glycoproteins. Glycoconj J 2001;18:373-90.

食品加工对过敏原的影响

Mills ENC, Sancho AI, Rigby NM, et al. Impact of food processing on the structural and allergenic properties of food allergens. Mol Nutr Food Res 2009;53(8):963-9.

Maleki SJ, Hurlburt BK. Structural and functional alterations in major peanut allergens caused by thermal processing. J AOAC Int 2004;87(6):1475-9.

Nowak-Wegrzyn A, Fiocchi A. Rare, medium, or well done? The effect of heating and food matrix on food protein allergenicity. Curr Opin Allergy Clin Immunol 2009;9(3):234-7.

动物性食物过敏原

牛奶：

Wal JM. Structure and function of milk allergens. Allergy 2001;56(Suppl 67):35-8.

鸡蛋：

Mine Y, Yang M. Recent advances in the understanding of egg allergens: basic, industrial, and clinical perspectives. J Agric Food Chem 2008;56(13):4874-900.

鱼和贝类：

Lopata AL, Lehrer SB. New insights into seafood allergy. Curr Opin Allergy Clin Immunol 2009;9(3):270-7.

Lopata AL, O'Hehir RE, Lehrer SB. Shellfish allergy. Clin Exp Allergy 2010;(6):850-8.

Taylor SL. Molluscan shellfish allergy. Adv Food Nutr Res 2008;54:139-77.

植物性食物过敏原

新鲜水果和蔬菜：

Egger M, Mutschlechner S, Wopfner N, et al. Pollen-food syndromes associated with weed pollinosis: an update from the molecular point of view. Allergy 2006;61(4):461-76.

Fernández-Rivas M, Benito C, González-Mancebo E, et al. Allergies to fruits and vegetables. Pediatr Allergy Immunol 2008;19(8):675-81.

花生、大豆和其他豆类：

L'Hocine L, Boye JI. Allergenicity of soybean: new developments in identification of allergenic proteins, cross-reactivities and hypoallergenization technologies. Crit Rev Food Sci Nutr 2007;47(2):127-43.

坚果：

Roux KH, Teuber SS, Sathe SK. Tree nut allergens. Int Arch Allergy Immunol 2003;131(4):234-44.

小麦：

Battais F, Richard C, Jacquenet S, et al. Wheat grain allergies: an update on wheat allergens. Eur Ann Allergy Clin Immunol 2008;40(3):67-76.

Tatham AS, Shewry PR. Allergens to wheat and related cereals. Clin Exp Allergy 2008;38(11):1712-26.

过敏原在食物过敏诊断和治疗中的应用

Sommergruber K, Mills ENC, Vieths S. Coordinated and standardized production, purification and characterization of natural and recombinant food allergens to establish a food allergen library. Mol Nutr

Food Res 2008;52(S2):S159-S165.

Asero R, Ballmer-Weber BK, Beyer K, et al. IgE-mediated food allergy diagnosis: Current status and new perspectives. Mol Nutr Food Res 2007 Jan;51(1):135-47.

Sastre J. Molecular diagnosis in allergy. Clin Exp Allergy 2010;40(10):1442-60.

Valenta R, Linhart B, Swoboda I, et al. Recombinant allergens for allergen-specific immunotherapy: 10 years anniversary of immunotherapy with recombinant allergens. Allergy 2011 Feb 26. doi:10.1111/j.1398-9995.2011.02565.x

拓展阅读资料

Mills ENC, Shewry PR, editors. Plant Food Allergens. Oxford: Blackwells; 2003. p.219.

Mills ENC, Wichers H, Hoffman-Sommergruber, K, editors. Managing Allergens in Foods. Cambridge UK: Woodhead Publishing; 2007. p.315.

第三章　食物过敏的流行病学

Katrina J. Allen

Jennifer J. Koplin

关键概念

- 发达国家中食物过敏现象日渐增加,然而仍然缺乏高质量的患病率数据。
- 造成这一流行病的因素似乎与现代生活方式有关,但人们对它的了解还不充分。
- 在儿童中,由激发试验证明的最常见的四种过敏原诱发的IgE介导的食物过敏的患病率:牛奶(2%~3%),鸡蛋(1%~2%),花生(1%~2%),坚果(<1%)。但直到目前,各种研究的质量仍有显著差异。
- 与食物过敏相关的严重过敏反应是食物过敏最严重的后果,其发生率正在上升,尤其是在4岁以下的儿童中。
- 由激发试验证明的、非IgE介导的食物过敏的流行病学资料很少。
- 未来的流行病学研究应该着重解决前期研究设计的缺陷。对于患病率的预估,应该采用人群代表的抽样框架。研究设计中应当对可能混杂的因素进行适当调整,如家族和个人的过敏史。并且当研究者可以使用遗传标记时,遗传易感性对于理解食物过敏的危险因素至关重要。

引言

儿童食物过敏是一个不断发展的公共卫生问题,其患病率在发达国家迅速上升。尽管有关过敏性疾病尤其是食物过敏的研究越来越多,但食物过敏的原因仍然尚未阐明。

据估计,大约四分之一的人会在其一生中对食物产生不良反应(食物过敏只是一种表现类型),其中大多数反应在儿童早期发生。据估计,10%~15%的儿童曾出现过食物过敏的症状,尽管IgE介导的食物过敏(即有食物过敏的症状,且皮肤点刺试验呈阳性)的患病率没那么高(3岁以下儿童为6%~8%,成人为3%~4%)。相比之下,人们并不了解非IgE介导的食物过敏的患病率,尽管嗜酸性粒细胞性食管炎和乳糜泻(麸质性肠病)的患病率都在增高。

食物过敏的流行程度及其最严重的临床表现——严重过敏反应引起了媒体的广泛关注,公众因此对食物过敏的认识显著提高。然而,一些临床医生仍对食物过敏在许多临床症状中的作用表示怀疑,如婴儿期的特应性皮炎、腹绞痛和胃食管反流病等,尽管已有很多证据表明食物过敏可以引发这些症状。

我们如何定义和检测食物过敏?

如第四章所述,食物过敏被定义为对食物蛋白的异常免疫反应,且导致不良临床反应。食物过敏大致可分为两类:一类由食物特异性免疫球蛋白E(IgE)抗体介导,另一类则不由IgE介导。两种情况相比,人们对IgE介导的食物过敏的研究比非IgE介导的食物过敏的研究要多。儿童中90%以上的食物过敏都是由8种食物引起的,即牛奶、大豆、鸡蛋、花生、坚果、小麦、鱼类、贝类。大多数对牛奶和鸡蛋过敏的儿童在儿童期后期会产生耐受性,但对花生、芝麻和坚果不会如此,只有不到20%的儿童最后会产生耐受性。因此,牛奶和鸡蛋过敏在成人中并不常见,而花生、坚果、鱼类和贝类过敏仍占主导地位。

在过去的几十年里,有很多研究表明食物过敏的自我报告率(self report,自报率)高于实际发生率。这有很多原因。某些食物不耐受的症状可能被误认为是食物过敏,或是在没有证据支持此类论点的情况下,人们将不明确的并发症归因于食物过敏,如反复出现的腹部疼痛、慢性疲劳或多动症。此外,虽然IgE介导的食物过敏的诊断标准(急性过敏反应的判断应根据病史或食物激发试验,考虑是否为食物IgE抗体阳性)已很明确,但非IgE介导的食物过敏可能很难被准确诊断,且在很大程度上取决于在家庭环境中进行的"去除-再激发"的顺序试验。因此,任何关于食物过敏患病率的研究都需要考虑定义病情的检测方法。表3-1概述了用于检测患病率的各种研究方法的优点和局限性。

表3-1 用于检测患病率的各种研究方法的优点和局限性

检测方法	优点	局限性
双盲安慰剂对照食物激发试验	诊断的"金标准"	昂贵,费时,在过敏患者中有发生严重过敏反应的风险,通常依从率较低
开放性食物激发试验	较省时,与双盲安慰剂对照食物激发试验相比有较高的依从率	在没有安慰剂对照时,很难确认延迟性或主观症状是否由摄入食物引起
	在发现过敏的即时客观症状时可能较为准确	在过敏患者中有发生严重过敏反应的风险
仅凭自我报告或家长报告	便宜,过敏患者没有发生不良反应的风险,依从率较高	患者会过度报告过敏
		个体即使之前未明显接触某种食物,也可能对这种食物过敏——无法获取这些个体的食物过敏信息
食物特异性IgE抗体(皮肤点刺试验或血清学试验)	即使是严重过敏反应患者,血清学试验也不会带来过敏反应风险	以低阈值来定义灵敏度——会过高估计过敏比例
	皮肤点刺试验相对较微创	以高阈值来定义灵敏度——会遗漏某些过敏程度较低的患者
自我报告或家长报告+食物特异性IgE抗体	与仅凭报告症状或食物特异性IgE抗体判断相比,准确度有所提高	可能会检测到之前未明显接触的某种食物的特异性IgE抗体——无法得知这些个体摄入后会有什么反应

在理想情况下,对IgE介导的食物过敏的流行病学研究应该使用双盲安慰剂对照食物激发试验(DBPCFC),这是IgE介导的食物过敏诊断的金标准。由于这一试验较昂贵且耗时,个体在食物激发试验中有出现严重过敏反应的风险,而且参与者的依从率普遍较低,因此在流行病学研究中使用了许多替代方法,包括不使用安慰剂进行开放性食物激发试验,以及对急性(通常是客观的)过敏症状仅凭自我报告或家长报告,有时还要结合针对食物过敏原的IgE水平检测。开放性食物激发试验与双盲安慰剂对照食物激发试验的风险相同,但相对来说不那么耗时,因此可能有更好的依从率,但一般仅限于对年龄较小的参与者的研究(如小于2岁),因为患者报告的主观症状不太可能对激发试验的结果造成影响。自我报告和家长报告的食物过敏都有可能过高估计真正的食物过敏。

尽管有许多文章详细描述了食物激发试验的方法,但令人吃惊的是,没有一篇文章事先明确地描述哪些特定症状构成了食物激发试验的阳性和阴性结果。尽管多数方法指出,阳性的激发试验结果由IgE介导的食物过敏急性反应来证明,如荨麻疹、血管性水肿或速发型严重过敏反应,但没有方法说明如何解释更多的主观症状,如腹痛、恶心,或更加普遍存在且较不明确的湿疹斑块迹象。这些已发表的检测方法也没有解释食物激发试验中出现的小部分短暂性荨麻疹。因此,食物激发试验的结果尽管是金标准,也可能受到不同研究间解释性差异的限制。

临床案例 1

一名 11 岁的女孩在 2 岁时被初诊为对花生过敏,此前她吃花生酱三明治时出现了严重的急性过敏反应。在摄入几分钟内,她出现了面部血管性水肿和全身荨麻疹,接下来的几个小时内症状自动消退。一位过敏科医生对她进行了评估,医生询问了她的病史,并通过皮肤点刺试验的阳性结果证实了她患有 IgE 介导的花生过敏,皮肤点刺试验的风团直径为 15 mm(含阴性生理盐水对照)。这名儿童还同时发生了哮喘,医生给予其肾上腺素自助注射器,建议规避相关过敏原,并演示了如何及何时使用肾上腺素。此后她每隔 1~2 年进行一次皮肤点刺试验检查。3 岁、5 岁、7 岁的时候,她的皮肤点刺试验风团直径一直保持在 8 mm 以上。然而 9 岁时,其皮肤点刺试验风团直径为 6 mm,11 岁时已经减小到 4 mm。自从初诊之后,她就没有经历过任何意外摄入反应。她 11 岁时的皮肤点刺试验风团直径为 4 mm,因此医生建议进行双盲安慰剂对照食物激发试验的口服食物激发试验。这名女孩在服用安慰剂对照的第二剂量后,出现恶心、口腔刺痛,但在此之后成功地耐受过敏原,她现在对花生有了耐受性。

即使有少量研究开展了正式的分级食物激发试验,但也存在一定的局限性,那就是没有解决研究参与者是否能代表被取样的人群这一问题。因此,研究结果可能缺乏普遍性。尽管许多队列研究都有低参与度的困扰,但过敏研究面对的一个特殊问题在于参与研究的人群中,有较高风险的家庭可能会过度参与。人们很少正式评估这种选择性偏差对结果的可能影响,尽管最近有关食物过敏的队列研究已经开始解决这个问题,即在那些不愿接受食物过敏测试的患者中,使用简短的问卷调查来评估过敏风险因素的流行情况。

由于对已通过激发试验证明的食物过敏进行大规模研究有一定困难,许多以人群为基础的流行病学研究依赖于食物特异性 IgE 抗体的间接标记。用于检测食物特异性 IgE 抗体的方法包括皮肤点刺试验(SPT),或者使用 CAP-荧光酶免疫测定法(CAP-FEIA)或放射过敏原吸附试验(RAST)对食物特异性 IgE 抗体进行体外测定。使用这三种方法时,如果风团的大小(皮肤点刺试验)或检测的 IgE 水平(CAP-FEIA 或 RAST)超过了预先规定的阈值,患者就会被认为检测结果阳性。这些人被认为对相关食物"敏感",但确诊食物过敏至少需要其在摄入食物后出现症状。然而,至少有 50% 的皮肤点刺试验结果阳性的个体通过规范的食物激发试验证实了食物过敏,并且如果使用更高的风团大小规定阈值,超过阈值的患者中食物过敏的比例将会增高到 95% 以上。相关文献也发表了关于血清学食物特异性 IgE 抗体的相似阳性预测值。

即使是食物过敏最严重的后果,即严重过敏反应(anaphylaxis),由于不同人对其定义不同,测定其患病率也受到限制。虽然定义差异可能不会对临床治疗产生重大影响,但当试图确定人群中该病的患病率时,就会出现问题。目前人们使用了几种分类方法;但最近的一份共识文件已将严重过敏反应定义为"突发的、严重的、可危及生命的过敏反应",并提出了在临床治疗中使用的诊断标准。根据这些标准,如果在过敏反应中呼吸系统或心血管系统受到影响,或者如果既往有过敏史并可能接触到相关过敏原,此时不太严重的反应也可诊断为严重过敏反应。

目前食物过敏的患病率为多少?

如上所诉,食物过敏的诊断存在困难,因此很难建立真正的流行病学调查。现有的关于食物过敏的发病率、患病率、自然史的研究很难进行相互对比,因为研究设计和对食物过敏的定义缺乏完整性和一致性。虽然根据报道,有超过 170 种食物引起了 IgE 介导的反应,但是大多数流行病学研究只集中在 8 种常见的食物的过敏原上,因为它们在过敏科科室就诊的食物过敏类型中占比达 90% 以上。

Rona 等对 51 项研究的数据进行了评估,并对 5 种常见食物(牛奶、鸡蛋、花生、鱼类、贝类)的过敏原进行了单独分析,按成人或儿童进行分级。调查结果表明,针对这 5 种食物中的任意一种,根据成人和儿童自报统计的食物过敏总患病率分别为 13% 和 12%(图 3-1(a))。然而,当食物过敏被定义为仅致敏,或有症状的致敏(图 3-1(b)),或双盲安慰剂对照食物激发试验结果阳性(图 3-1(c))时,总患病率要低得多(约 3%)。根据报告衡量的食物过敏和通过客观指标判断的食物过敏之间存在差异,证实了患者会过度报告过敏,而客观的衡量对于食物过敏的诊断很有必要。

临床案例 2

一名 2 岁的男孩在 12 个月大时,由配方奶粉喂养变为新鲜牛奶喂养后,出现了间歇性便秘症状。他由母乳喂养至 6 个月大时,开始摄入固态辅食,并开始断母乳食用配方奶粉。出生后 12 个月内,他并未出现腹痛、反流、便秘或其他胃肠道症状。进一步询问发现,他在 12 个月大左右时出现了急性发烧和呕吐的症状,其间也出现了便秘。该患儿的母亲最近开始用豆奶喂养孩子,但排便习惯改变不大。过敏科医生询问病史后,发现便秘不太可能与牛奶过敏有关,对牛奶的皮肤点刺试验结果是阴性。医生为他开了 1 个月剂量的粪便软化剂,同时规定他要进行无奶饮食。然后,建议父母停止使用粪便软化剂,并重新将牛奶引入饮食中,如果便秘再次复发则需要复诊。之后父母电话告知过敏科医生,孩子的便秘症状已经痊愈,当再次喂养牛奶时,症状未复发。

最近来自英国和丹麦的两项队列研究报道指出,导致婴儿和儿童出现食物过敏症状的常见的食物是鸡蛋、牛奶、花生。在丹麦的研究中,鸡蛋和牛奶过敏的患病率都在儿童 18 个月大时达到了峰值,鸡蛋为 2.4%,牛奶为 1.0%,其中 20% 的儿童在 3 岁时对鸡蛋产生耐受性,100% 的儿童在 6 岁时对牛奶产生耐受性。最近在澳大利亚的一项研究中,使用激发试验证明儿童 1 岁时对各种食物过敏的患病率分别为花生 3%、芝麻 0.8%、生鸡蛋 8.9%。

不同地区食物过敏的患病率和分布有很大差异,且被认为反映了不同文化之间饮食的差异。不同地区间食物过敏患病率的差异也可以通过基因变异或环境因素的变化来解释,如阳光(即与维生素 D 水平相关)或与"卫生假说"相关的因素(如下文所述)。

严重过敏反应患病率的估计

食物过敏是西欧和美国医院急诊科治疗的严重过敏反应的主要诱因。最近,研究人员调查了严重过敏反应的流行病学。在美国,每年仅食物过敏就造成大约 3 万例严重过敏反应,2000 例住院治疗,且估计有 200 例死亡。由于对严重过敏反应的定义缺乏共识,对不同样本人群进行分析(如来自急诊科、医院住院部、全科医生、过敏科医生的人群报告),以及收集数据时使用了不同的方法,严重过敏反应的人群患病率难以量化。

据人群研究估计,西方国家严重过敏反应的患病率或发病率为每年每 10 万人中有 8~50 例,终身患病率为 0.05%~2.0%。报道的人群患病率在不同国家各不相同,美国的研究报道显示,每年每 10 万人中有 49.8 例,而英国每年每 10 万人中有 8.4 例,澳大利亚每年每 10 万人中有 13 例。然而,患病率的不同可能只是反映了样本人群、数据收集方法、对严重过敏反应定义的差异,而不是严重过敏反应患病率在不同国家之间的真正差异,因为英国的患病率估测来自一个家庭医生数据库,美国的患病率是根据明尼苏达州的一项人群队列研究估测的,而澳大利亚的人群严重过敏反应最低患病率是基于在过敏反应科专家处就诊的一些特定患者的严重过敏反应病例数估测的。同一国家的不同研究中患病率也不同,美国另一项研究报道指出,在一家保健机构登记的儿童和青少年中,严重过敏反应的患病率要低很多(每 10 万人中有 10.5 例)。

英国和澳大利亚国家数据库系统的数据显示,严重过敏反应的人群患病率分别为每 10 万人中有 3.6 例(2003/2004 年)和每 10 万人中有 8.0 例(2004/2005 年)。两国间患病率不同可能是由于食物过敏患病率在不同地区普遍存在差异,或仅仅是由于两种医疗系统之间编码方式的差异。纽约州行政数据库中,0~20 岁人群的严重过敏反应患病率为每 10 万人中有 4.2 例。然而,这些入院数据可能低估了真实的严重过敏反应人群患病率,因为并不是所有患者都会被收治入院,而且医院设置中可能会出现混淆的情况。2003 年,对 34

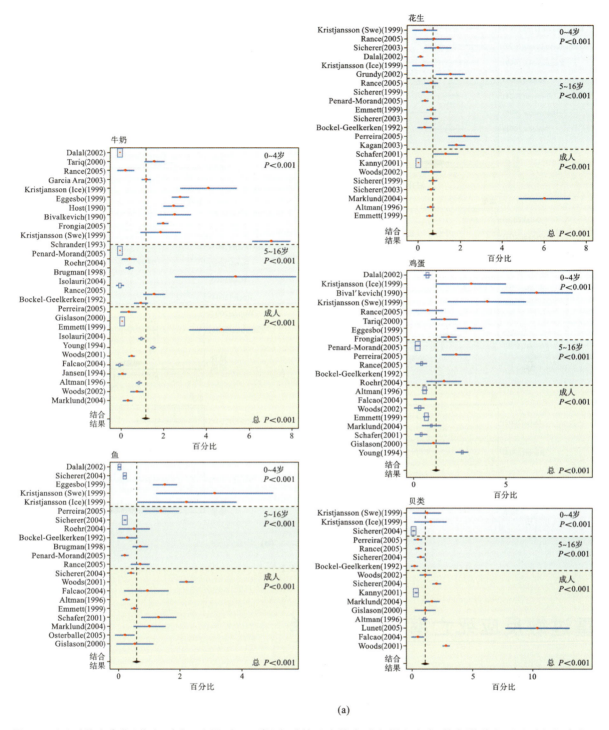

图 3-1 (a)对特定食物(花生、牛奶、鸡蛋、鱼、贝类)有过敏反应的人群自报患病率,按年龄分级;(b)对任何食物、鱼、贝类、花生、牛奶、鸡蛋进行皮肤点刺试验或血清 IgE 检测,结果为阳性且有食物过敏症状的人群患病率,按年龄分级;(c)由双盲安慰剂对照食物激发试验证实对任何食物、鱼、牛奶、鸡蛋过敏的人群患病率。P 值表示年龄组和总体的异质性水平。经允许转载自 Rona RJ, Keil T, Summers C, et al. The prevalence of food allergy:A meta-analysis. J Allergy Clin Immunol 2007;120:638-46

个急诊科参与的国家电子伤害监测系统的数据回顾分析显示,有 57% 的潜在严重过敏反应事件被急诊漏诊。

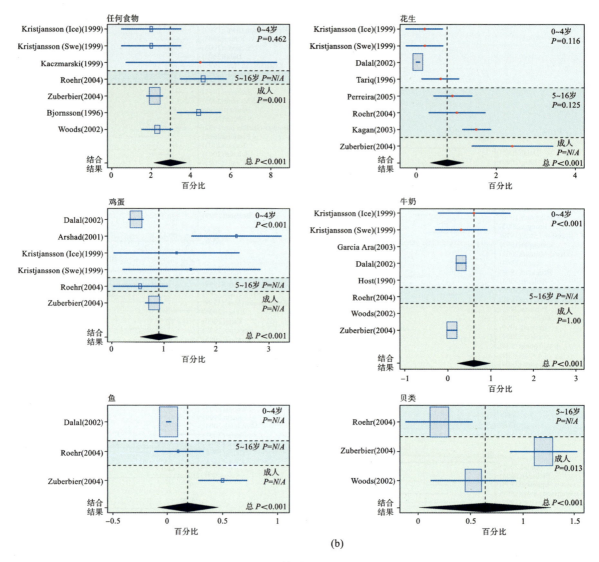

续图 3-1

严重过敏反应死亡率的流行病学

英国和澳大利亚国家死亡率报告系统的数据估计,英国因各种原因引起的严重过敏反应的死亡率为每年每 100 万人中 0.33 例,而澳大利亚的比例则更高,为每年每 100 万人中 0.64 例。据报道,英国有 31% 的严重过敏反应的致死发作由食物引起,或可能由食物引起,其余是由药物(44%)、昆虫叮咬(23%)及其他(4%)原因引起的。与此相反,在澳大利亚的研究中,只有 6% 的严重过敏反应死亡是由食物引起的,而大部分死亡病例是由药物或可能由药物(57%)和昆虫叮咬(18%)引起的。

食物相关严重过敏反应的住院率在 5 岁以下的男性中最高,而死亡主要发生在 10~35 岁的女性中。食物相关严重过敏反应发作时,导致严重后果的风险因素包括年龄(少年和青年风险最高)、花生或坚果过敏、共存或控制不佳的哮喘、姿势(未能保持仰卧位)、无法获得自我注射式肾上腺素,以及未能及时注射肾上腺素。虽然未进行正式研究,但少年和青年群体中控制结果不佳的可能原因包括冒险行为的增加、脱离父母控制、未能成功教育年轻人关于严重过敏反应的风险及对自己的健康负责。与 5 岁以下的群体相比,这些年龄组人群中哮喘和控制不佳的哮喘患病率有所增高。

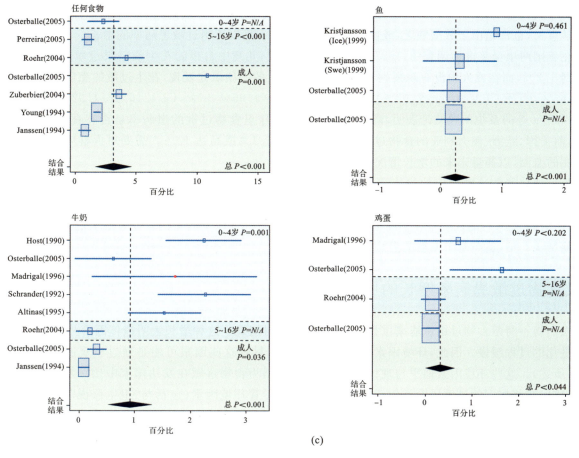

续图 3-1

人种与性别在食物过敏中的作用

虽然过敏性疾病（包括过敏性哮喘）的患病率的性别差异已经得到了很好的阐述，但性别与食物过敏之间的关系仍不太清晰。性别与过敏之间的关系似乎因年龄而异。有关过敏性哮喘的研究发现，儿童时期男性更容易受到影响，而成人则相反。有关性别和食物过敏的研究很有限，而且很少有研究是通过口服食物激发试验获得结果。在现有数据中，似乎女性比男性更有可能在成年后出现食物过敏。儿童时期的性别差异较不明确，一些关于花生致敏和过敏的研究发现男性占主导地位，而另一些研究则没有发现性别差异。

同样，种族或民族差异对哮喘患病率的影响也得到了很好的阐述，尽管到目前为止，很少有关于种族因素对食物过敏的影响的研究。英国的一项研究发现，与普通儿科诊所相比，儿科食物过敏诊所中非白种人婴儿的比例更高。美国 2007 年国家健康访问调查发现，非西班牙裔儿童的食物过敏患病率高于西班牙裔儿童。

食物过敏的患病率是否呈增长态势？

继其他特应性疾病如哮喘、湿疹、过敏性鼻炎的患病率被发现呈增长态势之后，发达国家中由 IgE 介导的食物过敏的患病率似乎也在增高。由于缺乏更早的患病率研究，因此没有食物过敏患病率增长的明显证据基础，尽管有间接证据表明，自 20 世纪 90 年代初以来其患病率已上升。

最近的研究试图找到花生过敏患病率增高的事实证据。在英国的一项研究中，Grundy 等发现，在 6 年的时间序列调研中，同一区域的两组儿童的花生过敏患病率从 0.5% 上升到 1.5%。然而，这一差异并没有统计学意义，也许是由于数据缺乏，或由于研究间隔年数不足以证明过敏患病率的增长。

在美国两项全美电话调查中，1997 年至 2002 年期间，儿童中自报的花生或坚果过敏的患病率从 0.6% 上升到 1.2%，而在成人中没有观察到变化。最近加拿大的一项研究发现，花生过敏的患病率在 2000—2002 年（1.63%，95% CI 1.30%～2.02%）和 2005—2007 年（1.95%，95% CI 1.16%～1.92%）期间呈稳定态势。Chafen 等的系统回顾结论表明，尚不清楚过去几十年里食物过敏的患病率是否有真正的增长，他们估计，当前美国、欧洲、澳大利亚的食物过敏患病率可能低至 1% 或高达 10%。需要对人群中的过敏患病率进行可靠的监测，以衡量未来的增长情况。

为了评估严重过敏反应的患病率，研究人员已对医院的记录进行了检查。Poulos 及其同事发现，自 1993 年开始的 10 年内，血管性水肿（每年增高 3.0%）、荨麻疹（每年增高 5.7%）以及更重要的严重过敏反应（每年增高 8.8%）的入院率在不断增高。值得注意的是，5 岁以下儿童因食物过敏引起的严重过敏反应患病率陡增了 5 倍，这与基于人群的患病率研究结果相似。

造成食物过敏患病率增长的原因是什么？

人们尚不清楚食物过敏患病率增长的原因，但在短时间发生这种增长表明遗传因素并不是起因，因为基因组进化的过程缓慢。因此，环境因素应该是核心原因，尽管这些因素可能是通过表观遗传修饰来调节的（如下所述）。这些环境因素似乎与现代生活方式有关，因为食物过敏在发达国家中比在发展中国家更为普遍，而移民在移居国的过敏风险类似于移民国原居民。尽管环境因素（包括与"卫生假说"相关的因素）和饮食因素都被发现与湿疹和过敏的形成有关，但尚不清楚这些因素是否也在食物过敏的形成中起作用。除了与其他特应性疾病相关的因素外，可能还存在一些食物过敏的特定危险因素，其中可能包括食物制备方法的改变、抗酸剂和质子泵抑制剂使用的增加、使用含有食物过敏原的药物乳膏，以及较晚将致敏食物引入婴儿饮食中。

"卫生假说"

多个与"卫生假说"（即假设早期接触微生物抗原能促进免疫系统的形成，降低过敏的风险）相关的环境因素被认为与哮喘或过敏反应等有关。这些因素包括剖宫产、与动物为伴、与其他孩子接触（包括接触兄弟姐妹或照顾其他孩子），以及接触农场动物或家养宠物（图 3-2）。

胃肠道菌群组成的影响

胃肠道菌群的组成在婴儿期会受到各种因素的影响，但由于胎儿的小肠是无菌的，婴儿体内最初的菌群繁殖活动可能会对在婴儿出生的最初几天，甚至更长时间里出现的共生菌类型的调节控制非常重要。最初的菌群繁殖活动很可能会受到分娩方式的影响，因为剖宫产的婴儿与母体菌群的接触较少，而这是新生儿肠道菌群的来源。有人猜测，菌群繁殖的差异可能会导致剖宫产婴儿过敏风险增加。胃肠道中的共生菌可能会发挥免疫调节作用，从而导致机体对共生菌本身以及摄入的食物过敏原耐受。最近对文献的系统回顾发现，只有两项研究调查了分娩方式与食物过敏之间的关系，还有另两项研究以致敏为结果。在研究食物过敏与分娩方式关系的两项研究中，其中一项研究发现，只有在母亲有过敏史的情况下，剖宫产的婴儿的患病风险才会增加；而另一项研究发现，分娩方式不同在食物过敏方面无差异。进一步研究需要使用客观指标来诊断食物过敏，从而确认剖宫产是否增加了食物过敏的风险。

"老朋友"假说

在婴儿出生后最初的菌群繁殖活动中，婴儿的免疫系统会持续受到胃肠道中的共生菌及外来菌群的刺激。"老朋友"假说认为，免疫系统在不断接触环境中的某些有机体的过程中进化，例如接触在食物和水中发现的寄生虫和环境腐生物。这些生物需要被机体耐受，是因为它们无害且无所不在（环境腐生物），或是因为启动免疫反应会对宿主造成损害（某些寄生虫）。假说认为，持续接触这些生物不仅可能导致机体对这些生物的免疫应答下调,还可能导致对自身抗原(自身免疫)和食物过敏原(食物过敏)的免疫应答下调,这一机制可能是通过诱导T细胞产生而形成的。因此,在现代环境中与这些生物的接触的减少,可能可以解释过敏性疾病和自身免疫性疾病的增加。

与现代生活方式相关的其他因素包括公共健康水平的种种变化,其中包括卫生条件改善、供水安全(与幽门螺杆菌感染的患病率下降相关)改善、抗生素的广泛使用、疫苗接种率的提高、蠕虫感染率的下降,食品质量(食物链中的微生物量应该有所减少)改善,以及营养普遍改善和相关肥胖症(图 3-2)。这些因素可能单独作用或共同合作,导致出生后第一年口服免疫耐受(oral immune tolerance)无法形成,而 IgE 介导的食物过敏最有可能在这时出现。

这些因素在 20 世纪后半叶都出现过,而食物过敏的患病率在 21 世纪早期就出现了增长。有强有力的证据表明,环境接触可以通过改变 DNA 和组蛋白甲基化、组蛋白乙酰化和改变染色质结构,在激活或抑制基因中发挥关键作用。这些表观遗传修饰决定了 DNA 的压缩程度和基因转录的可及性。如果"卫生假说"对一般的过敏和食物过敏至关重要,那么这种影响可能会通过延迟的世代效应、母亲的表观遗传修饰对胎儿最初的免疫系统造成影响。目前有许多动物模型研究显示,在发育过程中环境的变化(无论是在子宫内还是在出生后)都可以通过表观遗传修饰显著改变基因相同的动物的表型。目前,世界各地的许多中心正在研究这些影响。

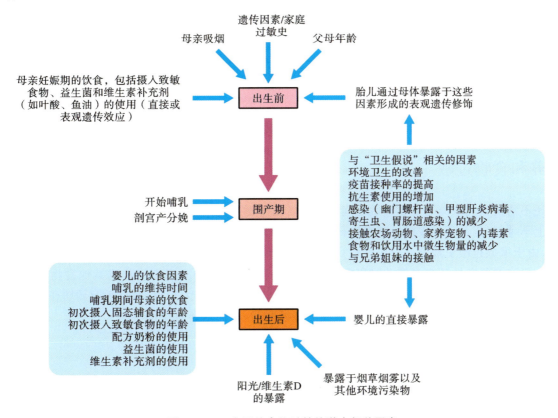

图 3-2　IgE 介导的食物过敏的潜在相关因素

胃肠道环境的其他改变

当食物接触到相当于人类胃内的 pH(pH 1.5～3.0)环境时,某些食物过敏原的致敏性会降低或被消除。Untersmayr 和他的同事推测,在过去的 20～30 年中,抗溃疡药物的广泛使用可能导致了食物过敏患病率的增高。在一项对成人患者的研究中,他们发现 3 个月的抗溃疡药物治疗导致了 25% 的治疗患者体内食物特异性 IgE 抗体水平增高,并且在 10% 的患者体内出现了已有食物特异性 IgE 抗体水平的增高。他们得出结论,仅 3 个月的治疗后,针对食物过敏原的特异性 IgE 反应增加的相对风险是 10.5。在新生儿中,胃内的 pH 从 6.0 到 8.0 不等。刚出生时,胃内会分泌大量酸性物质,从而形成瞬态成人胃的 pH(pH 1.0～3.0),持续 24～48 h。然而,在这最初的几天后,胃酸的分泌量仍然很低,直到平均年龄为 2 岁时,胃内的 pH

才会再次达到成人水平。有人指出,西方人群婴儿中,对有"腹痛"(假定为胃食管反流病引起)的婴儿广泛使用且越来越多地使用质子泵抑制剂等药物,可能是导致食物过敏患病率增高的现代生活方式的重要因素之一。

同样,与幽门螺杆菌相关的萎缩性胃炎减少了胃酸的分泌。幽门螺杆菌感染通常易发于出生后的最初几年,如果不进行治疗,往往会无限期地持续下去。世界上至少有一半的人口有幽门螺杆菌感染,但在过去的20年里,发达国家的感染率急剧下降,原因不明。抗生素的广泛使用、公共卫生措施的改善以及水质的改善可能都在降低感染率方面发挥了作用,这也可能与食物过敏患病率的上升相一致。

按照这个思路,过去30年中,将婴儿的固态辅食添加的时间从3个月推至6个月后(将在下节讨论)所产生的巨大变化,可能会调节胃酸分泌的变化,并有很大可能在这一极佳的窗口期改变机体对食物的过敏性。

固态辅食添加的时间变化的证据及对食物过敏患病率的影响

随着食品质量的改变以及食品中微生物含量的降低,人们逐渐开始推迟婴儿引入食物的年龄。20世纪60年代,通常在婴儿出生后3个月内添加固态辅食,而20世纪70年代引入了指导方针,建议将固态辅食添加时间推迟到4个月后,原因是人们认为谷蛋白的早期引入与乳糜泻有关。到20世纪90年代末,专家们开始建议将固态辅食添加时间推迟到6个月后,对于有家族过敏史的婴儿,建议致敏食物如鸡蛋和坚果的引入时间推迟到至少2岁后。然而,这似乎并没有达到降低食物过敏患病率的预期效果。2008年,由于缺乏保护作用的证据,取消了推迟4~6个月大的婴儿所有食物引入的建议。

最近有人提出,推迟引入致敏食物实际上可能会抑制正常耐受性的发展,耐受性一般会在婴幼儿"窗口期"引入食物时产生。这与以色列婴儿在很小的时候就被引入花生,但以色列学龄儿童的花生过敏患病率却很低的观察结果相一致,但英国的研究结果却与之相反。迄今为止,在研究致敏食物引入时间与食物过敏之间的关系的研究中,只有一项研究控制了潜在的混杂因素,如个人和家族的过敏史。这项研究发现,与较晚引入鸡蛋的婴儿相比,在4~6个月大时引入熟鸡蛋的婴儿在1岁时出现鸡蛋过敏的可能性较小。目前,一些随机对照试验正在进行中,目的是阐明这种影响与食物过敏发展的相关程度。

母乳喂养和食物过敏

目前还不清楚母乳喂养与食物过敏之间的关系。由于对婴儿给予母乳喂养或非母乳喂养的随机对照试验在伦理上不可行,因此证据仅限于观察性研究,但迄今为止的研究结果相互矛盾。就像对食物引入时间的研究一样,由于家族过敏史或婴儿特应性疾病早期症状不同,有关母乳喂养与食物过敏的观察性研究也可能受到干扰。研究的复杂性还来自婴儿可以完全由母乳喂养(不使用补充配方奶粉或其他食物),或已加入配方奶粉的母乳喂养,而且母乳与配方奶粉的比例可能因人而异。也有人猜测,对过敏起预防作用的可能是在婴儿饮食中引入食物的时间,而非单独母乳喂养的持续时间,然而这还有待证实。

遗传在食物过敏患病倾向中的作用

越来越多的证据表明,遗传是导致过敏的重要因素,尤其是对食物过敏。有关双胞胎的研究表明,与异卵双胞胎(6.8%,$P<0.0001$)相比,单卵双胞胎(64.3%)对花生过敏的一致率要高得多。最近一项关于家族遗传性疾病的研究发现,常见食物过敏(芝麻、花生、小麦、牛奶、蛋清、大豆、核桃、虾、鳕鱼)的遗传率为15%~30%。

食物过敏在患有湿疹的婴儿中发生更为频繁。最近,人们发现湿疹与皮肤屏障通透性的缺失和丝蛋白(FLG)基因功能突变的缺陷密切相关。最近的一些研究已经将FLG的无效突变(R501X和2282del4)与对湿疹的易感性增加联系起来。FLG中有两个无效等位基因的患者与没有无效等位基因的患者相比,患湿疹的可能性高4~7倍。FLG在上皮组织的完整性中有重要作用:产生蛋白质的功能如果遭受严重破坏,可导致皮肤寻常性鱼鳞病。然而,目前尚不清楚FLG或其他上皮屏障功能的缺陷是否能独立作用以增加食物过敏的风险,而且目前还没有关于食物过敏与FLG无效突变之间关系的研究。FLG是目前与湿疹关系最密切的遗传因素,因此,证实或否认FLG基因变异与食物过敏之间的关系至关重要。

尽管许多人试图研究食物过敏的风险因素,但结论仍尚未确定。这可能是因为基于人群的研究尚未考虑到食物过敏至少在一定程度上是由基因决定的,而可引起食物过敏的特定基因仍然未知。增加食物过敏风险的环境因素可能会因遗传风险的差异而有所不同,而这一问题在确定食物过敏的遗传风险因素之前无法完全解决。

食物过敏和"过敏进程"

哮喘、过敏性鼻结膜炎、湿疹等特应性疾病与食物过敏密切相关。它们通常是一系列有特征的续发事件,称为过敏进程(atopic march)。特应性疾病的首发症状通常是食物过敏和湿疹,这两种症状的发病率在婴儿出生后的 3 年内最高。相反,环境过敏原引起的 IgE 介导的反应、过敏性鼻结膜炎、哮喘发生时间大多较晚。早期出现过敏症状的婴儿(如对牛奶或鸡蛋产生过敏反应)更有可能对环境过敏原过敏,进而发展为哮喘。

尽管在接触过敏原和病情加重之间有一定的延迟期,但湿疹通常与 IgE 介导的食物过敏有关,皮肤点刺试验或血清食物特异性 IgE 检测有助于预测规避牛奶蛋白和其他食物过敏原之后的反应。患有中度或重度早发性湿疹的婴儿(6 个月以内)有很高的食物过敏患病率,尤其是对鸡蛋和牛奶过敏。

非 IgE 介导的食物过敏

牛奶是最常见的与非 IgE 介导的食物过敏综合征有关的食物。这可能是由于在胃肠道黏膜发育时,婴儿最有可能出现非 IgE 介导的综合征,而牛奶蛋白是 1 岁前最常见的食物过敏原。据估计,有 2% 的 2 岁以下儿童会发生牛奶蛋白引起的过敏反应。大多数患有非 IgE 介导的牛奶蛋白过敏综合征的婴儿 3 岁时会产生耐受。表 3-2 概述了区分 IgE 介导和非 IgE 介导的食物过敏及其相关综合征的关键特征。

表 3-2 区分 IgE 介导和非 IgE 介导的食物过敏及其相关综合征的关键特征。引自 Allen KJ, Hill DJ, Heine RG, Food allergy in childhood. Med J Aust, 2006 Oct 2;185(7):394-400

分 类	IgE 介导	非 IgE 介导
发作时间	速发型(<1 h)	迟发型(>24 h)
引起反应所需的量	少量(如<10 mL)	大量(如>100 mL)
症状/综合征	荨麻疹、血管性水肿、呕吐、严重过敏反应、口腔过敏综合征、湿疹	腹泻、湿疹、发育停滞、胃食管反流、食物蛋白诱发的肠病、小肠结肠炎和直肠结肠炎、多种食物过敏
诊断流程	病史和口服食物激发试验出现以上症状,以及 IgE 抗体检测阳性(皮肤点刺试验或 cap-FEIA 试验)	在家庭饮食中规避过敏原,之后再按次序进行激发试验(无严重过敏反应风险)

由牛奶引发的肠病是一种相对而言理解较为透彻的、非 IgE 介导的食物过敏。丹麦一项针对新生儿的前瞻性研究发现,牛奶蛋白(CMP)肠病的发病率在 1 岁时为 2.2%,在 15 岁时自愈率会变高(97%)。报道显示,嗜酸性粒细胞性食管炎的患病率迅速上升,这一疾病在 1995 年被首次与食物过敏联系起来。据报道,乳糜泻的患病率也在增高,尽管有些人提出其患病率增高是因为血清筛查研究的改进增加了这种疾病的病例发现;这一疾病的患病率为 0.5%～1.0%。虽然牛奶蛋白引起的肠病症状在婴儿期可能与乳糜泻相似,但在婴儿接触小麦之前,该病发病通常与饮食中引入牛奶蛋白有关。

食物过敏似乎在超过 90% 的患有嗜酸性粒细胞性食管炎的儿童中发挥作用,并且多达 40% 的患有胃食管反流病(GORD)的婴儿被认为对牛奶过敏。然而,并没有明确的区分特征来识别有食物过敏反应的胃食管反流病婴儿,并且嗜酸性粒细胞性食管炎和胃食管反流病在临床症状上有很多相似之处。目前用来区分嗜酸性粒细胞性食管炎和胃食管反流病的方法是对质子泵抑制剂的疗效反应不佳,以及食管活组织检查(简称活检)发现每个高倍视野有超过15个嗜酸性粒细胞。大多数患有食物过敏诱发的胃食管反流病或嗜酸性粒细胞性食管炎的婴儿,通常在第一次接触到相关食物的几周内就会出现症状。牛奶被认为是与胃食管反流病最相关的食物,而牛奶、大豆、小麦、其他谷物、肉类和家禽则被认为是与嗜酸性粒细胞性食管炎密切相关的食物。通过至少2周严格的饮食规避,然后进行一次食物激发试验,来诊断食物过敏诱发的胃食管反流病或嗜酸性粒细胞性食管炎。

临床案例3

一名14个月大的女孩从出生起就被认为有高敏体质,并且在6个月大的时候她就已经出现呕吐、稀便和发育停滞的问题。在2个月大的时候,针对可能的胃食管反流病服用了雷尼替丁,但没有任何好转。她由纯母乳喂养到6个月,母亲的饮食剔除部分乳制品后仍没有任何改善。同时,在婴儿饮食中添加固态辅食,并持续母乳喂养直到10个月大。也试过豆奶和羊奶,但仍然没有明显改善。8个月大时,她被喂食深度水解蛋白配方奶粉,这改善了她的便质,但呕吐症状仍无好转。其家族史包括母亲患有乳糜泻和特应性疾病,以及有一个姐姐患有湿疹。为了排除乳糜泻,对婴儿进行了胃镜检查,意外发现其变化与嗜酸性粒细胞性食管炎一致。在接下来的活检中发现了嗜酸性粒细胞;食管上段为42个细胞/高倍视野(HPF),中段为38个/HPF,下段为28个/HPF。基底细胞增生占上皮细胞厚度的50%以上,胃和十二指肠在肉眼和显微镜下观察都显示正常。乳糜泻血清学检测也呈阴性(IgA 0.77)。随后对她进行了皮肤点刺试验,结果都呈阴性(牛奶0 mm,鸡蛋0 mm,大豆0 mm,小麦0 mm),但是,特应性斑贴试验的结果为牛奶蛋白和大豆呈阳性,鸡蛋和小麦呈阴性。于是医生建议她开始摄入不含牛奶、大豆和氨基酸配方奶粉的饮食,随后所有症状都得到了改善。12个月后的一次胃镜检查显示,该婴儿的食管已恢复正常,高倍视野下只发现了1~2个嗜酸性粒细胞。

食物蛋白诱发的直肠结肠炎(一种涉及远端结肠的过敏性炎症)通常在婴儿出生后的3个月内出现,症状为发育正常的婴儿出现低水平的直肠出血,并且是婴儿出现肛裂、便秘后导致直肠出血的最常见原因。牛奶蛋白过敏(CMPA)是直肠结肠炎最常见的原因,其他食物蛋白(如大豆、大米、小麦)也有相关性。母乳喂养的婴儿也可能发生这种情况,因为母乳中已经发现了抗原蛋白β-乳脂蛋白。

临床案例4

一名6周大的婴儿在发育过程中表现出低水平的直肠出血,没有出现便秘或肛裂的迹象。婴儿完全由母乳喂养,母亲没有限制饮食。过敏科医生建议母亲规避牛奶,缓解了一些出血问题。除此以外,规避大豆(在过敏营养学家的支持下)也有效缓解了出血。婴儿直到12个月大时都是采用母乳喂养,并推迟了牛奶和大豆(包括其他固态辅食)的引入时间至12个月大时。12个月大时,婴儿的牛奶皮肤点刺试验结果为阴性,父母被告知采用一个新的家庭饮食计划,即婴儿每天饮用5 mL牛奶,随后每天剂量加倍,直到每天饮用200 mL牛奶且产生耐受性,此时开放婴儿所有形式乳制品的饮食,婴儿并未出现任何症状。

婴儿时期的牛奶蛋白过敏可能会导致便秘。然而,在缺乏明确诊断标志物的情况下,对牛奶蛋白引起的便秘做出明确诊断存在着很大的困难,因为婴儿大便频率的正常范围很宽,从母乳断奶到配方奶粉时的轻微便秘是比较常见的,通常是由于非过敏机制,如固态辅食引入的时间巧合。临床特征表明,第一次在饮食中引入牛奶蛋白与由牛奶蛋白引起的便秘密切相关。目前没有对牛奶蛋白引起的便秘的诊断性测试,除外在2~4周内规避牛奶蛋白,然后重新进行食物激发试验。患有严重便秘的婴儿需要通过专家转诊来排除肛门直肠畸形或希尔施普龙病(Hirschsprung)。如直肠活检结果中出现嗜酸性粒细胞增多,可以支持牛奶蛋白诱发的便秘的诊断。该病的治疗管理包括饮食中严格规避牛奶蛋白。

腹痛是一种多因素疾病,通常发生在3~6周的婴儿身上,一般4个月大时就可以缓解。腹痛和牛奶蛋白过敏之间的关系是有争议的,尽管有几项试验证明了规避牛奶蛋白后有显著的临床改善。腹痛症状持续4个月以上提示可能存在器质性病因,包括牛奶蛋白过敏。婴儿腹痛大多与特应性疾病无关,而基于 IgE 的食物过敏检测也无法帮助诊断。在存在饮食相关反应的婴儿中,调整饮食 1 周后,腹痛的情况大多有所减轻。

参 考 文 献

[1] Sicherer SH, Munoz-Furlong A, Sampson HA. Prevalence of peanut and tree nut allergy in the United States determined by means of a random digit dial telephone survey: a 5-year follow-up study. J Allergy Clin Immunol 2003;112:1203-7.

[2] Schafer T, Bohler E, Ruhdorfer S, et al. Epidemiology of food allergy/food intolerance in adults: associations with other manifestations of atopy. Allergy 2001;56:1172-9.

[3] Sampson HA. Food allergy-accurately identifying clinical reactivity. Allergy 2005;60(Suppl. 79):19-24.

[4] Prasad GA, Alexander JA, Schleck CD, et al. Epidemiology of eosinophilic esophagitis over three decades in Olmsted County, Minnesota. Clin Gastroenterol Hepatol 2009;7:1055-61.

[5] Cook B, Oxner R, Chapman B, et al. A thirty-year (1970—1999) study of coeliac disease in the Canterbury region of New Zealand. The New Zealand Medical Journal 2004;117:U772.

[6] Allen KJ, Davidson GP, Day AS, et al. Management of cows' milk protein allergy in infants and young children: an expert panel perspective. J Paediatr Child Health 2009;45:481-6.

[7] Ho MH, Wong WH, Heine RG, et al. Early clinical predictors of remission of peanut allergy in children. J Allergy Clin Immunol 2008;121:731-6.

[8] Rona RJ, Keil T, Summers C, et al. The prevalence of food allergy: A meta-analysis. J Allergy Clin Immunol 2007;120:638-46.

[9] Osborne NJ, Koplin JJ, Martin PE, et al. The HealthNuts population-based study of paediatric food allergy: validity, safety and acceptability. Clin Exp Allergy 2010;40:1516-22.

[10] Sporik R, Hill DJ, Hosking CS. Specificity of allergen skin testing in predicting positive open food challenges to milk, egg and peanut in children. Clin Exp Allergy 2000;30:1540-6.

[11] Celik-Bilgili S, Mehl A, Verstege A, et al. The predictive value of specific immunoglobulin E levels in serum for the outcome of oral food challenges. Clin Exp Allergy 2005;35:268-73.

[12] Sampson HA, Munoz-Furlong A, Campbell RL, et al. Second symposium on the definition and management of anaphylaxis: summary report—Second National Institute of Allergy and Infectious Disease/Food Allergy and Anaphylaxis Network symposium. J Allergy Clin Immunol 2006;117:391-7.

[13] Eller E, Kjaer HF, Host A, et al. Food allergy and food sensitization in early childhood: results from the DARC cohort. Allergy 2009;64:1023-9.

[14] Osborne N J, Koplin J J, Martin P E, et al. Prevalence of challenge-proven IgE-mediated food allergy using population-based sampling and predetermined challenge criteria in infants. J Allergy Clin Immunol 2011;127:668-76.

[15] Tang ML, Osborne N, Allen K. Epidemiology of anaphylaxis. Curr Opin Allergy Clin Immunol 2009;9:351-6.

[16] Pumphrey R. Anaphylaxis: can we tell who is at risk of a fatal reaction? Curr Opin Allergy Clin Immunol 2004;4:285-90.

[17] Liew WK, Williamson E, Tang ML. Anaphylaxis fatalities and admissions in Australia. J Allergy Clin Immunol 2009;123:434-42.

[18] Chen W, Mempel M, Schober W, et al. Gender difference, sex hormones, and immediate type hypersensitivity reactions. Allergy 2008;63:1418-27.

[19] Dias RP, Summerfield A, Khakoo GA. Food hypersensitivity among Caucasian and non-Caucasian children. Pediatr Allergy Immunol 2008;19:86-9.

[20] Branum AM, Lukacs SL. Food allergy among U. S. children: trends in prevalence and hospitalizations. NCHS data brief 2008;1-8.

[21] Grundy J, Matthews S, Bateman B, et al. Rising prevalence of allergy to peanut in children: Data from 2 sequential cohorts. J Allergy Clin Immunol 2002;110:784-9.

[22] Ben-Shoshan M, Kagan RS, Alizadehfar R, et al. Is the prevalence of peanut allergy increasing? A 5-year follow-up study in children in Montreal. J Allergy Clin Immunol 2009;123:783-8.

[23] Sicherer SH, Muñoz-Furlong A, Godbold JH, et al. US prevalence of self-reported peanut, tree nut, and sesame allergy:11-year follow-up. J Allergy Clin Immunol 2010 Jun;125(6):1322-6. Epub 2010 May 11.

[24] Chafen JJ, Newberry SJ, Riedl MA, et al. Diagnosing and managing common food allergies: a systematic review. JAMA 2010 May 12;303(18):1848-56.

[25] Poulos LM, Waters AM, Correll PK, et al. Trends in hospitalizations for anaphylaxis, angioedema, and urticaria in Australia,1993—1994 to 2004—2005. J Allergy Clin Immunol 2007;120:878-84.

[26] Allen KJ, Martin PE. Clinical Aspects of Pediatric Food Allergy and Failed Oral Immune Tolerance. J Clin Gastroenterol 2010;44:391-401.

[27] Koplin J, Allen K, Gurrin L, et al. Is caesarean delivery associated with sensitization to food allergens and IgE-mediated food allergy:a systematic review. Pediatr Allergy Immunol 2008;19:682-7.

[28] Prescott SL, Smith P, Tang M, et al. The importance of early complementary feeding in the development of oral tolerance:concerns and controversies. Pediatr Allergy Immunol 2008;19:375-80.

[29] Untersmayr E, Jensen-Jarolim E. The role of protein digestibility and antacids on food allergy outcomes. J Allergy Clin Immunol 2008 Jun;121(6):1301-8.

[30] Du Toit G, Katz Y, Sasieni P, et al. Early consumption of peanuts in infancy is associated with a low prevalence of peanut allergy. J Allergy Clin Immunol 2008;122:984-91.

[31] Koplin J, Osborne N, Wake M, et al. Can early introduction of egg prevent egg allergy in infants? A population-based study. J Allergy Clin Immunol 2010;126:807-13.

[32] Poole JA, Barriga K, Leung DY, et al. Timing of initial exposure to cereal grains and the risk of wheat allergy. Pediatrics 2006;117:2175-82.

[33] Sicherer SH, Furlong TJ, Maes HH, et al. Genetics of peanut allergy:A twin study. J Allergy Clin Immunol 2000;106:53-6.

[34] Tsai H-J, Kumar R, Pongracicwz J, et al. Familial aggregation of food allergy and sensitization to food allergens:a family-based study. Clin Exp Allergy 2009;39:101-9.

[35] Irvine A. Fleshing out filaggrin phenotypes. J Invest Dermatol 2007;127:504-7.

[36] Marenholz I, Nickel R, Rüschendorf F, et al. Filaggrin loss-of-function mutations predispose to phenotypes involved in the atopic march. J Allergy Clin Immunol 2006;118:866-71.

[37] Host A, Halken S, Jacobsen HP, et al. Clinical course of cows' milk protein allergy/intolerance and atopic diseases in childhood. Pediatr Allergy Immunol 2002;13(Suppl. 15):23-8.

[38] Cherian S, Smith NM, Forbes DA. Rapidly increasing prevalence of eosinophilic oesophagitis in Western Australia. Arch Dis Child 2006;91(12):1000-4.

[39] Fasano A, Berti I, Gerarduzzi T, et al. Prevalence of celiac disease in at-risk and not-at-risk groups in the United States: a large multicenter study. Arch Intern Med 2003;163(3):286-92.

[40] Iacono G, Carroccio A, Cavataio F, et al. Gastroesophageal reflux and cows' milk allergy in infants: a prospective study. J Allergy Clin Immunol 1996;97:822-7.

[41] Lake AM. Food-induced eosinophilic proctocolitis. J Pediatr Gastroenterol Nutr 2000;30(Suppl.):S58-60.

[42] Iacono G, Cavataio F, Montalto G, et al. Intolerance of cows' milk and chronic constipation in children. N Engl J Med 1998;339:1100-4.

[43] Tham EB, Nathan R, Davidson GP, et al. Bowel habits of healthy Australian children aged 0-2 years. J Paediatr Child Health 1996;32:504-7.

[44] Iacono G, Bonventre S, Scalici C, et al. Food intolerance and chronic constipation: manometry and histology study. Eur J Gastroenterol Hepatol 2006;18:143-50.

[45] Clifford TJ, Campbell MK, Speechley KN, et al. Sequelae of infant colic: evidence of transient infant distress and absence of lasting effects on maternal mental health. Arch Pediatr Adolesc Med 2002;156:1183-8.

[46] Hill DJ, Roy N, Heine RG, et al. Effect of a low-allergen maternal diet on colic among breastfed infants: a randomized, controlled trial. Pediatrics 2005;116:e709-15.

[47] Jakobsson I, Lindberg T. Cows' milk proteins cause infantile colic in breast-fed infants: a double-blind crossover study. Pediatrics 1983;71:268-71.

第四章 食物不良反应的临床概述

John M. Kelso

引言

患者最常使用"过敏"这一术语描述由食物产生的不良反应。对于过敏科医生来说,这个词意味着由 IgE 介导的反应,或至少是免疫介导的反应。最适合描述由非免疫介导的食物不良反应的术语是"不耐受"。

如果患者认为他们的症状由过敏引起,他们就会去过敏科医生处问诊,本章将描述其中最常见的此类与食物有关的主诉。患者如患上消化系统疾病(如胃食管反流病、肠易激综合征、炎症性肠病),他们的主诉症状也可能与饮食有关,但由于这些患者通常是去消化科就诊,因此本章不考虑这些情况。

当患者出现与食物有关的健康问题时,病史是最重要的,它有助于指导如何为患者鉴别诊断、采用适当的检测治疗方法。如果恰好在患者经历急性反应时进行身体检查,还可能会得到一些额外的信息。病史包括五项关键因素:

(1) 可疑食物:患者认为什么食物(一种或多种)引起了反应?
(2) 时间:从接触食物到症状发作有多长时间?
(3) 反应性质:症状有哪些?
(4) 再发性:症状是否发生多次?每次接触都会发生症状吗?
(5) 采用过哪些治疗方法?治疗后的反应是什么?

IgE 介导的反应

荨麻疹/严重过敏反应

判断一个反应是否由 IgE 介导为什么至关重要?IgE 介导的食物过敏反应可能会危及生命,而且此类反应可以检测和治疗。每年有多达 200 人死于这种反应,而其中大部分本来可以避免。如果某例患者吃洋葱时会出现胃灼热,患者可能会避免吃洋葱,但是万一不小心吃了一些,结果仅仅是不舒服而已。然而,如果患者对花生过敏,意外摄入花生可能有致命后果。如果患者知道自己有食物过敏而非食物不耐受,他们就会更认真地规避致敏食物。已有方法检测患者体内是否存在专门针对某种可疑食物的 IgE 抗体(见第十三章)。非特异性的治疗形式包括口服抗组胺药和自行注射肾上腺素,可治疗因误食引起的 IgE 介导的食物过敏;但对于食物不耐受者而言,这些措施就没有必要且毫无帮助。在不久的将来,可能会出现针对 IgE 介导的食物过敏的特殊治疗方法,包括口服脱敏或诱导耐受(见第十七章),但这应该不会对食物不耐受有所助益。

可疑食物

几乎所有被报道的食物过敏死亡都由以下五种食物或食物组之一引发:花生、坚果、鱼/贝类、牛奶、蛋。因此,如果患者怀疑其中一种食物引起其产生反应,那么其就更有可能患 IgE 介导的食物过敏。已有研究证实,许多其他食物也能引起同样的反应,但是这种可能性较小,所引起的反应也不太可能危及生命。过敏原是使人产生特异性IgE抗体的抗原。和大多数抗原一样,大多数过敏原都是蛋白质。

时间

反应的时间至关重要。由IgE介导的对食物的过敏反应通常在摄入后几分钟至几小时内发生。通常只需少量食物即可引起反应,而且每次接触该食物基本都会引起反应。这些条件能使诊断得出明确结论。例如,如果患者说自己对花生过敏,给出的原因是此前三次食用花生后都暴发了荨麻疹,那么其几乎肯定就是对花生过敏。而另一方面,如果患者患有荨麻疹却不知道是什么原因,那么其症状几乎不可能来自食物过敏。然而,患者常常认为反应可由前一天或前几天所吃的食物引起,或者是因为他们最近吃某种食物比平时更多,而事实上,如果他们对某种食物过敏,那么他们每次接触致敏食物后,都会在很短的时间内发生过敏反应,这使两者的联系更为明显。

特征

反应的特征可揭示该反应由IgE介导的可能性。IgE介导的反应由肥大细胞介导,其症状应该与肥大细胞释放组胺和其他介质的反应一致。我们与环境有接触的身体部位(即皮肤、呼吸道、胃肠道)中的肥大细胞数量最多。组胺也是效力很强的血管舒张剂,因此,低血压是系统性IgE介导的过敏反应的另一项主要特征。患者通常会描述皮肤症状,如发红、发痒、肿胀、荨麻疹。呼吸系统相关的主诉症状包括过敏性鼻结膜炎的症状:眼痒、流泪、眼发红;鼻痒、流涕、鼻塞;打喷嚏。虽然这些症状通常由于接触气传致敏原引起,但是如果过敏原通过进食方式摄入而进入血液循环,并且过敏原在眼睛和鼻子中结合附着于肥大细胞的IgE时,也会出现同样的症状。咽部的主诉症状可能包括喉咙发痒或咽喉肿痛,或咽喉水肿引起的其他症状,如咽喉梗阻感,说话、吞咽、呼吸有困难。下呼吸道的症状一般为哮喘相关的症状:咳嗽、喘息、气短、胸闷。哮喘患者更有可能出现这些症状,而且这些症状有可能更为严重(如出现严重过敏反应),但即使是没有哮喘病史的过敏反应患者也可能有相同的症状。胃肠道的症状包括恶心、呕吐、腹痛、腹泻。低血压的症状表现为头晕或意识丧失。虽然胃肠道症状似乎是IgE介导的食物过敏最常见的表现形式,但最常见的症状实际上是皮肤系统、呼吸系统、心血管系统的相关症状。严重过敏反应的致死原因有两种,一种是窒息死亡(喉头水肿或严重的支气管痉挛),另一种是因低血压死亡。同样,患有哮喘是严重过敏反应致死的重要危险因素。

再发性

大多数患者认为一个人天生就对某种食物过敏,并且这种过敏会持续一生。因此,他们相信如果他们过去曾多次吃过某种食物且没出过状况,那么他们就不可能对这种食物过敏。实际情况是,与IgE介导的其他反应一样,食物过敏也需要事先接触过敏原才能致敏,所以,患者肯定有曾接触过敏原而未发生反应。先前的接触通常为摄入这种食物,但也可能通过不太明显的途径,尤其是在儿童期。当哺乳期的母亲吃任何食物时,食物的一些蛋白质会在母乳中留存数小时之久。食物蛋白存在于家庭中各种家具的表面(如台面),可能在空气中传播,因此,皮肤和呼吸系统也有可能接触食物过敏原。许多食物可能与其他食物产生免疫交叉反应,先前的接触可能来自与该食物具有类似蛋白质的食物接触。因此,即使患者看似在第一次接触食物时就出现了过敏反应,但实际上他们之前就接触过相关过敏原。这种先前的接触足以致敏(即体内产生特异性IgE抗体),但并不引起临床反应。患者一旦致敏后,若接触到更大剂量的过敏原,则可能引起过敏反应。

患者致敏后,每次摄入食物过敏原通常都会引起过敏反应。因此,患者第一次摄入食物后出现反应,但第二次未出现反应的情况并不常见。同样,尽管可能存在剂量反应曲线,即摄入更多的食物更容易引起反应,或更可能引起严重反应,但这一点在临床表现上并不明显,因为通常摄入极少量就能引起明显的反应。因此,患有IgE介导的食物过敏的患者能够耐受小分量的可疑食物,却不能耐受大分量的情况颇为罕见。因此,虽然询问患者在出现食物过敏反应之前是否曾经摄入过可疑食物非常重要,但得知在出现过敏反应后、再次摄入时发生了什么反应,将会更有帮助。许多患者在出现明显反应后会避免食用可疑食物,但另外一些人则不会。如果患者称在出现明显的反应之后曾摄入可疑食物且未引起其他反应,他们极有可能并不是食物过敏患者。

一般规律是,一旦出现致敏,患者每次接触食物都会有反应,但也有例外,有时也需要一些辅助因素来引起临床反应。这些因素包括运动、摄入酒精、服用可引起肥大细胞脱颗粒或降低该脱颗粒反应的阈值的某类药物,例如非甾体抗炎药(NSAIDs)或镇静镇痛药。因此,对食物产生IgE抗体的患者可能仍可摄入这类食物而不触发反应。然而,如果他们吃了这类食物后运动,或者在摄入这类食物的同时服用非甾体抗炎药或镇静镇痛药,这种组合就会引起反应。

此前的治疗和治疗效果

病史记录中,最后一个可以对治疗方案提供帮助的是以前出现反应时曾接受过何种治疗,以及这些治疗方式是否有帮助。如果皮疹发作后口服抗组胺药迅速改善,或是头晕症状在使用肾上腺素后不久出现好转,都表明此类反应与IgE介导的反应一致。

检测

如果病史与潜在的IgE介导的反应相一致,那么食物中含有IgE抗体是必要条件。即使患者的病史符合对可疑食物过敏的典型病史,诊断仍然是必须的。有时,看似"明显"的食物过敏反应实际上是非IgE介导的反应,或者是对另一种食物的IgE介导性反应。与所有过敏检测一样,食物过敏检测不应该以筛选测试的方式进行,也不应在没有相关病史或疾病的情况下进行(见第十三章)。

皮肤试验和RAST

有两种方法可以检测IgE抗体:皮肤试验和体外血清特异性IgE检测。血液检测通常被称为RAST(放射过敏原吸附试验);RAST实际上是一个品牌名,现已用于指代所有特异性IgE抗体的各种检测,如ImmunoCAP、Immulite、Turbo RAST等,大部分此类检测已经不再使用放射性同位素。皮肤试验的优势是可快速读取结果,通常在15 min后即可获得,因此可以在询问病史的同时做皮肤试验,而RAST的结果通常只能在几天后才可获取,需要对患者进行随访或后续电话进行讨论。RAST的价格也通常更贵。进行皮肤试验时可能很少会发生系统性的过敏反应,但可能发生血管迷走神经性反应,而且抽血时也可能出现症状。患者如接受皮肤试验,必须在检测前5~7天停止使用所有抗组胺药物(口服和局部),包括可以引起抗组胺效果的药物,如三环类抗抑郁药,而这些药物不影响RAST结果。皮肤试验的灵敏度通常高于RAST,这意味着如果体内存在IgE抗体,皮肤试验更有可能出现阳性结果。但现有的体外测试几乎可以达到同样的灵敏度。在大多数情况下,皮肤试验和RAST的结果是一致的,即两者同时显示阳性或者阴性。如果出现差异,多是皮肤试验为阳性而RAST阴性,尽管偶尔也有相反情况。

阳性和阴性

与所有检测一样,当结果到达一定水平时,即认为是阳性,也就是说有别于正常对照或阴性结果。皮肤点刺试验最常用的标准是出现3 mm的风团(比阴性对照大)以及10 mm红斑。对特异性IgE抗体的RAST的标准值通常为0.1 kU/L或0.35 kU/L(见第十三章)。

假阳性

无论是通过皮肤试验还是RAST发现IgE抗体,这并不等同于会出现临床过敏症状。就像所有的IgE介导性疾病一样(包括过敏性鼻炎、过敏性哮喘,以及对药物和昆虫毒液有过敏反应),并不是所有对食物产生IgE抗体的患者吃这些食物时都会有反应。检测显示IgE抗体阳性结果,但无临床相关性,产生这一现象的原因还未得到阐明。食物特异性IgE抗体水平越高,患者吃这种食物时产生反应的可能性就越大。然而,有些患者的食物特异性IgE抗体水平很高,但却没有临床反应。此外,虽然患者体内IgE抗体含量与发生反应的可能性之间有相关性,但IgE抗体水平与反应的严重程度之间并无相关性。原因可能是患者对某种食物产生的特异性IgE抗体即便很少,仍有可能引起反应,因为它们与过敏原结合时更具亲和力,或者,它们结合的抗原决定簇与临床反应更相关。

综上所述,IgE抗体水平越低,患者发生反应的可能性就越小,但这种相关性并不是绝对的。高水平IgE抗体的患者也有可能耐受该食物,而IgE抗体水平较低的患者也会产生严重的反应。对某些食物来说,由RAST或皮肤试验所检测的IgE抗体水平是否达到一特定值,与摄入食物后发生反应的可能性相关。这一数值常被称为临界值,或者可理解为阳性反应预测值,即一旦超过这一数值,便有可能对食物产生过敏反应。例如,如果针对某一食物的 IgE 抗体超过一定水平,那么患者食用这些食物就有 95% 的可能发生反应。也有一些数据检测了阴性预测值,即在这一数值下时患者不会对食物发生反应的概率。例如,如果针对某一食物的 IgE 抗体低于某一水平,那么患者食用这些食物且无反应的概率为 95%。另外,已有文献报道了某些食物有 50% 的概率引发反应。必须注意,这些阈值的普遍适用性受到一定限制。不同的研究报道了不同的数值,可能是因为患者群体不同或分析方法不同,但这些结果仍具有一定指导作用。

假阴性

尽管 RAST 和皮肤试验的灵敏度已不错,但它们并不完美。有一些有食物过敏史的患者的 IgE 抗体的检测结果为阴性,但是当他们再次接触该食物时会产生反应。如果强烈怀疑他们的临床反应是 IgE 介导的食物过敏反应,而 IgE 抗体的检测结果为阴性,那么在得出"患者并无过敏"的结论之前,就很有必要再进行其他测试。如果某患者的皮肤试验结果为阴性,那么应加测 RAST,反之亦然。如果使用一种食品的市售提取物进行皮肤试验的结果为阴性,那么也许应以该食物为原料制作粗提取物进行检测(点对点试验)。水果和蔬菜过敏检测一般需要这种操作,因为许多此类过敏原很不稳定。例如,如果某患者主诉由于苹果的摄入引起了口腔发痒,在使用市售提取物进行 RAST 和皮肤试验时可能会有阴性结果,但是使用新鲜的苹果汁进行皮肤试验时,却会出现明显的阳性结果。如果食物过敏原可能引起严重过敏反应,例如牛奶、鸡蛋、坚果、鱼类、贝类、豆类(特别是花生),出现上述情况的可能性较小,不过有些具备该病史的患者只对新鲜食物的提取物产生阳性反应。

食物激发试验

检测食物过敏的最终临床诊断测试是当患者食用该食物时会发生什么情况。如患者有近期食物过敏反应,且对该食物的皮肤试验或 RAST 结果呈强阳性,他们一旦食用该食物,几乎肯定会发生反应。另一方面,如患者有远期食物过敏反应,且对该食物的皮肤试验或 RAST 结果呈阴性或弱阳性,他们食用该食物很可能不会发生反应。如患者经常吃某种食物且未发生反应,他们就不对这些食物过敏,无论皮肤试验或 RAST 的结果如何(下文将讲到特应性皮炎是个特例)。即使患者试图避免食用某种食物,他们也可能意外摄入,并会主诉他们是否对该食物产生了反应。如患者一直成功地避免摄入该食物,他将无法提供这些信息,则可通过口服食物激发试验来观察反应。在研究环境中,这类试验通常是双盲安慰剂对照食物激发试验(DBPCFC),然而在临床实践中,通常采用开放性口服食物激发试验。显然,这些激发试验有可能引发足以危及生命的过敏反应,所以在进行时必须配置医疗人员和设备,一旦发生反应可迅速识别并处理(见第十四章)。

自然史

一些食物过敏(如对牛奶和鸡蛋的反应)通常会"成长自愈",即它们在一段时间内会自发好转。其他的食物过敏,例如对花生、坚果、鱼/贝类的反应通常都是终身的,不太可能会"成长自愈"。然而也有例外,对鸡蛋或牛奶过敏偶尔会持续到成年,可能有多达 20% 的对花生过敏的幼儿在长大后自愈。许多家长表示,孩子对牛奶或鸡蛋过敏,如果他们直接摄入这些食物就会发生反应,但如果这些食物是在烘焙食品(如蛋糕)中,他们就可以耐受。这可能是因为此类食品中相关蛋白质含量较少,或因为食品在高温下被烹饪了很长时间,导致相关过敏原变性。大多数有关牛奶和鸡蛋过敏儿童的研究证实了这一现象,但应该注意,少数对此类食物不耐受的儿童对烘焙食品也无法耐受,甚至产生严重反应。有人可能会怀疑,儿童对某食物出现耐受后继续暴露于此食物是否会延缓或阻碍他们最终对食物过敏的自愈,但研究表明,食物暴露实际上可能加速过敏自愈。

治疗

食物过敏的治疗方法是避免摄入相关食物过敏原,并做好准备,一旦意外摄入则立即治疗过敏反应。

规避

对食物过敏的患者必须随时保持警惕。他们必须仔细阅读食品包装标签,每次购买食品的时候再次阅读,因为即使包装的整体外观没有变化,食品的成分仍可能发生变化。他们必须反复地直接询问提供食品的厂家、餐馆、服务员,其提供的食品中包含哪些成分。他们必须明确询问以得知一道菜是否包含某种食物,因为他们对此种食物过敏,其程度可能危及生命,询问的原因不仅仅是因为他们不喜欢这种味道或者某些其他原因(见第十六章)。

紧急治疗

尽管患者已尽全力试图规避致敏食物,但是,大多数因食物过敏致死的人知道自己对什么食物过敏,却仍然意外摄入该食物,其原因通常是这些食物"隐藏"在一些其他的食物中,或包装食品被某种未被在标签上声明的食物过敏原所污染。因此,食物过敏的患者在吃东西时,应随时备着治疗过敏反应的药物,即自我注射式肾上腺素和抗组胺药物。如果他们知道自己意外摄入了过敏原,就应该立即服用抗组胺药物,并准备好注射肾上腺素。何时应该使用肾上腺素需要患者自行判断,取决于既往反应的性质。虽然存在一些例外,但大多数全身性过敏反应是模式化的,也就是说,当前反应的性质和严重程度可能和既往反应的性质和严重程度是一样的。因此,如果患者曾经对食物有过危及生命的反应,那么再次意外摄入时,应在任何症状都还没出现之前就注射肾上腺素。此外,如果患者既往摄入后的反应从未比皮肤过敏反应更严重,那么,服用抗组胺药物并准备注射肾上腺素可能是合理的应对。在反应的任何阶段,不管是否已使用抗组胺药物,如果患者发展为呼吸道相关症状(即不仅出现呼吸困难,也包括各种程度的咳嗽、喘息、气短、喉咙肿胀、需要清嗓)或心血管相关症状(不仅包括晕厥,也包括各种程度的头晕)或反复呕吐,就应该使用肾上腺素治疗。一旦使用了肾上腺素,即使患者反应良好,他们也应该被送到最近的急诊室。如果既往反应史或当下反应有危及生命的可能,就应该致电紧急医疗服务(EMS)。虽然肾上腺素在治疗严重过敏反应方面通常非常有效,但它的效果可能只是暂时的,可能需要重复给药。可以考虑给患者开多剂肾上腺素,特别是患者既往有严重过敏反应,或者医疗设施距离很遥远时。严重过敏反应可能会发展到需要额外的治疗,如输氧、静脉输液、插管或气管切开术。即使患者离急诊室距离很近,如果患者已知其症状是因误食致敏食物引起的,且反应足够严重,也应该在去急诊室之前注射肾上腺素。

抗组胺药物的选择

用于治疗食物急性过敏反应的抗组胺药物必须能快速起效。它也应该方便患者携带,无论何时何地,患者都应该方便取用。儿童用的糖浆和快速溶解片在服用时无须饮用液体,因此是非常适合的药物。在这种情况下服用的剂量或许很小,可以选用更便宜的同一成分的通用药(相对于品牌药而言)。

苯海拉明是治疗急性过敏反应的传统抗组胺药物,因为它反应迅速,可以通过口服、静脉注射、肌内注射使用,口服形式包括胶囊、糖浆、快速溶解片,常用于通用的治疗方案中。它是一种廉价的通用型药物。

西替利嗪是另一种选择。它的起效时间和苯海拉明一样快,而且也有糖浆和快速溶解片剂型。相比苯海拉明,它的优势在于作用更持久、镇静作用更小。它也是一种廉价的通用型药物。

自我注射式肾上腺素的选择

目前市面上有三种品牌(EpiPen、Twinject、Adrenaclick)和一种通用的肾上腺素自助注射器。每种品牌都有优缺点。选择设备时,应该考虑医疗保险范围、费用、携带便利(重量和大小)、易于使用、可能需要携带两剂、患者喜好等因素。EpiPen、Adrenaclick 或通用的自助注射器每次使用可注射一剂 0.3 mg 或一剂 0.15 mg 剂量(EpiPen Jr.)的肾上腺素。Twinject 自助注射器可注射一剂 0.3 mg 或一剂 0.15 mg 剂量,此外,还可拆卸取出针管,在柱塞上取下一个环圈后,这个带有针头的针管可以用来再次注射肾上腺素,剂量与第一次注射相同。

一剂或两剂

对一般的严重过敏反应,特别是食物引起的严重过敏反应的研究表明,有不少患者在治疗时需要注射两剂肾上腺素。那些有严重过敏反应既往史的患者,或者距离紧急医疗设备较远的患者,任何时候都应该随身携带两剂肾上腺素。他们可以携带两个自助注射器或一个 Twinject 注射器。虽然携带一个 Twinject 注射器装置更方便,但用 Twinject 注射器注射第二剂时需要一些技术,这可能会使某些患者更愿意携带两个自助注射器。

口服免疫疗法

皮下注射的免疫疗法是一种对过敏性鼻炎、过敏性哮喘、昆虫过敏有效的治疗方法。这种治疗可能对食物过敏也有效果。对花生注射免疫疗法的研究表明,患者可逐渐耐受口服摄入花生,且耐受量逐步提升,但注射常常导致全身性反应,使患者无法维持有效剂量。目前人们正在探索一种免疫疗法,希望它既能减弱花生蛋白的致敏性,又能维持抗原活性。

有几项研究表明,口服免疫疗法治疗食物过敏有一定前景。这些研究大多使用牛奶和蛋类,但是也有关于花生的研究报道。虽然牛奶和蛋类过敏通常会因年龄的增长而自愈,但是那些还没有自愈的孩子仍然需要面对规避饮食这一麻烦,以及意外摄入的风险。口服免疫疗法有时被称为特异性口服耐受诱导;治疗方案是最初让过敏患者口服微量的致敏食物(比如将 10 滴牛奶溶入 100 mL 的水中制成溶液,第一次服用一滴),然后在几天到几个月的时间内逐步增大剂量。一些方案规定,服用最初的剂量或者增大剂量时,患者应处于被观察环境(诊所或医院)中。对食物"剂量"的反应可能引起系统性反应,而医疗提供者、患者或家人需要准备好,能分辨并治疗严重过敏反应。一些完成治疗方案的患者能够耐受任何数量的该食物,而另一些患者的治疗效果只能使他们对少量食物不产生反应,比如,能避免意外摄入后的过敏反应。目前尚不清楚口服免疫疗法能否引起永久脱敏或耐受(相比之下,成功完成花粉免疫治疗且停药后,再间歇性接触过敏原不会导致症状的出现),还是只有临时脱敏或耐受的效果(如青霉素脱敏后,为保持脱敏状态需要持续接触过敏原)。大多数口服免疫疗法的方案要求每天摄入食物。有些研究中,患者的口服免疫治疗已经取得成功,能够耐受每天摄入的食物,有些研究者让患者在几个月的时间内避免再次食用这些食物,之后再对他们重新进行激发试验。这些患者中的一部分没有产生反应,似乎已经产生了长期耐受性,而另外一部分患者仍会产生反应,似乎已经丧失了食物耐受性(见第十四章)。

食物依赖运动诱发性严重过敏反应

如上所述,一些患有 IgE 介导的食物过敏的患者不会对食物摄入本身发生反应,但是如果他们在摄入食物后运动,就会发生反应。造成这种情况的原因尚不清楚,原因之一可能是运动改变了食物过敏原的吸收或在全身的分布,或使肥大细胞更容易脱颗粒。与这种现象相关的食物包括常见的食物过敏原(牛奶、鸡蛋、坚果、鱼/贝类、豆类——主要是花生),但也涉及其他食物,如小麦或芹菜。一般来说,不应该在无食物过敏史的患者身上实施过敏检测,这一规则的例外是食物依赖运动诱发性严重过敏反应的患者既往史并不明显,因为如患者仅摄入食物而随后未进行运动,他们并不会发生反应,所以患者不会认为自己对该食物过敏。因此,即使患者不怀疑自己对任何食物过敏,如果他们有运动诱发性严重过敏反应的既往史,就应该对他们所吃的所有食物进行检测。如果鉴定了病源食物,患者只需在摄入后几小时内需要运动时,必须避免摄入这些食物。一些患该疾病的患者吃完任何食物后,在过短时间里运动就会出现严重过敏反应,因此,他们需要避免在靠近运动的时间段摄入任何食物——这一时间段通常是 2~4 h。所有患运动诱发性严重过敏反应的患者都应该遵医嘱,不要独自运动,在出现反应的初步迹象时立即停止运动,并且要常备自我注射式肾上腺素以治疗过敏反应。

食物过敏导致湿疹恶化

在湿疹很难控制的儿童中,1/3 会因食物过敏而发生湿疹恶化。与荨麻疹或对食物的严重过敏反应不同,摄入食物对湿疹的恶化可能并不明显,因为皮肤的不良状态已经存在。最容易造成湿疹恶化的食物与那些可以引起严重过敏反应的食物(牛奶、鸡蛋、坚果、鱼/贝类、豆类——主要是花生)是一样的,但是其他食物也可以造成恶化。因此,湿疹难以控制的患者应该针对常见的食物过敏原,以及患者或家人怀疑造成湿疹恶化的任何食物进行皮肤试验或RAST。检测结果呈阴性的食物不会造成湿疹恶化。如食物的检测结果呈阳性,则恶化的可能性大约是1/3。皮肤试验结果或RAST中特异性IgE抗体水平,可确定某一特定食物有无可能是发病因素之一。当然,测试结果阳性水平越高,临床相关性越高;如上文所述,已确定了某些食物的阳性和阴性反应的95%置信区间。如果无法确定摄入某特定食物是否加剧了湿疹的恶化,那么可将这种食物从饮食中剔除几周,观察湿疹是否有所改善。如果有所改善,那么应该继续规避这种食物。如果没有改善,它可以被重新添加到饮食中。当这种食物被重新添加到饮食中时,有罕见病例会出现严重过敏反应,在这种情况下,可以考虑在医学监测下进行这一步骤。

花粉-食物过敏综合征(口腔过敏综合征)

一些因牧草花粉、树花粉或杂草花粉而引起过敏性鼻炎的患者自述,如果他们吃了一些新鲜的水果或蔬菜(偶尔是坚果),他们的口腔会发痒。这种花粉-食物过敏综合征也被称为口腔过敏综合征,因为最严重的症状一般就是口腔瘙痒,尽管有时会出现略为严重的舌头或喉咙肿胀以及严重过敏反应的其他症状。虽然致敏的花粉和食物在植物学上并没有相关性,但它们仍然含有同样的交叉反应过敏原。常见的例子有豚草和瓜类、桦树和苹果、艾蒿和芹菜。因此,通过呼吸途径对特定花粉敏感的患者,当他们食用含有同一蛋白质的食物时,可能也会出现反应。引起这种现象的特定蛋白质相当不稳定,很容易被分解。这可能解释了为什么这些症状通常只局限于口腔,以及为什么吃煮熟的食物几乎不会出现任何反应。这也可能解释了为什么在这些患者中,用新鲜水果和蔬菜的市售提取物进行的皮肤试验的结果通常是阴性的,但是用新鲜食物的汁液进行的皮肤试验结果是阳性的。与食物过敏引起的荨麻疹或严重过敏反应者不同,花粉-食物过敏综合征的患者通常得到的建议是只要他们愿意,他们可以继续食用这些食物,但前提是症状仅局限于口腔发痒。有些患有花粉-食物过敏综合征的患者会出现更严重的全身性过敏反应,这时必须完全规避该食物。鉴于花粉与食物之间的交叉反应,我们有理由相信,使用针对花粉过敏的标准免疫治疗不仅可以减轻过敏性鼻炎的症状,还可以缓解相关的食物过敏症状。有研究报道显示这种疗法已取得了一定的成功。

其他与气传过敏原有关的食物过敏反应

一些对天然乳胶过敏的患者也会对某些食物过敏,因为存在交叉反应过敏原。与乳胶过敏关系密切的食物包括香蕉、鳄梨、猕猴桃、栗子,但许多其他食物也有关联。

有报道称,对尘螨过敏的患者食用被螨虫污染的面粉后出现了严重过敏反应,原因是摄入了螨过敏原。

一些护士因为发放含车前草的通便药剂而有了车前草呼吸道暴露史,他们在摄入含有车前草的早餐麦片后会出现严重过敏反应。

嗜酸性粒细胞性食管炎

嗜酸性粒细胞性食管炎是一种新的,或至少是新近发现的疾病,患者食管中有显著的嗜酸性炎症反应。由此产生的炎症会导致吞咽困难。从婴儿期到成年的任何年龄都能引发这种症状,并且在患有其他特应性疾病(如哮喘、特应性皮炎、过敏性鼻炎、食物过敏)的人群中更为常见。诊断该疾病的方式是食管镜检查,可以显著发现包括褶皱和环状物在内的特异性异常。食管也可能表现正常,一旦如此,就有必要进行活检。该疾病的特点是在每高倍视野下有超过20个嗜酸性粒细胞,尤其是在近端食管。这种疾病与食物过敏的关系还不清楚。规避饮食能治疗该疾病,这提示摄入食物是疾病起因。一些研究人员在患者饮食中规避了IgE抗体阳性的食物,取得了疗效,即使这些患者并没有对该食物产生荨麻疹或严重过敏反应。另一些人则运用经验规避了某些高度过敏的食物组，并在此情况下有所改善。除了通过皮肤试验或 RAST 来检测 IgE 抗体查找可能的致敏食物外，还可以使用食物进行斑贴试验，来确定其他的致敏食物。如果患者经规避饮食后症状仍无改善，可以使用口服皮质类固醇治疗。这些不是普通的口服皮质类固醇，而是用于治疗吸入性哮喘的皮质类固醇，其配方使它们在吞服后能够覆盖食管表面，同时最小化全身吸收。最后，如果患者经这些治疗方式都没有得到改善，使用抗 IL-5 抗体（IL-5 激活并延长嗜酸性粒细胞的存活时间）治疗也可以取得一定的效果（见第十章）。

非 IgE 介导的反应

乳糖不耐受

最常见的非 IgE 介导的食物反应应该是乳糖不耐受或乳糖酶缺乏症。母乳中含有乳糖，可以被婴儿分泌的乳糖酶消化。在婴儿时期之后，人体内许多乳糖酶的产生量大量减少，如果他们食用含乳糖的食物（乳制品），会出现恶心、痉挛、腹胀、腹泻的胃肠道症状。这种情况在亚洲人和非裔美国人中更为常见，最好将其当作一种异常而不是一种疾病。如果乳糖不耐受患者希望食用乳制品，他们可以服用乳糖酶补充剂，使他们进食时无症状。

乳糜泻

乳糜泻是一种具有明显特征的免疫性非 IgE 介导的食物反应（也被称为谷蛋白敏感性肠病或非热带性脂肪泻）。谷蛋白是小麦、黑麦、大麦中蛋白质的混合物。在小麦中，谷蛋白是麦胶蛋白和麦谷蛋白的混合物。在一些有 HLA-DQ2 或 HLA-DQ8 的人体内，谷蛋白的消化过程会引发免疫反应，产生抗谷氨酰转移酶（TTG）的 IgA 抗体，由此引起的肠道炎症会导致腹泻和其他胃肠道症状。因此，如果患者自述有与摄入小麦相关的胃肠道症状，应考虑检查是否有乳糜泻。血清检测抗 TTG 的 IgA 抗体是最合适的方式。为了使检测结果更加准确，患者必须食用谷蛋白，并且患者体内不能缺少 IgA 抗体（在乳糜泻中更常见）。HLA 分型结果有很高的阴性预测值，即无 HLA-DQ2 和 HLA-DQ8 几乎可以排除乳糜泻的诊断，但其阳性预测值非常低，即大多数有此类 HLA 型的人并没有乳糜泻。

婴儿时期非 IgE 介导的食物蛋白反应

婴儿时期许多由食物蛋白诱发的疾病不是 IgE 介导的，但可能是免疫介导的（详情请参阅第十一章）。这些反应通常由牛奶蛋白引起，但也可能由其他食物引起。大多数患儿的年龄在 1 岁或 2 岁以下。

食物蛋白诱发的小肠结肠炎综合征

食物蛋白诱发的小肠结肠炎综合征（FPIES）是一种食物蛋白诱发的相当强烈而严重的反应。出现反应的婴儿在食物摄取后的数小时内会出现呕吐、腹泻、低血压、嗜睡。血细胞计数通常显示白细胞和中性粒细胞增多。患者经常被诊断为败血症并接受治疗。由于摄入的时间和症状出现之间有延迟，可能无法在第一时间识别症状与食物的相关性。研究报道称，FPIES 与含牛奶和大豆的配方辅食有关，也与含谷物、豆类、肉类等的固体食品有关。治疗手段为规避可疑食物，这些食物通常可以在 3 岁时重新食用，且不会出现任何症状。

食物蛋白诱发的直肠炎

食物蛋白诱发的直肠炎的症状为健康婴儿摄入母乳、以牛奶或大豆为基础的辅食配方后出现粪便带血。

目前对这一症状没有任何验证性诊断方法。治疗方法通常是逐步规避可疑的食物，直到粪便带血的症状消失。这些食物通常在 1 岁或 2 岁时可重新食用。

鲭亚目鱼类中毒

在摄入鱼类后，一些人会出现全身性反应，包括脸红、荨麻疹、胃肠道不适、呼吸困难、低血压，这些看起来是过敏，但实际上是由鲭亚目鱼类中毒引起的。导致这些症状的鱼通常是鲭科族类（包括金枪鱼和鲭鱼）。组胺已经被证明是致病的原因：食用的鱼含有组氨酸，由于冷冻温度不够低，组氨酸被鱼体内细菌代谢变为组胺。如果食用同一条鱼的人出现了相似的症状，那么更有助于确诊。用鱼的市售提取物进行皮肤试验结果为阴性，而如果直接用可疑鱼进行皮肤试验，结果则为阳性。

食物 IgG 检测

临床上经常看到有患者拿着食物 IgG 抗体检测报告来就诊。这类检测通常由主张"替代疗法"的医生进行，此类医生宣称患者机体产生针对这些食物的 IgG 抗体，是引起多种症状的原因，包括肠胃不适、疲劳、关节疼痛、难以集中注意力等。然而，针对食物产生 IgG 抗体是一种正常的免疫反应。每个人都会产生这些抗体，而且不会引起不良反应。建议不要进行食物 IgG 检测，并且应该告知已经做过该检测的患者，出现 IgG 抗体是对食物的正常免疫反应，所有人都存在这些反应，并且不会引起不适。患者做这些检测可能花费了大量金钱，且心理上很投入，并且可能不相信这一检测毫无意义。就像所有非传统的检测或治疗一样，其最终目标是让患者感觉良好，如果他们觉得不吃某一特定食物能感觉更好，并且仍然能营养均衡、饮食愉快，那么他们当然可以那样做。

食物过敏和严重过敏反应网络

食物过敏和严重过敏反应网络（FAAN）是一个由食物过敏患者及其家庭成员组成的组织。他们为食物过敏患者提供准确实用的信息——从食谱到食物过敏原污染导致的食品召回，以及如何在学校、日托所、营地等地点处理自己的饮食等，目的是保护食物过敏患者的生命免受过敏反应威胁。可以在 www.foodallergy.org 网站上查看信息。食物过敏患者及其家庭成员可以参考这一宝贵资源。

参 考 文 献

[1] American College of Allergy, Asthma & Immunology. Food allergy: a practice parameter. Ann Allergy Asthma Immunol 2006;96:S1-68.
[2] Sicherer SH, Sampson HA. Food allergy. J Allergy Clin Immunol 2010;125:S116-25.
[3] Sampson HA. Anaphylaxis and emergency treatment. Pediatrics 2003;111:1601-8.
[4] Yunginger JW, Sweeney KG, Sturner WQ, et al. Fatal food-induced anaphylaxis. JAMA 1988;260: 1450-2.
[5] Sampson HA, Mendelson L, Rosen JP. Fatal and near-fatal anaphylactic reactions to food in children and adolescents. N Engl J Med 1992;327:380-4.
[6] Pumphrey RS. Lessons for management of anaphylaxis from a study of fatal reactions. Clin Exp Allergy 2000;30:1144-50.
[7] Pumphrey RS. Fatal posture in anaphylactic shock. J Allergy Clin Immunol 2003;112:451-2.

[8] Vadas P, Wai Y, Burks W, et al. Detection of peanut allergens in breast milk of lactating women. JAMA 2001;285:1746-8.

[9] Fox AT, Sasieni P, du Toit G, et al. Household peanut consumption as a risk factor for the development of peanut allergy. J Allergy Clin Immunol 2009;123:417-23.

[10] Sicherer SH. Clinical implications of cross-reactive food allergens. J Allergy Clin Immunol 2001;108:881-90.

[11] Beaudouin E, Renaudin JM, Morisset M, et al. Food-dependent exercise-induced anaphylaxis-update and current data. Eur Ann Allergy Clin Immunol 2006;38:45-51.

[12] Alcoceba Borras E, Botey Faraudo E, Gaig Jane P, et al. Alcohol-induced anaphylaxis to grapes. Allergol Immunopathol(Madr) 2007;35:159-61.

[13] Harada S, Horikawa T, Ashida M, et al. Aspirin enhances the induction of type I allergic symptoms when combined with food and exercise in patients with food-dependent exercise-induced anaphylaxis. Br J Dermatol 2001;145:336-9.

[14] Norrman G, Falth-Magnusson K. Adverse reactions to skin prick testing in children-prevalence and possible risk factors. Pediatr Allergy Immunol 2009;20:273-8.

[15] Bernstein IL, Li JT, Bernstein DI, et al. Allergy diagnostic testing: an updated practice parameter. Ann Allergy Asthma Immunol 2008;100:S1-148.

[16] Sampson HA, Ho DG. Relationship between food specific IgE concentrations and the risk of positive food challenges in children and adolescents. J Allergy Clin Immunol 1997;100:444-51.

[17] Perry TT, Matsui EC, Kay Conover-Walker M, et al. The relationship of allergen-specific IgE levels and oral food challenge outcome. J Allergy Clin Immunol 2004;114:144-9.

[18] Fleischer DM. The natural history of peanut and tree nut allergy. Curr Allergy Asthma Rep 2007;7:175-81.

[19] Nowak-Wegrzyn A, Bloom KA, Sicherer SH, et al. Tolerance to extensively heated milk in children with cow's milk allergy. J Allergy Clin Immunol 2008;122:342-7,7 e1-2.

[20] Lemon-Mule H, Sampson HA, Sicherer SH, et al. Immunologic changes in children with egg allergy ingesting extensively heated egg. J Allergy Clin Immunol 2008;122:977-83 e1.

[21] Konstantinou GN, Giavi S, Kalobatsou A, et al. Consumption of heat-treated egg by children allergic or sensitized to egg can affect the natural course of egg allergy: hypothesis-generating observations. J Allergy Clin Immunol 2008;122:414-5.

[22] Puglisi G, Frieri M. Update on hidden food allergens and food labeling. Allergy Asthma Proc 2007;28:634-9.

[23] Reisman RE. Natural history of insect sting allergy: relationship of severity of symptoms of initial sting anaphylaxis to re-sting reactions. J Allergy Clin Immunol 1992;90:335-9.

[24] Rudders SA, Banerji A, Corel B, et al. Multicenter Study of Repeat Epinephrine Treatments for Food-Related Anaphylaxis. Pediatrics 2010;125:e711-8.

[25] Jarvinen KM, Sicherer SH, Sampson HA, et al. Use of multiple doses of epinephrine in food-induced anaphylaxis in children. J Allergy Clin Immunol 2008;122:133-8.

[26] Kelso JM. A second dose of epinephrine for anaphylaxis: how often needed and how to carry. J Allergy Clin Immunol 2006;117:464-5.

[27] Nelson HS, Lahr J, Rule R, et al. Treatment of anaphylactic sensitivity to peanuts by immunotherapy with injections of aqueous peanut extract. J Allergy Clin Immunol 1997;99:744-51.

[28] Sicherer SH, Sampson HA. Peanut allergy: emerging concepts and approaches for an apparent epidemic. J Allergy Clin Immunol 2007;120:491-503;quiz 4-5.

[29] Patriarca G, Nucera E, Roncallo C, et al. Oral desensitizing treatment in food allergy: clinical and immunological results. Aliment Pharmacol Ther 2003;17:459-65.

[30] Meglio P, Bartone E, Plantamura M, et al. A protocol for oral desensitization in children with IgE-mediated cow's milk allergy. Allergy 2004;59:980-7.

[31] Buchanan AD, Green TD, Jones SM, et al. Egg oral immunotherapy in nonanaphylactic children with egg allergy. J Allergy Clin Immunol 2007;119:199-205.

[32] Burks AW, Jones SM. Egg oral immunotherapy in non-anaphylactic children with egg allergy: follow-up. J Allergy Clin Immunol 2008;121:270-1.

[33] Staden U, Rolinck-Werninghaus C, Brewe F, et al. Specific oral tolerance induction in food allergy in children: efficacy and clinical patterns of reaction. Allergy 2007;62:1261-9.

[34] Longo G, Barbi E, Berti I, et al. Specific oral tolerance induction in children with very severe cow's milkinduced reactions. J Allergy Clin Immunol 2008;121:343-7.

[35] Skripak JM, Nash SD, Rowley H, et al. A randomized, double-blind, placebo-controlled study of milk oral immunotherapy for cow's milk allergy. J Allergy Clin Immunol 2008;122:1154-60.

[36] Du Toit G. Food-dependent exercise-induced anaphylaxis in childhood. Pediatr Allergy Immunol 2007;18:455-63.

[37] Guinnepain MT, Eloit C, Raffard M, et al. Exercise induced anaphylaxis: useful screening of food sensitization. Ann Allergy Asthma Immunol 1996;77:491-6.

[38] Sampson HA. Jerome Glaser lectureship. The role of food allergy and mediator release in atopic dermatitis. J Allergy Clin Immunol 1988;81:635-45.

[39] Burks AW, Mallory SB, Williams LW, et al. Atopic dermatitis: clinical relevance of food hypersensitivity reactions. J Pediatr 1988;113:447-51.

[40] David TJ. Anaphylactic shock during elimination diets for severe atopic eczema. Arch Dis Child 1984;59:983-6.

[41] Mari A, Ballmer-Weber BK, Vieths S. The oral allergy syndrome: improved diagnostic and treatment methods. Curr Opin Allergy Clin Immunol 2005;5:267-73.

[42] Kelso JM. Pollen-food allergy syndrome. [comment]. Clinical & Experimental Allergy 2000;30:905-7.

[43] Kelso JM. Oral allergy syndrome? J Allergy Clin Immunol 1995;96:275.

[44] Kelso JM, Jones RT, Tellez R, et al. Oral allergy syndrome successfully treated with pollen immunotherapy. Ann Allergy Asthma Immunol 1995;74:391-6.

[45] Asero R. Effects of birch pollen-specific immunotherapy on apple allergy in birch pollen-hypersensitive patients. Clin Exp Allergy 1998;28:1368-73.

[46] Condemi JJ. Allergic reactions to natural rubber latex at home, to rubber products, and to cross-reacting foods. J Allergy Clin Immunol 2002;110:S107-10.

[47] Erben AM, Rodriguez JL, McCullough J, et al. Anaphylaxis after ingestion of beignets contaminated with Dermatophagoides farinae. J Allergy Clin Immunol 1993;92:846-9.

[48] Blanco C, Quiralte J, Castillo R, et al. Anaphylaxis after ingestion of wheat flour contaminated with mites. J Allergy Clin Immunol 1997;99:308-13.

[49] Sanchez-Borges M, Capriles-Hulett A, Fernandez-Caldas E, et al. Mite-contaminated foods as a cause of anaphylaxis. J Allergy Clin Immunol 1997;99:738-43.

[50] Lantner RR, Espiritu BR, Zumerchik P, et al. Anaphylaxis following ingestion of a psyllium containing cereal. JAMA 1990;264:2534-6.

[51] James JM, Cooke SK, Barnett A, et al. Anaphylactic reactions to a psyllium-containing cereal. J

Allergy Clin Immunol 1991;88:402-8.

[52] Freeman GL. Psyllium hypersensitivity. Ann Allergy 1994;73:490-2.

[53] Blanchard C, Wang N, Rothenberg ME. Eosinophilic esophagitis: pathogenesis, genetics, and therapy. J Allergy Clin Immunol 2006;118:1054-9.

[54] Kelly KJ, Lazenby AJ, Rowe PC, et al. Eosinophilic esophagitis attributed to gastroesophageal reflux: improvement with an amino acid-based formula. Gastroenterology 1995;109:1503-12.

[55] Spergel JM, Andrews T, Brown-Whitehorn TF, et al. Treatment of eosinophilic esophagitis with specific food elimination diet directed by a combination of skin prick and patch tests. Ann Allergy Asthma Immunol 2005;95:336-43.

[56] Aceves SS, Bastian JF, Newbury RO, et al. Oral viscous budesonide: a potential new therapy for eosinophilic esophagitis in children. Am J Gastroenterol 2007;102:2271-9;quiz 80.

[57] Stein ML, Collins MH, Villanueva JM, et al. Anti-IL-5 (mepolizumab) therapy for eosinophilic esophagitis. J Allergy Clin Immunol 2006;118:1312-9.

[58] Perino A, Cabras S, Obinu D, et al. Lactose intolerance: a non-allergic disorder often managed by allergologists. Eur Ann Allergy Clin Immunol 2009;41:3-16.

[59] Green PH, Jabri B. Coeliac disease. Lancet 2003;362:383-91.

[60] van Heel DA, West J. Recent advances in coeliac disease. Gut 2006;55:1037-46.

[61] Sicherer SH. Food protein-induced enterocolitis syndrome: case presentations and management lessons. J Allergy Clin Immunol 2005;115:149-56.

[62] Mehr S, Kakakios A, Frith K, et al. Food protein induced enterocolitis syndrome: 16-year experience. Pediatrics 2009;123:e459-64.

[63] Ravelli A, Villanacci V, Chiappa S, et al. Dietary protein-induced proctocolitis in childhood. Am J Gastroenterol 2008;103:2605-12.

[64] Taylor SL, Stratton JE, Nordlee JA. Histamine poisoning (scombroid fish poisoning): an allergy-like intoxication. J Toxicol Clin Toxicol 1989;27:225-40.

[65] Morrow JD, Margolies GR, Rowland J, et al. Evidence that histamine is the causative toxin of scombroid-fish poisoning. N Engl J Med 1991;324:716-20.

[66] Kelso JM, Lin FL. Skin testing for scombroid poisoning. Ann Allergy Asthma Immunol 2009;103:447.

[67] Keller KM, Burgin-Wolff A, Lippold R, et al. The diagnostic significance of IgG cow's milk protein antibodies re-evaluated. Eur J Pediatr 1996;155:331-7.

第五章 特应性皮炎和食物过敏

Tamara T. Perry

Debra D. Becton

Stacie M. Jones

关键概念

- 特应性皮炎(atopic dermatitis,AD)是一种慢性皮肤疾病,其特征是组织炎症和表皮屏障功能障碍。
- 食物过敏是特应性皮炎的一个重要诱因。
- 在患有中度到重度特应性皮炎的儿童中,35%~40%有食物过敏。
- 如果特应性皮炎症状严重,或者出现于出生后的第一年,食物过敏就更有可能是并发因素。

引言

特应性皮炎(AD)是一种复杂的慢性炎症性皮肤疾病,通常与食物过敏有关。它是一种多因素疾病,与皮肤屏障功能、遗传因素、环境因素之间的复杂相互作用有关,而致病的环境因素包括过敏原、微生物、刺激物等常见诱发因素。早在19世纪90年代,人们就用神经皮炎描述神经紊乱患者感受到的慢性皮肤瘙痒状况。到20世纪初,有人注意到哮喘和花粉症患者出现了类似的状况,并使用"atopy(特应性)"这个术语进一步描述这类疾病组合。"特应性皮炎"这一术语在1933年由Wise和Sulzberger发明,更全面地描述了这种皮肤疾病。从最早的描述开始,人们就知道特应性皮炎的主要特征是强烈的瘙痒,可被各种各样的刺激所触发。本章将探讨对特定食物的过敏与特应性皮炎之间的联系。

"过敏进程(atopic march)"一词被用来描述特应性疾病的自然史和序贯发展。特应性皮炎通常被认为是"过敏进程"的首发表现,因为特应性皮炎的临床症状通常出现于其他特应性症状(如过敏性鼻炎和哮喘)之前。受特应性皮炎影响的儿童中,大约有60%会在出生后的第一年出现症状,85%的儿童在5岁之前会出现症状。此外,50%~80%的特应性皮炎儿童会在以后患上过敏性呼吸道疾病(如哮喘和过敏性鼻结膜炎)。由于这些强烈的关联,研究者们探索了各种过敏原(包括食物过敏原)诱导特应性皮炎的发病机制。

食物过敏与特应性皮炎的发展和维持密切相关,特别是在婴幼儿时期。另外,皮肤是最常参与食物过敏反应的部位。对于已致敏的个体,接触食物过敏原通常会导致荨麻疹、瘙痒、湿疹、皮肤潮红。致敏和随后的过敏反应可因任何食物发生,但常见的食物是牛奶、鸡蛋、大豆、花生。虽然某些食物引发的过敏症状通常在儿童长大后会消失,但其他食物引发的过敏(如花生或贝类过敏)可能会持续并继续恶化,直到青少年晚期和成年期。

流行病学

在特应性皮炎患者中,因患者年龄和特应性皮炎的严重程度不同,其食物过敏的患病率也不同。在一项针对2184名澳大利亚婴儿的研究中,研究人员发现,食物特异性IgE的水平高与特应性皮炎发病年龄更早、疾病更严重之间有联系。该研究小组发现,在出生后最初3个月出现严重特应性皮炎的患者中,常见的是对牛奶、鸡蛋、花生产生特异性IgE,并且发展为食物过敏的风险较高。在另一项研究中,研究人员发现,在一些婴儿中,过敏体质在特应性皮炎之前出现,并可用于预测特应性皮炎的发展,而在另一些婴儿中,特应性皮炎会更先出现,并可预测过敏体质的发展。在一项关于食物过敏发病率的荟萃分析中,Rona和他的同事们报道称,在患有中度到重度特应性皮炎的儿童中,有证据表明37%的儿童同样患有IgE介导的食物过敏。同样,在一项针对特应性皮炎儿童患者的研究中,Burks等在165例就诊于大学的过敏反应科和皮肤诊所的特应性皮炎患者中,诊断出大约35%的患者有食物过敏。随后,Burks及其同事们还发现,在转诊至过敏反应科的138例对花生过敏的儿童中,有82%的儿童患有特应性皮炎。Eigenmann等研究了63例未经选择、患有中度到重度特应性皮炎的儿童患者(平均年龄2.8岁,被转诊至皮肤科医生处),其中37%的患者在接受了口服食物激发试验等评估后被诊断为食物过敏。同样,通过对250多例确诊为特应性皮炎的法国儿童患者的研究,研究人员注意到,在年龄更小的特应性皮炎患者中,疾病严重程度与是否患有食物过敏有关。

临床案例1

AN在9个月大时出现了皮肤瘙痒、哭泣不止,而且因严重的不受控制的特应性皮炎引发了睡眠障碍,使用局部皮质类固醇治疗和润肤剂治疗无效。根据AN的病史,他对多种食物产生荨麻疹,且曾患有难以控制的特应性皮炎,医生对其进行了食物过敏的诊断评估。测试结果显示他对多种食物敏感,包括牛奶(0.56 kU/L)、蛋(1.14 kU/L)、大豆(2.15 kU/L)、花生(20.0 kU/L)、大米(6.38 kU/L)。治疗方案包括严格从饮食中规避这些食物,以及局部应用皮质类固醇、润肤剂和抗生素以针对继发性皮肤感染,显著改善了AN的皮肤症状和行为。直到2岁时,饮食限制和外部用药治疗仍然良好地控制了AN的皮肤症状(图5-1)。

目前,对成人患者的研究仍然有限,而且没有一项研究能准确预测食物过敏在特应性皮炎患者中的发病率和作用。一项对随机对照试验的系统回顾评估了饮食规避如何影响确诊为特应性皮炎的儿童和成人,研究人员发现饮食规避对未经选择的病例没有益处。然而,在对疑似鸡蛋过敏的患者进行了鸡蛋规避后,患者出现了显著的临床改善。显然,对于年龄较大的青少年和成年人群还需要更多相关研究,以更好地了解食物过敏在这些年龄组中的作用。

发病机制

特应性皮炎的发病机制存在两种独有的特征:皮肤炎症、表皮屏障功能障碍。另外,遗传因素可能在特应性皮炎和食物过敏的发病机制中扮演着重要角色。特应性皮炎涉及的炎症反应包括适应性免疫和固有免疫。特应性皮炎相关的标志性过敏原炎症反应由抗原诱导的改变导致,包括Ⅰ型辅助性T细胞(Th1细胞)和Ⅱ型辅助性T细胞(Th2细胞)的炎症表达谱。由过敏原诱发的、IgE介导的肥大细胞激活可引起超敏反应,其特征是嗜酸性粒细胞、单核细胞、淋巴细胞的组织浸润。在急性特应性皮炎中,在浸润性淋巴细胞中发现的细胞因子和趋化因子主要为Th2细胞相关因子(如IL-4、IL-5和IL-13)。表皮的髓源性树突状细胞可表达高亲和力的IgE受体(FcεRⅠ),这些受体可以与IgE结合,在发炎病灶皮肤的组织切片中可发现。这些细胞接收过敏原并呈递给Th1、Th2和调节性T细胞,而这些细胞在特应性皮炎中都十分重要。此外,承载了IgE的朗格汉斯(Langerhans)细胞可高效地将过敏原呈递给T细胞,从而激活Th1/Th2细胞表达谱引发慢性特应性皮炎。这些发现证明了特异性IgE抗体、Th1和Th2型细胞因子/趋化因子可在特应性皮炎的发病机制中相互结合而发挥作用。食物特异性T细胞在特应性皮炎的病理生理学中的作用已经被研究了很多年。特异性斑贴试验(APT)已被用于评估特定的过敏原,以及在受影响的皮肤上验证T细胞的活化。对于一些可能对食物有迟型发反应的患者,研究人员假设反应可能通过朗格汉斯细胞和树突状细胞中表达的高亲和力IgE受体发生,导致过敏原特异性T细胞反应,从而促进IgE的产生和迟发型超敏反应。

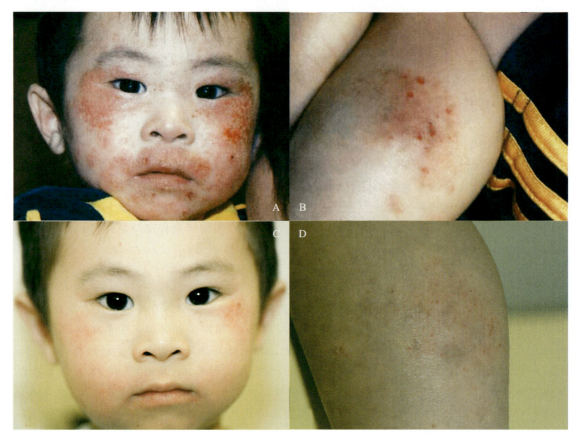

图 5-1　AN 在 9 个月大的时候出现了严重的特应性皮炎（A、B），由于强烈的皮肤瘙痒造成行为问题和睡眠障碍。1 年后（C、D），其在规避了相关食物过敏原，接受了局部治疗、抗组胺治疗和一种针对金黄色葡萄球菌皮肤感染的抗生素治疗后，皮肤症状和行为明显改善

APT 的结果表明，过敏原特异性 T 细胞的浸润证明了 T 细胞参与特应性皮炎的发病机制。

特应性皮炎的另一个关键特征是表皮屏障功能障碍。表皮结构蛋白丝蛋白的重要基因突变已被确认是可导致表皮屏障功能障碍的主要缺陷。此类基因突变丧失了功能，导致表皮对过敏原和微生物的防御能力的降低。丝蛋白基因突变以及由此产生的表皮屏障功能障碍涉及特应性皮炎的进展和严重程度，也与患者更易患皮肤感染相关。表皮屏障功能障碍可能导致过敏原通过皮肤渗透，从而使皮肤成为对食物和空气中的过敏原过敏的一条重要潜在途径。Fox 和他的同事们研究了在家中接触花生的剂量与花生过敏风险增加之间的相关性。相比非过敏儿童和蛋类过敏风险高的儿童，对花生过敏的儿童曾在环境中的花生暴露程度更高，且要高得多。即使控制了妊娠和哺乳期间母亲的花生摄入量，环境接触与疾病发展之间的这一正相关仍然显著。表皮屏障功能障碍也可能使病毒和细菌等微生物更易穿透皮肤，导致继发感染（如慢性或复发性耐甲氧西林金黄色葡萄球菌（MRSA）感染、传染性软疣、湿疹性疱疹）。这些感染可能进一步促进或增强炎症反应，削弱皮肤屏障功能，从而为慢性疾病提供反馈机制。

多项有关丝蛋白基因突变的研究结果证明了特应性皮炎风险与患上其他特应性疾病（如食物过敏）的可能性增高有遗传学联系。在对 24 项关于丝蛋白基因突变和特应性皮炎的研究以及 17 项关于哮喘的研究的荟萃分析中，Rodriguez 和他的同事们得出结论：丝蛋白基因缺陷显著增高了特应性皮炎诊断的风险（比值比（OR）为 3.12；95％置信区间为 2.57～3.79），患更严重皮肤疾病的风险也增高。基因突变也被发现与哮喘和特应性皮炎的结合密切相关，但如果患者没有患特应性皮炎，则突变与哮喘无关。在德国出生的 871 名儿童中，丝蛋白基因突变对患有特应性皮炎和早期食物过敏的儿童哮喘的阳性预测值为 100％。这些发现表明，对基因缺陷的早期识别有助于鉴别有疾病风险的特殊人群（比如患有早期食物过敏和特应性皮炎的人群），从而可以使患者从早期的干预措施中受益，减轻过敏进程的发展。

尽管丝蛋白基因突变被认为是导致特应性皮炎发展的重要风险因素，并加重了特应性皮炎的严重程度，但应该指出的是，丝蛋白基因突变的全部影响尚未被完全理解。并不是所有存在丝蛋白基因突变的患者都有特应性皮炎，同样，并不是所有特应性皮炎患者都存在已知的丝蛋白基因突变。此外，据报道，有丝蛋白基因突变的患者随着年龄增长不再有特应性皮炎症状。这些观察表明其他因素如遗传、环境、饮食接触等在疾病的临床表现中可能非常重要。

其他导致特应性皮炎的基因突变进一步揭示了特应性皮炎和食物过敏之间的关系。两种疾病提供了非常有说服力的信息。IPEX（免疫功能失调、多发性内分泌病、肠病、X染色体连锁综合征）是一种致命的疾病，其特征是自身免疫性肠道病变、内分泌病变、重症皮炎、血清IgE水平升高，以及对多种食物过敏。IPEX综合征是由一种影响Foxp3蛋白的基因突变引起的。Foxp3（被称为T细胞的"主调节蛋白"）在调节性T（Treg）细胞的产生过程中扮演着重要角色，而Treg细胞被认为在调节口服耐受和食物过敏发展之间的平衡中有重要作用。同样，丝氨酸蛋白酶抑制剂Karzal 5型（SPINK5）基因突变被认为与内瑟顿（Netherton）综合征有关。该综合征是一种常染色体隐性遗传病，其特征是类特应性皮炎的皮疹，与Th2细胞偏移、IgE水平增高有关。最近，日本研究人员发现，在患特应性皮炎与食物过敏的儿童中，SPINK5基因突变与特应性皮炎、食物过敏有关。另一项调查显示，在10岁以下的日本儿童中，SPINK5基因的多态性与特应性皮炎和食物过敏的严重程度上升呈显著相关性。其他研究人员已经发现，在过敏儿童早期治疗（ETAC）组中患特应性皮炎的453名儿童中，促炎细胞因子IL-13的基因突变与早期对食物过敏和全血清IgE水平有关。由于家族中长期存在过敏和特应性皮炎的相关性，多名研究人员发现了80多个与特应性皮炎有关联的基因。这些基因通常与抗原呈递、细胞或抗体介导反应，或是细胞信号的反应有关。到目前为止，关于特应性皮炎中基因与环境的相互作用、对食物过敏可能的重要影响的研究还较少。这些有关基因的研究表明，在患者群体中，食物过敏和特应性皮炎可能在基因上与疾病的严重程度有关。更多的基因研究正在数量更多、更多样化的人群中进行，以进一步确定食物过敏与特应性皮炎之间的基因联系，并找到更多潜在相关基因。

临床特征

众所周知，各种过敏和非过敏的诱发因素会加重特应性皮炎，使其变得复杂（表5-1）。多年来，关于食物过敏在特应性皮炎的发展或进展中的作用，一直是临床医生争论的话题，已有多项临床研究试图解决这一问题。食物过敏是否会加重特应性皮炎仍然具有争议，主要是因为食物过敏和特应性皮炎的体征和症状多种多样，并且很少有专门为特应性皮炎患者设计的针对食物过敏原的临床试验，也很少实施此类试验。在临床研究中，研究人员发现规避相关的食物过敏原可以改善皮肤症状（图5-1），而重复激发试验可能会导致症状的复发。其他侧重于免疫机制的研究结果证明，食物特异性IgE抗体和T细胞参与了特应性皮炎的临床表现。此外，对高风险婴儿进行的几项纵向研究表明，采用纯母乳喂养、引入水解婴儿配方奶粉，或从饮食中剔除牛奶和鸡蛋等高度致敏食物，可能会延缓甚至阻止特应性皮炎的出现。同时，最近的调查研究也报道了皮肤接触过敏原对食物过敏发展的影响。

表 5-1　特应性皮炎的重要诱因

食物过敏原	
牛奶*	坚果
鸡蛋*	鱼类
花生*	贝类
大豆	小麦

气传过敏原	
螨虫	动物皮屑
花粉	蟑螂
霉菌	
微生物	
细菌	真菌/酵母
金黄色葡萄球菌	皮屑芽孢菌
链球菌属	糠秕孢子菌
	毛癣菌属
	白色念珠菌
	糠秕马拉色菌
其他因素	
刺激物:肥皂、清洁剂、香水或纺织物	
气候或温度变化	
心理:焦虑或压力	

* 在患有特应性皮炎的婴幼儿中最常见的食物

支持特应性皮炎与食物过敏之间关系的临床证据

大量研究已经探讨了饮食规避对特应性皮炎的治疗效果。然而,由于无法控制诸如安慰剂效应、观察者偏差、环境因素和其他诱因等混淆因素,许多此类试验都存在局限性。Atherton 等进行的一项针对 2~8 岁特应性皮炎患儿的双盲交叉试验结果显示,规避牛奶和鸡蛋使 2/3 的受试者有明显的改善。然而,由于退出率和排除率高,以及缺乏对环境因素和其他诱因的控制,试验结果十分复杂。Juto 等的另一项研究报道表明,严格限制饮食可使约 1/3 的特应性皮炎患者的皮疹症状消失,使一半患者的症状改善。这些研究结果表明,在特应性皮炎患儿中食物起到了恶化作用。在一项早期的前瞻性研究中,Sampson 和 Scanlon 研究了 34 例特应性皮炎患儿,其中 17 例由双盲安慰剂对照食物激发试验(DBPCFCs)诊断为食物过敏。在 1~4 年的随访期间,与对照组相比,采取了饮食限制的食物过敏患者与对照组(那些没有食物过敏或未遵守饮食限制的食物过敏患者)相比,他们的特应性皮炎症状出现明显改善。Lever 和他的同事们在患特应性皮炎且鸡蛋特异性 IgE 呈阳性的幼儿患者中,进行了一项规避鸡蛋的随机对照试验。55 名儿童由口服食物激发试验诊断为鸡蛋过敏。与无饮食规避的对照组相比,严格遵守饮食限制、规避鸡蛋的患儿中受影响的皮肤面积和症状得分显著下降(受影响的皮肤面积百分比 21.9% 对 18%;症状得分 36.7 对 33.5)。

临床案例 2

KF 是一名 14 个月大的婴儿,有顽固性特应性皮炎史。虽然每天都使用两种中等强度的局部皮质类固醇药膏,但湿疹性皮疹和严重皮肤瘙痒症状并未缓解。医生怀疑为食物过敏,并且经测试诊断其对鸡蛋过敏,鸡蛋特异性 IgE 水平为 7.75 kU/L(nl<0.35)。在饮食严格规避鸡蛋 2 个月后,KF 的特应性皮炎仅使用润肤疗法就得到了很好的控制。

口服食物激发试验也被用来证明食物过敏原可以在食物过敏相关的特应性皮炎患儿中引起皮疹和皮肤瘙痒的症状。双盲安慰剂对照食物激发试验(DBPCFC)被认为是诊断食物过敏的金标准,特别是在同时患有特应性皮炎时。一些研究小组已报道可使用双盲安慰剂对照食物激发试验来确定可成为特应性皮炎诱因的食物蛋白。多项研究表明,出现皮肤症状是口服食物激发试验的阳性表现。这些研究表明75%的激发试验阳性结果会出现皮肤反应,通常包括在特应性皮炎多发部位上出现皮肤瘙痒、麻疹样皮疹或斑疹等皮损。30%的患者仅出现单独的皮肤症状,而其他患者会出现胃肠道(50%)和呼吸系统(45%)反应。研究人员同时证实,少数几种食物会导致年幼的特应性皮炎患者出现临床症状(表5-2)。牛奶、鸡蛋、花生一般导致75%以上的患者出现IgE介导性反应。如果把大豆、小麦、鱼类、坚果添加到该列表中,这就涵盖了98%的可引起临床症状的食物。

表5-2 与特应性皮炎相关的食物过敏种类,按年龄划分

婴幼儿	儿童	年龄稍大的儿童/成人
牛奶	牛奶	花生
鸡蛋	鸡蛋	坚果
花生	花生	鱼类
大豆	大豆	贝类
	小麦	
	坚果	
	鱼类	
	贝类	

摘自 Sicherer SH,Sampson HA. Food hypersensitivity and atopic dermatitis:pathophysiology,epidemiology,diagnosis,and management. J Allergy Clin Immunol 1999;104:S114-S122

支持特应性皮炎和食物过敏之间关系的免疫证据

一些关于疾病免疫机制的研究,已经证明了食物特异性IgE抗体在特应性皮炎发病机制中的作用。许多特应性皮炎患者体内总IgE抗体和食物特异性IgE抗体浓度都比普通人高。50多年前,Wilson和Walzer证明,摄入食物会使抗原穿透肠道屏障,然后通过血液循环呈递至皮肤中有IgE的肥大细胞表面。最近的研究结果表明,有食物特异性IgE抗体的儿童接受口服食物激发试验时,血液中组胺浓度升高、嗜酸性粒细胞产物增加以及血浆嗜酸性粒细胞被激活,继而导致激发试验的阳性结果。长期摄入致敏食物的特应性皮炎患儿与没有食物过敏或正常儿童相比,外周血嗜碱性粒细胞的组胺释放(SBHR)有所增加。开始进行适当的饮食规避后,食物过敏儿童的皮肤症状有明显好转,并且SBHR水平显著下降。其他研究表明,食物过敏患者的外周血单核细胞含有被高度加工的SBHR的特定细胞因子——组胺释放因子(HRFs),能激活食物过敏患者体内的嗜碱性粒细胞,而对食物不敏感者没有这一效果。目前,已经从特应性皮炎患者的正常皮肤和病变皮肤中克隆出食物特异性T细胞。此外,皮肤淋巴细胞相关抗原(CLA)是一种有归巢性的分子,它与E选择蛋白相互作用,并将T细胞引导至皮肤上。有研究分析了牛奶诱导的特应性皮炎患者,对照组是由牛奶引起胃肠道反应但没有特应性皮炎的患者,以及无过敏的对照人群。结果发现牛奶诱导的特应性皮炎患者的酪蛋白反应性T细胞的表达比同一患者的白色念珠菌(C. albicans)反应性T细胞,以及来自对照组的酪蛋白或白色念珠菌反应性T细胞要高得多。

环境接触和饮食接触在特应性皮炎和食物过敏的发展中十分重要

一些研究人员提出了一种与传统的食物致敏模式不同的新型思考范式。他们认为,由于特应性皮炎患者皮肤的屏障功能较差,因此,皮肤接触食物过敏原会引起过敏。Lack及其同事们已经证实患特应性皮炎并经常接触含有花生成分的润肤油的学龄前儿童会患上花生过敏。依据这些观察结果,以及在老鼠皮肤表

皮处涂上卵清蛋白导致湿疹性病变和卵清蛋白特异性 IgE 抗体产生的结果，Lack 提出假设，即特应性皮炎患儿的皮肤接触环境中的过敏原会导致过敏与过敏性疾病。如上所述，该小组发现在家中接触花生与花生过敏发生风险增加之间存在剂量依赖关系。

临床案例 3

TD 是一名 15 个月大的婴儿，有花生过敏相关的轻微特应性皮炎史。TD 没有已知的花生食用史，但有两次她母亲食用花生并亲吻她之后，5 min 内她的脸颊上出现了红斑和荨麻疹。花生特异性 IgE 水平为 12.5 kU/L。详细的饮食史证实了 TD 并没有花生食用史，但她的家庭成员经常食用花生酱。

除了这些环境调查外，人们还对普通的出生婴儿队列和高风险婴儿队列进行了纵向研究，观察母乳喂养、产妇在妊娠和哺乳期间的饮食限制、使用配方奶粉、延迟食物引入时间等对特应性皮炎和其他过敏性疾病发展的作用。迄今为止，没有发现母亲妊娠和哺乳期间限制致敏食物对婴儿过敏性疾病的发展存在显著影响。最近的一项荟萃分析表明，在有过敏性疾病家族史的儿童中，在婴儿出生后的最初 3 个月内使用纯母乳喂养与儿童时期特应性皮炎发病率低有联系。在两项系列研究中，有过敏性疾病家族史且母亲在哺乳期间从饮食中剔除了鸡蛋、牛奶、鱼（预防组）的婴儿在 18 个月时出现特应性皮炎和食物过敏的情况，明显少于母亲饮食未受限制的婴儿。4 年后的随访表明，预防组中特应性皮炎的发生率较低，但在食物过敏或呼吸道过敏方面没有差异。

在一项全面的前瞻性预防过敏的随机试验中，Zeiger 和他的同事们进行了为期 7 年的纵向研究，比较限制孕妇与婴儿食物中的过敏原对预防过敏风险高的婴儿患病的益处。在预防组（限制食物过敏原）和控制组（喂养中未限制饮食）中都鼓励母乳喂养。与对照组相比，预防组中特应性皮炎和食物过敏的患病率在 2 岁前有所下降；然而，2 岁之后的特应性皮炎患病率并没有显著区别。在德国婴儿营养干预研究（GINI）中，2252 名健康但母乳喂养不足的婴儿在出生后到 4 个月大时经随机分配接受四种饮食配方：部分水解乳清蛋白（PHW）、充分水解乳清蛋白（EHW）、充分水解酪蛋白（EHC）、牛奶（CM）。6 年的随访研究表明，在 6 岁以前食用水解婴儿配方奶粉对特应性皮炎有长期预防效果，相对于牛奶（CM），不同饮食被诊断的特应性皮炎的相对风险：PHW 为 0.79（95% 置信区间为 0.64～0.97），EHW 为 0.92（95% 置信区间为 0.76～1.11），EHC 为 0.71（95% 置信区间为 0.58～0.88）。对怀特岛（Isle of Wight）出生的 120 名高风险婴儿进行的 8 年随访研究结果也有类似发现。干预组中的婴儿（低敏饮食、低敏配方及规避尘螨）相较于对照组（常规护理和喂养）更少发生哮喘、特应性皮炎、过敏性鼻炎和其他过敏性疾病。

最近的一项关于干预研究的荟萃分析表明，使用部分水解乳清蛋白（PHW）配方奶粉和标准的牛乳配方奶粉喂养过敏风险高的婴儿，PHW 配方奶粉降低了婴儿自出生后到 12 个月大时特应性皮炎的发生风险。这一分析表明，在使用 PHW 配方奶粉喂养的婴儿中，在 6～12 个月里患特应性皮炎的风险降低了 55%。与之相反，对婴儿的几项前瞻性研究表明，在出生 4 个月后，延迟引入固态辅食对特应性皮炎的发展没有任何好处，研究甚至指出，延迟引入某些食物可能与较高的特应性皮炎发生风险有关。

这些研究为美国儿科学会（2008 年）对于高风险婴儿（父母中或兄弟姐妹中的一员患有过敏性疾病）的早期营养干预提供了新的建议。①出生后 4～6 个月使用母乳喂养；②如出生后 4～6 个月的母乳喂养不足，使用充分水解酪蛋白配方奶粉（或部分水解乳清蛋白配方奶粉），而不要使用牛奶或大豆配方奶粉；③将固态辅食的添加时间推迟到 4～6 个月，但不能超过 6 个月。这些建议与美国儿科学会在 2000 年发表的建议不同，当时的建议是在高风险婴儿中延迟引入高致敏性食物（如将花生的引入推迟到 3 岁）。目前，尚无统一的指导方针以指导早期出现食物过敏或特应性皮炎等过敏性疾病的高风险婴儿和儿童，即应如何延迟引入致敏食物。对于高风险婴儿的饮食规避或延迟食物引入的建议，应由接受过食物过敏诊断与管理的专业培训的医疗人员咨询和检测后，具体情况具体分析。

一些正在进行的纵向研究可能可以进一步阐明食物过敏和特应性皮炎的关系。美国国立卫生研究院资助的食品过敏研究协会（CoFAR；https://web.emmes.com/study/cofar/）最近发布了一项纵向观察研究结果，报道了 512 名婴儿的基线特征，研究内容是食物过敏原致敏和食物过敏的临床表现，包括是否患有特应性皮炎。该研究的纳入标准包括对鸡蛋或牛奶抗原的皮肤点刺试验呈阳性结果,或有可信的鸡蛋或牛奶过敏史,或有证据表明患中度至重度特应性皮炎。入组时(婴儿的年龄为 3~15 个月)有 78% 的婴儿对牛奶过敏,89% 对鸡蛋过敏,69% 对花生过敏。研究对象中有 204 名因符合特应性皮炎标准而被纳入,且从未出现过急性食物过敏反应。Lack 和同事们也提出,食物特异性 IgE 致敏与通过特应性皮炎导致炎症表皮损伤而接触过敏原之间可能存在联系,而早期饮食中引入过敏原可能有减轻特异性反应的作用。与 CoFAR 组的研究结果相似,LEAP 研究(花生过敏早期研究,www.leapstudy.co.uk)的早期结果也发现,在婴幼儿时期食物过敏原致敏与特应性皮炎的高发生率相关。LEAP 的研究纳入了约 480 名患有特应性皮炎或鸡蛋过敏的婴儿,并追踪他们(分为两个治疗组)5 年,其中一组规避花生,另一组食用花生。这些长期研究有望提供更多的信息,以更好地解读食物过敏和特应性皮炎的一系列复杂问题,包括食物过敏的作用、接触食物过敏原的时间、环境和遗传因素等。

诊断

在有明显的严重过敏反应的相关症状的情况下,在特应性皮炎中诊断食物过敏是比较简单的。然而,在特应性皮炎中对食物过敏的诊断通常会因为以下因素而变得复杂:对摄入的病源食物的即时反应因反复摄入的食物而下调,难以建立明显的因果关系;其他环境诱发因素(如吸入性过敏原、刺激物、微生物)可能在疾病的发展过程中起作用,往往会掩盖饮食变化的影响;并且,针对多种过敏原的特异性 IgE 通常存在于多种食物中,其中许多与临床症状无关,故仅仅依赖实验室检测很难做出诊断。在诊断特应性皮炎相关的食物过敏时,通常需要结合病史、实验室检测、口服食物激发试验及饮食规避法来证实或反驳食物过敏诊断(图 5-2)。

临床案例 4

CJ 是一名 4 岁的女孩,患有多种特应性疾病,包括严重的特应性皮炎、哮喘和多种食物过敏。她对食物的反应包括在摄入一些食物后立即出现 IgE 介导的症状(荨麻疹和较轻的呼吸系统症状),以及摄入多种食物后 24~48 h 内会出现特应性皮炎症状。由于其饮食限制了多种食物,她的营养状况很差,使得情况更为复杂,而 IgE 检测结果显示她对所有食物都呈阳性反应,血清总 IgE 水平为 2002 kU/L(0.3~133 kU/L)。经过详细的饮食史的调查,并对反应可疑程度较低的食物进行口服食物激发试验后,她可以在饮食中引入一些有营养的食物。一年后,她的营养状况和体重增加出现适当好转。

在诊断评估中,详细的病史非常重要。对于母乳喂养的婴儿来说,母亲的饮食史至关重要,因为婴儿会通过母乳摄入食物蛋白。被选定的食物随后应通过特异性 IgE 检测来评估(例如,皮肤点刺试验(SPT)、食物特异性 IgE 免疫分析)。90% 以上的反应都是由少量的食物引起的,这些常见的食物过敏原列在表 5-2 中。食品添加剂已经被证明可以引起特应性皮炎的皮肤发红,但其发病率很低。有新证据表明,食品中的化学污染物(如在水果、蔬菜、香料中的油性树脂)或金属,或者食物中的芳香剂(如巧克力中的秘鲁香脂或柑橘类水果),可能会导致局部或全身性的过敏性接触性皮炎,也可能会导致与特应性皮炎类似的皮肤发红,需要通过剔除食物来缓解症状。

如第十三章所述,对食物过敏的诊断可通过对特定食物进行 IgE 检测来进一步确定。皮肤点刺试验和 IgE 免疫分析有用处,尽管如此,这些检测往往会因伴随性顽固特应性皮炎产生错误结果。特应性皮炎患者通常会对几种植物(如谷物和草花粉)或动物(如牛奶和牛肉)的皮肤点刺试验和/或食物特异性 IgE 检测产生阳性结果。这些通常表明存在免疫交叉反应,但并不是临床上重要的植物内部或物种内部交叉反应。因此,当怀疑某种植物引发了过敏症状时,避免食用该植物家族内所有食物的做法通常是毫无根据的。应该明智地进行特异性 IgE 检测,再加上临床病史、对饮食控制的反应,以及可能的口服食物激发试验,才可能对特应性皮炎患者的食物过敏做出适当的诊断。

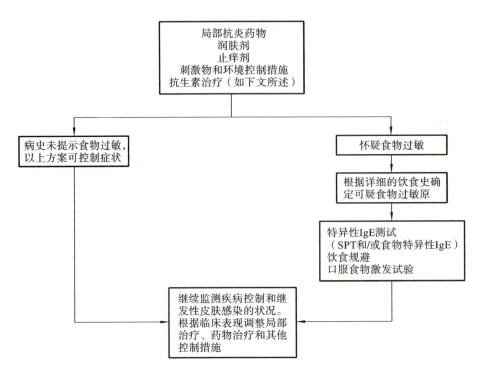

图 5-2 特应性皮炎的治疗方法。大多数特应性皮炎患者接受局部抗炎药物、止痒剂、润肤剂、环境控制措施的综合疗法后，病情会得到适当控制。某些患者可能需要对继发性皮肤感染进行抗生素治疗。中度或顽固性症状的患者需要进一步调查以确定是否存在食物过敏。特异性 IgE 测试、饮食规避、口服食物激发试验可以帮助对临床相关的食物诱因进行准确诊断。所有患者应进行定期监测，以评估症状的控制状况，并根据临床表现进行药物和饮食调整（SPT，皮肤点刺试验）

在进行实验室检测后，最佳的初步治疗方法是对饮食中怀疑的食物（一种或多种）进行规避，如有需要，在此之后进行口服食物激发试验。出现严重急性临床反应，或摄入食物、接触食物（如吸入或局部接触）后出现严重过敏反应，或因饮食规避而使皮肤疾病有明显改善时，没有必要进行进一步的检测或口服食物激发试验。由于特应性皮炎的症状是慢性的，而且特异性 IgE 检测可能指向多种食物，因此经常需要进行诊断性的口服食物激发试验。

诊断患有特应性皮炎且可能对食物过敏的患者，并加以适当管理时，口服食物激发试验可能非常重要。对于那些使用了最佳局部疗法但仍无好转的持久性特应性皮炎患者来说，当诊断测试（食物特异性 IgE 检测、皮肤点刺试验）与临床反应病史不对应时，应该考虑对主要的食物过敏原进行口服食物激发试验。口服食物激发试验对于评测特定食物过敏的消失（或自然耐受的发展）也是必要的，并且可以安全实施。然而，当近期出现过明确的由食物诱发的严重过敏反应时，应禁止使用口服食物激发试验。此外，患者应被告知不要在家中（或远离医疗干预措施的情况下）对可疑食物进行口服食物激发试验，因为有可能出现严重、危及生命的过敏反应。

疾病管理

尽管研究人员在 20 世纪早期就已经发表案例报道称，特应性皮炎患者在规避了特定的食物后症状有所改善，但最近才有更大规模的临床研究证实食物过敏的诊断和管理在特应性皮炎整体管理中的作用。尽管食物过敏在特应性皮炎的发病机制中所起的作用一直存在争议，但现在有大量的实验室和临床证据表明，这一争论已不再有必要。

规避食物蛋白常常比较困难，而在开放性的饮食规避试验中，不完全排除这些致敏食物可能会导致混乱及不确定的结果。例如，在规避牛奶的饮食中，患者必须被告知不仅要规避所有的奶制品，还要阅读所有的食品标签,以识别牛奶蛋白的"隐藏"来源。例如,天然调味料、焦糖调味料、红糖调味料或人造黄油等成分中可能含有牛奶。另一个关于食品限制的重要问题与饮食规避的经济和社会影响有关。需避免食用多种食物的患者可能会发现很难坚持剔除主要食物类别的饮食习惯,原因可能是不含过敏原的替代品价格过高、不易购买,以及饮食需求和口味偏好的复杂性。对临床试验的充分理解和对结果的解释必须与适当的饮食限制相结合——通常只限制少量的食物——以避免不必要的饮食限制和潜在的麻烦。

必须确保饮食规避的患者有足够的资源,包括膳食咨询和教育、社会支持、财政援助,以便更好地管理他们的疾病。注册营养师提供膳食咨询的重要性应得到大力强调。注册营养师不仅可以帮助患者规避食物过敏原、阅读标签、理解交叉接触,还可以帮助患者保持健康、均衡的饮食(比如在避免牛奶的饮食中应补充钙和维生素D)。有很多诱因与特应性皮炎的发病机制和临床症状相关;然而,在生命早期辨别过敏原的触发作用,尤其是食物过敏原的作用显然非常重要。详细的饮食史和适当的诊断测试,再加上综合的治疗方案,可改善特应性皮炎患者的疾病和生活状况。治疗方案中的其他重要因素包括增加润肤剂和保湿剂的使用、使用局部抗炎药如皮质类固醇或钙调神经磷酸酶抑制剂、规避刺激物和抗痒治疗,对于食物过敏的有效综合治疗与管理均至关重要(图5-2)。

自然史

大多数儿童对牛奶、鸡蛋、小麦、大豆的过敏会随年龄的增长而自愈,尽管最近的研究表明,某些食物过敏原(如鸡蛋和牛奶)的自愈速度可能比之前描述的要慢(表5-3)。在一项针对儿童鸡蛋过敏的自然史研究中,研究人员发现,过敏反应自愈的年龄分布率为4岁4%,6岁12%,10岁37%,16岁68%。鸡蛋特异性IgE水平可用于预测过敏的结果,并且可用于皮肤试验,为患者的预后提供建议。在另一项研究中,Perry等还发现,食物特异性IgE水平有助于确定儿童食物过敏随年龄增长而消失的可能性。对花生、坚果、鱼类、贝类过敏患者的临床反应不太可能会消失。然而,大约有20%的生命早期对花生过敏的患者的临床反应可能会随年龄增长而消失。只有大约9%的坚果过敏患者的过敏反应会随年龄增长而消失。在一项研究中,大约1/3的有特应性皮炎和食物过敏的儿童,在1~3年的时间里因严格的饮食规避而临床反应消失,或他们的过敏反应随年龄增长而消失。随着时间的推移,临床反应消失比食物特异性IgE(由皮肤点刺试验或血清食物特异性IgE检测所测定)消失得更快。因此,明确的诊断检测(即口服食物激发试验)很有必要,以防止不必要的饮食限制。仔细追溯误食病史,进行食物特异性IgE检测,必要时采用口服食物激发试验,这些组合可帮助确定何时可达到临床耐受性。

表5-3 食物过敏的自然史

食物种类	诊断时的平均年龄	可发展为口服耐受的期望值
牛奶	<12个月	4岁时为19%~75%(16岁时为79%)
鸡蛋	<12个月	4岁时为4%~50%(16岁时为68%)
大豆	<12个月	4岁时为25%(10岁时为69%)
花生	14个月	20%(复发率为8%)
坚果	36个月	<10%
鱼类	>18岁	尚未报道

结论

总之,食物过敏在特应性皮炎的潜在进展、维持方面的作用值得思考,特别是对于那些患有顽固性特应性皮炎的婴幼儿。35%~40%的这类儿童会因食物过敏而疾病复杂化,他们的问题应该用本章中所描述的临床方法来加以适当解决。进一步的研究正在进行中，以更好地完善儿童和成人疑似食物过敏的诊断检测，以及更好地定义饮食规避的作用、引起过敏的食物的引入时间、基因和环境的交互作用、表皮屏障功能与食物过敏和特应性皮炎诊断管理之间的相关性。最重要的是，临床医生应该对食物过敏的潜在作用保持高度警惕，从而为特应性皮炎患者提供最佳管理方案。

参 考 文 献

[1] Wise F, Sulzberger M. Eczematous eruptions. In: Year Book of Dermatology and Syphilogy. Chicago: Year Book Medical; 1933.

[2] Spergel JM. Epidemiology of atopic dermatitis and atopic march in children. Immunol Allergy Clin North Am 2010;30(3):269-80.

[3] Sampson HA, Scanlon SM. Natural history of food hypersensitivity in children with atopic dermatitis. J Pediatr 1989;115(1):23-7.

[4] Burks AW, Mallory SB, Williams LW, et al. Atopic dermatitis: clinical relevance of food hypersensitivity reactions. J Pediatr 1988;113(3):447-51.

[5] Burks W. Skin manifestations of food allergy. Pediatrics 2003;111(6 Pt 3):1617-24.

[6] Wood RA. The natural history of food allergy. Pediatrics 2003;111(6 Pt 3):1631-7.

[7] Fleischer DM, Conover-Walker MK, Christie L, et al. The natural progression of peanut allergy: Resolution and the possibility of recurrence. J Allergy Clin Immunol 2003;112(1):183-9.

[8] Fleischer DM, Conover-Walker MK, Matsui EC, et al. The natural history of tree nut allergy. J Allergy Clin Immunol 2005;116(5):1087-93.

[9] Hill DJ, Hosking CS, de Benedictis FM, et al. Confirmation of the association between high levels of immunoglobulin E food sensitization and eczema in infancy: an international study. Clin Exp Allergy 2008;38(1):161-8.

[10] Rona RJ, Keil T, Summers C, et al. The prevalence of food allergy: a meta-analysis. J Allergy Clin Immunol 2007;120(3):638-46.

[11] Eigenmann PA, Sicherer SH, Borkowski TA, et al. Prevalence of IgE-mediated food allergy among children with atopic dermatitis. Pediatrics 1998;101(3):E8.

[12] Guillet G, Guillet MH. Natural history of sensitizations in atopic dermatitis. A 3-year follow-up in 250 children: food allergy and high risk of respiratory symptoms. Arch Dermatol 1992;128(2):187-92.

[13] Bath-Hextall F, Delamere FM, Williams HC. Dietary exclusions for improving established atopic eczema in adults and children: systematic review. Allergy 2009;64(2):258-64.

[14] Barnes KC. An update on the genetics of atopic dermatitis: scratching the surface in 2009. J Allergy Clin Immunol 2010;125(1):16-29 e1-11; quiz 30-1.

[15] Hamid Q, Boguniewicz M, Leung DY. Differential in situ cytokine gene expression in acute versus chronic atopic dermatitis. J Clin Invest 1994;94(2):870-6.

[16] Hamid Q, Naseer T, Minshall EM, et al. In vivo expression of IL-12 and IL-13 in atopic dermatitis. J Allergy Clin Immunol 1996;98(1):225-31.

[17] Bieber T. Atopic dermatitis. N Engl J Med 2008;358(14):1483-94.

[18] Niggemann B, Reibel S, Wahn U. The atopy patch test (APT)—a useful tool for the diagnosis of food allergy in children with atopic dermatitis. Allergy 2000;55(3):281-5.

[19] Mehl A, Rolinck-Werninghaus C, Staden U, et al. The atopy patch test in the diagnostic workup of

[20] Leung DY, Boguniewicz M, Howell MD, et al. New insights into atopic dermatitis. J Clin Invest 2004;113(5):651-7.

[21] Fox AT, Sasieni P, du Toit G, et al. Household peanut consumption as a risk factor for the development of peanut allergy. J Allergy Clin Immunol 2009;123(2):417-23.

[22] Rodriguez E, Baurecht H, Herberich E, et al. Meta analysis of filaggrin polymorphisms in eczema and asthma: robust risk factors in atopic disease. J Allergy Clin Immunol 2009;123(6):1361-70 e7.

[23] Marenholz I, Kerscher T, Bauerfeind A, et al. An interaction between filaggrin mutations and early food sensitization improves the prediction of childhood asthma. J Allergy Clin Immunol 2009;123(4):911-6.

[24] Torgerson TR, Linane A, Moes N, et al. Severe food allergy as a variant of IPEX syndrome caused by a deletion in a noncoding region of the FOXP3 gene. Gastroenterology 2007;132(5):1705-17.

[25] Kusunoki T, Okafuji I, Yoshioka T, et al. SPINK5 polymorphism is associated with disease severity and food allergy in children with atopic dermatitis. J Allergy Clin Immunol 2005;115(3):636-8.

[26] Zitnik SE, Ruschendorf F, Muller S, et al. IL13 variants are associated with total serum IgE and early sensitization to food allergens in children with atopic dermatitis. Pediatr Allergy Immunol 2009;20(6):551-5.

[27] Greer FR, Sicherer SH, Burks AW. Effects of early nutritional interventions on the development of atopic disease in infants and children: the role of maternal dietary restriction, breastfeeding, timing of introduction of complementary foods, and hydrolyzed formulas. Pediatrics 2008;121(1):183-91.

[28] Lack G, Fox D, Northstone K, et al. Factors associated with the development of peanut allergy in childhood. N Engl J Med 2003;348(11):977-85.

[29] Atherton DJ, Sewell M, Soothill JF, et al. A double blind controlled crossover trial of an antigen-avoidance diet in atopic eczema. Lancet 1978;1(8061):401-3.

[30] Juto P, Engberg S, Winberg J. Treatment of infantile atopic dermatitis with a strict elimination diet. Clin Allergy 1978;8(5):493-500.

[31] Lever R, MacDonald C, Waugh P, et al. Randomised controlled trial of advice on an egg exclusion diet in young children with atopic eczema and sensitivity to eggs. Pediatr Allergy Immunol 1998;9(1):13-9.

[32] Mankad VS, Williams LW, Lee LA, et al. Safety of open food challenges in the office setting. Ann Allergy Asthma Immunol 2008;100(5):469-74.

[33] Burks AW, James JM, Hiegel A, et al. Atopic dermatitis and food hypersensitivity reactions. J Pediatr 1998;132(1):132-6.

[34] Wilson S, Walzer M. Absorption of undigested proteins in human beings, IV: absorption of unaltered egg protein in infants. Am J Dis Child 1935;50:49-54.

[35] Sampson HA, Jolie PL. Increased plasma histamine concentrations after food challenges in children with atopic dermatitis. N Engl J Med 1984;311(6):372-6.

[36] Suomalainen H, Soppi E, Isolauri E. Evidence for eosinophil activation in cow's milk allergy. Pediatr Allergy Immunol 1994;5(1):27-31.

[37] Magnarin M, Knowles A, Ventura A, et al. A role for eosinophils in the pathogenesis of skin lesions in patients with food-sensitive atopic dermatitis. J Allergy Clin Immunol 1995;96(2):200-8.

[38] Sampson HA, Broadbent KR, Bernhisel-Broadbent J. Spontaneous release of histamine from basophils and histamine-releasing factor in patients with atopic dermatitis and food hypersensitivity. N Engl J Med 1989;321(4):228-32.

[39] Abernathy-Carver KJ, Sampson HA, Picker LJ, et al. Milk-induced eczema is associated with the expansion of T cells expressing cutaneous lymphocyte antigen. J Clin Invest 1995;95(2):913-8.

[40] Gdalevich M, Mimouni D, David M, et al. Breastfeeding and the onset of atopic dermatitis in childhood: a systematic review and meta-analysis of prospective studies. J Am Acad Dermatol 2001;45(4):520-7.

[41] Hattevig G, Kjellman B, Sigurs N, et al. Effect of maternal avoidance of eggs, cow's milk and fish during lactation upon allergic manifestations in infants. Clin Exp Allergy 1989;19(1):27-32.

[42] Sigurs N, Hattevig G, Kjellman B. Maternal avoidance of eggs, cow's milk, and fish during lactation: effect on allergic manifestations, skin-prick tests, and specific IgE antibodies in children at age 4 years. Pediatrics 1992;89(4 Pt 2):735-9.

[43] Zeiger RS, Heller S. The development and prediction of atopy in high-risk children: follow-up at age seven years in a prospective randomized study of combined maternal and infant food allergen avoidance. J Allergy Clin Immunol 1995;95(6):1179-90.

[44] Zeiger RS, Heller S, Mellon MH, et al. Effect of combined maternal and infant food-allergen avoidance on development of atopy in early infancy: a randomized study. J Allergy Clin Immunol 1989;84(1):72-89.

[45] von Berg A, Filipiak-Pittroff B, Kramer U, et al. Preventive effect of hydrolyzed infant formulas persists until age 6 years: long-term results from the German Infant Nutritional Intervention Study (GINI). J Allergy Clin Immunol 2008;121(6):1442-7.

[46] Alexander DD, Cabana MD. Partially hydrolyzed 100% whey protein infant formula and reduced risk of atopic dermatitis: a meta-analysis. J Pediatr Gastroenterol Nutr 2010;50(4):422-30.

[47] Zutavern A, Brockow I, Schaaf B, et al. Timing of solid food introduction in relation to eczema, asthma, allergic rhinitis, and food and inhalant sensitization at the age of 6 years: results from the prospective birth cohort study LISA. Pediatrics 2008;121(1):e44-52.

[48] Sicherer SH, Burks AW. Maternal and infant diets for prevention of allergic diseases: understanding menu changes in 2008. J Allergy Clin Immunol 2008;122(1):29-33.

[49] Sicherer SH, Wood RA, Stablein D, et al. Immunologic features of infants with milk or egg allergy enrolled in an observational study (Consortium of Food Allergy Research) of food allergy. J Allergy Clin Immunol 2010;125(5):1077-1083 e8.

[50] Lack G. Epidemiologic risks for food allergy. J Allergy Clin Immunol 2008;121(6):1331-6.

[51] Caubet JC, Eigenmann PA. Allergic triggers in atopic dermatitis. Immunol Allergy Clin North Am 2010;30(3):289-307.

[52] Schafer T, Heinrich J, Wjst M, et al. Association between severity of atopic eczema and degree of sensitization to aeroallergens in schoolchildren. J Allergy Clin Immunol 1999;104(6):1280-4.

[53] Fleischer DM, Bock SA, Spears GC, et al. Oral Food Challenges in Children with a Diagnosis of Food Allergy. J Pediatr 2010(epub).

[54] Sampson HA, McCaskill CC. Food hypersensitivity and atopic dermatitis: evaluation of 113 patients. J Pediatr 1985;107(5):669-75.

[55] Bock SA, Atkins FM. Patterns of food hypersensitivity during sixteen years of double-blind, placebo-controlled food challenges. J Pediatr 1990;117(4):561-7.

[56] Fuglsang G, Madsen G, Halken S, et al. Adverse reactions to food additives in children with atopic symptoms. Allergy 1994;49(1):31-7.

[57] Schwartz H. Food allergy: Adverse reactions to foods and food additives. In: Asthma and food additives. 2nd ed. Blackwell Science; 1997. In.

[58] Lieberman JA, Sicherer SH. Diagnosis of Food Allergy: Epicutaneous Skin Tests, In Vitro Tests, and Oral Food Challenge. Curr Allergy Asthma Rep 2010;11(1):58-64.

[59] Perry TT, Matsui EC, Kay Conover-Walker M, et al. The relationship of allergen-specific IgE levels and oral food challenge outcome. J Allergy Clin Immunol 2004;114(1):144-9.

[60] Perry TT, Matsui EC, Conover-Walker MK, et al. Risk of oral food challenges. J Allergy Clin Immunol 2004;114(5):1164-8.

[61] David TJ. Hazards of challenge tests in atopic dermatitis. Allergy 1989;44(Suppl. 9):101-7.

[62] Mills EN, Mackie AR, Burney P, et al. The prevalence, cost and basis of food allergy across Europe. Allergy 2007;62(7):717-22.

[63] Sicherer SH, Noone SA, Munoz-Furlong A. The impact of childhood food allergy on quality of life. Ann Allergy Asthma Immunol 2001;87(6):461-4.

[64] Bock SA. The natural history of food sensitivity. J Allergy Clin Immunol 1982;69(2):173-7.

[65] Savage JH, Matsui EC, Skripak JM, et al. The natural history of egg allergy. J Allergy Clin Immunol 2007;120(6):1413-7.

[66] Skolnick HS, Conover-Walker MK, Koerner CB, et al. The natural history of peanut allergy. J Allergy Clin Immunol 2001;107(2):367-74.

第六章　食物诱发性荨麻疹和血管性水肿

Julia Rodriguez

Jesús F. Crespo

关键概念

- 荨麻疹(urticaria)/血管性水肿(angioedema)是常见的由 IgE 介导的食物过敏性临床症状，伴有或不伴有其他症状。
- IgE 介导、食物诱发性荨麻疹/血管性水肿常发生于摄入食物过敏原之后，但也会在与食物接触之后、吸入或摄入后进行运动诱发；有时是特定食物，也可能是任何食物。
- IgE 介导的荨麻疹/血管性水肿中，最重要的效应细胞是皮肤和黏膜组织中的肥大细胞。
- 患有 IgE 介导的食物诱发性荨麻疹的患者在未来可能会出现更严重的反应。
- 一旦诊断为食物过敏，唯一有效的干预疗法是严格限制致敏食物的摄入。在建议患者安全食用前，应评估有交叉反应的食物。

前言

对食物的不良反应可以被认为是荨麻疹性疾病(urticarial diseases)的潜在原因。众所周知，IgE 介导的食物过敏在急性荨麻疹中扮演着重要角色，包括运动诱发的荨麻疹和接触性荨麻疹。食物过敏可以定义为接触某种食物后重复出现的免疫不良反应，它区别于其他食物不良反应，比如食物不耐受、食物的药理学反应、食物的毒素介导反应。由于食物蛋白、肠道、免疫系统和靶器官之间复杂的相互作用，食物摄入后的过敏反应可能会导致不同表现。尽管食物最开始接触的是胃肠道黏膜，但过敏表现常发生于胃肠道之外，表现为影响单个或多个靶器官的症状或疾病。应用双盲安慰剂对照食物激发试验的研究也证实，在食物过敏反应中各种器官系统受到了影响。最近的一些食物激发试验的系列研究显示，皮肤经常受到影响。食物过敏会导致许多不同的皮肤表现。这些疾病大多是由与肥大细胞上的高亲和力 IgE 受体结合的食物特异性 IgE 介导的。摄入食物后，典型皮肤反应是急性荨麻疹和血管性水肿，它们是食物过敏引起的全身性症状和紊乱的临床实例。此外，严重过敏反应常见的表现为荨麻疹和血管性水肿，并伴有其他症状，如呼吸道损害、低血压或相关症状和持续的胃肠道症状。荨麻疹也可发生于摄入特定食物之后，或进食并运动后。食物依赖运动诱发的荨麻疹或严重过敏反应的临床综合征特征是患者在摄入食物过敏原后，在运动过程中(或运动后不久)发病。

临床案例 1

一名 18 岁的男性来到急诊室就诊，他在慢跑 30 min 后出现瘙痒、弥漫性荨麻疹、眼睑血管性水肿、恶心、呕吐、全身不适和低血压。他在运动前 3 h 吃了 2 个苹果。他没有服用任何药物。皮肤点刺试验结果阳性(风团直径平均为 7 mm)。苹果的血清特异性 IgE 检测也显示阳性(1.95 kU/L)。食用 2 个苹果的开放性食物激发试验(不伴有随后运动)结果阴性。运动激发试验(之前不摄入苹果)结果阴性。鉴于临床病史的强有力证据和严重过敏反应的潜在风险,该患者没有在摄入苹果后进行运动激发试验。他被建议在摄入苹果和运动之间间隔 4 h。此后他没有报告新的症状。

急性荨麻疹和血管性水肿可能是与食物直接接触引起局部反应的结果,当接触因烹饪或煮沸食物而产生的粉尘、蒸气、雾化蛋白质时,也会导致急性荨麻疹或血管性水肿。这些症状会发生于家中、餐厅或工作场所。

临床案例 2

一名 38 岁的男性报告称,他从童年时期开始,在进入海鲜餐厅几分钟后或家中烹饪贝类食品时,经常出现瘙痒、弥漫性荨麻疹、眼睑及唇部肿胀、面部红斑、吞咽困难、喘息、呼吸困难。当出现这些症状时,他经常会去急诊室接受治疗。他表示,他曾在吃了一只虾后几分钟内便出现了嘴唇肿胀、口咽瘙痒和呼吸困难。他对摄入鱼类耐受。虾的皮肤点刺试验和血清特异性 IgE 检测(CAP-FEIA)结果阳性(风团直径平均 7 mm,25.7 kU/L)。从最后一次出现症状开始,他从未进入过任何海鲜餐厅,家中也不再储备贝类食物。医生建议他避免摄入贝类和一切含贝类的食物(例如贝类酱汁和肉汤),避免进入烹煮贝类食物的地方,在外吃饭时要随身携带肾上腺素,在不慎接触或摄入贝类食物时要自行注射。

临床案例 3

一名 29 岁的女性在一家海鲜餐厅当了 2 年厨师。被转诊的 2 个月前,她自诉在烹煮贝类食物(如虾、鱿鱼、蛤或蚌)时,会出现眼睛红斑、瘙痒、面部红斑、荨麻疹、咳嗽、呼吸困难等症状。当她处理这些食物时,不管是生的还是熟的,她的手和胳膊都会出现瘙痒和荨麻疹。患者自诉,在摄入两只虾的几分钟后,她出现眼睛红斑、口咽瘙痒和咳嗽。从那以后,她一直避免摄入贝类食物。用患者带来的生的和熟的贝类食物进行皮肤点刺试验结果阳性,结果分别为(风团平均直径(mm):生的/熟的)虾(12.5/10)、鱿鱼(15/9)、蛤(8.5/7)、蚌(9/8.5)。虾、鱿鱼、蛤、蚌的血清特异性 IgE 检测结果阳性,分别为 29.1 kU/L、3.29 kU/L、15.3 kU/L 和 17.2 kU/L。该患者被诊断为对贝类食物(甲壳动物和软体动物:头足类和双壳类)过敏。医生强烈建议她更换工作,或者尽量避免接触和摄入贝类或任何含贝类的食物,如贝类酱汁和肉汤,同时建议她避免进入烹煮贝类食物的场所,在外吃饭时要随身携带肾上腺素,在不慎接触或摄入贝类食物时要自行注射。

免疫性(过敏性)接触性荨麻疹是速发型超敏反应,主要由组胺介导,可能与系统性及可能危及生命的严重过敏反应相关。食物引发的免疫性接触性荨麻疹偶尔也会影响到处理食物的人,并可能与蛋白质接触性皮炎的发展有关。

慢性荨麻疹被定义为持续发作的风团或血管性水肿,每天或几乎每天发作,持续六周或更长的时间,常被患者认为是食物诱发的。然而,双盲安慰剂对照食物激发试验证实,慢性荨麻疹患者没有报告食物相关反应。

流行病学

普遍认为,急性荨麻疹和血管性水肿是食物过敏常见的症状,尽管这些反应的确切患病率未知。Bindslev-Jensen 和 Osterballe 评估的一些临床研究显示,被确诊为食物过敏的患者中,预计 14% 的患者做食物激发试验时会出现荨麻疹样反应。基于人群的研究可支持食物诱发性荨麻疹患病率的一些观点,其中包括食物激发试验。最近一项针对土耳其 6~9 岁城市小学生的研究估计,食物诱发性荨麻疹的患病率为 0.6%,尽管实际的食物过敏患病率为 0.8%。至于急诊室食物诱发性荨麻疹和血管性水肿的发生率,最近一项为期 2 个月的试点项目调查分析了美国国家电子监控系统中 34 个中心的食物过敏及严重过敏反应事件。包括儿童和成人在内,共有 141 条医疗记录报告了食物过敏引发的症状,大多数与皮肤相关。荨麻疹和血管性水肿较常见，荨麻疹占 38%；面部水肿（脸、舌、眼、口腔）占 48%；全身性水肿占 4%；喉头水肿（咽喉悬雍垂肿胀）占 15%。

大多数食物诱发接触性荨麻疹案例发生于工作场所。实际上，在芬兰，面包师等食品加工者属于常受职业接触性荨麻疹影响的人群。同样，在澳大利亚的皮肤病患者中，食物被认为是引起职业接触性荨麻疹的第二大原因，仅次于天然乳胶。

吸入食物过敏原也会引起过敏反应，典型症状包括呼吸系统症状，如鼻结膜炎和哮喘，尤其是在工作场所中。除此之外，一些调查报告称，接触烹饪食物（比如鱼和豆类）产生的油烟或蒸气后，会导致急性荨麻疹样过敏反应。

在食物依赖运动诱发性严重过敏反应中，荨麻疹/血管性水肿是常见的症状。韩国一家国立医院的调查显示，138 例出现过敏反应的患者中 13.2% 的患者出现了这种症状。荨麻疹（82%）和血管性水肿（70%）是常见的症状，荞麦是最常见的致敏食物。针对初中生进行的一项流行病学调查显示，食物依赖运动诱发性严重过敏反应的发病率为 0.017%，所有患者均出现了荨麻疹样症状，在之后的食物激发试验中也有同样的结果；较常见的致敏食物是甲壳动物和小麦。在一项针对运动诱发的严重过敏反应的 10 年随访调查中，三分之一的患者报告称由食物激发；荨麻疹、瘙痒和血管性水肿占所有症状的 80% 以上，贝类、番茄、葡萄酒是常见的致敏食物。

发病机制

荨麻疹/血管性水肿中最重要的效应细胞是真皮和黏膜组织中的肥大细胞。该细胞上表达的高亲和力 IgE 受体与 IgE 的恒定区 C3 结合。食物过敏原无论是通过皮肤接触还是吸入，都会与患者肥大细胞上的 IgE 发生反应，并在再次接触抗原时引发反应。这导致肥大细胞脱颗粒，以及随后释放生物活性介质。由预合成颗粒释放的组胺是荨麻疹和血管性水肿的主要介质。它会引起血管舒张和血管通透性增加，临床上出现风团。由 C 型皮肤纤维释放的神经肽 P 物质引起的轴突反射增大了反应程度。P 物质还会进一步刺激肥大细胞、促进组胺的释放。其他膜衍生介质如前列腺素和白三烯也相继释放，分别促进血管舒张和增加微血管通透性，所有这些都可使液体渗漏到表面组织中。在食物依赖运动诱发性严重过敏反应的例子中，运动会促使致敏食物过敏原的肠内吸收，或对肥大细胞本身产生影响。这种现象可在食物运动激发试验患者的血清中检测到，而无法在单独的食物激发试验或运动激发试验中检测到。阿司匹林被认为是食物依赖运动诱发性严重过敏反应的激发因素，据推测，它可能会上调肠道对抗原的吸收，或促进组胺的释放。

对 108 例急性、慢性、物理性荨麻疹患者进行皮肤活检，结果显示真皮水肿、淋巴管和毛细血管扩张。在所有患者的病灶皮肤上观察到了炎性浸润，以及中性粒细胞和嗜酸性粒细胞的明显增多。在患者的病灶皮肤甚至是非病灶皮肤的上、下真皮层中，肥大细胞的数量较多。这一事实，以及与皮肤肥大细胞结合的食物特异性 IgE 水平的增高，可以解释食物摄入时荨麻疹和血管性水肿的高发生率。在胃肠道黏膜中吸收和处理的血源性食物过敏原将到达处于致敏状态、肥大细胞积聚的皮肤，当致敏细胞再次接触过敏原时就会发生反应。

临床表现

荨麻疹或血管性水肿可能发生于摄入致敏食物后的数分钟到 2 h 内。荨麻疹病变在瘙痒之前或与瘙痒同时出现，非常易于识别。风团会伴有强烈的瘙痒，涉及皮肤所有区域；风团可能出现在某一部位，并在数分钟或数小时内在另一部位消退。风团形状多样，直径从几毫米到几厘米不等。它们可能合并形成边缘隆起的巨大风团。单个风团不会存在超过 24 h。瘙痒是检验标准，遍布全身皮肤，并在抓挠后恶化。手掌和脚掌的瘙痒通常不伴有风团，可能在弥散性荨麻疹发生之前发生，或与其一起出现。有时这是进一步发生严重症状的警告信号。血管性水肿通常不伴有瘙痒;相反,患者通常描述为烧灼感或刺痛感。它可能会出现在皮肤或黏膜表面的任何地方。如果咽喉水肿或舌肿引起气道阻塞,那么血管性水肿就可能是一种危及生命的症状。

儿童中较常见的致敏食物是鸡蛋、牛奶、花生和坚果,成人中较常见的致敏食物是鱼、贝类、坚果和花生。但是,不同食物过敏的发生率依地理区域而异。一项针对1537名德国成人的调查显示,20%的人有食物过敏的症状,有皮肤反应的比例是8.7%;较常见的致敏食物是水果和药草、香料。法国一项针对一般人群的研究显示,荨麻疹和血管性水肿是较常见的由食物引发的症状;较常见的致敏食物是蔷薇科水果、蔬菜、牛奶、甲壳动物、与乳胶有交叉反应的水果、鸡蛋、坚果、花生。土耳其一项针对地中海成年人群的研究显示,蔬菜、鸡蛋、水果是引起荨麻疹和血管性水肿较常见的食物。

食物诱发的接触性荨麻疹可能会在接触后的数分钟至1 h内发生,出现局部风团和红疹,常常伴有瘙痒,患者自我报告有麻刺感或灼热感。这种反应可以是局部的,但也可能发展为弥散性荨麻疹或出现全身性症状,即接触性荨麻疹综合征。食品加工者也可能出现局部IgE介导的湿疹反应,即蛋白质接触性皮炎,这种反应可与接触性荨麻疹共同存在;不仅手受到影响,手腕、手臂也会受到影响。致敏蛋白被分为四类,前三类包含了多种食物,如水果、蔬菜、香料、植物、木料、动物蛋白、谷物以及酶类。事实上,任何涉及食品加工的工作都存在发生食物诱发的接触性荨麻疹或蛋白质接触性皮炎的风险,如家庭主妇、厨师、食品加工者、蘑菇种植者、面包师、糖果工、屠夫、兽医等。

在食物过敏患者中,荨麻疹和血管性水肿可能会作为独立症状,在吸入烹调油烟或雾化食物颗粒的数分钟后发生,伴有喘息或发展为全身性严重过敏反应。

食物依赖运动诱发性严重过敏反应的临床症状通常在运动10 min后及进食2 h后发生。全身性荨麻疹、血管性水肿和红斑是首发临床表现,通常伴有呼吸系统症状和全身性症状,可演变为全身性严重过敏反应。

诊断

与食物的其他不良反应一样,诊断食物诱发性荨麻疹/血管性水肿主要的工具包括详细的临床病史、饮食日记、体格检查、皮肤试验、食物特异性IgE抗体的血清试验、饮食规避试验、口服食物激发试验。摄入食物后,如果症状在摄入后几分钟到2 h内出现,患者通常会识别出有问题的食物,特别是当他们不止一次出现这些特征时。需要注意的是,如果摄入食物后超过3 h出现症状并持续数日,则食物与症状存在因果关系的可能性不大。患者可能会自诉每天或大部分时间出现症状。这时,患者通常会将荨麻疹与特定食物联系起来;应该询问患者其荨麻疹是否在每一次摄入该食物后出现;如果不是这种情况,就可以排除这种因果关系,除非被怀疑的食物可能含有或不含有隐匿过敏原或污染物,例如有些(并不是所有)番茄酱中含有芥末、有些强化面食中含有羽扇豆、鲭亚目鱼中毒、海鲜中加有茴香等。为了找到食物与症状间的一致关系,患者需要坚持写症状日记,该日记内容包括症状发生的频率、发生时间、持续时间、严重程度,以及症状发生前所摄入的食物。如果一餐饭由几种食物组成,所有的食物都应该被仔细列出来,并质疑患者对任何一种食物的耐受性。如果一种食物不包含隐匿过敏原或污染物,如新鲜水果、肉、鸡蛋,该食物就应被排除在怀疑列表之外。如果怀疑经加工过的食品,应要求患者携带食品标签前来。

耳颞综合征是一种偶尔被误诊为食物过敏的疾病。其症状包括咀嚼或进食后立即在面部区域出现非瘙痒性潮红或出汗,发病区域包括耳廓颞神经支配的面颊或下颌,可能会因局部创伤而受损,如产钳助产、病毒感染或手术。症状通常在单侧出现,尽管也有一些双侧出现的例子。

如果症状出现于皮肤接触食物之后,患者通常会识别出致敏食物。应该记录过敏反应发生的时间和当时的情况,尤其是在加工许多不同食品的工作场所。要调查清楚是否存在以下关系:在工作场所病情就会恶化,而离开工作场所之后病情就会改善。

对于摄入特定食物或餐后运动引发的荨麻疹,需要弄清楚该特定食物或其他食物摄入是否在不运动时耐受，以及食物摄入、运动、症状出现的时间间隔，症状通常在开始运动后的几分钟内出现。需要记录发展为严重过敏反应的全身性症状。应该询问患者是否在运动前同时服用了药物，尤其是阿司匹林和其他抗炎药。食物依赖运动诱发性严重过敏反应的荨麻疹样病变应该与胆碱能性荨麻疹区分开，后者表现为针头大小的风团；因此，应该询问自述为食物依赖运动诱发性严重过敏反应的患者是否有皮肤病变的特征。此外，胆碱能性荨麻疹的促发因素是人体核心温度的升高、出汗、压力。辛辣食物可能会增加出汗，并引发胆碱能性荨麻疹；因此，需要通过辅助诊断工具区分患者的这种症状与真正的食物过敏，必要时进行皮肤试验和口服食物激发试验。

应该询问患者的病变特征：发病部位、单个病变的持续时间、是否伴有瘙痒或疼痛、是否伴有持续时间超过 24 h 的风团。还应该询问相关的血管性水肿。比较有用的方法之一是向患者展示荨麻疹和血管性水肿的照片，并询问他们的荨麻疹和肿胀是否与之类似。还需要做一个比较全面的体格检查。可通过轻刮患者皮肤判断是否有划痕症，若为阳性，皮肤局部将在 10 min 内出现风团。出现荨麻疹的部位因搔抓留下的条形损伤可能持续超过 24 h。应该关注所有持续时间超过 24 h、并伴有疼痛或淤点淤斑的单个风团，并且应该进行皮肤活检，因为它可能是血管炎性荨麻疹。还应对被怀疑为血管炎（发热、不适和关节痛）的非典型荨麻疹患者进行皮肤活检。在这种情况下，主要的病理学结果将是白细胞破裂（也就是中性粒细胞破碎，渗透液中出现核尘）、红细胞外渗，以及内皮细胞的纤维蛋白样变性。真正的荨麻疹中没有发现这种现象。

皮肤点刺试验是检测摄入可疑食物致敏（抗体存在）最有用的方法，但它并不能诊断临床反应是否发生。不过，这可用于排除食物过敏导致的荨麻疹/血管性水肿，准确率达 95%。一个非常有用的方法是通过点对点流程进行皮肤试验，效果比使用市售提取物更好，尤其是新鲜水果和蔬菜，因为这些食物中的不稳定过敏蛋白可能会在提取过程中丢失。血清特异性 IgE 的体外测定具有相似的灵敏度和特异度。皮肤点刺试验出现风团面积的增大，或体外测定中食物特异性 IgE 浓度的增加，可能与一些食物的临床反应有关。但是，这些检测手段的价值取决于不同的年龄组、不同的食物，以及不同的体内、体外技术。重要的是，不推荐进行体内和体外的食物过敏试验，因为有些食物存在交叉反应，因此可能出现许多与临床无关的阳性结果。

如上所述，症状日记可用于寻找食物摄入与荨麻疹之间的时间关系，如果症状在食物摄入后超过 2 h 出现或持续数天，则可以排除这种相关性。

帮助患者排除日常或持续出现的荨麻疹/血管性水肿与食物过敏间的关系，最好的方法可能是规避饮食。患者可能会拼命地试图将一种或多种特定食物与过敏联系起来。

怀疑多种食物时，运用天然食物进行开放性口服食物激发试验是有用的。如果仅食用了一种食物，但没有明确的时间关系，或症状出现时没有得到医生评估，也应该进行口服食物激发试验。如果这种食物是可耐受的，则可以排除这种致敏关系。如果患者在开放性口服食物激发试验中有症状出现，则应该进行双盲安慰剂对照食物激发试验。如果结果呈阴性，则还需要进行最终的开放性口服食物激发试验，即使用与上次出现症状时的量与加工过程相似的食物来进行试验。

食物接触性荨麻疹的诊断可通过使用市售提取物进行皮肤点刺试验，或使用新鲜食物进行点对点和开放性斑贴试验来确诊，在使用点刺液后 15～30 min 内评估局部风团的外观。还可使用其他局部食物应用技术，如室刺试验（chamber prick test）、划痕试验，以及将 0.1 mL 的试验用物铺在 3 cm×3 cm 的皮肤区域上的开放性试验。理论上，皮肤点刺试验引发严重过敏反应的风险是最低的，因为只有少量过敏原被诱导于皮肤上。如果患者报告可疑食物在外皮引起症状，则应仔细权衡其他类型局部食物应用技术引发严重过敏反应的风险。检测血清特异性 IgE 也是一种有用的诊断方法，尤其是在那些发生严重接触性荨麻疹综合征的病例中。

当患者自诉在摄入食物和运动之后偶尔出现严重过敏反应时，可以进行激发试验，尤其在不确定是哪种食物时。应该进行不伴有随后运动的口服食物激发试验。如果试验结果呈阳性，则排除食物依赖运动诱发性严重过敏反应。如果试验结果呈阴性，应该在口服食物激发试验之后进行运动，以进一步确诊致敏食物。这个过程应该在严格的医疗监护条件下进行，监测血压、脉搏，开放静脉通道。30% 的患者行该试验时出现阴性结果，原因可能是不同的温度、湿度、运动类型、食物的量及其他情况。

治疗

食物过敏一旦被确诊,唯一有效的方法是严格限制摄入致敏食物,以及其他以该食物为成分或隐匿过敏原的食物。在确定了特定食物的致敏性后,识别其他食物中的交叉过敏就显得非常重要。因为豆类、谷物、鸡蛋-鸡、牛奶-熟牛肉间的交叉过敏反应发生率很低,所以并不建议限制摄入单种食物所在的整个食物类别。对于对坚果或贝类食物过敏的患者,建议避免摄入整个食物类别。对于水果,仅规避引起反应的水果,并且在发生反应后未进食过与之有关的其他水果,则可能忽略掉潜在的交叉反应风险,因此,在建议患者安全食用水果之前,应通过口服食物激发试验检测同族其他水果或抗原相关性水果。

应告知患者及家属意外摄入致敏食物的风险,尤其是当某种致敏食物无处不在时;应指导他们正确阅读和理解可能会被误解的标签。对于对特定食物过敏的患者来说,"可能含有"应该理解为"含有"。对于煮沸食用的食物,比如豆类或甲壳动物,应避免食用烹煮这些食物的汤。应告知患者和家属在学校、餐厅、超市等地方不经意摄入致敏食物的风险。

患者在接触致敏食物后可能会出现严重过敏反应,哪怕先前的症状多出现于皮肤,不伴有相关全身性症状。之后接触诱发的症状可能开始于荨麻疹或血管性水肿,进而发展为全身性症状;因此,应给患者提供自我注射式肾上腺素并指导使用方法,以预防出现比荨麻疹/血管性水肿更严重的症状,比如发音困难、吞咽困难、恶心、呕吐、腹痛、呼吸困难或者晕厥。肾上腺素应该在严重过敏反应的早期使用。此外,如果患者的症状发展为全身性症状,应立即寻求适当的医疗护理。

被诊断为食物诱发接触性荨麻疹的患者应该避免摄入会诱发相关症状的食物或产品。如果是因生食(比如鱼或土豆)而产生接触性荨麻疹的患者,可能会对煮熟的食物耐受。化妆品配方中可能含有会引发反应的食物提取物,因此,应该仔细阅读化妆品标签。对乳胶有接触性反应的患者,如果他们在发生乳胶过敏反应后没有食用与乳胶有交叉反应的食物并耐受的话,应该对这些食物的耐受性进行检测,包括皮肤试验、血清特异性IgE评估和口服食物激发试验。如果是接触性荨麻疹综合征的患者,可能需要自我注射式肾上腺素及医疗护理。

因吸入烹调油烟或生鱼气味出现症状的患者,应该避免在家里烹饪或加工食物,并避免进入鱼市场。应根据患者症状的严重性,指导他们携带自我注射式肾上腺素。

食物依赖运动诱发性严重过敏反应患者应该避免运动,即使是那些比曾引发症状的运动更加温和的运动,也要在食用致敏食物4~5 h后进行。有危及生命反应病史的患者应该一直携带自我注射式肾上腺素。

总的来说,荨麻疹/血管性水肿被认为是食物过敏常见的症状之一,尽管其准确的患病率尚不清楚。在IgE介导的荨麻疹/血管性水肿中,最重要的效应细胞是肥大细胞。荨麻疹/血管性水肿不仅会因摄入食物发生,还会因皮肤接触食物发生;这种情况下,过敏反应可能是局部的,也可能发展为全身性严重过敏反应。由吸入雾化食物颗粒(包括油烟或生食)诱发的荨麻疹可发生于集市、餐厅和工作场所。荨麻疹/血管性水肿还会在摄入食物并运动之后发生,这是严重过敏反应的第一个迹象。食物诱发性荨麻疹/血管性水肿的诊断必须包括一份仔细全面的临床病史,选择适当的诊断方法,具体取决于患者报告的不同临床特征。要避免摄入致敏食物。在建议患者放心食用之前,应调查清楚有交叉反应的食物。

参 考 文 献

[1] Sicherer SH. Determinants of systemic manifestations of food allergy. J Allergy Clin Immunol 2000; 106(5 Suppl):S251-7.

[2] Morita E, Kunie K, Matsuo H. Food-dependent exercise-induced anaphylaxis. J Dermatol Sci 2007;47 (2):109-17.

[3] Killig C, Werfel T. Contact reactions to food. Curr Allergy Asthma Rep 2008;8(3):209-14.

[4] Zuberbier T, Balke M, Worm M, et al. Epidemiology of urticaria: a representative cross-sectional population survey. Clin Exp Dermatol 2010 Dec;35(8):869-73.

[5] Bindslev-Jensen C, Osterballe M. Other IgE-and non IgE-mediated reactions of the skin. In: Metcalfe DD, Sampson HA, Simon RA, editors. Food Allergy. Adverse Reactions To Foods And Food Additives. 4th ed. Blackwell Publishing Ltd;2008. pp. 124-32.

[6] Orhan F, Karakas T, Cakir M, et al. Prevalence of immunoglobulin E-mediated food allergy in 6-9-year-old urban schoolchildren in the eastern Black Sea region of Turkey. Clin Exp Allergy 2009;39:1027-35.

[7] Ross MP, Ferguson M, Street D, et al. Analysis of food-allergic and anaphylactic events in the National Electronic Injury Surveillance System. J Allergy Clin Immunol 2008;121:166-71.

[8] Kanerva L, Toikkanen J, Jolanki R, et al. Statistical data on occupational contact urticaria. Contact Dermatitis 1996;35:229-33.

[9] Williams JD, Lee AY, Matheson MC, et al. Occupational contact urticaria: Australian data. Br J Dermatol 2008;159:125-31.

[10] Crespo JF, Pascual C, Dominguez C, et al. Allergic reactions associated with airborne fish particles in IgE-mediated fish hypersensitive patients. Allergy 1995;50:257-61.

[11] Martínez Alonso JC, Callejo Melgosa A, Fuentes Gonzalo MJ, et al. Angioedema induced by inhalation of vapours from cooked white bean in a child. Allergol Immunopathol(Madr)2005;33(4):228-30.

[12] Yang MS, Lee SH, Kim TW, et al. Epidemiologic and clinical features of anaphylaxis in Korea. Ann Allergy Asthma Immunol 2008;100:31-6.

[13] Aihara Y, Takahashi Y, Kotoyori T, et al. Frequency of food-dependent, exercise-induced anaphylaxis in Japanese junior-high-school students. J Allergy Clin Immunol 2001;108:1035-9.

[14] Shadick NA, Liang MH, Partridge AJ, et al. The natural history of exercise-induced anaphylaxis: survey results from a 10-year follow-up study. J Allergy Clin Immunol 1999;104:123-7.

[15] Matsuo H, Morimoto K, Akaki T, et al. Exercise and aspirin increase levels of circulating gliadin peptides in patients with wheat-dependent exercise-induced anaphylaxis. Clin Exp Allergy 2005;35:461-6.

[16] Haas N, Toppe E, Henz BM. Microscopic morphology of different types of urticaria. Arch Dermatol 1998;134:41-6.

[17] Schäfer T, Böhler E, Ruhdorfer S, et al. Epidemiology of food allergy/food intolerance in adults: associations with other manifestations of atopy. Allergy 2001;56:1172-9.

[18] Kanny G, Moneret-Vautrin DA, Flabbee J, et al. Population study of food allergy in France. J Allergy Clin Immunol 2001;108:133-40.

[19] Gelincik A, Büyüköztürk S, Gül H, et al. Confirmed prevalence of food allergy and non-allergic food hypersensitivity in a Mediterranean population. Clin Exp Allergy 2008;38(8):1333-41.

[20] Bourrain JL. Occupational contact urticaria. Clin Rev Allergy Immunol 2006 Feb;30(1):39-46.

[21] Taylor AV, Swanson MC, Jones RT, et al. Detection and quantitation of raw fish aeroallergens from an open-air fish market. J Allergy Clin Immunol 1999;166-9.

[22] Guidelines for the Diagnosis and Management of Food Allergy in the United States. Report of the NIAID-Sponsored Expert Panel. J Allergy Clin Immunol 2010;126:S1-58.

[23] Sicherer SH, Sampson HA. Auriculotemporal syndrome: a masquerader of food allergy. J Allergy Clin Immunol 1996;97:851.

[24] Sampson HA. Food allergy. Accurately identifying clinical reactivity. Allergy 2005;60(Suppl 79):19-24.

[25] Romano A, Di Fonso M, Giuffreda F, et al. Diagnostic work-up for food-dependent, exercise-induced anaphylaxis. Allergy 1995;50:817-24.

[26] Sicherer SH. Clinical implications of cross-reactive food allergens. J Allergy Clin Immunol 2001 Dec;108(6):881-90.

[27] Rodriguez J, Crespo JF. Clinical features of cross reactivity of food allergy caused by fruits. Curr Opin Allergy Clin Immunol 2002;2:233-8.

第七章 花粉-食物综合征

Antonella Muraro

Cristiana Alonzi

引言

　　花粉-食物综合征(pollen-food syndrome)是描述吸入花粉过敏原与摄入特定水果、蔬菜、香料所引起的过敏症状关系的术语。虽然 Albeit 早在 1948 年就描述过这一症状,但由于近年来吸入性过敏的患病率不断增长,这种过敏在最近几十年里引发了特别关注。到目前为止,几种相关的临床综合征已得到描述,比如桦树-水果综合征、芹菜-艾蒿-香料综合征,以及与花粉-食物综合征有同样的分子背景的乳胶-水果综合征。Ⅱ类食物过敏用于描述某些食物的敏感度与气传过敏原的关系。实际上,可根据临床表现、过敏原形式和潜在的免疫机制来区分两种不同形式的免疫球蛋白(Ig)E 介导的食物过敏(Ⅰ类和Ⅱ类);在Ⅰ类食物过敏中,致敏过程被认为发生于胃肠道。Ⅰ类食物过敏主要影响幼儿,并可能是特应性综合征的症状。较重要的过敏原是牛奶、鸡蛋、大豆。本章讨论的第二种类型(Ⅱ类)食物过敏在生命后期形成,并被认为是对吸入性过敏原致敏的结果。这种食物过敏的基础是免疫交叉反应,这是由于食物与花粉过敏原具有高度的氨基酸序列同一性和结构同源性(即使是植物学上不相关的植物)。它们经常被称为不完全性食物过敏原和非致敏诱导物。通常,并不是总能清楚地区分Ⅰ类和Ⅱ类食物过敏原。脂质转移蛋白(LTP)有很强的热稳定性、对胃蛋白酶消化的抗性,使它成为强效的Ⅰ类食物过敏原,而据报道,在携带针对艾蒿和桃子脂质转移蛋白的 IgE 的患者中,花粉脂质转移蛋白为主要过敏原,这表明脂质转移蛋白也参与Ⅱ类食物过敏。

　　这些植物蛋白通常被称为泛过敏原,因为它们广泛分布于整个"植物王国",并且参与不相关植物物种间广泛的 IgE 交叉过敏反应。一些植物蛋白家族已被证实参与花粉-食物综合征,其中包括抑制蛋白、病程相关蛋白(PRs)、脂质转移蛋白。植物演化史上关系遥远的物种之间甚至也可能发生交叉反应,比如桦树和猕猴桃。在大多数情况下,口腔过敏综合征(OAS)是突出的临床症状,但反应的严重程度范围广,从轻度局限症状到涉及远端器官的相关全身性症状,甚至会致命。反应的严重程度取决于多种因素,包括过敏原类型、摄入的量、胃肠道系统的消化和摄取,以及个体辅助因子(如伴随病毒感染、体力消耗、酒精或药物摄入)。高分子、对热稳定的过敏原似乎会引起更严重的反应,如脂质转移蛋白。

　　通过不同来源获得的过敏原组越来越多,因此我们能够详细分析个体患者的致敏特征,这也就是所谓的"组分诊断"(CRD)。组分诊断的基本原理是建立特异性 IgE(通过测量单个过敏原组分或其中一部分)与临床过敏性疾病相关方面的联系。

流行病学

　　花粉-食物综合征是成人和青少年食物过敏最常见的原因。

　　大多数植物性食物的过敏反应与几种花粉过敏原密切相关。在发达国家,15%~20%的人对花粉过敏,50%~93%对桦树花粉过敏的患者对花粉相关食物产生 IgE 介导的反应。根据这些数据,可以估计水果、坚果、蔬菜过敏的患病率超过 1%。在欧洲,绝大多数针对水果的花粉相关性反应都与桦树和榛树花粉过敏有关。在少数对草花粉过敏的个体中，也发现了对某些食物（如苹果、桃子、番茄或花生）的交叉过敏反应。对艾蒿花粉过敏但对桦树花粉不过敏的患者，可能会对与桦树花粉相关的一些食物（如芹菜、胡萝卜、香料）过敏，但有研究表明这种现象很少见。Enrique 等指出，车前草花粉病与植物性食物过敏存在相关性，50% 对花粉过敏的患者至少对一种植物过敏。较常见的食物是榛子、水果（如桃子、苹果、甜瓜、猕猴桃）、花生、玉米、鹰嘴豆和一些蔬菜（如生菜和青豆）。很少有与墙草属和木樨科植物相关的特定食物过敏的报道，尽管在地中海地区这些花粉常诱发过敏。Liccardi 等描述了开心果致敏与墙草属过敏的关系。2002 年，Florido Lopez 及其同事对 40 例有油橄榄花粉症并对植物性食物有不良反应的患者进行了评估（其中 21 例有口腔过敏综合征，19 例有严重过敏反应），所有患者对一种或多种油橄榄过敏原的皮肤点刺试验结果呈阳性。在有严重过敏反应的患者中，Ole e 7（油橄榄花粉中的一种脂质转移蛋白）致敏更常见，而 Ole e 2（一种抑制蛋白）致敏多见于口腔过敏综合征患者。有报道称，豚草 Amb a 4 致敏（与艾蒿的主要过敏原 Art v 1 同源），会引发葫芦科植物（西瓜、哈密瓜、甜瓜、小西葫芦、黄瓜）和香蕉的食物交叉反应。到目前为止，交叉反应过敏原还没有得到具有特征性的描述。但是，泛过敏原抑制蛋白或糖苷过敏原或脂质转移蛋白似乎与豚草-甜瓜-香蕉联合体的临床表现存在相关性。尽管症状一般很轻微，但也有发生严重过敏反应的患者。

临床表现

口腔过敏综合征

食物过敏最常见的症状即所谓的口腔过敏综合征（OAS），成人中尤其如此。这已在榛子、苹果、樱桃过敏的双盲安慰剂对照食物激发试验中被证实。

口腔过敏综合征是一种以 IgE 介导的过敏症状为特征的病症，局限于口腔黏膜，表现为嘴唇、舌头、腭、咽部的瘙痒和血管性水肿。它会突然发作，可能与耳朵瘙痒和喉咙紧张感有关。症状通常在几分钟内出现，并在 1 h 内消退。虽然任何食物过敏原都可能引起患者口腔瘙痒，但典型的口腔过敏综合征与热不稳定、胃蛋白酶不稳定的植物蛋白在患者体内致敏有关，同时这些患者对花粉相关食物过敏。在这种情况下，花粉与蔬菜中的同源植物蛋白交叉反应是该综合征的基础。

大多数参与交叉反应的过敏原很容易被胃蛋白酶和热破坏，这也解释了为什么花粉相关食物过敏的症状常常较轻微，且大多数口腔过敏综合征患者摄入经烹煮或加热的致敏食物时没有症状出现。口腔过敏综合征也会被稳定的过敏原诱发，因此，一部分患有这种特定类型食物过敏的患者，有时可能会出现全身性甚至是危及生命的反应。

严重过敏反应

除了口腔过敏综合征外，花粉-食物过敏综合征常与严重的全身性反应相关。当花粉过敏原中最重要的一族——非特异性脂质转移蛋白（nsLTP）参与时，就会出现这种情况。患者在摄入食物后，可能会在数分钟内出现威胁生命的全身性过敏反应。

一项针对花粉过敏患者对芹菜和胡萝卜过敏的研究，根据病史报道称大约 50% 的患者发生了全身性反应，并且有高达 50% 的患者在激发试验时出现了全身性反应，即使双盲安慰剂对照食物激发试验使用了逐步吞吐方案且在达到反复引发症状的最低激发量时暂停。还有报道称，大豆 PR-10 蛋白家族中的 Gly m 4 会诱发严重过敏反应。严重过敏反应在艾蒿-桦树-芹菜综合征中较常见。

总之，这些研究表明，某些食物的花粉相关过敏可能比想象中的更严重。

胃肠道紊乱

胃肠道也可能为花粉症所累，花粉症会在肠道中引起 Th2 细胞介导的炎症反应，甚至可能导致嗜酸性粒细胞性食管炎，这种疾病的特征是无任何胃肠道黏膜异常，但出现嗜酸性粒细胞浸润以及鳞状上皮增生。已经证实，结肠镜 Bet v 1 激发试验可诱发桦树花粉过敏患者的肠道炎症反应。Magnusson 等总结道，在桦树花粉症及桦树-植物性食物综合征患者中，授粉季节的十二指肠活检显示，其嗜酸性粒细胞和肥大细胞浸润程度比其他时间要严重。

泛过敏原

Breiteneder 和 Ebner 的研究表明，能引起食物过敏的植物蛋白较少（表 7-1）。许多过敏原属于 cupin（种子储藏蛋白）或谷醇溶蛋白超家族（2S 白蛋白、α-淀粉酶抑制剂、非特异性脂质转移蛋白和谷物种子储藏谷醇溶蛋白）。病程相关蛋白是 14 种植物蛋白家族的总称，它们可抵抗病原体和不利环境。还有抑制蛋白，它们是与结构化代谢性植物蛋白不相关的蛋白质家族。其中一些蛋白质遍布植物界，并可能因此参与分类学上不相关的植物抗原间广泛的 IgE 交叉反应，这一现象在泛过敏原机制中有所描述。IgE 介导的交叉反应可能与临床表现相关，也可能不相关。临床体征受许多因素的影响，包括人体的免疫应答、接触过敏原及相关过敏原类型。蛋白质的结构特征是交叉反应的决定性因素，所以花粉-食物综合征的发展是初级和三级蛋白质在结构水平具有共同特征的结果。据称，序列同一性在 70% 以上的蛋白质通常会发生交叉反应，而序列同一性在 50% 以下的蛋白质很少发生交叉反应，尽管也有少数例外。影响花粉-食物综合征临床表现的其他因素包括过敏原浓度、过敏原在成熟期的差异表达，以及它们在烹饪中的稳定性。表 7-2 简要描述了参与花粉-食物过敏的交叉反应泛过敏原。

谷醇溶蛋白超家族

在所有会引起过敏的蛋白质家族中，谷醇溶蛋白超家族最为突出，其他蛋白质包括非特异性脂质转移蛋白家族、2S 白蛋白储存蛋白、谷物 α-淀粉酶/胰蛋白酶抑制剂及大豆疏水蛋白。谷醇溶蛋白是一组种子储藏蛋白，是谷物和其他禾本科植物的主要储存蛋白。它们对热处理和蛋白水解反应稳定，因为它们富含半胱氨酸。它们在 1999 年被首次描述。鉴于其临床相关性，它们一直是大量研究的对象。

脂质转移蛋白

脂质转移蛋白是谷醇溶蛋白超家族（PR-14）的成员，它们是小分子蛋白质（分子质量为 9~10 kD），大量存在于高等植物中（高达总可溶性蛋白的 4%）。脂质转移蛋白以 6~8 个半胱氨酸的保守模式为特征，形成 3~4 个二硫键。它们以其在细胞膜间传输脂质的能力而命名。已对 100 多种植物的非特异性脂质转移蛋白进行了测序。植物中脂质转移蛋白的氨基酸总数在 91~95 之间波动，并表现出强烈的结构同源性。然而，在哺乳动物和植物的脂质转移蛋白中没有发现序列同源性。

脂质转移蛋白是重要的食物过敏原，尤其在地中海地区。在北欧和中欧，水果过敏通常被描述为对（桦树）花粉同源过敏原敏感的交叉反应现象，患者通常会出现轻微的、局限于口腔的症状（口腔过敏综合征）。然而，地中海地区的患者也患有与花粉无关的水果过敏，并且经常出现全身性反应。非特异性脂质转移蛋白对热处理和蛋白水解具有很高的抗性，因此它们被认为是食物过敏真正的过敏原。未对花粉过敏的患者中也有脂质转移蛋白致敏的报道，这进一步证实了脂质转移蛋白可作为食物过敏原。脂质转移蛋白在 1992 年由 Lleonart 和他的团队发现，他们在桃皮上发现了后来被证实为非特异性脂质转移蛋白（最近被称为 Pru p

3)的小分子(分子质量约为 10 kD)过敏原。在过去的 15 年中,有研究显示,在蔷薇科的脂质转移蛋白中,以及与蔷薇科在植物学上无关的植物性食物的脂质转移蛋白间,存在交叉免疫反应。脂质转移蛋白作为食物过敏原的相关研究正在迅速增多。针对食物脂质转移蛋白的 IgE 导致的交叉反应程度不一,这也在乳胶和一些花粉中得到证实(比如 Par j 1 和 Par j 2(主要的墙草属过敏原)是脂质转移蛋白)。桃子似乎是这些具有致敏作用的过敏原的主要致敏食物(因为迄今为止,没有发现对脂质转移蛋白过敏但对桃子不敏感的患者)。同时,植物学上不相关的植物性食物的脂质转移蛋白的交叉反应,似乎取决于桃子中脂质转移蛋白的特异性 IgE 水平(如 I 类食物过敏)。这个发现受到质疑,因为在一些艾蒿花粉症患者中,艾蒿和桃子脂质转移蛋白的普遍抗原性主要归因于艾蒿花粉(即 II 类食物过敏)。

表 7-1 主要蔬菜食物过敏原的生物学分类。过敏原命名:Act c(猕猴桃),Ana o(腰果),Api g(芹菜),Ara h(花生),Ber e(巴西坚果),Bra r(油菜籽),Cas a(栗子),Cor a(榛子),Cuc m(甜瓜),Jug r(核桃),Lyc e(番茄),Mal d(苹果),Pers a(鳄梨),Pru av(樱桃),Pru p(桃子),Pyr c(梨),Sec c(黑麦),Ses i(芝麻),Tri a(小麦)。引自 Asero et al. Plant food allergies: a suggested approach to allergen-resolved diagnosis in the clinical practice by identifying easily available sensitization markers. Int Arch Allergy Immunol. 2005;138:1-11

主要的蔬菜食物过敏原	Cupin 超家族	2.2 豌豆球蛋白	Ara h 1,Ses l 3,Jug r 2,Ana o 1,Cor a 11
		豆球蛋白	Ara h 3~4,Jug r 4,Ana o 2,Cor a 9
	谷醇溶蛋白超家族	2S 白蛋白	Ara h 2~6-7,Jug r 1,Ana o 3,Ric c 1~3,Sin a 1,Bra j 1,Ber e 1
		非特异性脂质转移蛋白	Pru p 3,Jug r 3,Cor a 8,Mal d 3
		α-淀粉酶抑制剂	大米
		谷醇溶蛋白	Tri a 19,Sec c 20
	防御系统蛋白(I)	病程相关蛋白	PR-2(Hev b 2)
			PR-3(Hev b 6.02,Pers a 1,Cas s 5)
			PR-4(Bra r 2)
			PR-5(Pru av 2,Mal d 2,Cap a 1,Act c 2)
			PR-9(Tri a Bd)
			PR-10(Mal d 1,Api g 1)
			PR-14(LTP)
	防御系统蛋白(II)	巯基蛋白酶	木瓜蛋白酶类半胱氨酸蛋白酶(Act c 1) Gli (Gly credo)m Bd
			类枯草杆菌丝氨酸蛋白酶(Cuc m 1)
		蛋白酶抑制剂	Kunitz 类(大豆)
			α-淀粉酶抑制剂(谷物)
	结构化和代谢性蛋白	储藏蛋白	马铃薯块茎蛋白(Sola t 1)
		酶	苯基香豆满苄基醚还原酶(Pyr c 5)
			亲环素(胡萝卜)
			氧化酶(Api g 5)
			酶(大蒜)
		抑制蛋白	Api g 4,Mal d 4,Ara h 5

表 7-2 II 类食物过敏原。引自 Mothes N, Horak F, Valenta R. Transition from a botanical to a molecular classification in tree pollen allergy: implications for diagnosis and therapy. Int Arch Allergy Immunol. 2004;135;357-373

过敏原	分子质量/kD	家族	交叉反应	
			来源	分子
Bet v 1	17	PR-10	水果:	

续表

过敏原	分子质量/kD	家族	交叉反应	
			来源	分子
			苹果	Mal d 1
			樱桃	Pru av 1
			杏	Pru ar 1
			梨	Pyr c 1
			蔬菜：	
			芹菜	Api g 1
			胡萝卜	Dau c 1
			大豆	Gly m 4
			坚果：	
			榛子	Cor a 1
			花生	Ara h 8
			其他：	
			香菜	Pc PR 1
				Pc PR 2
			香料	
Bet v 2	14	抑制蛋白	水果：	
			樱桃	Pru av 4
			桃子	Pru p 4
			梨	Pyr c 4
			蔬菜：	
			芹菜	Api g 4
			番茄	Lyc e 1
			大豆	Gly m 3
			土豆	
			其他：	
			香料	Cap a 2
			乳胶	Hev b 8
脂质转移蛋白	9	PR-14	水果：	
			苹果	Mal d 3
			杏	Pru ar 3
			桃子	Pru p 3
			李子	Pru d 1
			其他：	
			玉米	Zea m 14
脂质转移蛋白	23~31	PR-5	水果：	
			苹果	Mal d 2
			樱桃	Pru av 2
			猕猴桃	Act c 2

临床案例 4

一名 10 岁的女孩在摄入桃子、胡萝卜、苹果、樱桃、番茄后主诉唇、嘴、口咽处出现刺痛和瘙痒。症状在食物摄入后 5 min 内出现,较轻微,并且在 15 min 内自动消退。患者从未有过消化道或呼吸道疾病,并已开始避免食用这些水果或蔬菜,不论生熟。患者从 4 岁起就患有鼻炎和哮喘,并且对草花粉、百慕大草、桦树和榛树花粉敏感。患者的体外特异性 IgE 检测结果如下:

番茄	8.0 kU/L
胡萝卜	29.9 kU/L
苹果	37.7 kU/L
桃子	47.3 kU/L
樱桃	25.5 kU/L
桦树	>100 kU/L
榛树	>100 kU/L
油橄榄	89.5 kU/L
草	>100 kU/L

新鲜水果和蔬菜的皮肤点刺试验结果显示,桃子、樱桃、胡萝卜试验结果呈阳性,但番茄结果呈阴性,风团/红斑以毫米为评估单位。

桃子	3/6	胡萝卜	5/10
樱桃	5/10	苹果	7/10
番茄	阴性		
组胺	4/20	阴性对照组	阴性

讨论

在花粉-食物综合征中,最重要的难题是辨别发生全身性反应的高风险患者。

鉴于这个女孩对桦树(>100 kU/L),以及属于蔷薇科的苹果、樱桃、桃子的检测结果呈阳性,重要之处在于调查 Bet v 1 和非特异性脂质转移蛋白的 IgE 抗体情况,以评估发生严重全身性反应的风险。

Bet v 1 是桦树花粉的主要过敏原,属于一组名为病程相关蛋白家族 10(PR-10)的植物蛋白,对热和蛋白酶敏感。Bet v 1 与局限于口腔的症状相关。

非特异性脂质转移蛋白是非常稳定的过敏原,在植物界中广泛存在。非特异性脂质转移蛋白的重要特性是对热和蛋白酶的强抵抗能力,它与严重的临床症状相关,比如荨麻疹/血管性水肿、哮喘、严重过敏反应。

组分诊断评估如下:

Bet v 1	>100 kU/L
桃子脂质转移蛋白(Pru p 3)	0.16 kU/L

结论

花粉和食物过敏的时间病程表明,致敏主要是由吸入花粉导致,并且会产生针对花粉抑制蛋白的交叉反应性 IgE。

鉴于这些结果,我们可以假设患者只会出现口腔症状(口腔过敏综合征)。

此外，该反应仅由新鲜水果诱发，而经处理的水果和蔬菜是可耐受的，比如商业果汁、桃子糖浆和经烹饪的食物。

病程相关蛋白

病程相关蛋白由 14 种植物蛋白家族构成。它们不是蛋白质超家族，它们是一组不相关的蛋白质家族，是植物防御系统的一部分。

与 Bet v 1 同源的蛋白

约 98% 对桦树花粉过敏的患者对主要过敏原 Bet v 1 敏感，这种过敏原为病程相关蛋白 PR-10，分子质量为 18 kD，在大量的植物性食物中已检测到与 Bet v 1 同源的蛋白质。Bet v 1 是 PR-10 家族中的一员。

大约 70% 对桦树花粉过敏的患者有花粉-食物综合征，并且对 Bet v 1 及其食物同源物有 IgE 交叉反应性。与 Bet v 1 有关的过敏原种群分布十分有限。只在桦树和山毛榉家族中发现了花粉过敏原，而食物过敏原却来自蔷薇科家族的多种水果（包括苹果、梨、桃子、樱桃、李子、杏和杏仁）、伞形科的多种蔬菜（包括芹菜、胡萝卜、茴香和欧芹）以及豆科植物（花生和大豆）。Bet v 1 与苹果主要过敏原的交叉反应不仅出现在 B 细胞水平，还在 T 细胞水平出现。Bet v 1 还包含 Api g 1 的主要 T 细胞活化区，这证实了 Bet v 1 对芹菜主要过敏原的激发阶段有重要作用。榛子过敏原 Cor a 1.04 的表位与桦树花粉的 Bet v 1 相关性高，而与榛树花粉过敏原 Cor a 1 的相关性较低。几乎所有对桦树花粉过敏的患者对许多新鲜水果和蔬菜的皮肤点刺试验结果呈阳性，但其中仅有一部分人对食物过敏（一般是严重的过敏相关性呼吸系统症状，或表现出桦树花粉特异性 IgE 的高水平）。植物学上离蔷薇科较远的蔬菜尤其如此，比如伞形科植物。许多蔬菜的食物蛋白与 Bet v 1 同源（尤其是蔷薇科的水果），并且非常不稳定，很容易被加热、氧化、提取工序、胃蛋白酶消化破坏。在临床上，这使得患者对热处理食物和贩卖果汁有良好的耐受性，并且症状发生的严重程度很少超过口腔过敏综合征。并不是所有 Bet v 1 同源蛋白都具有相同的热或胃蛋白酶敏感性，但据报道，芹菜（Api g 1）和大豆（Gly m 4）过敏原会导致严重的全身性症状。

芹菜过敏在欧洲很常见，据报道其在瑞士是食物诱发的严重过敏反应的主要原因。加热并不会改变其致敏性。众所周知，桦树和艾蒿花粉与芹菜有交叉反应性，并且是致敏性过敏原。然而，芹菜过敏原中也包含 Api g 4 和 Api g 5，主要过敏原是 Api g 1，属于上文提及的 PR-10。和同族其他过敏原（比如 Bet v 1）不同，Api g 1 对热稳定的原因目前还未彻底明确。

2002 年，Kleine-Tebbe 等报道称，20 例桦树花粉症患者在开始摄入大豆蛋白后不久就出现了过敏症状，包括严重过敏性休克。他们的症状包括面部肿胀（17 例患者）、口腔过敏综合征（14 例患者）、呼吸困难（6 例患者）、荨麻疹（6 例患者）和嗜睡（5 例患者），症状在开始摄入大豆产品的 20 min 内出现。大多数患者报告在花粉季节出现症状。他们制作了一种非常纯的重组 SAM22 蛋白（Gly m 4），以证明大豆中与花粉相关的过敏原是机体对食物产品发生过敏反应的原因。他们总结道，有强有力的证据表明与桦树花粉相关的大豆蛋白会激发 Bet v 1 特异性 IgE 高水平患者对大豆的不良反应。Mittag 等的一项随访研究证实，在 22 例发生大豆过敏反应的桦树花粉症患者中，21 例患者的 Gly m 4 特异性 IgE 检测结果阳性，且 Gly m 4 抑制了 11 例患者中的 9 例患者的 60% 甚至更高比例的大豆蛋白与 IgE 结合，这也就证实了 Gly m 4 是主要过敏原。此外，这 9 例患者在摄入桦树花粉蛋白之后有 80% 甚至更高比例的大豆蛋白与 IgE 的结合被抑制，表明桦树花粉是这两种过敏原共有抗原性的主要原因。根据他们的报道，大豆中的 Gly m 4 在大豆的成熟期与储存期增加，在高发酵大豆食物（例如味噌或酱油）或烤大豆中检测不到，而在豆腐、大豆片以及一种含大豆的膳食粉中却可以检测到。Gly m 4 对中度加热也有一定程度的稳定性，即在烹饪 30 min 后 Gly m 4 在大豆中的含量减少，但在烹饪 4 h 后才彻底检测不到 Gly m 4。

类奇异果甜蛋白(TLPs)

类奇异果甜蛋白是 PR-5 家族的一员。类奇异果甜蛋白有高度水溶性,在加热和酸性环境中稳定。

Mal d 2 是苹果中重要的致敏性类奇异果甜蛋白,它与苹果过敏患者中 IgE 介导的症状相关。纯化重组 Mal d 2 与苹果过敏患者 IgE 结合的能力与天然 Mal d 2 一样。樱桃的类奇异果甜蛋白 Pru av 2 也是主要过敏原。一种与 Mal d 2 和 Pru av 2 带有相似氨基酸序列的葡萄类奇异果甜蛋白,以及一种被描述为过敏原 Act c 2 的奇异果类奇异果甜蛋白都是次要过敏原。

抑制蛋白

抑制蛋白是单分子结构,主要的交叉反应对象为真核细胞中分子质量为 12~15 kD 的肌动蛋白及细胞骨架调控蛋白。过敏性抑制蛋白只存在于开花植物中,是花粉次要过敏原。一些研究显示,花粉过敏患者中仅有 10%~20% 的患者对抑制蛋白敏感,但是他们却对很多吸入性过敏原和食物过敏原有反应。实际上,抑制蛋白是高交叉反应性过敏原家族,来自单子叶植物和双子叶植物花粉、植物性食物以及橡胶。抑制蛋白的成员之一是桦树花粉过敏原 Bet v 2。对 Bet v 2 或草花粉抑制蛋白敏感的患者,经常在摄入苹果、梨、胡萝卜和樱桃时出现口腔症状,这是响应这些食物中同源抑制蛋白的 IgE 交叉反应。在艾蒿-樱桃-香料综合征患者中,对艾蒿过敏的患者对芹菜、伞形科中的香料,或伞形科种群(胡萝卜、葛缕子、香菜、芫荽、茴香和茴香种子)中的抑制蛋白存在交叉反应。

尽管花粉-食物综合征与抑制蛋白有关,但很难从水果和蔬菜中提纯天然的抑制蛋白,并且仅分离了少数重组的抑制蛋白。Asero 等应用纯化的棕榈抑制蛋白(Pho d 2)对 200 例花粉症患者进行了皮肤试验,他们观察到三分之一的患者结果呈阳性,这些患者对许多植物花粉的皮肤试验结果也呈阳性;超过一半的患者出现了口腔过敏综合征和水果过敏症状,但在摄入经烹煮或处理过的食物时没有症状出现。

交叉反应性糖类决定簇(CCDs)

糖蛋白的 N 连接碳水化合物组可诱导 IgE 的产生,导致食物与花粉间发生交叉反应。

植物蛋白中具有 IgE 结合能力的碳水化合物被认为没有致敏性,比如菠萝中的菠萝蛋白酶、辣根过氧化物酶、玉米中的多胺氧化酶、西葫芦中的抗坏血酸氧化酶,以及扁豆中的植物凝集素。

针对糖蛋白糖基部分产生的交叉反应性 IgE 生物活性较低。许多交叉反应性糖类决定簇是单价的,并且不会在肥大细胞上形成 IgE 桥,所以通常假定它们不会诱导组胺释放。通过识别相关食物的阳性特异性 IgE,确定抗交叉反应性糖类决定簇的 IgE 将会优化体外过敏原的诊断,但对花粉过敏患者没有明显的临床意义。

由于与碳水化合物有关的交叉反应性 IgE 的生物活性多样,关于其重要性的争论至今依旧存在。

临床案例 5

一名 10 岁的小女孩有轻度到中度特应性皮炎、过敏性哮喘、鼻炎、对猕猴桃过敏的病史,她因为对榛子出现过敏反应来到儿科过敏诊所就诊,伴有唇部的血管性水肿和口腔瘙痒。患者自诉在 2 周前以及 1 年前均出现了同样的症状,当时没有去医院就诊。

她在 5 岁前一直对牛奶过敏,之后演变成对草花粉、桦树花粉、榛树花粉、尘螨过敏。

诊断检查包括皮肤点刺试验、体外特异性 IgE 检测以及相关组分诊断评估。

皮肤点刺试验结果(风团和红斑的大小以毫米计)	
腰果	3/5
开心果	4/20
芝麻	3/15
榛子	阴性
巴西坚果	阴性
核桃	阴性
花生	阴性
组胺	3/20
对照组	阴性
特异性 IgE 检测结果	
猫尾草	27.40 kU/L
鸭茅	34.10 kU/L
多年生黑麦草	41.50 kU/L
天鹅绒草	36.90 kU/L
桦树	46.10 kU/L
榛树	38.00 kU/L
Bet v 1	52.40 kU/L
抑制蛋白	<0.10 kU/L
Bet v 4	0.18 kU/L
芝麻	1.31 kU/L
花生	0.50 kU/L
榛子	39.60 kU/L
巴西坚果	0.69 kU/L
腰果	2.68 kU/L
开心果	4.14 kU/L
核桃	4.99 kU/L
猕猴桃	4.97 kU/L
榛子 rCor a 8 LTP	0.79 kU/L
榛子 rCor a 1 PR-10	39.00 kU/L
rAra h 8 PR-10	4.54 kU/L
花生 rAra h 1	<0.10 kU/L
花生 rAra h 2	0.20 kU/L
花生 rAra h 3	<0.10 kU/L

讨论

此患者对桦树和榛树花粉及榛子结果呈阳性，但用新鲜榛子进行皮肤点刺试验结果均为阴性。此外，Bet v 1和榛子 rCor a 1 PR-10 的特异性IgE水平非常高，而榛子 rCor a 8 LTP 的特异性IgE水平非常低。

据报道，来自榛树花粉的主要过敏原Cor a 1 是 Bet v 1 的同源物，具有与榛子主要过敏原相似的IgE结合特性。

Bet v 1（桦树花粉主要过敏原）是一种病程相关蛋白，会引发桦树花粉症患者的口腔过敏综合征，并与苹果、桃子、榛子、胡萝卜密切相关。对桦树和榛树花粉过敏的患者可能会对榛子出现症状。

结论

在对蔷薇科食物过敏原敏感或对蔷薇科食物有临床症状的患者中，重要的是要研究 Bet v 1 和非特异性脂质转移蛋白 IgE 抗体的存在，以评估严重全身性反应的风险。

与非特异性脂质转移蛋白不同，Bet v 1 的同源物常引发局部症状（口腔过敏综合征（OAS）），很少出现威胁生命的反应。尽管如此，在存在针对重组过敏原的高浓度 IgE 的情况下，仅根据对 Bet v 1 的阳性结果来预测临床反应可能存在一定的误导。

从这个角度看，强烈建议进行口服榛子激发试验。

诊断

Ⅱ类食物过敏很难诊断，目前可用的诊断工具不足，主要是因为市面上的食物提取制剂大多不适用于诊断试验。涉及此类食物过敏的主要过敏原会受到降解过程的影响，在提取过程中很容易被破坏。重组 DNA 技术使得生产一些纯化、稳定的过敏原成为可能，一些与Ⅱ类食物过敏相关的重组过敏原经检测适用于体内或体外诊断过程。这些分子的使用将会带来重大突破，将使检验技术从基于提取的检测转变为组分诊断（CRD），可能会提供交叉反应模式及潜在症状严重性的准确信息。过敏原致敏模式的分子分析将会帮助我们提升基于 IgE 抗体的过敏诊断预测和预后能力。

例如，在北欧人群中，对蔷薇科水果的敏感以对 Bet v 1 相关食物过敏原过敏为特征，症状通常较轻，但在地中海地区（那里对蔷薇科水果敏感多与非特异性脂质转移蛋白有关），常伴有全身性症状。人们已知某些过敏原可有效预测过敏性疾病的症状，而其他过敏原（典型的交叉反应决定因素，比如抑制蛋白或特定的聚糖结构）被认为与临床反应关系不大。鉴于使用的是经纯化的天然或重组过敏原而不是粗提取物，组分诊断的内在优势在于其更高的诊断灵敏度，这已在很多实例中得到证实。在常规诊断试验中使用这种有效试剂将会对它们在临床实践中的诊断功效产生积极影响。

在体内进行的皮肤点刺试验、口服食物激发试验（开放性试验和双盲安慰剂对照食物激发试验）以及体外试验（食物特异性 IgE 检测和嗜碱性粒细胞研究）是日常实践中诊断食物过敏的主要手段（图 7-1）。

体内试验

皮肤点刺试验

对于植物性食物，应用于皮肤点刺试验的市售提取物灵敏度有限，并且假阳性率较高。参与Ⅱ类食物过敏的大多数过敏原在提取的过程中很容易被降解。食物在机械性破碎时会释放一种酶，甚至某些过敏原在提取开始时就会被降解。在长时间的储存过程中降解也会持续，从而逐渐改变最初食物提取物的成分。提取物中过敏原的最终数量取决于所用的原材料和提取蛋白质的方法。例如，当从水果皮中提取时，就可以获得理想的脂质转移蛋白量。另一方面，应用这种方法也就意味着属于 PR-10 家族的过敏原和抑制蛋白在最

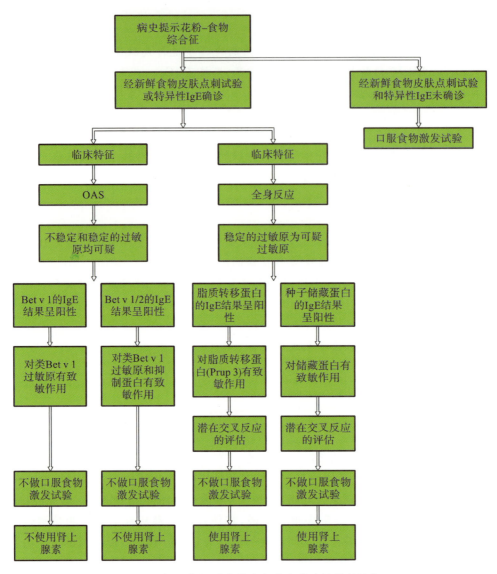

图 7-1 疑似花粉-食物综合征患者的建议诊断流程

终提取物中含量不足,因为它们主要存在于新鲜水果中。同样的问题也适用于萃取过程中的 pH。在微酸性环境中将会得到理想数量的 PR-14 家族蛋白,但 PR-10 家族的成员当 pH 为 8.6 时才可理想提取。除此之外,不同种类的植物物种可能含有不同数量的过敏原,如苹果。因此,在很多时候,蛋白质总含量、单过敏原含量或过敏活性在食物提取物中无法做到标准化。为改善这种情况,已经进行了几次成功的尝试。不幸的是,这些尝试方法需要复杂的提取流程,所以并不适用于食物提取的常规操作。

使用天然食物进行皮肤点刺试验会取得更好的结果。在试验中,点刺针在扎进患者皮肤之前,需要在食物的皮或新鲜食物上多扎几下。对于不稳定过敏原(比如水果和蔬菜)而言,这是目前最可靠的体内检测方法。当患者有阳性病史,但市售过敏原提取物的皮肤点刺试验结果呈阴性,或无法获得某种特殊食物提取物时,也可使用天然食物进行皮肤点刺试验。皮肤点刺试验最主要的缺点是低特异度,导致高假阳性率,以及不可能使过敏原的来源标准化。该试验的有限特异度也是由于花粉或其他相关食物的 IgE 交叉反应性,确定皮肤点刺试验阳性结果临床相关性的唯一方法是口服食物激发试验。由于植物性食物的市售提取物中不稳定过敏原的浓度会大幅下降,而稳定过敏原浓度维持不变,所以有人建议在对稳定过敏原(如脂质转移蛋白、种子储藏蛋白等)或不稳定过敏原(如类 Bet v 1、抑制蛋白)做鉴别诊断时要仔细观察。

当重组 Api g 1(芹菜主要过敏原)被应用于皮肤点刺试验时,结果表明,这种蛋白质可以在桦树常见的地区进行准确的芹菜过敏体内诊断。最近,以樱桃为模型食物,用三种重组过敏原(Pru av 1、Pru av 3、Pru av 4)进行小组试验,以检验它们通过皮肤点刺试验诊断芹菜过敏的能力,与双盲安慰剂对照食物激发试验进行对比。市售樱桃提取物在20%的病例中皮肤点刺试验结果呈阳性;而该重组蛋白的灵敏度达到96%。

食物激发试验

除了在获得可靠的Ⅱ类食物过敏的血清学诊断结果方面遇到的所有困难外,口服食物激发试验还可能会带来可疑结果。在这方面,很难进行口腔过敏综合征的诊断,因为食物需要在口腔保持一段时间而不能立即吞下。口服食物激发试验是一项诊断性试验,常为食物过敏提供有力的证据,并能使临床医生为患者提供合适的饮食限制建议。

口服食物激发试验可以是开放形式,也可以是单盲形式,或者是被认为食物过敏诊断金标准的双盲安慰剂对照食物激发试验(DBPCFC)的形式。由于大多数Ⅱ类食物过敏原的不稳定性,以及因食物中内源性酶而快速降解,真正的过敏患者可能会在双盲安慰剂对照食物激发试验中呈阴性结果,而在用新鲜食物进行的开放性口服食物激发试验中呈阳性结果。不同的激发试验模型在灵敏度及安慰剂反应数量方面也可能不同。此外还存在其他问题,即如何找到一种合适的材料遮盖激发试验中将被评估的食物,以此将患者的主观偏倚降至最低。2000年,Ballmer-Weber设计了一种"吐吞"两步骤方案来诊断芹菜、胡萝卜、樱桃过敏。患者需要将不断增加的过敏原留在口腔中,1 min后将其吐出。每隔15 min数量增加1倍。1 h间隔后,上述过程将会使用安慰剂重新进行一遍。如果患者在摄入过敏原后连续三次报告有口腔过敏综合征的症状,而安慰剂组却没有这样的症状,即被认为产生应答。上述试验中没有出现任何症状的患者则进行第二步双盲安慰剂对照食物激发试验,每隔15 min摄入增加的过敏原。两种试验间至少要有24 h的间隔。这种方案不仅考虑到了口腔过敏综合征的特殊临床特征,对患者也更安全。我们仍然需要不断寻求标准化的激发试验模型及合适的激发试验安慰剂制剂配方。

体外试验

过敏原特异性IgE是食物过敏反应的主要组成部分,可通过商品化检测方法从怀疑患有食物过敏的个体的血液样本中检测到。在食物过敏的临床调查和诊断中,评估特异性IgE是经常使用的重要手段。体外过敏原特异性IgE检测(包括放射过敏原吸附试验(RAST)和酶联过敏原吸附试验(EAST))常被应用于IgE介导的食物过敏患者的血清检测。

商用ImmunoCAP提取物在花粉-食物综合征患者中的诊断灵敏度较低。一些基于组分诊断概念使用纯化的过敏原分子的研究已被发表。

使用重组Pru av 1和Pru av 4,在101例樱桃过敏患者中EAST检测阳性率为97%,而CAP/RAST检测阳性率为17%。

使用榛子提取物或重组主要过敏原Cor a 1.0401检测43例由双盲安慰剂对照食物激发试验诊断为榛子过敏患者的血清,使用重组Cor a 1.0401的EAST有95%的灵敏度,而基于食物总提取物的商用CAP/RAST系统却仅有70%的灵敏度。

Ballmer-Weber等根据患者的病史、特异性IgE和双盲安慰剂对照食物激发试验结果阳性,选择了40例胡萝卜过敏患者以检测IgE抗体应答。两种Dau c 1亚型(Dau c 1.0104和Dau c 1.0201)、抑制蛋白Dau c 4、交叉反应性糖类决定簇试剂用于评估灵敏度,桦树花粉过敏原Bet v 1和Bet v 2用于对照。结果证实,在胡萝卜过敏中,Dau c 1是主要过敏原。尽管在个案研究中,Dau c 1.0104亚型的致敏性更加普遍,但Dau c 1.0201亚型表现出最佳临床相关性。

Gly m 4和Ara h 8最近被鉴定为大豆和花生中的Bet v 1相关分子,它们以重组的形式生产出来。除了扩充大豆和花生过敏原的范围,Gly m 4在被用作ImmunoCAP试剂时,还可以促使诊断灵敏度提高。虽然在22例患有花粉相关的大豆过敏个体中,仅有10例(45%)在基于大豆提取物的试验中出现阳性反应;96%的患者显示了IgE与rGly m 4结合,并伴有链霉抗生物素蛋白包被的ImmunoCAP测试。

Asero等提出,桃子脂质转移蛋白(Pru p 3)应该被当作植物性食物过敏的一般标志物。他们研究了40例患者的脂质转移蛋白的反应性,发现Pru p 3的特异性IgE水平与越来越多的植物性食物的临床反应程度相关。Bolhaar等描述了摄入沙隆果后的严重反应,并确定Bet v 1和Bet v 2的同源物是沙隆果提取物中的主要IgE结合分子。用Bet v 1和Bet v 2进行的介体释放实验的结果间接得出了结论,即Bet v 1相关同源物而非抑制蛋白是沙隆果中的生物活性过敏原,会导致这些食物引发临床反应。

嗜碱性粒细胞活化试验(BAT)

皮肤试验和血清学检验可提示致敏,但不一定与 IgE 反应的临床表现有关。可观察到的 IgE 反应性的生物功能的信息可通过嗜碱性粒细胞活化试验(BAT)获得。这种方式已被用于大量的植物性食物过敏和组分诊断的临床研究中。有报道阐述了 BAT 流式细胞仪在气传过敏原(花粉和螨虫)、膜翅目昆虫毒液、药物(肌肉松弛剂和 β-内酰胺类药物)、食品、乳胶的过敏诊断中的价值。对于花粉相关食物过敏,该方法仅在少数研究中得到评估。Erdmann 和合作者重点研究苹果、胡萝卜、芹菜的 Bet v 1 同源物组(分别是 Mal d 1、Dau c 1.01 和 Api g 1.01),并将 Bet v 1 和 Bet v 2 作为对照物。将使用纯过敏原分子的功能性嗜碱性粒细胞活化试验与使用全过敏原提取物的 Immuno-CAP 检测进行比较,显示 IgE 测定的临床灵敏度和特异度分别为 60%～75% 和 64%～86%,嗜碱性粒细胞活化试验的临床灵敏度和特异度分别为 65%～75% 和 68%～100%。这些患者不是根据激发试验选择的,而且与 Ballmer-Weber 的试验不同,在该试验的诊断性评估时没有对照组(不对食物过敏的桦树花粉过敏患者)。他们总结道,尽管试验前对研究参与者进行选择会有帮助,但在体外试验中使用组分诊断和生物学检测(比如 BAT)将有助于确定临床上最相关的过敏原。一项关于草花粉过敏的组分诊断研究也使用了 Bet v 1 和 Bet v 2。记录详细的病史,并测定 IgE 对各种花粉提取物及重组桦树花粉过敏原的反应性,有助于明确草花粉过敏患者的不同亚型,是否有食物过敏,以及是否对桦树花粉过敏原共同致敏。

重组食物过敏原提升了我们对这些蛋白的化学和免疫学特征的认识,并可使我们更好地了解Ⅱ类食物过敏的免疫学机制,但这还不够。关于重组食物过敏原使用的数据有力支持了一种观点,即它们是未来能够取代食物提取物的合适分子。但阳性的血清学检测和皮肤点刺试验结果不一定反映临床相关的食物过敏。当摄入给定食物时,过敏原特异性 IgE 的发现并不总是与症状相关。因此,尽管重组食物过敏原提升了皮肤点刺试验和血清学检测的诊断的可靠性和准确性,但确诊某些食物临床症状的金标准仍是口服食物激发试验。

管理

临床医生间关于如何管理花粉-食物综合征并无一致答案。一项在过敏科医生中展开的研究发现,53% 的医生建议完全避免致敏食物的摄入,38% 的医生为每一位患者制订个性化建议,9% 的医生不赞成食物限制;4% 的医生建议规避潜在的交叉反应食物。一些研究评估了交叉反应,尤其是蔷薇科水果;46%～63% 确诊为对一种水果有反应的花粉-食物综合征患者也对其他蔷薇科水果有临床反应。基于这些研究及其他研究,Rodriguez 等建议,如果患者自诉的过敏反应被明确诊断,那么就需要评估他对其他蔷薇科水果(杏、苹果、李子)的耐受性,除非患者在初次反应后吃过这些食物且没有出现任何症状。

花粉-食物综合征患者一般会对经烹饪的水果或蔬菜耐受,即使烹饪前患者对这些水果或蔬菜过敏。所以,过敏科医生经常建议在摄入致敏食物前将食物烹煮一下。热处理类 PR-10 食物蛋白会促使蛋白质变性并破坏它们的结构,使之丧失 IgE 结合能力,进而使这些食物在临床上可耐受。Bohle 等发现,食物过敏原在烹煮之后很快丧失结合 IgE 及释放介质的能力。但是这些经烹煮的食物过敏原仍具备激活 Bet v 1 特异性 T 细胞的能力。T 细胞表位是短的线型肽,可以在胃肠道消化和热处理中存活。其重要性在于以下几点。第一,特应性皮炎和花粉-食物综合征患者食用经烹煮后的蔬菜和水果也可能会发生特应性皮炎的恶化,这是因为 Bet v 1 特异性 T 细胞活化后可迁移至皮肤并诱导效应应答。第二,摄入经烹煮的水果和蔬菜可能会导致常年性花粉特异性 T 细胞和 B 细胞的活化,导致花粉过敏患者即使在花粉季节之外,过敏原特异性 IgE 水平也会逐渐升高。皮下免疫治疗常被用于治疗花粉过敏。由于花粉-食物综合征的临床症状与食物过敏原和花粉特异性 IgE 间的交叉反应相关,有假设认为针对花粉过敏的免疫治疗也可用于治疗花粉-食物综合征。一些研究针对这些问题,以桦树花粉和花粉-食物综合征为研究对象,得出了不同的结果。Asero 进行了其中最成功的一项研究,该研究发现,84% 对桦树花粉敏感并患有苹果相关花粉-食物综合征的患者,在接受桦树花粉皮下免疫治疗后口腔症状有所缓解甚至消失。除此之外,88% 的患者在以苹果为过敏原进行的皮肤点刺试验中反应显著减轻。在另一项研究中,87%患有花粉-食物综合征的桦树过敏患者在经皮下免疫治疗后可以吃更多的苹果或榛子,且不出现过敏性体征或症状,尽管他们所耐受的苹果或榛子的数量依然很少。与上述研究相反,Moller 发现,患有桦树花粉过敏和花粉-食物综合征的试验组儿童,在经一个疗程的皮下或口服花粉免疫治疗后,与对照组相比,其食物过敏症状无明显改善,尽管其花粉相关性鼻结膜炎有明显改善。在另一项有关桦树皮下免疫治疗和苹果过敏的研究中,12 例患者中有 2 例发展为花粉-食物综合征,有 5 例在治疗过程中产生了针对 Bet v 2 的 IgE。同时,没有证据表明未接受桦树免疫治疗的对照组中出现花粉-食物综合征或针对 Bet v 2 的 IgE。作者总结道,该治疗可能会引起对花粉免疫治疗制剂中其他成分的过敏,这可能会导致新的症状(比如花粉-食物综合征)出现。

其他研究者针对会对苹果产生花粉-食物综合征的患者使用桦树花粉,检测舌下免疫治疗的效果,以确定在食物过敏部位点入桦树花粉是否会提高该治疗方法对花粉-食物过敏的疗效。其中 9 例患者在摄入苹果后口腔症状没有改善,但他们在经皮下免疫治疗后对桦树花粉的鼻反应评分升高。因此,关于花粉-食物综合征的花粉免疫治疗效果的争论一直存在。

结论

花粉-食物综合征越来越常见,所以对于花粉症患者应考虑这种可能。临床表现可从局限于口咽部的轻微症状到比较严重的严重过敏反应。食物-花粉综合征的管理取决于过敏原的类型。当不稳定过敏原是过敏反应的激发物时,经烹煮后的食物是可耐受的,患者只需要规避生的水果和蔬菜。但是,也有人对此提出疑问,因为一些经烹煮后的不稳定性食物过敏原会保留其激活胃肠道花粉特异性 T 细胞的能力,引发慢性症状的恶化。除此之外,当非特异性脂质转移蛋白参与反应时,还需要建议患者给水果和蔬菜削皮,告诉他们如何处理严重症状。

尽管针对桦树花粉过敏患者(患者会对苹果或榛子产生反应)的皮下免疫治疗已取得一些理想结果,但关于免疫治疗的作用一直争论不休。使用组分诊断表征患者的特异性 IgE 已被证明是有前景的方法,将来可能会在花粉-食物综合征的治疗中使用该方法。

致谢

感谢 Dr Francesca Lazzarotto 和 Dr Francesca Barbon 对案例研究的分析,以及 Catherine Crowley 的编辑协助。

参 考 文 献

[1] Egger M, Mutschlechner S, Wopfner N, et al. Pollen-food syndromes associated with weed pollinosis: an update from the molecular point of view. Allergy 2006;61:461-76.

[2] Ma S, Sicherer SH, Nowak-Wegrzyn A. A survey on the management of pollen-food allergy syndrome in allergy practices. J Allergy Clin Immunol 2003;112:784-8.

[3] Wuthrich B, Stager J, Johansson SG. Celery allergy associated with birch and mugwort pollinosis. Allergy 1990;45:566-71.

[4] Lüttkopf D, Ballmer-Weber BK, Wüthrich B, et al. Celery allergens in patients with positive double-blind placebo-controlled food challenge. J Allergy Clin Immunol 2000;106:390-9.

[5] Enrique E, Cisteró-Bahíma A, Bartolomé B, et al. Platanus acerifolia and food allergy. Allergy 2002;57:357-6.

[6] Liccardi G, Russo M, Mistrello G, et al. Sensitization to pistachio is common in Parietaria allergy. Allergy 1999;54:643-5.

[7] Florido Lopez JF, Quiralte Enriquez J, Arias de Saavedra Alías JM, et al. An allergen from Olea europaea pollen(Ole e 7) is associated with plant-derived food anaphylaxis. Allergy 2002;57(Suppl 71):53-9.

[8] Ballmer-Weber BK, Scheurer S, Fritsche P, et al. Component-resolved diagnosis with recombinant allergens in patients with cherry allergy. J Allergy Clin Immunol 2002;110:167-73.

[9] Mari A, Ballmer-Weber BK, Vieths S. The oral allergy syndrome:improved diagnostic and treatment methods. Curr Opin Allergy Clin Immunol 2005;5:267-73.

[10] Asero R. Plant food allergies: A suggested approach to allergen-resolved diagnosis in the clinical practice by identifying easily available sensitization markers. Int Arch Allergy Immunol 2005;138:1-11.

[11] Sampson HA, Muñoz-Furlong A, Campbell RL, et al. Second symposium on the definition and management of anaphylaxis:summary report-Second National Institute of Allergy and Infectious Disease/Food Allergy and Anaphylaxis Network symposium. J Allergy Clin Immunol 2006;117:391-7.

[12] Ballmer-Weber BK, Wüthrich B, Wangorsch A, et al. Carrot allergy:double-blind placebo-controlled food challenge and identification of allergens. J Allergy Clin Immunol 2001;108:310-7.

[13] Kleine-Tebbe J, Vogel L, Crowell DN, et al. Severe oral allergy syndrome and anaphylactic reactions caused by a Bet v 1-related PR-10 protein in soybean, SAM22. J Allergy Clin Immunol 2002;110:797-804.

[14] Magnusson J, Lin XP, Dahlman-Höglund A, et al. Seasonal intestinal inflammation in patients with birch pollen allergy. J Allergy Clin Immunol 2003;112:45-50.

[15] Breiteneder H, Ebner C. Molecular and biochemical classification of plant derived food allergens. J Allergy Clin Immunol 2000;106:27-36.

[16] van Ree R. Clinical importance of cross-reactivity in food allergy. Curr Opin Allergy Clin Immunol 2004;4:235-40.

[17] Sánchez-Monge R, Lombardero M, García-Sellés FJ, et al. Lipid-transfer proteins are relevant allergens in fruit allergy. J Allergy Clin Immunol 1999;103:514-51.

[18] Désormeaux A, Blochet JE, Pézolet M, et al. Amino acid sequence of a non-specific wheat phospholipid transfer protein and its conformation as revealed by infrared and Raman spectroscopy: role of disulfide bridges and phospholipids in the stabilization of the α-helix structure. Biochim Biophys Acta 1992;1121:137-52.

[19] van Ree R. Clinical importance of nonspecific lipid transfer proteins as food allergens. Biochem Soc Trans 2002;30:910-3.

[20] Lleonart R, Cistero A, Carreira J, et al. Food Allergy: Identification of the major IgE-binding component of peach. Ann Allergy 1992;69:128-30.

[21] Asero R, Mistrello G, Roncarolo D, et al. Immunological cross-reactivity between lipid transfer proteins from botanically unrelated plantderived foods:a clinical study. Allergy 2002;57:900-6.

[22] Asero R, Mistrello G, Roncarolo D, et al. Relationship between peach lipid transfer protein IgE levels and hypersensitivity to non-Rosaceae vegetable foods in patients allergic to lipid transfer protein. Ann Allergy Asthma Immunol 2004;92:268-72.

[23] Pastorello EA, Ortolani C, Farioli L, et al. Allergenic cross-reactivity among peach, apricot, plum, cherry in patients with oral allergy syndrome. An in vivo and in vitro study. J Allergy Clin Immunol

1994;94:699-707.

[24] Lombardero M, Garcia-Selles FJ, Polo F, et al. Prevalence of sensitization to Artemisia allergens Art v 1, Art v 3 and Art v 60 kDa. Cross-reactivity among Art v 3 and other relevant lipid-transfer protein allergens. Clin Exp Allergy 2004;34:1415-21.

[25] Rohrer CL, Pichler WJ, Helbling A. Anaphylaxis: clinical aspects, etiology and course in 118 patients. Schweiz Med Wochenschr 1998;128:53-63.

[26] Mittag D, Vieths S, Vogel L, et al. Soybean allergy in patients allergic to birch pollen: clinical investigation and molecular characterization of allergens. J Allergy Clin Immunol 2004;113:148-54.

[27] Van Ree R, Voitenko V, van Leeuwen WA, et al. Profilin is a cross-reactive allergen in pollen and vegetable foods. Int Arch Allergy Immunol 1992;98:97-104.

[28] Asero R, Monsalve R, Barber D. Profilin sensitization detected in the office by skin prick test: a study of prevalence and clinical relevance of profilin as a plant food allergen. Clin Exp Allergy 2008;38:1033-7.

[29] Foetisch K, Westphal S, Lauer I, et al. Biological activity of IgE specific for cross-reactive carbohydrate determinants. J Allergy Clin Immunol 2003;111:889-96.

[30] Bohle B, Vieths S. Improving diagnostic tests for food allergy with recombinant allergens. Methods 2004;32:292-9.

[31] Vieths S, Jankiewicz A, Schoning B, et al. Apple allergy: the IgE-binding potency of apple strains is related to the occurrence of the 18-kDa allergen. Allergy 1994;49:262-71.

[32] Hoffmann-Sommergruber K, Demoly P, Crameri R, et al. IgE reactivity to Api g 1, a major celery allergen, in a Central European population is based on primary sensitization by Bet v 1. J Allergy Clin Immunol 1999;104:478-84.

[33] Vieths S, Scheurer S, Reindl J, et al. Optimized allergen extracts and recombinant allergens in diagnostic applications. Allergy 2001;56(Suppl 67):78-82.

[34] Luttkopf D, Muller U, Skov PS, et al. Comparison of four variants of a major allergen in hazelnut (*Corylus avellana*) Cor a 1.04 with the major hazel pollen allergen Cor a 1.01. Mol Immunol 2002;38:515-25.

[35] Ballmer-Weber BK, Wangorsch A, Bohle B, et al. Component-resolved in vitro diagnosis in carrot allergy: does the use of recombinant carrot allergens improve the reliability of the diagnostic procedure? Clin Exp Allergy 2005;35:970-8.

[36] Bolhaar S, van Ree R, Ma Y, et al. Severe allergy to Sharon fruit caused by birch pollen. Int Arch Allergy Immunol 2005;136:45-52.

[37] Erdmann SM, Sachs B, Schmidt A, et al. In vitro analysis of birch-pollen associated food allergy by use of recombinant allergens in the basophil activation test. Int Arch Allergy Immunol 2005;136:230-8.

[38] Ma S, Sicherer S, Nowak-Wegrzyn A. A survey on the management of pollen-food allergy syndrome in allergy practices. J Allergy Clin Immunol 2003;112:784-8.

[39] Rodriguez J, Crespo JF, Lopez-Rubio A. Clinical cross reactivity among foods of the Rosaceae family. J Allergy Clin Immunol 2000;106:183-9.

[40] Bohle B. The impact of pollen-related food allergens on pollen allergy. Allergy 2007;62:3-10.

[41] Bohle B, Zwolfer B, Heratizadeh A. Cooking birch pollen-related food: divergent consequences for IgE-and T cell-mediated reactivity in vitro and in vivo. J Allergy Clin Immunol 2006;118:242-9.

[42] Asero R. Effects of birch pollen-specific immunotherapy on apple allergy in birch pollen-hypersensitive patients. Clin Exp Allergy 1998;28:1368-73.

[43] Buchner X, Pichler WJ, Dahinden CA, et al. Effect of tree pollen specific, subcutaneous immunotherapy on the oral allergy syndrome to apple and hazelnut. Allergy 2004;59:1272-6.

[44] Moller C. Effect of pollen immunotherapy on food hypersensitivity in children with birch pollinosis. Ann Allergy 1989;62:343-5.

[45] Modrzynski M, Zawisza E. Possible induction of oral allergy syndrome during specific immunotherapy in patients sensitive to tree pollen. Med Sci Monit 2005;11:CR351-5.

[46] Kinaciyan T, Jahn-Schmid B, Radakovics A, et al. Successful sublingual immunotherapy with birch pollen has limited effects on concomitant food allergy to apple and the immune response to the Bet v 1 homolog Mal d 1. J Allergy Clin Immunol 2007;119:937-43.

第八章　呼吸道和食物过敏

John M. James

引言

临床案例 1

一名 15 个月大的男婴来诊所就诊,他有特应性皮炎和牛奶过敏的既往史。之前在摄入牛奶后,会导致湿疹和荨麻疹恶化。最近一次偶然摄入牛奶(错把家里其他孩子的牛奶当成豆奶)之后,患者立即出现了全身性荨麻疹、呕吐、咳嗽、明显喘息,需要去当地急诊室就诊。药物治疗包括一剂肌内注射肾上腺素、每 4 h 口服抗组胺药(即服用三次),间隔 12 h 给予雾化沙丁胺醇和两剂全身性糖皮质激素。这个婴儿在医院观察 24 h 后出院回家。

这个临床案例很好地介绍了食物过敏的呼吸道表现。食物过敏时通常可观察到皮肤和胃肠道的症状,但如上所示,也会涉及呼吸系统症状。典型的呼吸系统症状包括鼻塞、流鼻涕、打喷嚏、鼻和咽喉瘙痒、咳嗽、喘息、哮喘,还可能发生严重过敏反应。此类过敏原通常是通过摄食接触,但在某些情况下,吸入食物过敏原也会导致这些反应发生。实际上,越来越多的医学文献强调吸入食物过敏原后引起的过敏反应。儿童早期出现食物过敏是后来呼吸道过敏的重要标志,包括哮喘。除此之外,研究证实食物引起的过敏反应可引发反复发作的哮喘,以及持续性哮喘。食物过敏也会增高成人和儿童哮喘的发生率。因此,对于难以控制或原因不明的急性重症哮喘发作的患者,以及有食物过敏其他表现(例如严重过敏反应、中重度特应性皮炎)的患者,应考虑进行食物过敏评估。正如上述临床案例强调的,儿童的严重食物过敏反应常包括呼吸系统症状,这种症状通常决定了过敏反应的严重程度及结果。这使得我们意识到必须将呼吸系统症状作为食物过敏反应的一部分记录下来(临床摘要 1)。

临床摘要 1

食物过敏/呼吸道/严重过敏反应

注意事项

- 通过摄入食物过敏原而引起的接触是诱发大多数过敏反应的原因
- 吸入食物过敏原也可导致呼吸系统症状的产生
- 对于慢性哮喘和原因不明的急性哮喘发作的患者,应考虑进行食物过敏评估
- 严重过敏反应通常涉及呼吸道
- 食物诱发的严重过敏反应的呼吸系统症状通常决定反应的严重程度和结果

流行病学

概述

食物的不良反应通常会促发临床体征或症状,侵及皮肤、消化道、呼吸道,有时甚至是心血管系统。这些症状包括摄入食物或食品添加剂后出现的任何异常临床反应,可进一步被分为两大类。大多数可被归类为不良生理性反应或食物不耐受,这些并不由特异性免疫机制介导(例如在摄入牛奶中的乳糖后,过度生理性反应将会造成腹胀和腹泻)。相反,食物过敏是一种与食物或添加剂的生理效应无关、由免疫介导的食物反应。免疫反应的两大类分别为 IgE 介导的反应和非 IgE 介导的反应。IgE 介导的反应常被分为速发型反应、速发加迟发型反应,后者在速发型症状出现后又有持续症状。IgE 介导的速发型反应的典型例子包括摄入花生、坚果、贝类或芝麻后的过敏反应,症状包括喉头水肿、咳嗽或喘息。典型的非 IgE 介导的反应是延迟反应(例如 4~48 h 后发生),并且常会累及消化道(比如乳糜泻或谷蛋白敏感性肠病)。正确理解不良食物反应的术语和基本分类很重要,这有助于合理理解涉及食物过敏的呼吸系统症状和严重过敏反应的相关科学研究。

患病率

过去的 20 年间,过敏反应的患病率和临床表现都有所增加。较难统计由食物过敏引发的呼吸系统症状的准确患病率数据。长久以来,食物过敏引起的哮喘很常见,但若不通过仔细客观的调查(如食物激发试验),就无法证实患者的病史。研究食物过敏和呼吸道的关系时,发现儿童和成人中哮喘发病率分别为 2% 和 8%。澳大利亚研究者随机抽取 1141 名青年(年龄在 20~45 岁之间)进行横断面流行病学调查,评估 IgE 介导的食物过敏患病率及其与其他过敏性疾病的关系。由 IgE 介导的花生过敏患者可能更易出现哮喘、喘息团、湿疹;由 IgE 介导的虾过敏患者也可能更易发生哮喘和鼻过敏。没有发现由 IgE 介导的牛奶、小麦、鸡蛋过敏受试者与过敏性疾病之间存在联系,因为食物过敏相关的目标人群太少。他们总结道,未来需要扩大 IgE 介导的食物过敏样本量,以进一步证实这些结论。

为了研究食物过敏与哮喘间的关系,研究者随访研究了芝加哥市以家庭为基础的食物过敏队列中的儿童,其中大于 6 岁的儿童为 271 人,小于 6 岁的儿童 296 人。食物过敏的状态取决于摄入特定食物后临床症状的类型和出现时间,以及通过皮肤点刺试验和过敏原特异性 IgE 检测的食物特异性 IgE 结果。年龄较大的儿童(比值比(OR)4.9,95% 置信区间(CI)2.5~9.5)和年幼儿童(比值比(OR)5.3,95% 置信区间(CI)1.7~16.2)中都发现症状性食物过敏与哮喘的相关性。这种关系在多重食物过敏、严重食物过敏儿童,尤其是年龄稍大的儿童中更为明显。患有食物过敏的儿童会更早出现哮喘,并且与不患食物过敏的儿童相比,其哮喘的患病率更高。没有发现非症状性食物过敏与哮喘之间的相关性。食物过敏与哮喘间存在相关性,且该相关性不依赖特应性标志物(比如气传过敏原敏化和哮喘家族史)。

为了确定食物过敏的患病率、临床特征、特应性过敏原及食物过敏的危险因素,法国进行了一项人群研究,33110 例患者完成了问卷调查。研究发现,食物过敏的总体患病率约为 3.24%,其中鼻炎和哮喘的患病率为 6.5%,呼吸道反应为 5.7%。此外,食物过敏的临床表现取决于对花粉的敏感性,典型表现形式为鼻炎、哮喘、血管性水肿。另一项澳大利亚的研究发现,669 例成人患者中 17% 出现了食物诱发的呼吸系统症状。虽然与非哮喘患者相比,哮喘患者并没有表现出更频繁的食物相关疾病,但食物摄入后出现呼吸系统症状的患者更可能是特应性的。

临床案例 2

一家人带着 10 个月大的女婴来到诊所,该女婴有对鸡蛋蛋清过敏的病史。之前婴儿有 2 次在偶然情况下吃了炒蛋,随后就出现了呕吐和荨麻疹,不伴有严重过敏反应症状。婴儿随后康复,没有出现特应性皮炎和其他过敏性症状。婴儿的父母都有过敏性鼻炎病史。他们特别询问了婴儿在儿童时期的后期发展为过敏性呼吸系统疾病(比如哮喘和过敏性鼻炎)的可能性。这个临床案例证明了一个非常重要的观点,有特应性家族史并且在婴幼儿时期表现出对食物蛋白过敏的儿童,有更高风险发展为随后的过敏性呼吸系统疾病。怀特岛的调查人员报道称,婴儿期的鸡蛋过敏可预测 4 岁前的过敏性呼吸系统疾病。在一项 1218 名 0~4 岁儿童的随访队列研究中,有 29 名(2.4%)儿童在 4 岁前发展为鸡蛋过敏。不断增加的过敏性呼吸系统症状(比如鼻炎、哮喘)与鸡蛋过敏相关(OR 5.0,95% CI 1.1~22.3; $P<0.05$),阳性预测值为 55%。此外,加入湿疹诊断使阳性预测值增至 80%。Rhodes 等在英国实施了一项前瞻性队列研究,研究对象为存在哮喘和特应性风险的人群。100 名父母有特应性疾病的婴儿在出生时被纳入研究,其中 73 名婴儿被随访至 5 岁,67 名婴儿被随访至 11 岁,63 名婴儿被随访至 22 岁。5 岁前对鸡蛋、牛奶或两者皆有的皮肤敏感性可预测哮喘(OR 10.7;95% CI 2.1~55.1; $P=0.001$,灵敏度为 57%,特异度为 89%)。

美国"全国合作性城市内部哮喘研究"的一个特别重点领域调查了 504 名市内 4~9 岁(平均 6 岁)哮喘患儿对 6 种常见食物过敏原(鸡蛋、牛奶、大豆、花生、小麦、鱼)的敏感程度。对食物过敏的儿童有更高的哮喘住院率($P<0.01$),并且需要更多的类固醇药物($P=0.25$)。此外,食物过敏与室内外更多的气传过敏原相关($P<0.001$)。哮喘发病率的增高与至少一种食物过敏相关,一项研究结果表明,对多种食物过敏的患者与对单种食物过敏的患者相比具有更高的哮喘发病率,这种关系表明食物过敏原的致敏性可能是哮喘严重程度增加的标志。

Sicherer 及其同事对 5149 名对花生或坚果过敏的志愿者(平均年龄 5 岁)进行了研究,主要目的是确定志愿者的临床特征(包括呼吸道反应)。结果显示,分别有 42% 和 56% 的患者自诉食用花生和坚果时出现呼吸道反应,包括喘息、喉头发紧、鼻塞。一半的症状涉及一个以上的系统,其中 75% 的患者需要接受药物治疗。有趣的是,与不患哮喘的志愿者相比,患有哮喘的志愿者更有可能出现严重症状(33% 比 21%,$P<0.0001$)。此外,该团队进行了另一项研究,在全美通过电话随机调查及标准化问卷调查评估了海鲜过敏的患病率。总共有 5529 个家庭完成了调查,代表 14948 个人口个体。有 5.9% 的家庭自诉对鱼或贝类过敏。复发很常见。超过 50% 的研究对象自诉出现过气短和喉头发紧的症状,16% 的研究对象曾接受过肾上腺素治疗(临床摘要 2)。

临床摘要 2

食物过敏在呼吸系统症状中的作用

流行病学

- 估计有 2%~8% 的患者患有哮喘
- 花粉过敏可能是相关危险因素之一
- 特应性家族史、在婴幼儿期出现食物过敏,增加了患者未来患过敏性呼吸系统疾病(比如哮喘、过敏性鼻炎)的风险
- 对某些食物过敏可能是哮喘严重程度增加的标志

发病机制

机制

我们对于食物过敏是怎样破坏正常口服耐受的理解正在逐渐加深。最近,有证据显示肠道是发生食物过敏的典型部位,在一部分患者中只在最初的致敏过程中发挥作用。这些患者一般较年轻,并且在首次接触相关食物后短时间内出现首发症状。相反,新发现的食物致敏路径是先通过吸入接触过敏原(大多为花粉),再在摄入特殊交叉反应性食物时出现临床反应。这些患者可能需要很多年才会首次出现呼吸系统症状。欧洲的一项调查发现,脂质转移蛋白(LTP)可能会因通过呼吸道吸入诱发过敏症状,同时,这也会促使相关食物过敏的发生。比如,吸入特殊水果的脂质转移蛋白(比如桃子和苹果)可能会导致过敏性致敏,并最终导致口服摄入这些食物后的过敏反应。

过敏原

某些特定食物更常涉及包括呼吸系统症状在内的食物过敏反应,这一点在随后经控制良好的双盲安慰剂对照食物激发试验证实。这些食物包括鸡蛋、牛奶、花生、鱼、海鲜、坚果(临床摘要3)。例如,一组对牛奶过敏的儿童从1岁开始被随访5年。这些患者确实在早期出现了呼吸系统症状(包括鼻部症状和咳嗽),无皮肤或胃肠道症状,69%的患者最终发展为对室内常见的气传过敏原过敏。此外,有研究还报道了对食物的严重过敏反应,包括严重的呼吸系统症状,甚至是致命性严重过敏反应。有些食物过敏原似乎更容易引发呼吸系统症状,比如花生、坚果、鱼、贝类和芝麻。最终,吸入食物过敏原被认为是导致呼吸系统症状发生的原因,而不是摄入食物过敏原。常见的例子包括鱼、贝类、鸡蛋。

临床摘要 3

与呼吸系统疾病相关的常见食物过敏原

- 鸡蛋、牛奶、花生、鱼、贝类、坚果是诱发呼吸道反应的主要食物过敏原
- 花生、坚果、芝麻、贝类是常见的摄入后会引发致命性及近乎致命的严重过敏反应的食物

面包师哮喘属于常见的职业病之一,它是由吸入相关小麦过敏原引发的。然而到目前为止,人们对这种过敏原知之甚少。仅有少数可疑的致病小麦过敏原在分子水平得以表征。德国最近的一项研究旨在确定与面包师哮喘相关的未知小麦过敏原,以提升诊断过程的可靠性。在这些患有哮喘的面包师中,33%的患者表现出对天然总醇溶蛋白过敏。醇溶蛋白是面包师哮喘中新发现的一个吸入性过敏原家族,这些非水溶性蛋白可能为致病性过敏原。吸入面粉诱发的哮喘与职业接触并无严格相关性,它也可能出现在有小麦摄入诱发症状但没有哮喘的受试者中。

有很高比例的哮喘患者意识到食品添加剂也会加重呼吸系统症状。包括谷氨酸钠、亚硫酸盐、阿斯巴甜在内的几种不同食品添加剂与呼吸不良反应密切相关,但是一项经严格控制的调查显示,此类患病率低于5%。食品添加剂作为哮喘的激发物是有争议的,很少有数据能支持这种因果关系。有研究显示,此类患病率不足1%。食品添加剂有2500余种,但仅有少部分被认为是哮喘的激发物。亚硫酸盐和谷氨酸钠(味精)是最相关的,也被研究得最多。亚硫酸盐在许多食物中被用作防腐剂,包括干果、葡萄酒、酸菜、白葡萄汁、马铃薯干和鲜虾。总之,因亚硫酸盐诱导的哮喘患病率低于3.9%。

谷氨酸钠(味精)是一种调味剂,常会诱发"中餐馆综合征",即摄入中国菜之后出现的头痛、麻木、胸部不适、乏力、面部潮红和腹部不适。针对这点的证据表明,哮喘患者与一般人相比更易出现谷氨酸钠的副作用。Woods 及其团队对 12 例自诉食品添加剂诱发相关反应的成年哮喘患者进行研究,结果不能证实谷氨酸钠可诱发速发型和迟发型哮喘。此外,在激发试验过程中并未观察到支气管高反应性或可溶性炎症标志物(例如嗜酸性粒细胞阳离子蛋白、类胰蛋白酶)的显著变化。在一项针对有谷氨酸钠不良反应史的研究对象进行双盲安慰剂对照食物激发试验的研究中,并没有观察到特殊的上呼吸道或下呼吸道不适。但是,61 名研究对象中有 22 名(36.1%)被证实出现了谷氨酸钠的不良反应,包括头痛、肌肉紧张、麻木、全身乏力和面色潮红。

接触途径和随后的呼吸系统症状

口服摄入食物过敏原

口服摄入是接触食物的主要途径,可能会导致或加剧呼吸系统症状(如咳嗽、喉头水肿和哮喘)。大部分已发表的报道,比如本章强调的,都重点关注摄入食物过敏原后出现的呼吸系统症状。

吸入食物过敏原

临床案例 3

一例 33 岁的患者因食物不良反应于家庭医生处就诊。他之前去了购物中心并在那里的美食广场用餐。那里提供很多食物,包括比萨、中国菜、鲜虾和寿司,美食广场上的美食香飘四溢。他曾经在食用虾之后出现严重过敏反应。他食用没有海鲜的沙拉时,出现了口腔和喉咙的刺痛、咽喉肿胀以及持续性咳嗽。如果该患者没有食用虾,这是否仍然是对虾的过敏反应呢?

这个临床案例是一个典型例子,它提示了当鱼或贝类被烹煮时,接触这种气传过敏原也会导致食物过敏患者产生症状。在食物制备过程中雾化的海鲜过敏原是潜在的呼吸道和接触性过敏原的来源。许多报道强调了与气传鱼颗粒相关的过敏反应,其中一项利用空气取样和免疫化学分析技术,在露天鱼市场的空气中检测到鱼类过敏原。规避食物过敏原应该包括避免接触相关环境中的雾化颗粒。最后,一项基于互联网、对 51 项严重食物过敏反应的调查显示,尽管多数反应发生于摄入后(40%~78%),仍有 8 项(16%)反应发生于皮肤接触后,3 项(6%)发生于吸入后。

患有 IgE 介导的食物过敏的儿童,在食物烹煮过程中通过吸入接触雾化食物过敏原后会发展为哮喘。12 例食物过敏患儿在吸入相关食物过敏原后发展为哮喘。这些食物包括鱼、鹰嘴豆、牛奶、鸡蛋和荞麦。9 次支气管激发试验中有 5 次显示阳性,客观临床表现为哮喘。其中 2 例患儿发展至晚期阶段,伴有肺功能减退。阳性反应在鱼、鹰嘴豆、荞麦中出现;7 次安慰剂激发试验中没有任何反应出现。这些数据表明,吸入性食物过敏原可产生早期和晚期哮喘反应。最后,Sicherer 及其团队报道称,对花生和坚果过敏的患者在乘坐航班时,若航班上提供花生或坚果小吃导致患者接触时,患者也会出现呼吸系统不良反应。这种接触包括在航行过程中意外食入、吸入或皮肤接触。在所报道的过敏反应中,有一些比较严重,需要肾上腺素等药物治疗。

食物诱发性呼吸系统综合征的鉴别诊断(表 8-1)

在评估可能是食物过敏性临床表现的呼吸系统症状时,仍存在许多问题。与皮肤症状(比如荨麻疹、血管性水肿)不同,呼吸系统症状可能是速发的、迟发的或者慢性的,多取决于呼吸道炎症表现的方式。本章将综述呼吸道食物过敏的潜在表现。

表 8-1 食物诱发性呼吸系统综合征的鉴别诊断

1. 2 岁前患湿疹,以及发展为哮喘和过敏性鼻炎的风险
2. 婴儿期食物过敏,以及儿童期喘息和气道高反应性的风险
3. 食物过敏诱发的急性哮喘
4. 呼吸系统症状导致严重急性食物过敏反应
5. 复发性或慢性哮喘患者
6. 食物过敏和支气管高反应性倾向
7. 食物过敏诱发的复发性或慢性鼻炎
8. 食物过敏诱发的复发性或慢性中耳炎
9. 与婴儿贫血相关的呼吸困难

食物过敏诱发的复发性或慢性鼻炎

在进行双盲安慰剂对照食物激发试验的儿童中,急性鼻炎占所有呼吸系统症状的 70%。这些症状通常与食物过敏反应期间的其他临床表现(比如皮肤或消化道症状)相关,很少单独出现。复发性或慢性鼻炎多发生于学龄前儿童,有时与过敏反应相关,尤其是牛奶过敏反应。尽管一些患者自诉在开始规避饮食后症状有所缓解,但双盲安慰剂对照食物激发试验还没有明确其相关性。

食物过敏诱发的复发性或慢性中耳炎

浆液性中耳炎有许多病因,其中病毒性上呼吸道感染最常见。鼻黏膜过敏性炎症可能导致咽鼓管功能障碍,并导致随后的分泌性中耳炎。目前还不确定复发性浆液性中耳炎的食物过敏机制。

与婴儿贫血相关的呼吸困难

1960 年,Heiner 报道了一种婴儿综合征,包括与肺部浸润、淤血、胃肠道失血、缺铁性贫血、发育不良相关的反复发作的肺炎。这种综合征通常与非 IgE 介导的对牛奶蛋白的高敏感性有关。虽然经常可观察到针对牛奶产生的外周血嗜酸性粒细胞增多和多种血清沉淀素,但导致这种疾病的特异性免疫机制目前尚不清楚。可根据胸部 X 线片提示浸润、贫血、支气管肺泡灌洗证实为含铁血黄素沉着、出现牛奶抗体沉淀(大多数情况下)进行诊断。即使在儿童食物过敏的专科诊所,这种食物过敏综合征也很少见。

2 岁前患湿疹以及发展为哮喘和过敏性鼻炎的风险

在婴儿时期出现持续性湿疹被认为是导致过敏性鼻炎和哮喘的重要危险因素之一。在一项研究中,患有特应性湿疹的儿童患哮喘(OR 3.52,95% CI 1.88～6.59)和过敏性鼻炎(OR 2.91,95% CI 1.48～5.71)的风险显著增加。在对照组中未观察到这种风险。

尽管过敏性家族史(包括特应性皮炎和食物过敏)似乎会导致哮喘的发生,但目前还不清楚呼吸道何时参与特应性反应,以及呼吸道功能是否与婴儿的特应性有关。在一项有 114 名婴儿参与的研究中(平均年龄

10.7个月,范围为 2.6~19.1 个月),特应性状态由食物或气传过敏原的特异性 IgE 及总 IgE 水平决定。检测在这些婴儿的呼出气一氧化氮(eNO)、75%呼气量的用力呼气流量(FEF75),以及吸入乙酰甲胆碱的气道反应性。与非特应性对照组相比,对鸡蛋或牛奶过敏的婴儿的流量值较低(FEF75:336 mL/s 比 285 mL/s,$P<0.003$),并且使 FEF75 降低 30% 的 InPC(30)激发浓度也较低(-0.6 mg/mL 比 -1.2 mg/mL,$P<0.02$),但 eNO 的水平没有差异。这表明婴儿的特应性特征可能是哮喘发展的决定性因素。

婴儿期食物过敏以及儿童期喘息和气道高反应性的风险

如果儿童在婴儿期对常见食物过敏原过敏,会增高随后儿童期喘息和气道高反应性的发生风险。一项病例对照研究以 69 名儿童(年龄 7.2~13.3 岁)为对象,其中 60 名儿童在 3 岁前对鸡蛋过敏,29 名儿童对鱼过敏。对照组由 154 名儿童(其中 70 名对气传过敏原敏感)组成,这些儿童在 3 岁前没有食物过敏史。试验组报告的哮喘症状多于对照组。与对照组相比,试验组儿童行乙酰甲胆碱激发试验的阳性反应率显著增高。多元 logistic 回归分析显示,支气管高反应性以及目前报道的哮喘症状与早期喘息和吸入性过敏原的早期致敏相关,但与婴儿期的特应性皮炎或持续的鸡蛋或鱼类过敏无关。因此,在婴儿期对鸡蛋或鱼过敏可能会增加儿童在学龄期患哮喘和气道高反应性的风险。

食物过敏诱发的急性哮喘

临床案例 4

一对非常沮丧的夫妇带着他们 3 岁的女儿来过敏科医生处就诊。她有湿疹的长期病史,最近又被诊断为哮喘。她的父母认为,她是由于偶然摄入了牛奶蛋白才导致哮喘的急性发作。他们的家庭医生告知他们这不太可能,因为这个年龄段的哮喘恶化常是由病毒性上呼吸道感染引起的。因此他们来寻求食物过敏对急性哮喘作用的专家意见。

标准化食物激发试验的广泛应用,让我们能更好地观测食物过敏性呼吸系统反应的类型和频率。Hill 及其团队对 100 例牛奶过敏患者进行了激发试验,患者的平均年龄为 16.2 个月,其中 20 例患者被激发出咳嗽或喘息,12 例出现鼻炎,2 例出现了喘鸣。咳嗽和喘息在最初表现为慢性湿疹、复发性支气管炎以及荨麻疹和湿疹的患者中最常见。在 53 例患者中仅有 2 例(4%)出现了下呼吸道症状。一项针对 410 例有哮喘史的儿童开展的研究显示,279 例(68%)有食物诱发性哮喘史。279 例患儿中有 168 例(60%)食物激发试验结果阳性。该研究结果显示,279 例有食物诱发性哮喘史的儿童中,67 例(24%)在双盲安慰剂对照食物激发试验中出现包括喘息在内的阳性结果。较常见的引发反应的食物包括花生(19 例)、牛奶(18 例)、鸡蛋(13 例)和坚果(10 例)。有趣的是,只有 5 例(2%)患儿仅仅出现了喘息的不良症状。此外,在 188 例没有哮喘史的儿童中,仅有 10 例在食物激发试验中出现了喘息的症状,这表明在不伴有哮喘的情况下更易出现支气管反应。

有 320 例特应性皮炎患者通过双盲安慰剂对照食物激发试验进行呼吸系统反应评估。这些研究对象的年龄在 6 个月至 30 岁之间,高度敏感并对多种食物过敏,并且有至少一半的研究对象被诊断为哮喘。有 205 例(64%)患者由双盲安慰剂对照食物激发试验确诊为食物过敏患者,其中约三分之二的患者在食物激发试验中出现了呼吸系统反应(鼻部 70%,喉部 48%,肺部 27%)。总之,205 例食物激发试验结果阳性的患者中,34 例患者(17%)最后发展为喘息。此外,88 例食物激发试验结果为阳性或阴性的患者进行了肺功能检测。13 例患者(15%)发展为下呼吸道症状,其中 10 例为喘息症状,但仅有 6 例患者的 FEV_1 值减少大于 20%。食物诱发的呼吸系统反应中,仅仅出现喘息症状颇为罕见。

在一项有 163 名儿童参与的系列研究中,共进行了 385 次双盲安慰剂对照食物激发试验,250 次(65%)结果阳性,阳性激发物为花生(31%)、鸡蛋(23%)、牛奶(9%)。大多数阳性结果为皮肤症状(59%),但呼吸系统症状也很常见(24%)。在这些呼吸系统症状中，口腔症状占比为5%，鼻炎和结膜炎占比为6%，哮喘占比为10%。同样，单发的哮喘很少见，激发试验中其占比仅为2.8%。此外，一项来自意大利的调查显示，哮喘或鼻炎作为牛奶过敏的起始症状，可能是食物过敏持续存在和无法形成口腔耐受的独立预测因子。

食物过敏和支气管高反应性(BHR)倾向

经规避饮食治疗后，特应性皮炎和食物过敏患者的哮喘症状明显改善，尽管这些患者在食物激发试验中没有出现呼吸系统症状。这种现象促发了关于食物过敏患者BHR的一系列研究，目的是研究摄入食物后不伴有急性呼吸系统症状的患者。在一项研究中，对26例患有哮喘和食物过敏的儿童进行乙酰甲胆碱吸入激发试验，评估他们在双盲安慰剂对照食物激发试验前后BHR的变化。22例食物激发试验结果为阳性，其中12例(55%)出现了胸部症状(咳嗽、喉部反应或喘息)，另10例(45%)出现了喉部、消化道或皮肤症状，不伴有任何胸部症状。12例在阳性食物激发试验中出现胸部症状的患者中，有7例(58%)在试验结束几小时后BHR增高。在实际的食物激发试验中，这7例患者并未出现FEV_1下降，这表明在先前激发试验中肺功能没有明显变化的情况下，BHR也可能发生显著变化。这些数据表明，食物诱发的过敏反应可能会增加一部分中度至重度哮喘患者的气道反应，并且可能在不诱发急性哮喘症状的情况下发生。

最近的一项研究假设，若儿童在婴儿期对常见食物过敏原过敏，则他们在学龄期出现喘息和BHR的风险会增加。一项病例对照研究在69名儿童(年龄在7.2岁至13.3岁间)中进行，其中60名儿童在3岁前对鸡蛋过敏，29名在3岁前对鱼过敏。随访一年，使用家长问卷调查、患者皮肤点刺试验、肺活量检测、乙酰甲胆碱支气管激发试验来进行评估。对照组由154名在3岁前未发生食物过敏的普通儿童组成，其中70名儿童对吸入性过敏原过敏。与对照组相比，食物过敏患者在乙酰甲胆碱支气管激发试验中表现出更多的阳性结果。在婴儿期对鸡蛋或鱼过敏的儿童，在学龄期发生喘息和BHR的风险增加；哮喘和BHR似乎更多地取决于患者在婴儿期出现的喘息和对吸入性过敏原过敏，而并非婴儿期的特应性皮炎和食物过敏。

相反，另一项在11例成人哮喘患者(有食物诱发性喘息和皮肤试验阳性史)中进行的研究显示，食物过敏并非BHR增高的原因。相等数量的患者在进行食物过敏原或安慰剂激发试验24 h后，由乙酰甲胆碱吸入激发试验证实BHR增高。然而，由于该研究样本较少，以及在进行重复乙酰甲胆碱吸入激发试验前缺乏环境控制，该研究结果有待考证。

另两项研究表明，不伴有哮喘的食物过敏患者也可能会出现BHR增高。在对35例不伴有哮喘的食物过敏患者进行的研究中，19例中有10例患者(53%)在乙酰甲胆碱吸入激发试验中出现了BHR。同样，Kivity等通过乙酰甲胆碱吸入激发试验、痰诱导细胞分析以及肺活量测定，研究了伴或不伴有哮喘或过敏性鼻炎的食物过敏患者。所有哮喘患者在乙酰甲胆碱吸入激发试验中都出现了BHR，40%的食物过敏患者是单独出现的。他们还在哮喘患者的痰液中发现了嗜酸性粒细胞，在不患有哮喘的食物过敏患者痰液中发现了中性粒细胞。该结果也被其他研究者证实，他们也在不伴有哮喘的食物过敏患者痰液中发现了中性粒细胞和IL-8水平的升高。

一项动物实验也得出了相似的结论，对小鼠通过腹腔注射卵清蛋白致敏并经鼻内单次给予卵清蛋白激发，小鼠表现出气道炎症反应，时长可达12天。有意思的是，一个不相关的抗原——尘螨也会诱发相似的炎症反应。综上所述，这些观察结果表明，食物过敏的非呼吸系统表现也可能增强其他黏膜组织的炎症。因此，应仔细评估被诊断为食物过敏的非哮喘患者的支气管炎症，以使其在必要时得到合适的抗感染治疗。

呼吸系统症状导致严重急性食物过敏反应

临床案例5

一名17岁的男性大学生在其宿舍自助餐厅进餐时出现了严重过敏反应。他有花生过敏史，以及需要吸入皮质类固醇和长效支气管扩张剂治疗的中度顽固性哮喘。他摄入了含有花生酱的辣椒后，立即出现全身性荨麻疹、呕吐,以及伴随呼吸困难的哮喘反应的加重。随后他被转诊至当地的急诊病房接受治疗,医生给予他 2 剂量的肾上腺素肌内注射,并最终在医院住院 2 天。

该病例表明,尽管严重过敏反应的原因很多时候不确定,但大多数时候,这些严重过敏反应是由食物过敏原引起的。直至 20 年前,致命性食物诱发的严重过敏反应也仅仅是一些个案报道。1988 年,Yuninger 等在 16 个月的时间里报道了 7 例,其中 5 例患者对坚果或花生有反应。4 年后,Sampson 等报道了发生于儿童和青少年中的 13 例致命性和几乎致命的严重过敏反应。同样,大多数患者对坚果或花生过敏并有哮喘病史。此外,所有患者的呼吸系统症状都很明显,并有可能影响过敏反应的结果。最近,Bock 等分析了国家登记处的 32 例食物诱发的严重过敏反应并导致死亡的病例。对花生和坚果过敏是大多数病例的致死原因。此外,除 1 例患者外,其余患者都患有哮喘。这些报道显示,哮喘患者出现食物诱发的严重过敏反应的风险增加,特别是那些需要维持治疗的患者。对于这些患者应强调哮喘良好防控的重要性,确保提供自我注射式肾上腺素,并给予患者适当的指导。

为确定患者自诉的食物过敏是否与儿童期潜在的致命性哮喘密切相关,一项病例对照研究查阅并比较了 72 例因哮喘加重而入住儿科重症监护病房(PICU)患者的病历资料。两个对照组包括随机选择的、入住哮喘常规护理单元的 108 例患者,以及 108 例门诊哮喘患者。评估因素包括自诉的食物过敏反应、性别、年龄、是否居住于贫困地区、种族、吸入性类固醇接触、烟草接触、住院时间、心理疾病和入院季节。13%(38/288)的患者至少对一种食物过敏。其中鸡蛋、花生、鱼/贝类、牛奶、坚果占所有食物过敏的 78.6%。进入 PICU 的儿童患食物过敏的可能性比常规护理单元儿童更高($P = 0.004$),报告至少一种食物过敏的可能性是常规护理单元儿童的 3.3 倍。此外,试验组儿童患食物过敏的可能性相比非卧床患儿也更高($P < 0.001$),报告至少一种食物过敏的可能性是非卧床患儿的 7.4 倍。自诉食物过敏是儿童潜在致命性哮喘的独立危险因素。对于患有食物过敏的哮喘儿童或青少年应给予更严格的哮喘管理。最后,澳大利亚一份为期 5 年的回顾性综述总结了当地急诊儿童发生严重过敏反应的情况。117 例患者中曾出现过 123 次严重过敏反应事件;其中有 1 次是致命的。食物是最常见的激发物(86%),以花生和坚果为主。呼吸系统症状是主要症状(97%)。

复发性或慢性哮喘患者:食物过敏的常规试验

食物常被怀疑为复发性或慢性哮喘的激发物。很少有报道能明确摄入特定食物与哮喘加重之间的关系。在一项研究中,300 例持续哮喘患者(年龄在 7 个月至 80 岁间)在呼吸科门诊接受了评估;其中 25 例(12%)有临床症状的食物过敏史,或食物特异性 IgE 抗体试验结果阳性。6 例(2%)患者患有食物诱发性喘息;所有儿童年龄为 4~17 岁。在另一项研究中,对 140 例 2~9 岁的哮喘患儿根据临床病史和食物特异性 IgE 抗体试验进行筛查。这些儿童中的 32 例接受了双盲安慰剂对照食物激发试验;激发试验中 13 例(9.2%)出现了呼吸系统症状,8 例(5.7%)出现了特异性哮喘反应。只有 1 例患儿仅出现了哮喘症状。有趣的是,患有食物过敏和哮喘的患者通常较年轻,而且有特应性皮炎的既往病史。

在一项类似的研究中,Oehling 及其同事报道,284 例哮喘患儿中,8.5% 的患儿出现食物诱发的支气管痉挛。大多数过敏反应发生在 1 岁前,并由单种食物诱发,尤其是鸡蛋。此外,Businco 及其同事评估了 42 例患有特应性皮炎和牛奶过敏的儿童(年龄在 10~76 个月)。其中 11 例(27%)患儿在食物激发试验中结果为阳性,出现哮喘症状。最后,土耳其的一项研究证实,食物过敏能诱发 6 岁以下儿童的哮喘;发病率为 4%。最常见的食物过敏原是鸡蛋和牛奶。

为了评估食物过敏是否为严重哮喘的危险因素,Roberts 和他的同事调查了 19 例因哮喘加重而需 ICU 通气治疗的儿童。与对照组相比,这些患者的食物过敏(OR 8.58,95% CI 1.85~39.71)、多重过敏性疾病(OR 4.42,95% CI 1.17~16.71)、频繁哮喘入院(OR 14.2,95% CI 1.77~113.59)的风险增加。他们总结道,食物过敏和频繁哮喘入院似乎是危及生命的哮喘发生的重要独立危险因素。如前所述,哮喘发病率的增高与至少一种食物过敏相关联。对越来越多的食物过敏的发病率增高表明,食物过敏原致敏可能是哮喘加重的标志之一(临床摘要 4)。

临床摘要 4

食物过敏和呼吸道的有关要点

- 食物诱发的呼吸道症状通常伴有皮肤或胃肠道症状；它们很少作为孤立症状出现
- 婴儿期的食物致敏或临床反应可预测后期呼吸系统过敏和哮喘的发展
- 相比年龄较大的儿童和成人，食物诱发的哮喘在年幼的儿科患者中更常见
- 患有特应性皮炎的儿童，尤其是那些通过双盲安慰剂对照食物激发试验证实的患有食物过敏的儿童，患食物诱发的哮喘的风险增加
- 食物诱发的过敏反应可能会增加某些中度至重度哮喘患者的气道反应，且可能会在不诱发急性哮喘的情况下发生
- 食物过敏引起的哮喘被认为是致命性和近乎致命的过敏反应的危险因素

诊断/管理

病史

第四章和第十二章将详细回顾疑似患有食物过敏或严重过敏反应患者的综合病史的重要性。该病史应该包括与食物摄入有关的反应时间、引起症状的最低食物量、特定的上呼吸道和下呼吸道症状、症状的重现性，以及针对特定食物过敏原(如鸡蛋)过敏的现病史和既往临床病史。过敏或哮喘家族史可能是一个有用的病史。当有不明原因的哮喘突然发作的病史时，应关注患者之前摄入的食物的相关信息。摄入食物后发生严重过敏反应的病史可能足以表明因果关系。最后，应记录相关的治疗及反应。

体格检查

体格检查在评估可能是由食物过敏引起的呼吸系统疾病时很有用。其发现有助于评估总体营养状况、生长参数及任何过敏性疾病的迹象，尤其是特应性皮炎。此外，这项检查将有助于排除可能类似食物过敏的其他情况。

食物过敏检测

进行皮肤试验并结合规范化的判断标准，可以在短时间内(15~20 min)提供可靠的临床信息，并在整体评估疑似食物诱发性呼吸系统反应患者的过程中提供有用的信息。有关皮肤试验的具体问题及其他用于诊断食物过敏的检测方法，将在第十三章中详细讨论。不建议对哮喘患者常规进行食物过敏原皮肤试验。在三级医院急诊室接受评估的儿童中，97 例哮喘或细支气管炎患者接受了普通食物和气传过敏原的皮肤试验。将这些结果与 60 例没有任何呼吸系统疾病的对照组患者进行对比，发现喘息患者中大多数特异性 IgE 反应是针对气传过敏原的，而针对食物过敏原的特异性 IgE 普遍很少。食物过敏的实验室评估包括血清中的食物特异性 IgE 的测定。当使用更为灵敏的试验方法时，其灵敏度和特异度与皮肤试验相似。相比之下，用于科研的嗜碱性粒细胞组胺释放试验还不能作为食物过敏的一个可靠的诊断性试验。

食物激发试验

当对食物引起的呼吸道反应存疑,且食物特异性 IgE 检测结果为阳性时,可以实施饮食规避,以确定是否有临床症状的消退。然而,要确认这种联系非常困难。在食物诱发的呼吸系统症状的诊断评估中,食物激发试验非常有用且可靠。第十四章很好地概述了口服食物激发试验过程(临床摘要 5)。

临床摘要 5

食物过敏和呼吸系统症状评估的有关要点

- 病史,再加上适当的实验室检测和精心设计的食物激发试验,可以为食物过敏引起的呼吸系统症状的检查提供有用的信息;不可仅根据病史或皮肤试验/过敏原特异性 IgE 水平进行诊断
- 如果病史中没有涉及特定食物,并且食物的皮肤试验结果为阴性,通常不会对 IgE 介导的过敏进行进一步检查
- 对于与特定食物相关的皮肤试验阳性结果或呼吸系统症状,可以开展 7~14 天的规避饮食治疗;如果症状持续存在,则不大可能是食物的问题。某些特应性皮炎或慢性哮喘病例可能是例外
- 恢复正常饮食后的复发症状应通过适当设计的食物激发试验进行评估

治疗

一旦食物过敏被确认为呼吸系统症状的诱因,就必须严格规避致敏食物。合理控制的规避饮食可以减轻慢性哮喘等临床症状。适当的营养咨询很重要,以确保规避饮食时保持平衡,提供规避食物的适当替代品,避免营养缺乏,例如缺钙。应密切监测生长参数,特别是婴儿和儿童在规避饮食期间的生长参数。第十五章讨论了食物过敏的管理和适宜的过敏反应治疗方案的制订,包括严重过敏反应时自我注射式肾上腺素的使用。

总结和结论

之前的研究已经确定了食物过敏在呼吸系统症状中的致病作用。这些症状通常伴有皮肤和胃肠道症状,很少单独发生。特定食物与这些反应有关,有一小部分食物确定与严重过敏反应有关。婴儿期的食物过敏可能预示着随后的呼吸系统疾病和哮喘的发展。对食品添加剂的哮喘反应时有发生,但并不常见。相比年龄较大的儿童和成人,食物诱发的哮喘在更年幼的儿科患者中更为常见,尤其是伴有特应性皮炎的儿童。在所有年龄段,哮喘都可能由吸入相关食物过敏原激发。由食物过敏原诱发的哮喘被认为是致命性和近乎致命的严重过敏反应的重要危险因素。

研究表明,食物可以引起 BHR 和哮喘;因此,对于难以控制或原因不明的急性重症哮喘发作,因摄取或吸入特定食物过敏原引发的哮喘,以及出现其他食物过敏症状(如严重过敏反应、中度至重度特应性皮炎)的哮喘患者,应考虑进行食物过敏评估。哮喘诊治的临床实践指南强调在某些患者中食物过敏对哮喘的潜在作用。

参 考 文 献

[1] Sicherer SH,Sampson HA. Food Allergy. J Allergy Clin Immunology 2006;117:S470-5.

[2] Lack G. Clinical practice. Food allergy. N Engl J Med 2008;359:1252-60.

[3] Bahna SL. Clinical expressions of food allergy. Ann Allergy Asthma Immunol 2003;90(Suppl 3):41-4.

[4] James JM,Crespo JF. Allergic reactions to foods by inhalation. Curr Allergy Asthma Rep 2007;7:167-74.

[5] Ozol D,Mete E. Asthma and Food Allergy. Curr Opin Pulm Med 2008;14:9-12.

[6] Nowak-Wegrzyn A,Sampson HA. Adverse reactions to foods. Med Clin N Am 2006;90:97-127.

[7] Bock SA. Prospective appraisal of complaints of adverse reactions to foods in children during the first 3 years of life. Pediatr 1987;79:683-8.

[8] Niestijl Jansen JJ,Kardinaal AFM,Huijbers G,et al. Prevalence of food allergy and intolerance in the adult Dutch population. J Allergy Clin Immunol 1994;93:446-56.

[9] Onorato J,Merland N,Terral C,et al. Placebo controlled double-blind food challenges in asthma. J Allergy Clin Immunol 1986;78:1139-46.

[10] Nekam KL. Nutritional triggers in asthma. Acta Microbiol Immunol Hung 1998;45:113-7.

[11] Woods RK,Thien F,Raven J,et al. Prevalence of food allergies in young adults and their relationship to asthma,nasal allergies and eczema. Ann Allergy Asthma Immunol 2002;88:183-9.

[12] Schroeder A,Kumar R,Pongracic JA,et al. Food allergy is associated with an increased risk of asthma. Clin Exp Allergy 2009;39:261-70.

[13] Kanny G,Moneret-Vautrin D-A,Flabbee J,et al. Population study of food allergy in France. J Allergy Clin Immunol 2001;108:133-40.

[14] Woods RK,Abramson M,Raven JM,et al. Reported food intolerance and respiratory symptoms in young adults. Eur Respir J 1998;11:151-5.

[15] Peroni DG,Chatzimichail A,Boner AL. Food allergy:what can be done to prevent progression to asthma? Ann Allergy Asthma Immunol 2002;89:44-51.

[16] Tariq SM,Matthews SM,Hakim EA,et al. Egg allergy in infancy predicts respiratory allergic disease by 4 years of age. Pediatr Allergy Immunol 2000;11:162-7.

[17] Rhodes HL,Sporik R,Thomas P,et al. Early life risk factors for adult asthma:a birth cohort study of subjects at risk,J Allergy Clin Immunol 2001;108:720-5.

[18] Wang J,Visness CM,Sampson HA. Food allergen sensitization in inner-city children with asthma. J Allergy Clin Immunol 2005;115:1076-80.

[19] Sicherer SH,Furlong TJ,Munoz-Furlong A,et al. A voluntary registry for peanut and tree nut allergy:Characteristics of the first 5149 registrants. J Allergy Clin Immunol 2001;108:128-32.

[20] Sicherer SH,Munoz-Furlong A,Sampson HA. Prevalence of seafood allergy in the United States determined by a random telephone survey. J Allergy Clin Immunol 2004;114:159-65.

[21] Borghesan F,Mistrello G,Roncarolo D,et al. Respiratory allergy to lipid transfer proteins. Int Arch Allergy Immunol 2008;147:161-5.

[22] Fernandez-Rivas C,Gonzalez-Mancebo E,de Durana DA. Allergies to fruits and vegetables. Pediatr Allergy Immunol 2008;19:675-81.

[23] Bock SA,Atkins FM. Patterns of food hypersensitivity during sixteen years of double-blind placebo-

[24] Burks AW, James JM, Hiegel A, et al. Atopic dermatitis and food hypersensitivity reactions. J Pediatr 1998;132:132-6.

[25] Huang SW. Follow-up of children with rhinitis and cough associated with milk allergy. Pediatr Allergy Immunol 2007;18:81-5.

[26] Sampson HA, Mendelson L, Rosen JP. Fatal and near-fatal food anaphylaxis reactions in children. N Engl J Med 1992;327:380-4.

[27] Yunginger JY, Sweeney KG, Sturner WQ, et al. Fatal food-induced anaphylaxis. J Am Med Assoc 1988;260:1450-2.

[28] James JM. Anaphylactic reactions to foods. Immunol Allergy Clin N Am 2001;21:653-67.

[29] Wang J, Sampson HA. Food anaphylaxis. Clin Exp Allergy 2007;37:651-60.

[30] Gangur V, Kelly C, Navuluri L. Sesame allergy: a growing food allergy of global proportions? Ann Allergy Asthma Immunol 2005;95:4-11.

[31] Sicherer SH. Is food allergy causing your patient's asthma symptoms? J Respir Dis 2000;21:127-36.

[32] Bittner C, Grassau B, Frenzel K, et al. Identification of wheat gliadins as an allergen family related to baker's asthma. J Allergy Clin Immunol 2008;121:744-9.

[33] Salvatori N, Reccardini F, Convento M, et al. Asthma induced by inhalation of flour in adults with food allergy to wheat. Clin Exp Allergy 2008;38:1349-56.

[34] Abramson M, Kutin J, Rosier M, et al. Morbidity, medication and trigger factors in a community sample of adults with asthma. Med J Aust 1995;162:78-81.

[35] Weber RW. Food additives and allergy. Ann Allergy 1993;70:183-90.

[36] Bird JA, Burks AW. Food allergy and asthma. Prim Care Respir J 2009;18:258-65.

[37] Woods RK, Weiner JM, Thien F, et al. The effects of monosodium glutamate in adults with asthma who perceive themselves to be monosodium glutamate-intolerant. J Allergy Clin Immunol 1998;101:762-71.

[38] Yang WH, Drouin MA, Herbert M, et al. The monosodium glutamate symptom complex: Assessment in a double-blind, placebo-controlled, randomized study. J Allergy Clin Immunol 1997;99:757-62.

[39] Ramirez DA, Bahna SL. Food hypersensitivity by inhalation. Clinical Molecular Allergy 2009;7:4.

[40] Goetz DW, Whisman BA. Occupational asthma in a seafood restaurant worker: cross-reactivity of shrimp and scallops. Ann Allergy Asthma Immunol 2000;85:461-6.

[41] Crespo JF, Pascual C, Dominguez C, et al. Allergic reactions associated with airborne fish particles in IgE-mediated fish hypersensitive patients. Allergy 1995;50:257-61.

[42] Pascual CY, Reche M, Flandor A, et al. Fish allergy in childhood. Pediatr Allergy Immunol 2008;19:573-9.

[43] Taylor AV, Swanson MC, Jones RT, et al. Detection and quantification of raw fish aeroallergens from an open-air fish market. J Allergy Clin Immunol 2000;105:166-9.

[44] Eigenmann PA, Zamora SA. An internet-based survey on the circumstances of food-induced reactions following the diagnosis of IgE-mediated food allergy. Allergy 2002;57:449-53.

[45] Roberts G, Golder N, Lack G. Bronchial challenges with aerosolized food in asthmatic food-allergic children. Allergy 2002;57:713-7.

[46] Sicherer SH, Furlong TJ, DeSimone J, et al. Self reported allergic reactions to peanut on commercial airliners. J Allergy Clin Immunol 1999;104:186-9.

[47] James JM, Bernhisel-Broadbent J, Sampson HA. Respiratory reactions provoked by double-blind food challenges in children. Am J Respir Crit Care Med 1994;149:59-64.

[48] Bernstein JM. The role of IgE-mediated hypersensitivity in the development of otitis media with effusion: A review. Otolaryngol Head Neck Surg 1993;109:611-20.

[49] Nsouli TM, Nsouli SM, Linde RE, et al. Role of food allergy in serous otitis media. Ann Allergy 1994;73:215-9.

[50] Heiner DC, Sears JW. Chronic respiratory disease associated with multiple circulation precipitins to cow's milk. Am J Dis Child 1960;100:500-2.

[51] Heiner DC, Sears JW, Kniker WT. Multiple precipitins to cow's milk in chronic respiratory disease: A syndrome including poor growth, gastrointestinal symptoms, evidence of allergy, iron deficiency anemia and pulmonary hemosiderosis. Am J Dis Child 1962;103:634-54.

[52] Lowe AJ, Hosking CS, Bennett CM, et al. Skin prick test can identify eczematous infants at risk of asthma and allergic rhinitis. Clin Exp Allergy 2007;37:1624-31.

[53] Tepper RS, Llapur CJ, Jones MH, et al. Expired nitric oxide and airway reactivity in infants at risk for asthma. J Allergy Clin Immunol 2008;122:760-5.

[54] Priftis KN, Mermiri D, Papadopoulou A, et al. Asthma symptoms and bronchial reactivity in school children sensitized to food allergens in infancy. J Asthma 2008;45:590-5.

[55] Hill DJ, Firer MA, Shelton MJ, et al. Manifestations of milk allergy in infancy: clinical and immunological findings. J Pediatr 1986;109:270-6.

[56] Bock SA. Respiratory reactions induced by food challenges in children with pulmonary disease. Pediatr Allergy Immunol 1992;3:188-94.

[57] Rance F, Dutau G. Asthma and food allergy: report of 163 cases. Arch Pediatr 2002;9:402-7.

[58] Fiocchi A, Terracciano L, Bouygue GR, et al. Incremental prognostic factors associated with cow's milk allergy outcomes in infant and child referrals: the Milan Cow's Milk Allergy Cohort study. Ann Allergy Asthma Immunol 2008;101:166-73.

[59] James JM, Eigenmann PA, Eggleston PA, et al. Airway reactivity changes in asthmatic patients undergoing blinded food challenges. Am J Respir Crit Care Med 1996;153:597-603.

[60] Prifits KN, Mermiri D, Papadopoulou A, et al. Asthma symptoms and reactivity in school children sensitized to food allergens in infancy. J Asthma 2008;45:590-5.

[61] Zwetchkenbawn JF, Skufca R, Nelson HS. An examination of food hypersensitivity as a cause of increased bronchial responsiveness to inhaled methacholine. J Allergy Clin Immunol 1991;88:360-4.

[62] Thaminy A, Lamblin C, Perez T, et al. Increased frequency of asymptomatic bronchial hyperresponsiveness in nonasthmatic patients with food allergy. Eur Respir J 2000;16:1091-4.

[63] Kivity S, Fireman E, Sage K. Bronchial hyperactivity, sputum analysis and skin prick test to inhalant allergens in patients with symptomatic food hypersensitivity. Isr Med Assoc J 2005;7:781-4.

[64] Wallaert B, Gosset P, Lamblin C, et al. Airway neutrophil inflammation in nonasthmatic patients with food allergy. Allergy 2002;57:405-10.

[65] Brandt EB, Scribner TA, Akel HS, et al. Experimental gastrointestinal allergy enhances pulmonary responses to specific and unrelated allergens. J Allergy Clin Immunol 2006;118:420-7.

[66] Webb LM, Lieberman P. Anaphylaxis: a review of 601 cases. J Allergy Clin Immunol 2006;97:39-43.

[67] Bock SA, Munoz-Furlong A, Sampson HA. Fatalities due to anaphylactic reactions to foods. J Allergy Clin Immunol 2001;107:191-3.

[68] Vogel NM, Katz HT, Lopez R, et al. Food allergy is associated with potentially fatal childhood

asthma. J Asthma 2008;45:862-6.
[69] de Silva IL, Hehr SS, Tey D, et al. Paediatric anaphylaxis: a 5 year retrospective review. Allergy 2008;63:1071-6.
[70] Novembre E, de Martino M, Vierucci A. Foods and respiratory allergy. J Allergy Clin Immunol 1988;81:1059-65.
[71] Oehling A, Baena Cagnani CE. Food allergy and child asthma. Allergol Immunopathol 1980;8:7-14.
[72] Businco L, Falconieri P, Giampietro P, et al. Food allergy and asthma. Pediatr Pulmonary Suppl 1995;11:59-60.
[73] Yazicioglu M, Baspinar I, Ones U, et al. Egg and milk allergy in asthmatic children: assessment by immulite allergy panel, skin prick tests and double-blind placebo-controlled food challenges. Allergol et Immunopathol 1999;27:287-93.
[74] Roberts G, Patel N, Levi-Schaffer F, et al. Food allergy as a risk factor for life-threatening asthma in childhood: a case-controlled study. J Allergy Clin Immunol 2003;112:168-74.
[75] Sicherer SH, Teuber S. Current approach to the diagnosis and management of adverse reactions to foods. J Allergy Clin Immunol 2004;114:1146-50.
[76] Price GW, Hogan AD, Farris AH, et al. Sensitization (IgE antibody) to food allergens in wheezing infants and children. J Allergy Clin Immunol 1995;96:266-70.
[77] Sampson HA, Ho DG. Relationship between food specific IgE concentrations and the risk of positive food challenges in children and adolescents. J Allergy Clin Immunol 1997;100:444-51.
[78] Sampson HA. Utility of food specific IgE concentrations in predicting symptomatic food allergy. J Allergy Clin Immunol 2001;107:891-6.
[79] Wraith DG, Merret J, Roth A, et al. Recognition of food-allergic patients and their allergens by the RAST technique and clinical investigation. Clin Allergy 1979;9:25-36.
[80] James JM, Sampson HA. An overview of food hypersensitivity. Ped Allergy Immunol 1992;3:67-78.
[81] Chapman JA, Bernstein IL, Lee RE, et al. Food allergy: a practice parameter. Ann Allergy Asthma Immuonol 2006;96:S1-S68.
[82] Spector SL, Nicklas RA, editors. Practice parameters for the diagnosis and treatment of asthma. J Allergy Clin Immunol (supplement) 1996;96:707-869.

第九章 食物诱发性严重过敏反应和食物依赖运动诱发性严重过敏反应

Motohiro Ebisawa

关键概念

- 严重过敏反应较常见的食物诱因是花生、坚果、牛奶、鸡蛋、鱼和贝类。然而,在一些地区,小麦、荞麦、脂类转移蛋白相关的水果和燕窝也能引起严重过敏反应。
- 在过去的三十几年中,食物依赖运动诱发性严重过敏反应的发生率正逐年升高。最近有报道称,小麦、甲壳动物和蔬菜是较常见的诱发严重过敏反应的食物。
- 并发症(如哮喘)和风险因素(非甾体抗炎药、运动等)可影响食物诱发性严重过敏反应/食物依赖运动诱发性严重过敏反应的患者症状的严重程度和治疗效果。
- 肾上腺素是一线治疗药物,一旦出现严重过敏反应的症状,在任何情况下都强烈推荐立即使用肾上腺素。
- 严重过敏反应患者的长期管理十分重要,包括规避致敏食物、急救处理指导(如自我注射式肾上腺素)。

引言

历史背景

1000 年前人们就已经报道了致命的过敏反应,但直到 100 年前,"严重过敏反应(anaphylaxis)"这一术语才被最终确立下来。1902 年,Portier 和 Richet 首次报道了参与免疫试验的几条狗在海葵毒液的作用下突然死亡的现象。这一具有代表性的现象与免疫"保护(prophylaxis)"的预期相反,他们创造了"严重过敏反应"这一术语,意思是(此现象)不产生保护作用,甚至产生与保护作用相反的作用。1969 年,人们报道了 10 例因食用各种食物发生严重过敏反应的现象,这些食物包括不同种类的豆类、鱼类和牛奶。此外,近 30 年来,美国研究人员进一步报道了食物诱发的几乎致命和致命的严重过敏反应的自然病程。

Mauliz 等在 1979 年首次报道了食物依赖运动诱发性严重过敏反应(food-dependent exercise-induced anaphylaxis,简称为 FEIAn 或 FDEIA)的案例。该患者是一位跑步爱好者,如果他在食用肉和贝类后跑步,就会发生严重过敏反应。该报道发表后,在过去的几十年里,FDEIA 的发生率似乎在逐年上升。

严重过敏反应的定义

参照世界卫生组织(WHO)的定义,严重过敏反应(anaphylaxis)是一种严重的、危及生命的全身性或系统性超敏反应。然而这个定义在使用中存在分歧,因为不同的医疗人员对"危及生命"这一术语有不同的理解。最近,美国国家过敏与传染病研究所(NLAID)和食物过敏与严重过敏反应网络(FAAN)举办了一次会议,并在会议上达成了一个共识定义,以满足流行病学、科研、临床的三方需求。根据该定义,严重过敏反应的诊断必须满足反应开始后的几分钟至几小时内的三个标准之一(表9-1)。

严重过敏反应的症状包括皮肤、呼吸道、心血管和胃肠道(GI)的体征和症状,既可单独出现,亦可同时出现。采用分级评价体系对食物诱发性严重过敏反应的严重程度进行评估可能有帮助,该体系详见表9-2。

FDEIA的临床特征是严重过敏反应在运动期间或运动结束后短时间内发生,且运动前有摄入相关食物。食物过敏原和运动是两个独立的危险因素。

表 9-1 严重过敏反应的定义(Sampson HA, Muñoz-Furlong A, Campbell RL, et al. Second symposium on the definition and management of anaphylaxis: summary report. J Allergy Clin Immunol 2006;117:391-7)

1. 急性皮肤和/或黏膜病变,以及至少包括以下1种:
    a. 呼吸障碍(如呼吸困难、支气管痉挛、喘鸣、缺氧)
    b. 心血管障碍(如低血压、晕厥)
2. 接触某种可能的过敏原后(几分钟至几小时)迅速发生以下2种或以上反应:
    a. 累及皮肤或黏膜(如全身性荨麻疹、瘙痒、潮红、肿胀)
    b. 呼吸障碍
    c. 心血管障碍
    d. 持续的胃肠道症状(如腹部疼痛、呕吐)
3. 接触已知过敏原后(几分钟至几小时)出现低血压:依据不同年龄判断的血压下降*或较基线水平降低30%以上(或成人血压小于90 mmHg)

* 儿童低血压定义:1个月到1岁,收缩压<70 mmHg;1岁至10岁,收缩压<(70+(2×年龄)) mmHg;11岁至17岁,收缩压<90 mmHg

表 9-2 食物诱发性严重过敏反应根据临床症状的严重程度分级(Sampson HA. Anaphylaxis and emergency treatment. Pediatrics. 2003;111:1601-8)

分级	皮肤	胃肠道	呼吸道	心血管	神经系统
1	局部瘙痒,潮红,荨麻疹,血管性水肿	口腔瘙痒,口腔麻木,嘴唇轻度肿胀	—	—	—
2	全身皮肤瘙痒,潮红,荨麻疹,血管性水肿	上述任何一种,恶心和/或呕吐	鼻塞,和/或打喷嚏	—	行为改变
3	上述任何一种	上述任何一种加反复呕吐	流涕,显著鼻塞,咽喉瘙痒或紧绷感	心动过速(增加>15次/分)	行为改变,焦虑
4	上述任何一种	上述任何一种加腹泻	上述任何一种,声音嘶哑,"狗吠式"咳嗽,吞咽困难,呼吸困难,喘息,发绀	上述任何一种,心律失常和/或轻度低血压	头晕,濒死感
5	上述任何一种	上述任何一种,大便失禁	上述任何一种,呼吸骤停	严重心动过缓,和/或低血压或心脏停搏	意识丧失

流行病学

食物诱发性严重过敏反应

由于食物诱发性严重过敏反应的国际疾病代码分类（ICD）直到最近才确定，故食物诱发性严重过敏反应的具体流行程度尚无法确定。因此，获取有关食物诱发性严重过敏反应的患病率、发病率或死亡率的确切数字仍然很困难。此外，食物诱发性严重过敏反应较轻的成人可能倾向于规避致敏食物，而不是向医生寻求建议。

因此，目前关于食物诱发性严重过敏反应的相关信息比较有限。本章将回顾近期关于食物诱发性严重过敏反应的报道，并将数据归纳为如下四个类别。大部分数据来自基于医院急诊科的研究或针对特定人群的问卷调查。

儿童相关报道

表 9-3 总结了来自世界各地的儿童食物过敏的报道。来自美国的报道中，引发严重过敏反应最常见的食物是花生，其次是以坚果、牛奶和以牛奶蛋白为基础的产品，以及贝类。美国的数据大多来自医院急诊科（ED）或转诊门诊。来自澳大利亚的两篇报道也是基于医院急诊科（ED）的数据，使用了严重过敏反应相应的 ICD 代码。与美国一样，澳大利亚常见的致敏食物是花生、牛奶、腰果和鸡蛋。来自亚洲的报道更多，包括新加坡和日本（日本是医院急诊科的数据）。亚洲儿童常见的致敏食物是鸡蛋、牛奶和小麦制品，这一点与美国和澳大利亚有所不同。据报道，在新加坡，燕窝和甲壳动物是较常见的引起食物诱发性严重过敏反应的两种食物。这些数据清楚地显示了引起儿童食物过敏的地理因素和环境因素。

表 9-3　儿童发生食物诱发性严重过敏反应的原因

研究人员	国家	发表年份	最常见的致敏食物			案例数/例	文献
			第一名	第二名	第三名		
Järvinen KM 等	美国	2008	花生	牛奶	坚果	95	J Allergy Clin Immunol 122：133-138
Rudders SA 等	美国	2010	花生	牛奶	坚果	846	J Allergy Clin Immunol 126：385-388
Russell S 等	美国	2010	花生	贝类	牛奶	124	Pediatr Emerg Care 26：71-76
Braganza SC 等	澳大利亚	2006	奶制品	蛋类	花生	57	Arch Dis Child 91：159-163
de Silva IL 等	澳大利亚	2008	花生	腰果	牛奶	104	Allergy 63：1071-1076
Goh DL 等	新加坡	1999	燕窝	甲壳动物	鸡蛋和牛奶	124	Allergy 54：84-86

续表

研究人员	国家	发表年份	最常见的致敏食物			案例数/例	文献
			第一名	第二名	第三名		
Piromrat K 等	泰国	2008	对虾	—	—	—	Asian Pac J Allergy Immunol 26：121-128
Imai T	日本*	2004	鸡蛋	牛奶	小麦	408	Arerugi 52：1006-1013

* 仅包括婴儿

成人相关报道

有关成人的食物诱发性严重过敏反应的报道比儿童的少。如表 9-4 所示，在美国大学生中进行的调查报告显示，常见的引发严重过敏反应的食物是牛奶、坚果、贝类和花生。意大利医院急诊科的报道显示，桃子是引起严重过敏反应最常见的食物，其次是虾、坚果以及花生以外的豆科植物。在法国，鸡蛋、鱼、甲壳动物和牛奶是引起严重过敏反应常见的食物。在澳大利亚，鱼和海鲜是常见的致敏食物，其次是坚果和含芒果或柠檬的饮料。日本医院急诊科的调查报道显示，鱼和荞麦是排位最靠前的两种致敏食物。这些数据大多来自一家或多家医院的急诊科，因此可能存在人口采样偏差。

表 9-4　成人发生食物诱发性严重过敏反应的原因

研究人员	国家	发表年份	最常见的致敏食物			案例数/例	文献
			第一名	第二名	第三名		
Greenhawt MJ 等	美国	2009	牛奶	坚果	贝类	104	J Allergy Clin Immunol 124：323-327
Asero R 等	意大利	2009	桃子	虾	坚果	58	Int Arch Allergy Immunol 150：271-277
Moneret-Vautrin DA 等	法国	1995	鸡蛋	鱼或甲壳动物	牛奶或水果-橡胶组	794	Ann Gastroenterol Hepatol 31：256-263
Brown AF 等	澳大利亚	2001	鱼和海鲜	坚果	含芒果或柠檬的饮料	22	J Allergy Clin Immunol 108：861-866
Imai T	日本	2004	鱼	荞麦	肉类	130	Arerugi 52：1006-1013

全年龄组报道

表 9-5 总结了 4 项关于食物诱发性严重过敏反应发病率的报道，其中包含了来自世界不同地区的儿童和成人。在美国，与先前引用的报道类似，坚果、甲壳动物和花生是三大致敏食物。在韩国，小麦、荞麦和海鲜是主要的致敏食物。在韩国和日本，荞麦似乎是导致严重过敏反应的常见食物，而这两个国家的人经常吃荞麦面。与小麦相似的荞麦不仅是食物过敏原，还是一种吸入性过敏原，对于荞麦面加工工厂的工人来说尤为如此。在美国、法国等国家，荞麦正在成为一种常见食品，按这种趋势，荞麦过敏可能会播散至全球。在日本，据报道，牛奶、蛋类和小麦制品是三种主要的致敏食物，该研究的对象中儿童多于成人。

表 9-5　儿童和成人中食物诱发性严重过敏反应的发生原因

研究人员	国家	发表年份	年龄	最常见的致敏食物			案例数/例	文献
				第一名	第二名	第三名		
Ross MP 等	美国	2008	2~66岁	海鲜	坚果	—	23	J Allergy Clin Immunol 121:166-171
Yang MS 等	韩国	2008	5~76岁	小麦面粉	荞麦	海鲜	29	Ann Allergy Asthma Immunol 100:31-36
Imamura T 等	日本	2008	0~93岁	牛奶	蛋类	小麦	319	Pediatr Allergy Immunol 19:270-274
Cianferoni A 等	意大利	2001	?	海鲜	—	—	113	Ann Allergy Asthma Immunol 87:27-32

致命性严重过敏反应的病例报道

尽管关于致命性严重过敏反应的详细数据有限,但最近美国、英国、澳大利亚和日本发表了几篇关于致命性食物诱发性严重过敏反应的报道(图 9-1)。在英国,详细研究显示,在1999年至2006年间有48人因致命性食物诱发性严重过敏反应死亡。美国过敏、哮喘和免疫学学会(AAAAI)和食物过敏与严重过敏反应网络(FAAN)发起了自愿登记,以收集致命性食物诱发性严重过敏反应的案例,此类案例在1994—1999年间有32例,2001—2006年间有31例。1997—2005年间,澳大利亚严重过敏反应的死亡例数达112例,其中7例(6.3%)由食物引起。根据日本的国家死亡率报告系统,在过去的15年中,每年都有几起食物诱发性严重过敏反应的死亡病例。与英国或美国的严重过敏反应死亡例数相比,澳大利亚和日本的食物诱发性严重过敏反应报道相对较少。在美国、英国和澳大利亚,花生是引起致命性严重过敏反应最常见的食物。除花生或坚果外,任何一种食物,例如贝类、鱼和牛奶,都可以成为致命性食物诱发性严重过敏反应的潜在危险因素。需要指出的是,在上述报道中,大多数个体在致命性严重过敏反应发生后的时间窗口内并没有自我注射式肾上腺素可用。在相关并发症中,哮喘被认为是最重要的死亡风险因素。

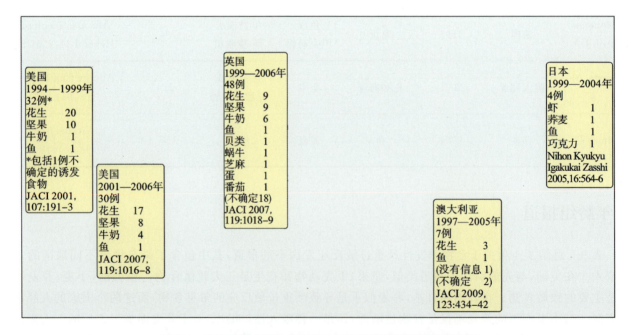

图 9-1　世界范围内的致命性食物诱发性严重过敏反应的案例

总结这些从儿童到成人的食物诱发性严重过敏反应的数据，可知较常见的致敏食物是花生、坚果、牛奶、鸡蛋、鱼和甲壳纲贝类。然而在某些地区，小麦、荞麦、脂质转移蛋白（LTP）相关水果（如桃子、猕猴桃）也已被识别为常见的诱发因素。此外，发病率可能因年龄、地区饮食、食品加工、接触量和首次接触时间而有所不同。

关于食物依赖运动诱发性严重过敏反应的报道

自 Mauliz 等在1979年发表第一份报道以来，食物依赖运动诱发性严重过敏反应（FDEIA）的发病率似乎在增高。表9-6总结了世界各地的报道。据报道，小麦、甲壳动物和蔬菜是常见的触发因素。据 Aihara 报道，日本初中生食物依赖运动诱发性严重过敏反应的患病率为0.017%（13/76229）。他还报道了1979年至2004年间在多个国家发生的84个病例。如图9-2所示，FDEIA 在青少年和年轻人中最为常见，常见的致敏食物是小麦、蔬菜和坚果（表9-7）。

表9-6 世界范围内食物依赖运动诱发性严重过敏反应的报道汇总

研究人员	国家	发表年份	年龄	最常见的致敏食物			案例数/例	文献
				第一名	第二名	第三名		
Kano H 等	日本	2000	9～43岁	小麦	虾	贝类或鱼	18	Arerugi 49：472-478
Harada S 等	日本	2000	>20岁	小麦	虾	—	167	Arerugi 49：1066-1073
Harada S 等	日本	2000	<20岁	虾	小麦	—	167	Arerugi 49：1066-1073
Aihara Y 等	日本	2001	12～15岁	虾和蟹	小麦	葡萄，蔬菜，荞麦	13	J Allergy Clin Immunol 108：1035-1039
Yang MS 等	韩国	2008	5～76岁	小麦	苹果或虾	—	18	Ann Allergy Asthma Immunol 100：31-36
Teo SL 等	新加坡	2009	9～20岁	贝类	—	—	5	Ann Acad Med Singapore 209：905-909
Mathelier-Fusade P 等	法国	2002	?	小麦	玉米，大麦，虾，苹果，辣椒粉，芥末		7	Ann Dermatol Venereol 129：694-697
Romano A 等	意大利	2001	?	番茄	小麦	花生	54	Int Arch Allergy Immunol 125：264-272
Shadick NA 等	美国	1999	13～77岁	贝类	酒精	番茄	279（EIA患者）	J Allergy Clin Immunol 104：123-127

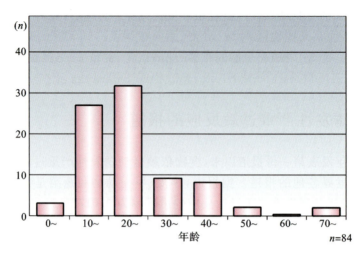

图 9-2　1979—2004 年间食物依赖运动诱发性严重过敏反应的年龄分布图。Aihara Y.［Food-dependent exercise-induced anaphylaxis］. Arerugi. 2007 May;56(5):451-6

表 9-7　1979—2004 年间食物依赖运动诱发性严重过敏反应的致敏食物。Aihara Y.［Food-dependent exercise-induced anaphylaxis］. Arerugi. 2007 May;56(5):451-6

食　　物	案例数/例	构成比/(%)
小麦	29	38.2
蔬菜	24	31.6
坚果	16	21.1
水果	7	9.2
植物油	4	5.3
贝类	3	3.9
其他	6	7.9
合计	76	

发病机制

吸入胃肠道的致敏食物过敏原会诱发严重过敏反应,其反应机制可能涉及 IgE 交联、FcεR Ⅰ 在肥大细胞和嗜碱性粒细胞上的聚集(在第一章中有更详细的描述)。人体内,食物诱发性严重过敏反应主要由 IgE 介导。细胞内活动,包括酪氨酸激酶活化、乳腺细胞和嗜碱性粒细胞中钙流入,导致预先形成的介质(如组胺、类胰蛋白酶、胃促胰酶)快速释放。磷脂酶 A2、COXs、脂氧合酶的活化导致花生四烯酸代谢物(包括前列腺素和白三烯)的产生,以及血小板活化因子的合成。各种细胞因子和趋化因子的进一步合成和释放可能在后期反应中起作用。通过内皮 Gq/G11 介导的信号转导增强内皮屏障的通透性,已经被确定为导致多个器官过敏症状的重要过程。

绝大多数严重过敏反应都是由相对较少的蛋白质家族导致的。Jenkins 等的研究通过比较动物来源的食物过敏原及其人类同源物(通过分析蛋白质家族、序列分析和进化特征),揭示了如食物蛋白与其人类同源物的序列一致性大于 62%,通常就能排除该蛋白质成为人类过敏原的可能。已有研究表明,主要的食物过敏原具有许多共同特征:它们是水溶性糖蛋白,分子质量为 10~70 kD,对热、酸、蛋白酶相对稳定。

宿主的情况包括疾病、药物、感染和运动,也与食物诱发性严重过敏反应的发病机制有关,本章后文将详细阐述。

总体而言,食物依赖运动诱发性严重过敏反应的发病机制尚不清楚。可能的解释之一是肠道渗透性增加,导致更多潜在过敏性蛋白到达宿主的肠道相关免疫系统。在食物过敏和食物不耐受儿童中,有报道发现,他们的肠道通透性增加。

临床表现

食物诱发性严重过敏反应

严重过敏反应的症状通常与皮肤、呼吸道或胃肠道和心血管系统有关。图9-3显示了一名具有典型皮肤症状的患者。患者是一名4岁的男孩,在住院期间接受初次小麦激发试验后,出现了严重过敏反应。除皮肤症状外,他还伴有喘息症状及氧饱和度<90%。经过两次肌内注射肾上腺素后,他逐渐恢复。大多数发生严重过敏反应的患者会出现皮肤症状,可能包括瘙痒、潮红、荨麻疹和血管性水肿。然而,值得重点注意的是,即便没有皮肤症状,也可能出现严重过敏反应。严重过敏反应中经常发生的呼吸道症状包括鼻部症状、喉头水肿、窒息、喘息、咳嗽和呼吸困难。胃肠道症状包括腹痛和痉挛、恶心、呕吐和腹泻。心血管症状(如低血压和休克)在食物诱发性严重过敏反应中一般不作为早期表现出现。反应的时间过程以及症状、体征的感知因个体而异。

据报道,儿科急诊对严重过敏反应的儿童实施治疗后,11%出现了双相过敏反应(即从初始反应中恢复1~72 h后,发生了第二次反应)。在25%的致命和近乎致命的食物诱导性严重过敏反应的病例中,以及23%的药物或生物制剂诱导过敏反应的病例中,出现了双相反应,但其他原因造成的过敏反应仅有6%有双相反应。在昆虫叮咬后双相反应不常见。需要注意的是,如果起初没有出现低血压或气道阻塞,双相反应则很少发生。

食物依赖运动诱发性严重过敏反应

临床案例1

图9-4举例说明了食物依赖运动诱发性严重过敏反应的病例。患者是一名14岁的初中生,他吃过海鲜后立即和他的朋友一起踢足球。在踢球时,他的皮肤开始发痒,嘴里出现了奇怪的感觉,还出现了严重的眼睑水肿、喉头水肿、悬雍垂水疱。他的收缩压下降至80 mmHg,出现呼吸困难,转移到急诊室时已失去意识。他在急诊室中接受了适当的治疗,包括多次肌内注射肾上腺素,并经过仔细监测,在急诊室过夜以进一步仔细观察。根据日本小学生多项案例系列报道,食物依赖运动诱发性严重过敏反应的患者会出现以下症状:瘙痒(92%),荨麻疹(86%),血管性水肿(72%),潮红(70%),呼吸短促(32%),头痛(28%),胃肠道症状(如绞痛、恶心和腹泻)(28%),以及上呼吸道症状(如窒息、声嘶、咽喉紧缩)(25%)。尽管食物依赖运动诱发性严重过敏反应可能导致危及生命的过敏性气道阻塞或低血压休克,但死亡报道很罕见,且仅限于成人。然而,由于此类疾病罕见、诊断困难,我们可能低估了死亡人数。

少见类型

食物诱发的迟发型严重过敏反应

严重过敏反应通常在暴露于相关过敏原后30 min内发生。在食物诱发性严重过敏反应的患者中,很少有报道没有早期反应只有迟发型严重过敏反应的情况。两种特定情况可能值得强调。

- 纳豆(由纳豆芽孢杆菌发酵的大豆)引起的严重过敏反应。Inomata等报道了首例食用纳豆后10~

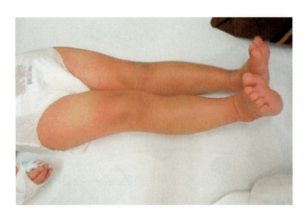

图 9-3 食物诱发性严重过敏反应（小麦激发后）。这名 4 岁男孩出现了皮疹、喘息和呼吸困难

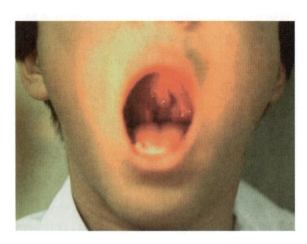

图 9-4 食物依赖运动诱发性严重过敏反应的病例。一名 14 岁的初中生，午餐时吃了海鲜后跟朋友一起踢足球，出现了严重过敏反应

12 h 出现 IgE 介导的皮肤、呼吸系统和腹部症状的病例。
- 肉类引起的严重过敏反应。Commins 等描述了 24 例 α-半乳糖苷酶（α-gal）的 IgE 阳性的患者队列，他们进食哺乳动物肉类后出现了迟发型严重过敏反应，症状为血管性水肿或荨麻疹。这些患者在摄入肉类 3～6 h 后，出现了类似的严重过敏反应或荨麻疹，并且在进行肉类饮食规避后，症状较少发作或不再发作。使用哺乳动物肉类的皮肤点刺试验通常产生直径＜4 mm 的风团，而皮内试验或新鲜食物的皮肤点刺试验则会诱发更大、更持续的风团。体外试验结果显示，这些患者的牛肉、猪肉、羊肉、牛奶、猫和狗的特异性 IgE 检测结果为阳性，但火鸡、鸡肉或鱼类的特异性 IgE 检测结果为阴性。

加重食物诱发性严重过敏反应或食物依赖运动诱发性严重过敏反应的相关情况

某些相关条件和危险因素可能影响食物诱发性严重过敏反应或食物依赖运动诱发性严重过敏反应患者症状的严重程度和治疗反应（表 9-8）。哮喘是导致严重后果的最重要危险因素。持续性哮喘（尤其当无法控制症状时）是致死性过敏反应的重要危险因素，对青少年和年轻人尤其如此。心血管疾病也是重要的危险因素，特别是对于老年患者。常见的病毒或细菌感染也会影响症状严重程度，特别是胃肠道感染。各种药物如 β 受体阻滞剂、血管紧张素转换酶抑制剂、α-肾上腺素能阻滞剂和非甾体抗炎药（NSAIDs）等，也可能影响严重过敏反应的症状严重程度和治疗反应。非甾体抗炎药已显示出能加重食物依赖运动诱发性严重过敏反应的症状。另外，酒精摄入、疲劳、压力和运动会加重其症状和严重程度。

表 9-8 食物诱发性严重过敏反应和食物依赖运动诱发性严重过敏反应的合并症和风险因素

因素		FIA	FDEIA	参考文献
疾病	哮喘*	○		J Allergy Clin Immunol. 2009;124;625
	心血管疾病	○		Clin Exp Immunol. 2008;153;7
				Curr Opin Allergy Clin Immunol. 2007;7;337
	感染	○	○	J Allergy Clin Immunol. 2010;125;S161
	其他疾病**		○	J Allergy Clin Immunol. 2010;125;S161
药物治疗	β-肾上腺素能阻滞剂	○		Curr Allergy Asthma Rep. 2008;8;37
	血管紧张素转换酶抑制剂	○		Curr Allergy Asthma Rep. 2008;8;37
	α-肾上腺素能阻滞剂	○		Curr Allergy Asthma Rep. 2008;8;37
	抗抑郁药	○		Curr Allergy Asthma Rep. 2008;8;37
	非甾体抗炎药，阿司匹林	○	○	J Dermatol Sci. 2007;47;109
				Br J Dermatol. 2001;145;336

续表

因素		FIA	FDEIA	参考文献
其他	酒精摄入	○	○	Addict Biol, 2004;9:195
	疲劳	○	○	J Allergy Clin Immunol, 2010;125:S161
	压力	○	○	J Allergy Clin Immunol, 2010;125:S161
	运动的类型		○	J Allergy Clin Immunol, 2010;125:S161
	气候和季节		○	J Allergy Clin Immunol, 2010;125:S161

* 控制不佳的情况
** ①肥大细胞增多症,肥大细胞克隆异常;②慢性肺部疾病;③解剖性气道阻塞;④抑郁症和其他精神疾病
FIA:食物诱发性严重过敏反应;FDEIA:食物依赖运动诱发性严重过敏反应

诊断

食物诱发性严重过敏反应

食物诱发性严重过敏反应的诊断应基于临床表现、急性发作情况的详细描述,并阐述发作与已知或疑似食物接触的关联。如引言所述,严重过敏反应的新诊断标准已在最近公布,旨在帮助临床医生识别过敏反应的体征和症状的频谱,并建立更系统的诊断和治疗方法。如表9-1所示,如存在三种临床标准中的任何一种,就表明很可能有严重过敏反应。如上文所述(表9-2),评估食物诱发性严重过敏反应严重程度的分级系统可能会有所帮助。

实验室检查在严重过敏反应的急性期的价值有限。在反应开始后6~8 h内,测定血清类胰蛋白酶可以支持临床诊断。后续就医时,进一步检测将有助于识别食物过敏原。皮肤点刺试验和血清过敏原特异性IgE检测(例如ImmunoCAP)可提供特定食物致敏的有关信息,但不能确定严重过敏反应的原因或风险。对于某些特定情况,口服食物激发试验(理想情况下是双盲安慰剂对照食物激发试验)可能有助于明确诊断。

食物依赖运动诱发性严重过敏反应

详细的临床病史至关重要,皮肤点刺试验和血清过敏原特异性IgE检测也可提供关于特定食物致敏的信息。临床病史加上过敏原检测结果就可以提供足够的信息来做出准确的诊断。然而,一些食物依赖运动诱发性严重过敏反应患者的过敏原检测结果可能是阴性的。在小麦依赖运动诱发性严重过敏反应中已经确定,测定ω-5麦醇溶蛋白的特异性IgE的浓度比测定小麦或谷蛋白的IgE浓度更有用。在用于诊断食物依赖运动诱发性严重过敏反应的食物激发试验中,结果常常不能完全一致地重现。如果致敏食物不能由激发试验确定,则可能需要重复进行诊断流程(图9-5)。已知非甾体抗炎药可加重食物依赖运动诱发性严重过敏反应患者的症状。"日本2009年儿科食物过敏口服食物激发试验指南"中包含了食物依赖运动诱发性严重过敏反应的诊断流程图,它纳入了进食加运动前的阿司匹林激发试验,用于诊断患者在常规食物激发试验中对可疑食物反应为阴性时的情况(图9-5)。

治疗/管理

食物诱发性严重过敏反应或食物依赖运动诱发性严重过敏反应的治疗和管理可以分为急性(给药后密切监测)和长期管理两类。长期管理包括为患者提供解决方案,使其拥有尽可能高的生活质量。

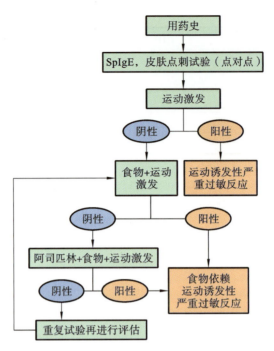

图 9-5　食物依赖运动诱发性严重过敏反应的诊断流程图。引自 Japanese Pediatric Guideline for Oral Food Challenge Test in Food Allergy 2009. Allergol Int. 2009;58:467-74

药物

目前使用的严重过敏反应的治疗方案大多是基于医疗界的共识,而不是高质量的证据。迄今为止,这一领域发表的循证医学研究很少,部分原因在于难以进行精心设计的随机对照试验。此外,根据 Cochrane 评估的结果,没有足够证据支持在治疗严重过敏反应时使用肾上腺素、抗组胺药(H_1 受体拮抗剂)或糖皮质激素。然而,肌内注射肾上腺素的副作用相对较少,被认为是医院和社区的一线治疗。图 9-6 所示为急诊室严重过敏反应初期处理流程的示例。

肾上腺素

所有因严重过敏反应而出现任何呼吸道、心血管症状或体征的患者应使用肾上腺素。然而,急性期的管理方案应根据个人情况制订。例如,如果患者反复发作严重过敏反应,发作症状是严重腹痛,那么,当患者之后摄入相同过敏原出现严重腹痛时,应尽早使用肾上腺素。此外,早期使用肾上腺素对有哮喘病史的患者是合理的,特别是那些需要定期使用哮喘药物治疗的患者。

一般来说,患者和护理人员需要和医生一样注意这些迹象。如果家属难以识别严重过敏反应的早期症状和体征,那么就应告诉他们早期使用肾上腺素,而不必等待症状发展到更为严重,因为延迟治疗可能导致死亡。不幸的是,许多患者和护理人员未使用肾上腺素,即使患者曾出现过危及生命的反应。

在任何情况下,肌内注射都是首选方式,因为肌内注射肾上腺素具有更高的生物利用度,峰值浓度在给药后 10 min 内出现,并且比静脉注射肾上腺素更安全、作用更持久。自我注射式肾上腺素的推荐注射部位是大腿前外侧,因为该区域既没有主动脉也没有神经。

肌内注射时,应使用 1∶1000 肾上腺素(1 mg/mL),剂量为 0.01 mL/kg(单次最大剂量 0.3～0.5 mg)。该剂量可以在短时间内(每 5～10 min)重复,直到患者的病情稳定。如果使用静脉注射肾上腺素,推荐剂量为 0.1 μg/(kg·min)。

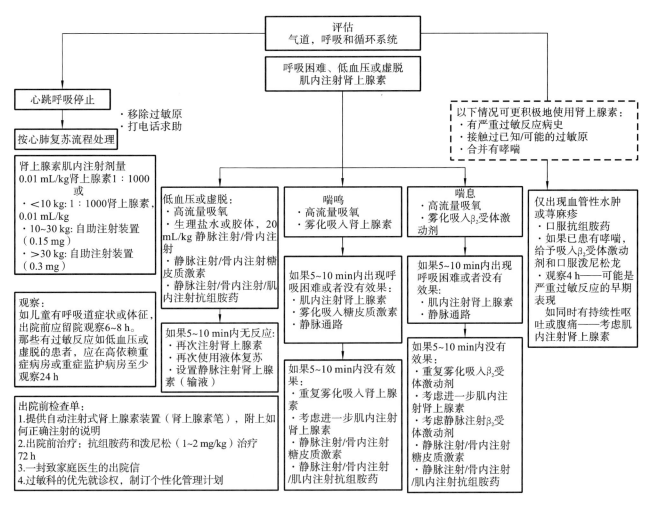

图 9-6 急诊室严重过敏反应初期处理流程示例。原图来自 Muraro A, Roberts G, Clark A, et al. The management of anaphylaxis in childhood: position paper of the European academy of allergology and clinical immunology. Allergy. 2007 Aug;62(8):857-71

液体复苏

严重过敏反应常累及心血管系统,导致心动过速、动脉血压降低。患者在接受肾上腺素注射时,还应接受补液。

吸入型 β_2 受体激动剂

通过储雾罐或雾化器吸入 β_2 受体激动剂是严重过敏反应相关的支气管痉挛的有效辅助治疗。然而,这一方式仅能治疗支气管痉挛,而严重过敏反应是一种全身性疾病。发生急性支气管痉挛时,β_2 受体激动剂经气道给药途径可能受阻,因此,全身性肾上腺素必须始终被视为首选方案。

抗组胺药(H_1 受体拮抗剂)

如果患者接触了过敏原或出现了严重过敏反应的临床症状,应立即给予抗组胺药(H_1 受体拮抗剂)治疗。然而,目前尚无研究证据证实其对严重过敏反应的疗效。

糖皮质激素

糖皮质激素不应被视为严重过敏反应的一线治疗方案。它起效不够迅速,且在降低迟发型过敏反应的风险方面的功效尚未得到充分证明。

观察期

研究文献中,对于患者的严重过敏反应成功缓解后应留院观察的最佳时长尚未达成共识。所有使用肾上腺素治疗食物诱发性严重过敏反应的患者应在急诊观察室接受观察,如有需要应接受进一步治疗。对大多数出现严重过敏反应且已接受肾上腺素治疗的患者,合理的观察时间为 4~6 h。严重或症状持续时间较久的患者应考虑住院一晚。

社区长期管理

规避致敏食物

患者或其家属应知晓,如该患者在此之后食用、接触或吸入食物过敏原,可能会再次发生严重过敏反应。患者应得到详细的指导,识别隐藏的过敏原以及与其他过敏原的潜在交叉反应,了解一些会对食物过敏者造成特殊危害的情况,例如在学校、托儿所、朋友或亲戚家中、餐馆接触到各类食物。

针对食物依赖运动诱发性严重过敏反应患者的教育预防

食物依赖运动诱发性严重过敏反应的主要预防策略是运动前 4 h 避免接触食物过敏原。

风险管理计划

在出院之前,应给予患者书面的严重过敏反应的应急行动计划书,计划中应包含自我注射式肾上腺素的有关信息。www.foodallergy.org 网站提供了行动计划的示例。

自我注射式肾上腺素

所有出现过食物诱发性严重过敏反应的患者都应直接获取肾上腺素自助注射器,或通过医生开具的注射器处方获取,建议患者立即给注射器装填药物。多个国家有许多不同品牌的装置。全球各国对 EpiPen、Anapen、Twinject 等品牌装置的供货情况见表 9-9。2011 年欧洲国家将推出名为 Jext 的新装置。不幸的是,目前还没有适用于体重低于 15 kg 婴儿的自我注射式肾上腺素装置,但是,即使对幼儿注射了轻度过量的肾上腺素,如该幼儿其他方面健康,则并不会带来重大风险。医生应该衡量严重过敏反应和肾上腺素的潜在副作用哪个风险更大。

表 9-9 肾上腺素自助注射器的全球供货情况

地区	国家	EpiPen/Fastjekt	Anapen	Twinject
欧洲	澳大利亚	O	O	
	德国	O	O	
	匈牙利	O	O	
	荷兰	O	O	
	波兰	O	O	
	葡萄牙	O	O	
	瑞典	O	O	
	瑞士	O	O	
	比利时		O	
	捷克共和国		O	
	丹麦		O	
	芬兰		O	
	意大利		O	
	卢森堡		O	
	挪威		O	

续表

地区	国家	EpiPen/Fastjekt	Anapen	Twinject
欧洲	斯洛伐克	O		
	斯洛文尼亚	O		
	西班牙	O		
	英国	O		
	法国		O	
	希腊		O	
北美	美国	O		O
	加拿大	O		
南美	阿根廷	O		
	智利	O		
非洲及中东	以色列	O		
	南非	O		
亚洲	日本	O		
	马来西亚	O		
	新加坡	O		
	泰国	O		
大洋洲	澳大利亚	O	O	
	新西兰	O		

注：表中的 EpiPen/Fastjekt、Anapen 与 Twinject 均为品牌名

免疫调节（食物诱发性严重过敏反应的口服免疫治疗）

原发性食物诱发的严重过敏反应理论上可以通过免疫治疗调节，与蜂蜇严重过敏反应的治疗方法类似。然而，针对食物过敏的脱敏免疫治疗仍然在试验阶段，尽管有几项诱导口服耐受性的试验正在进行，但该方法尚未被推荐用于常规临床实践。试验结果表明，在几乎所有对牛奶和鸡蛋过敏的患者和超过 90% 的花生过敏患者中，患者经口服免疫治疗后，对食物诱发性严重过敏反应的阈值显著增高。这种增高的阈值很可能取决于口服摄入的食物，反映的是减敏（desensitization）而不是真正的耐受（tolerance）。目前免疫治疗的疗效、脱敏程度与耐受性的差异以及维持治疗效果所需的过敏原使用量和使用频率尚未明了。

致谢

感谢 Chizuko Sugizaki 女士和 Sakura Sato 博士对撰写本章提供的支持。

参 考 文 献

[1] Metcalfe DD, Sampson HA, Simon RA. Food Allergy: Adverse Reactions to Foods and Food Additives. 4th ed. Blackwell Publishing, 2008.

[2] Maulitz RM, Pratt DS, Schocket AL. Exercise-induced anaphylactic reaction to shellfish. J Allergy Clin Immunol 1979;63(6):433-4.

[3] Sampson HA, Muñoz-Furlong A, Campbell RL, et al. Second symposium on the definition and management of anaphylaxis: summary report—Second National Institute of Allergy and Infectious

Disease/Food Allergy and Anaphylaxis Network symposium. J Allergy Clin Immunol 2006;117(2):391-7.

[4] Sampson HA. Anaphylaxis and emergency treatment. Pediatrics 2003;111(6 Pt 3):1601-8.

[5] Du Toit G. Food-dependent exercise-induced anaphylaxis in childhood. Pediatr Allergy Immunol 2007;18(5):455-63.

[6] Aihara Y,Takahashi Y,Kotoyori T,et al. Frequency of food-dependent,exercise-induced anaphylaxis in Japanese junior-high-school students. J Allergy Clin Immunol 2001;108(6):1035-9.

[7] Aihara Y. [Food-dependent exercise-induced anaphylaxis]. Arerugi 2007;56(5):451-6.

[8] Simons FE. Anaphylaxis:Recent advances in assessment and treatment. J Allergy Clin Immunol 2009;124(4):625-36;quiz 637-8.

[9] Sicherer SH,Sampson HA. Food allergy. J Allergy Clin Immunol 2010;125(2 Suppl. 2):S116-25.

[10] Ebisawa M. Management of food allergy in Japan 'food allergy management guideline 2008(revision from 2005)' and 'guidelines for the treatment of allergic diseases in schools'. Allergol Int 2009;58(4):475-83.

[11] Ben-Shoshan M,Clarke AE. Anaphylaxis:past,present and future. Allergy 2011;66(1):1-14.

[12] Inomata N,Osuna H,Ikezawa Z. Late-onset anaphylaxis to Bacillus natto-fermented soybeans (natto). J Allergy Clin Immunol 2004;113(5):998-1000.

[13] Commins SP,Satinover SM,Hosen J,et al. Delayed anaphylaxis, angioedema, or urticaria after consumption of red meat in patients with IgE antibodies specific for galactose-alpha-1,3-galactose. J Allergy Clin Immunol 2009;123(2):426-33.

[14] Matsuo H,Dahlström J,Tanaka A,et al. Sensitivity and specificity of recombinant omega-5 gliadin-specific IgE measurement for the diagnosis of wheat-dependent exercise-induced anaphylaxis. Allergy 2008;63(2):233-6.

[15] Shirai T,Matsui T,Uto T,et al. Nonsteroidal anti-inflammatory drugs enhance allergic reactions in a patient with wheat-induced anaphylaxis. Allergy 2003;58(10):1071.

[16] Muraro A,Roberts G,Clark A,et al. The management of anaphylaxis in childhood:position paper of the European academy of allergology and clinical immunology. Allergy 2007;62(8):857-71.

第十章 嗜酸性粒细胞性胃肠疾病（嗜酸性粒细胞性食管炎、嗜酸性粒细胞性胃肠炎和嗜酸性粒细胞性结肠炎）

Dan Atkins
Glenn T. Furuta

关键概念

- 黏膜嗜酸性粒细胞增多（mucosal eosinophilia）这一诊断结果越来越普遍，必须根据适当的临床背景来加以解释。
- 嗜酸性粒细胞性食管炎（eosinophilic esophagitis，EoE）是一种临床病理学疾病，表现为反流样症状、进食困难、食物阻塞、吞咽困难，同时食管嗜酸性粒细胞增多（>15个/HPF）。
- 嗜酸性粒细胞性食管炎的致病特征为由食物或环境诱导的上皮嗜酸性粒细胞趋化因子-3过度表达，出现由黏膜嗜酸性粒细胞主导的慢性炎症。
- 嗜酸性粒细胞性食管炎的治疗主要是从进食中排除怀疑致病的食物过敏原，或对食管黏膜使用局部类固醇。
- 嗜酸性粒细胞性胃肠炎（eosinophilic gastroenteritis）可影响胃肠道黏膜、肌肉层或浆膜层。

嗜酸性粒细胞性胃肠疾病（EGIDs）

过敏科医生和消化科医生在工作中发现了越来越多的嗜酸性粒细胞性食管炎的案例，这使得人们再次对嗜酸性粒细胞的作用产生兴趣。这些细胞通常存在于食管中；不仅如此，它们还存在于胃肠道的其他部位，包括胃、小肠、大肠等，它们的数量在这些地方一般处于良性范围内。对于主诉各种常见胃肠道症状的患者，消化科医生往往在给他们进行内镜检查时发现EGIDs，而过敏科医生遇到他们通常是因为这些患者想了解食物过敏是否是引起胃肠道症状的原因。嗜酸性粒细胞性胃肠疾病显著增加了消化科医生和过敏科医生的交流，原因是嗜酸性粒细胞通常被认定为过敏性疾病的预兆，而且越来越多的临床和研究证据表明，许多此类患者确实患有过敏。

到目前为止，能定义嗜酸性粒细胞性胃肠疾病的确切临床病理特征仍在商议中。由于嗜酸性粒细胞在除食管以外的胃肠道中正常存在，定义细胞数正常或异常取决于多种不同因素（表10-1）。当嗜酸性粒细胞浸润被认为"过度"时，必须考虑临床背景——为什么需要做活检——以解释这一发现的相关性，因为黏膜嗜酸性粒细胞增多可以与许多不同的疾病有关，包括炎症性肠病、感染及过敏性炎症反应。

如果能排除与黏膜嗜酸性粒细胞增多有关的其他疾病，那么就可以将疾病诊断为嗜酸性粒细胞性胃肠疾病。嗜酸性粒细胞性胃肠疾病可根据所涉及的胃肠道区域进行细分。嗜酸性粒细胞性食管炎仅影响食管，嗜酸性粒细胞性结肠炎仅影响结肠，而嗜酸性粒细胞性胃肠炎可影响胃肠道的多个部位。这些区别很重要，因为不同的嗜酸性粒细胞性胃肠疾病之间有着不同的病理生理机制、自然史、治疗干预方式。本章将重点介绍嗜酸性粒细胞性胃肠疾病的临床特征、过敏作用、治疗干预方式，尤其是其中最常见的嗜酸性粒细性食管炎(EoE)。

表 10-1 肠嗜酸性粒细胞增多症的病因

食管	小肠和结肠
胃食管反流病	食物过敏
嗜酸性粒细胞性食管炎	嗜酸性粒细胞性胃肠炎
嗜酸性粒细胞性胃肠炎	炎症性肠病
克罗恩(Crohn's)病	腹腔疾病
结缔组织病	感染:十二指肠钩虫,异尖线虫,蛙粪霉,
嗜酸性粒细胞增多综合征	蛲虫,幽门螺杆菌,血吸虫,犬弓首蛔虫
感染:念珠菌、疱疹病毒	恶性肿瘤
	Churg-Strauss 综合征
药物超敏反应	系统性红斑狼疮

嗜酸性粒细胞性食管炎

临床特征/诊断

嗜酸性粒细胞性食管炎(eosinophilic esophagitis)是一种临床疾病,随着临床经验和研究的增加,已经将这一病症转化为表征明确的临床病理疾病。2006 年 10 月,第一届国际胃肠道嗜酸性粒细胞研究研讨会在美国佛罗里达州奥兰多市举行(www.naspghan.org 网站上有会议议程),会上经多学科讨论,给出了嗜酸性粒细胞性食管炎的诊断和治疗建议。在当时,嗜酸性粒细胞性食管炎被认为是一种临床病理学疾病,有对应的症状,高倍视野(400×)下发现至少 15 个上皮内嗜酸性粒细胞,这是食管嗜酸性粒细胞增多症的表现。由于胃食管反流病(GERD)发病率高,因此,在将患者诊断为嗜酸性粒细胞性食管炎之前,应排除胃食管反流病的可能性,证明它不是食管嗜酸性粒细胞增多的潜在原因。可用的方式包括质子泵抑制试验或末端食管的阻抗-pH 监测。

嗜酸性粒细胞性食管炎这一疾病曾有许多不同的名字,包括原发性嗜酸性粒细胞性食管炎、过敏性嗜酸性粒细胞性食管炎、特发性嗜酸性粒细胞性食管炎。虽然有些人仍将嗜酸性粒细胞性食管炎简称为 EE,但消化科医生越来越多地使用 EoE 这一简称,因为传统上医生们用 EE 指代糜烂性食管炎(erosive esophagitis)。因此,本章涉及简写的地方将使用 EoE。

儿童嗜酸性粒细胞性食管炎有几种不同的临床表现形式(表 10-2)。婴儿或幼儿可能会出现喂食困难,可能表现为拒绝喂食,或拒绝饮食进展,即拒绝接受种类更多、口感各异的新食物(见临床案例 1)。其他儿童可能会出现胃食管反流病样症状,抑酸剂治疗后无缓解。症状可能包括呕吐、反胃、反酸、上腹痛、胃灼热或胸痛等。稍大的儿童、青少年、成人可能发展为间歇性或慢性吞咽困难或急性食物嵌塞。

表 10-2 与嗜酸性粒细胞性食管炎相关的症状

儿童	青少年和成人
腹痛	吞咽困难
喂食困难	药物和手术治疗无效的反流症状
药物和手术治疗无效的反流症状	食管被食物或异物嵌塞
食管被食物或异物嵌塞	

临床案例 1

AT 是一名 3 岁的男孩,他来看医生是想评估为何他身体发育不良。他的母亲报告说,他曾经出现过胃

第十章　嗜酸性粒细胞性胃肠疾病(嗜酸性粒细胞性食管炎、嗜酸性粒细胞性胃肠炎和嗜酸性粒细胞性结肠炎)

食管反流,1岁时症状消失,但从那时起,喂他吃东西一直很困难。最初,他会把食物放在嘴里但不吞下。最近,他已不愿意吃大多数食物,只吃软食和流食。儿科医生报告说,在过去6个月里,他的体重从第35百分位数下降到了第10百分位数。除了湿疹外,他的体检结果没有什么值得注意的地方。实验室初步检测结果正常。营养评估显示,他摄取的食物达不到他的热量需求。服用兰索拉唑2个月并没有改变他的生长情况或饮食习惯。食管上部内镜检查显示,食管黏膜上有白色渗出物,食管上皮细胞中嗜酸性粒细胞计数达到33个/HPF,胃和十二指肠活检正常。检测血清食物特异性IgE水平,以及对他吃的食物进行皮肤点刺试验,显示他对小麦和鸡蛋过敏,因此将这些食物从他的饮食中去除。他由喂养专家评估和治疗。在接下来的6个月中,他的食欲和饮食行为变得正常,他的体重开始回到第30百分位数。

患嗜酸性粒细胞性食管炎的幼儿可能出现喂食困难,其相关行为可能导致家庭不能顺利进餐,在某些情况下会导致发育障碍。即便患儿采用了适当的饮食规避或其他疗法,从而使炎症消退,喂养障碍仍可能持续存在,并可能需要喂养专家的专业指导。

最常见的顽固性胃食管反流病样症状于15年前被首次记录,这得益于过敏科医生和消化科医生的一次特别协作。当时,Kelly及其同事报道了10例重度胃食管反流病患者,其中6例患者接受了胃底折叠术治疗后仍然存在症状。这些患者接受了基础营养饮食配方时,临床病理学症状缓解,但在食物激发试验后症状复发。Orenstein详细分析了30例儿童食管嗜酸性粒细胞增多症,确定呕吐、腹痛、吞咽困难等是常见的相关症状。超过60%的患者伴有哮喘、复发性上呼吸道疾病、肺炎,表明嗜酸性粒细胞性食管炎与其他过敏症状或呼吸道疾病有关。Liacouras等对381例嗜酸性粒细胞性食管炎儿童的研究是规模较大的儿科研究之一,他们发现其中300多例有胃食管反流病样症状,69例出现吞咽困难。

嗜酸性粒细胞性食管炎还通常表现为孤立的食管食物嵌塞,被认为由固定的解剖性食管狭窄或间歇性食管痉挛引发(见临床案例2)。对成人和儿童的研究表明,嗜酸性粒细胞性食管炎是食管食物嵌塞的常见病因。例如,Desai报道,31例成年患者中有17例患有急性食管食物嵌塞,嗜酸性粒细胞计数≥20个/HPF。

患者患有顽固性胃食管反流病样症状如吞咽困难和食物嵌塞,特别是还患有其他特应性疾病时,医生应怀疑是否有嗜酸性粒细胞性食管炎(见临床案例3)。

临床案例2

TL是一名15岁的男孩,因食物嵌塞而被送入急诊。他参加了一次在高山上的狩猎之旅,吃了火鸡肉干,而肉干塞在他的食管内,使他无法吞咽唾液。他没有出现呼吸窘迫。详细调查他的饮食习惯史显示,他吃饭时总需要喝三到四杯水,将食物冲刷下咽。通常他会规避肉类,因为肉类很难吞咽,但他喜欢吃肉干,特别是在狩猎时。内镜检查显示,他的近端食管被食物团阻塞,该食物团被随后移除。在食物团远端确定存在食管狭窄,黏膜活检发现鳞状上皮中嗜酸性粒细胞计数>15个/HPF。他开始每天服用奥美拉唑2 mg/(kg·d),并返回医院进行食管扩张。黏膜嗜酸性粒细胞增多症持续存在,治疗方式是局部使用氟替卡松(220 μg)喷雾剂,每天喷洒到喉咙并吞咽两次,在随后的30 min内不可刷牙、进食或饮水。他拒绝接受食物过敏测试,仅依赖吞咽氟替卡松就可达到无症状目的。

患有嗜酸性粒细胞性食管炎的青少年常常长期使用复杂的食物应对行为,例如规避肌理密集的食物(例如肉类),比其他人吃得慢些,将调味汁作为润滑剂用,以及在进食期间喝大量液体。这些患者是否会出现带有食物嵌塞的急性反应是不可预测的,通常医生要采用内镜检查和食管扩张以诊断治疗。近端食管狭窄很少见,可能由摄取腐蚀性食物、外科手术、先天性异常或嗜酸性粒细胞性食管炎引起。不是所有的食物嵌塞都与食管狭窄有关:一些患者可能没有黏膜阻塞,而嵌塞被认为是由短暂性食管收缩引起的。仍未知引起嵌塞的食物是否为这些症状的过敏触发因素。

临床案例3

HE是一名18岁的男孩,有四年的吞咽困难和胃灼热病史。使用非处方抗酸药物治疗无法充分缓解其症状。在去年，他的吞咽困难逐步加重，使得他进食固体食物时必须用力敲击胸部并喝大量液体才能吞咽下去。这导致他在社交中非常尴尬：他经常独自吃饭，因为要花很长时间才能吃完。他也有轻度湿疹和过敏性鼻炎。当他服用氟替卡松治疗哮喘和过敏性鼻炎时，吞咽状况稍有改善。当他不服用任何局部类固醇制剂时，内镜分析显示嗜酸性粒细胞计数为51个/HPF，而远端食管的pH-阻抗监测发现结果正常。对他进行了嗜酸性粒细胞性食管炎的诊断，随后的食物过敏皮肤试验显示对牛奶和大豆的阳性反应。从进食中去除这些食物后，他的症状消退，再次检查食管黏膜时显示炎症完全消失。

这一病例体现了嗜酸性粒细胞性食管炎诊断时可以依赖的几项临床线索。嗜酸性粒细胞性食管炎在男孩中更常见，超过75%的患者为男性。经常发现患者有长期吞咽困难史，有过敏反应病史的患者尤其如此。当患者因治疗哮喘和过敏性鼻炎而使用局部类固醇时，如出现部分临床反应，也支持医生进一步评估，因为这些药一部分被吞咽并可能在无意中减轻了食管炎症。由于胃食管反流病比嗜酸性粒细胞性食管炎更常见，并且具有类似的临床和组织学模式，因此对所有嗜酸性粒细胞性食管炎的疑似患者应先排除胃食管反流病的可能。皮肤试验可识别可能导致嗜酸性粒细胞性食管炎的食物过敏原致敏情况。

流行病学

超过75%的嗜酸性粒细胞性食管炎患者是男性。嗜酸性粒细胞性食管炎可发生于任何年龄，没有明显的高发年龄，并且在除非洲外的所有地区都有案例报道。Noel估计，美国俄亥俄州每年的疾病发病率约为1/10000，Straumann估计在瑞士奥尔滕，每10万名成人的发病人数从2人增至27人。

病理生理学

基础研究证明了纤维级联和嗜酸性粒细胞衍生介质之间的联系。嗜酸性粒细胞中的介质能够诱导纤维化分子（如TGF-β）、刺激组织收缩（如主要碱性蛋白质）。Aceves的转化医学研究提供了儿童患者出现纤维化病理改变的证据。该研究比较了5例纤维化嗜酸性粒细胞性食管炎患者和2例非纤维化嗜酸性粒细胞性食管炎患者，7例胃食管反流病患者、7例正常人作为对照。与胃食管反流病和正常对照组相比，纤维化嗜酸性粒细胞性食管炎患者的上皮下纤维化增加，TGF-β、VCAM-1、磷酸化SMAD2/3表达增高。在对嗜酸性粒细胞性食管炎成人患者进行的14年随访中，尚未有食管癌案例报道。

嗜酸性粒细胞性食管炎的遗传影响模式正在形成。Zink报道了来自7个家庭的17例患有吞咽困难和胃肠嗜酸性粒细胞增多症的患者。其中，12例跨越两代的患者有嗜酸性粒细胞性食管炎。Patel描述了3名有间歇性吞咽困难的兄弟，他们的食管上皮中嗜酸性粒细胞计数为20~40个/HPF。在一份病例报道中，Meyers记录了一名80岁的男性和他52岁的女儿，他们均患有吞咽困难，且食管嗜酸性粒细胞计数＞40个/HPF。因此，越来越多的临床经验和病例描述表明，这一疾病存在家族模式和遗传倾向。

Blanchard假设，嗜酸性粒细胞性食管炎患者存在遗传图谱。使用嗜酸性粒细胞性食管炎和胃食管反流病患者的食管组织进行微阵列分析，可发现独特的嗜酸性粒细胞性食管炎基因特征，其中上调最多的基因是嗜酸性粒细胞趋化因子-3(eotaxin-3)基因。嗜酸性粒细胞趋化因子-3的水平与黏膜嗜酸性粒细胞增多和提示易感嗜酸性粒细胞性食管炎的单核苷酸多态性相关。该研究和Mishra的结果强调了对部分嗜酸性粒细胞性食管炎患者而言，CCR-3受体或IL-5拮抗剂等新型靶向治疗药物可能值得开发。最近的研究使用基因阵列分析，确定了聚丝蛋白、肥大细胞、胸腺基质淋巴细胞生成素在嗜酸性粒细胞性食管炎发病中的潜在作用。

嗜酸性粒细胞性食管炎对食管黏膜的影响已进行进一步分子表征。Straumann发现，与正常对照组相比，嗜酸性粒细胞性食管炎患者的食管嗜酸性粒细胞中IL-4和IL-13表达增高。Gupta发现，与正常儿童相比，11例嗜酸性粒细胞性食管炎患者的食管mRNA更多地表达IFN-γ、嗜酸性粒细胞趋化因子-1、IL-5。随后的一些研究试图确定上述细胞因子以及其他细胞因子（包括IL-13和IL-15）的影响。

放射影像学

一些早期的嗜酸性粒细胞性食管炎报道（表10-3）来自放射影像学文献，这点值得注意。Picus描述了一名16岁的男孩，他吞咽困难加重、近端食管狭窄、食管嗜酸性粒细胞和外周血嗜酸性粒细胞增多，全身性皮质类固醇治疗可缓解症状。Feczko描述了三名吞咽困难、患过敏性疾病、近端食管狭窄、患嗜酸性粒细胞性食管炎的成人，他们的治疗方式是食管扩张和使用类固醇药物。Nurko在一项12年的回顾性研究中描述了 Schatzki 环与嗜酸性粒细胞性食管炎的关联。18 例有 Schatzki 环的儿童中,有 8 例患儿的临床病理特征与嗜酸性粒细胞性食管炎一致。因此,如出现任何形式的食管狭窄,特别是近端食管狭窄,都应考虑是否应诊断为嗜酸性粒细胞性食管炎(见临床案例 2)。

表 10-3　嗜酸性粒细胞性食管炎的影像学特征观察

食管狭窄:近端、中端或远端
纵向缩短
小口径食管
食管息肉或憩室
同心环
舍茨基环(Schatzki 环)

内镜

虽然早期的文献表明,嗜酸性粒细胞性食管炎患者的内镜下表现可能是正常的,但随着对这一疾病的认识越来越多,文献中记载了大量的黏膜表现,包括同心环形成(气管化)、食管黏膜上的纵向线性沟或垂直线、食管表面上小的白色丘疹斑块、食管狭窄(表 10-4)。传统观念认为,黏膜上的白色颗粒仅与念珠菌感染有关,但是现在这一发现也被认为是嗜酸性粒细胞性炎症的证据。

Sundaram 报道,13 例嗜酸性粒细胞性食管炎儿童的食管上皮上有白色斑点,基底上皮的嗜酸性粒细胞计数为 25～100 个/HPF,不含真菌成分。在后来的报道中,Straumann 对 30 例嗜酸性粒细胞性食管炎成人患者进行了分析,结果显示白色渗出物与嗜酸性粒细胞性炎症相关。相比之下,Ngo 报道了一名具有嗜酸性粒细胞性食管炎临床病理特征的儿童,症状包括白色渗出物和鳞状上皮中含大量嗜酸性粒细胞,且该患者对质子泵抑制剂有反应。因此,如果发现食管黏膜上有白色物质,诊断时应该考虑消化性疾病、念珠菌感染,以及嗜酸性粒细胞性食管炎。

表 10-4　嗜酸性粒细胞性食管炎的内镜表现

白色渗出物
食管狭窄
同心环、猫样食管环
食管黏膜出现垂直线条
黏膜皱纸化、线性剪切

组织学

不同寻常的是,特定细胞类型的数量对炎症性疾病的诊断至关重要(表 10-5)。迄今为止,嗜酸性粒细胞性食管炎的诊断依赖于在相应的临床症状提示下,发现食管上皮有密集的嗜酸性粒细胞性炎症。标准的细胞密度一直是人们讨论的主题,嗜酸性粒细胞计数的阈值范围为 15～24 个/HPF。影响这一阈值的因素包括高倍视野下嗜酸性粒细胞的大小和数量,以及其界定方法。

表 10-5　嗜酸性粒细胞性食管炎的组织学特征

黏膜嗜酸性粒细胞增多、脱颗粒
嗜酸性粒细胞微小脓肿
嗜酸性粒细胞表面堆积
基底层增生
淋巴细胞增多
肥大细胞聚集

支持嗜酸性粒细胞性食管炎诊断的另一项发现是嗜酸性粒细胞活化,其证据是细胞脱颗粒。Mueller

报道,对嗜酸性粒细胞衍生的主要碱性蛋白(MBP)特异性染色显著增强了嗜酸性粒细胞性食管炎成人患者中嗜酸性粒细胞的可视化。Desai 表明,细胞外 MBP 沉积可显著区分胃食管反流病成人患者和嗜酸性粒细胞性食管炎成人患者。Protheroe 展示了一种新型评分系统,该系统在分析嗜酸性粒细胞性食管炎的上皮细胞时,对嗜酸性粒细胞过氧化物酶(EPX)进行抗体染色。在该研究中,EPX 评分能够有效区分嗜酸性粒细胞性食管炎患者、胃食管反流病患者和正常对照组患者。另一项最新的研究中报道了类似的发现。尽管有这些研究,我们仍要注意嗜酸性粒细胞脱颗粒可能发生于活检取样和处理过程中。嗜酸性粒细胞性食管炎患者的淋巴细胞性炎症发生率高于胃食管反流病患者。此外,在嗜酸性粒细胞性食管炎患者中,肥大细胞浸润和激活比胃食管反流病患者更常见。

迄今为止,唯一记录的与嗜酸性粒细胞性食管炎相关的长期并发症是孤立的或长段食管狭窄。成人和儿童研究报道已经确定,近端和远端食管狭窄有组织重塑的证据。通常,这些患者的症状可以追溯到儿童期,这表明病变发展需要几十年的持续或间歇性炎症。

过敏的作用

过敏症状

一些间接和直接证据表明,在嗜酸性粒细胞性食管炎中过敏性炎症可能起到作用。通常在哮喘、过敏性鼻炎、湿疹患者的黏膜表面可观察到嗜酸性粒细胞。越来越多的研究将嗜酸性粒细胞性食管炎与 IgE 介导的过敏性疾病(如食物过敏、湿疹、过敏性鼻炎、哮喘)相关联,其中有两项研究证实了气传过敏原在嗜酸性粒细胞性食管炎中的潜在作用。受嗜酸性粒细胞性食管炎影响的儿童有家族患病史并不罕见,且与全基因组关联研究(GWAS)的发现相符。

食物对食管黏膜的直接作用,以及越来越多的临床经验和研究,都支持食物能导致嗜酸性粒细胞性食管炎。高达 73% 的嗜酸性粒细胞性食管炎儿童同时患有食物过敏。在皮肤试验中常见的食物过敏原包括牛奶、鸡蛋、小麦、大豆、花生、豆类、黑麦、牛肉,但其他一些食物也可能发挥作用。另外,患者经常发生对多种食物的过敏反应。对 786 例嗜酸性粒细胞性食管炎患者进行分析,这些患者均接受了更多种类的食物皮肤试验,平均每例患者可确认食物过敏原数量最低为 2.7 ± 3.3,最高为 6 ± 4.2。在成人中,致敏范围和可疑食物的模式均可能不同,可能反映食物过敏原和吸入性花粉过敏原之间的交叉反应性,而这一点在嗜酸性粒细胞性食管炎患者中很常见。病例报道已将花粉皮肤试验结果与食管黏膜嗜酸性粒细胞特征、数量的季节性变化联系起来。因此,花粉致敏可能通过直接接触在花粉季节吸入后吞咽的花粉,或通过摄入含有交叉反应过敏原的植物性食物,促进食管黏膜嗜酸性粒细胞增多。例如,豚草过敏、嗜酸性粒细胞性食管炎患者可能在秋季因豚草花粉季而症状严重,或在摄入可与豚草花粉过敏原发生交叉反应的香蕉或甜瓜后症状严重。

食物过敏反应的免疫机制分为 IgE 介导和非 IgE 介导,或两者皆有。IgE 介导的食物过敏的发生是因为遗传易感性宿主接触了某种食物,导致产生过敏原特异性 IgE。该 IgE 与肥大细胞和嗜碱性粒细胞表面高亲和力 IgE 受体结合并导致致敏。当再次接触这种食物时,细胞表面过敏原特异性 IgE 分子交联,从而桥接其高亲和力受体,随后释放预先形成的及新合成的介质,其中一些是嗜酸性粒细胞化学引诱物。转化研究认为嗜酸性粒细胞性食管炎患者上皮中含 IgE 的肥大细胞增多,而且除了 IgE 介导的应答外,非 IgE 介导的免疫机制也被认为参与了嗜酸性粒细胞性食管炎的病理生理学。应注意观察可能由 IgE 介导的反应,因为嗜酸性粒细胞性食管炎患者可能有并发 IgE 介导的食物过敏反应;应重点讨论如何规避这些食物,以及如何治疗由意外接触引起的过敏反应。

通常,由 Th2 细胞协调的非 IgE 介导的反应起效较慢,需要数小时至数天发展,才可导致黏膜嗜酸性粒细胞积累。由于症状发作延迟,准确鉴定哪些食物引起了非 IgE 介导的食物过敏变得复杂。嗜酸性粒细胞性食管炎的症状通常与非 IgE 介导的反应中观察到的症状一致,同样局限于胃肠道,并且延迟发病而不是立即发作。

由于嗜酸性粒细胞性食管炎被认为是一种综合性疾病,涉及 IgE 介导和非 IgE 介导的免疫机制,在获得完整的病史后,建议采用多种方法记录机体对食物的敏感性:皮肤点刺试验、检测血清食物特异性 IgE 水平、

第十章　嗜酸性粒细胞性胃肠疾病（嗜酸性粒细胞性食管炎、嗜酸性粒细胞性胃肠炎和嗜酸性粒细胞性结肠炎）

特应性斑贴试验。皮肤点刺试验本质上是生物试验，通过将微量过敏原引入表皮，监测局部皮肤过敏反应。如果患者皮肤的肥大细胞在其表面上产生针对过敏原的特异性IgE，过敏原与这些IgE结合将触发肥大细胞脱颗粒，伴随组胺释放和介质产生，导致快速形成由红斑包围的皮肤风团。如不存在针对过敏原的IgE，则不发生反应。甘油处理过的市售食物提取物广泛应用于常见食物过敏原的皮肤试验。偶尔也使用在盐水中粉碎食物而制备的新鲜食物提取物。此外，也可使用"点对点（prick to prick）"技术，方式是用皮试器刺穿水果或蔬菜，而后迅速点刺患者的皮肤。如果水果或蔬菜中的过敏原在提取过程中不稳定、易受降解，或没有所需食物的市售提取物时，可采用新鲜提取物检测。如有必要，可以使用相同的提取物对食物不敏感的其他人进行皮肤试验，以排除刺激性反应的可能性。用一次性皮肤点刺装置取出少量过敏原，刺穿背部或手臂的皮肤后，记录约15 min后观察到的所有风团和红斑。将组胺皮肤试验作为阳性对照，而盐水皮肤试验作为阴性对照。如果观察到的风团直径比阴性对照大3 mm，皮肤试验结果即为阳性。在诊断嗜酸性粒细胞性食管炎时，应鼓励对患者饮食中所有或至少大部分食物进行皮肤试验，以确保发现患者可能产生反应的所有食物。另外，对环境过敏原进行皮肤试验是有益的，因为气传过敏原可能影响食管炎症，其方式是直接接触或通过与饮食中某些植物性食物产生交叉反应。皮肤试验的优点包括成本相对较低、结果迅速、阴性预测准确度相对较高。然而，市售食物提取物和新鲜食物提取物不是标准化的。此外，皮肤试验的阳性预测准确度相对较低，这意味着一些皮肤试验结果阳性的患者有致敏反应但不过敏，接触食物时不会产生临床反应。或者，鉴于食物吞咽时食管黏膜接触食物，此时食物未被进一步消化或加工，因此，皮肤试验中观察到的局部反应理论上可能更有助于预测嗜酸性粒细胞性食管炎，而不是经典的食物过敏。这些因素偶尔使得解释嗜酸性粒细胞性食管炎患者的皮肤试验结果变得更加困难。Spergel报道了嗜酸性粒细胞性食管炎患者进行特定食物皮肤试验后，阳性和阴性预测准确度。

除了皮肤试验外，还可以检测血清食物特异性IgE的水平，以诊断IgE介导的对特定食物的敏感性。如果患者同时使用某些无法停药的药物，而这些药物会影响皮肤试验结果，或存在大面积皮肤病而无法进行皮肤试验时，这些检测方法是有用的。纵向测量特定食物的血清食物特异性IgE水平，可能可以提供证据以判断食物的致敏性是在增强还是在减弱。在经典的IgE介导的食物过敏临床研究中，已经确定了选定的常见食物过敏原的血清食物特异性IgE阈值，超过这一阈值时大多数患者会有反应。尚未有研究确定嗜酸性粒细胞性食管炎患者群体中的食物特异性IgE阈值。

为了找出一种可以预测非IgE介导反应的检测方法，人们已尝试使用特应性斑贴试验（APT）评估嗜酸性粒细胞性食管炎患者。APT将完整的食物过敏原贴在背部非发炎皮肤上，用一个铝制小室罩住。48 h后去除贴片，评估和记录皮肤反应，第一次记录在移除后20 min后，24 h后再次记录。皮肤反应，根据红斑程度、是否存在丘疹或疱疹分级。虽然该试验副作用不常见，但也有刺激性反应和接触性荨麻疹的报道。阻碍APT广泛使用的原因包括程序不够标准化（比如试剂不够标准化），准确的测试结果需要时间和较高的专业技能。但Spergel等已经报道，可通过结合皮肤点刺试验和APT识别哪些食物最好从饮食中剔除，其疗效已证实了这一点。

最能支持嗜酸性粒细胞性食管炎中食物过敏作用的证据来自多项观察和临床研究。这些研究证明，剔除特定的饮食后，嗜酸性粒细胞性食管炎的临床病理得以改善。在饮食中剔除六种常见的食物过敏原（乳制品、鸡蛋、小麦、大豆、花生、鱼或贝类）后，74%的患者的临床病理反应改善。基于皮肤点刺试验和特应性斑贴试验结果的饮食规避对大多数患嗜酸性粒细胞性食管炎的儿童有效。给予基于氨基酸配方的基本饮食后，超过95%的嗜酸性粒细胞性食管炎患者的症状消退、黏膜嗜酸性粒细胞的数量降低。尽管有这些成功案例，但如果对成人和年龄较大的儿童采用营养管理，他们是否能做到遵循医嘱，以及这些饮食对他们的生活质量有何影响，仍然是个难题。

由于过敏性疾病与嗜酸性粒细胞性食管炎有联系，且过敏原可能在嗜酸性粒细胞性食管炎的发病机制中起作用，完全了解并发过敏性疾病患者的病史并进行评估是治疗的重要组成部分。征求过敏科医生的诊断不仅有助于鉴别、表征、治疗并发的过敏性疾病，而且还可能鉴定导致食管炎症的食物过敏原和环境过敏原。

治疗及管理

虽然症状减轻或消退仍然是明确的治疗目的,但对黏膜嗜酸性粒细胞增多的临床策略仍然存在争议。在实践中,临床医生常不愿反复进行内镜检查,因为不确定持续的嗜酸性粒细胞增多有无不良作用。另外,有人认为嗜酸性粒细胞增多的问题不解决,将导致食管狭窄,因此必须多次评估。未来的研究需要明确这个问题。

嗜酸性粒细胞性食管炎的有效安全的治疗方法包括应用皮质类固醇和营养管理。

营养管理

在嗜酸性粒细胞性食管炎治疗中使用营养管理的理由是研究支持食物过敏原在嗜酸性粒细胞性食管炎中发挥作用。在这一方面,一些研究支持在嗜酸性粒细胞性食管炎治疗中使用基本饮食、规避特定食物。Kelly 报道称,使用基于氨基酸的饮食可成功治疗嗜酸性粒细胞性食管炎。10 名儿童接受为期 10 周的治疗,他们的临床病理学症状在治疗中缓解,而当饮食限制大规模放开时,所有儿童重新出现症状。另外两项针对较多患者的队列研究显示,这种方法成功治疗了超过 92% 的儿童。部分依从性差的患者可能需要强制使用管饲,但一些患儿可能会发展出与这种治疗方式相关的行为问题。

皮质类固醇

皮质类固醇能有效改善大多数嗜酸性粒细胞性食管炎患者的临床病理特征。该药物对嗜酸性粒细胞性炎症的作用机制包括诱导嗜酸性粒细胞凋亡、下调趋化因子和抑制促炎介质的合成和释放。少数患者需要全身应用皮质类固醇,但大多数患者可以使用另一种用药方式,即使用定量吸入器(MDI)给药并吞咽,从而局部应用于食管黏膜。这种给药方式被认为可减少吸收和首过代谢,从而减少了药物全身循环。

Liacouras 报道,21 名儿童在全身应用皮质类固醇后,其中 20 名在 7 天内症状明显减轻。Faubion 报道了首次使用氟替卡松定量吸入器治疗儿童嗜酸性粒细胞性食管炎,以减少类固醇暴露。报道称,这种新方法使用定量吸入器向 4 名患嗜酸性粒细胞性食管炎的儿童口中喷入氟替卡松喷雾,不经过吸入也不使用储雾罐,取得了较佳的疗效。该研究使用丙酸氟替卡松(最高 880 μg/d)或倍氯米松,每天 2 次。此后有大量研究表明这种给药方式改善了 EoE 的临床病理特征。Konikoff 在 36 例儿科患者中进行了一项随机双盲安慰剂对照研究,比较氟替卡松与安慰剂的效果。每天 2 次给药 3 个月后,氟替卡松组中 50% 的患者出现症状缓解。使用定量吸入器时,患者应将给药装置的喷嘴置于双唇之间含住,将药喷入口中,30 min 内不要进食、喝水或漱口,避免药物损失。最近,已开发出局部类固醇给药的替代方法。Aceves 制备了布地奈德与三氯蔗糖的黏稠混合物,也称为布地奈德口服膏(OVB)。回顾性和前瞻性研究表明,儿童接受 OVB 治疗后,临床病理学症状得到缓解。皮质类固醇可以改善嗜酸性粒细胞性食管炎的急性临床病理特征,但停药后会复发。迄今报道的副作用包括口干、白内障、食管念珠菌病。

其他

已有报道小剂量连续使用白三烯受体拮抗剂和肥大细胞抑制剂的方法,但以常规剂量给药时,其疗效尚未得到证实。包括抗 IL-5 抗体在内的生物制剂正处于研究中。使用这些药物的理由是基础研究揭示了 IL-5 在食管黏膜嗜酸性粒细胞增多中起关键作用。迄今为止的研究表明,生物制剂对黏膜嗜酸性粒细胞增多有显著影响,并有改善症状的趋势。

嗜酸性粒细胞性胃肠炎

嗜酸性粒细胞性胃肠炎(eosinophilic gastroenteritis,EOG)是一类以肠道症状和胃肠嗜酸性粒细胞增多为特征的罕见疾病。在诊断为 EOG 之前,必须排除可能导致肠道嗜酸性粒细胞增多的其他原因。传统分类将此种疾病分为三类,即黏膜疾病、肌肉疾病、浆膜疾病,这为患者提供了临床和病理生理学范式。黏膜

第十章　嗜酸性粒细胞性胃肠疾病(嗜酸性粒细胞性食管炎、嗜酸性粒细胞性胃肠炎和嗜酸性粒细胞性结肠炎)

疾病患者常见症状包括无法描述的腹痛、呕吐、非血性水样便。实验室结果可能会发现显著的异常,但相关症状可能相当轻微。在某些情况下,患者可能有严重贫血或低钠血症,这些症状可能单独存在或与轻度胃肠道症状共同存在。仅在某些患者中发现外周血嗜酸性粒细胞增多,但其他原因(如嗜酸性粒细胞增多综合征或恶性肿瘤)应予排除。放射影像学检查结果包括息肉、黏膜水肿、溃疡。内镜检查可能会发现上述症状,也可能显示正常,但组织学分析可能显示固有层有大量嗜酸性粒细胞聚集(见临床案例4)。

临床案例4

LH是一名8岁女孩,患有慢性腹泻和腹痛。她发育良好,但经常发生腹部痉挛、弥漫性腹痛,排出黏液性粪便后症状缓解。据报道,其症状与食用蛋类有关。她没有出现过全身性症状,如关节疼痛或发热,但她有长期哮喘和湿疹病史。进一步研究发现轻度外周血嗜酸性粒细胞增多和上消化道出现小肠内容物。内镜检查发现她的上段和下段肠黏膜正常,但组织病理学显示十二指肠黏膜固有层嗜酸性粒细胞大量聚集。对她的饮食中的食物进行皮肤试验结果呈阴性,但从饮食中剔除蛋类可使她的症状减轻。

与嗜酸性粒细胞性食管炎一样,患有其他嗜酸性粒细胞性胃肠疾病的儿童可能仅表现为常见的普通症状,从而不重视而导致多年未得到正确诊断。食用某些食物可能会引起部分患者的症状,但不是全部患者,因此局部使用皮质类固醇或其他抗炎药物可能有效。对嗜酸性粒细胞性胃肠疾病患者进行随访至关重要,因为有些患者后来被发现患有炎症性肠病。

当嗜酸性粒细胞影响肌肉层时,与阻塞相关的症状(如呕吐和腹胀)占主导地位。这些患者特别难以诊断,因为他们的黏膜活检可能正常;手术中采集的较深层活检显示肌层嗜酸性粒细胞增多。因此,对患有外周嗜酸性粒细胞增多症的患者而言,过敏性疾病史、出现胃肠道症状而无其他可识别原因、放射影像学检查时发现肠增厚,以及皮质类固醇治疗或饮食规避有效,可以作为初步诊断的依据。

浆膜嗜酸性粒细胞性胃肠炎极度罕见,其症状是体检发现腹部腹胀、有腹腔积液。检测腹腔积液发现嗜酸性粒细胞增多。

嗜酸性粒细胞性胃肠炎的病理生理机制仍不清楚。一些转化研究提供了免疫组织化学特征。例如,这些患者的黏膜活组织检测显示嗜酸性粒细胞颗粒蛋白沉积、IL-5表达增高。Chehade证实,在患有严重蛋白丢失性肠病、嗜酸性粒细胞性胃肠炎的儿童小肠中肥大细胞增多。小鼠研究发现嗜酸性粒细胞趋化因子-1和Th2细胞在嗜酸性粒细胞性炎症的发病机制中起作用。

目前,尚缺乏定义嗜酸性粒细胞性胃肠炎组织学特征的标准化指标。两项研究已经证实了黏膜嗜酸性粒细胞的正常值,但还没有诊断指南。皮质类固醇是嗜酸性粒细胞性胃肠炎的主要治疗方法,但尚未进行对照试验。局部使用类固醇可能对小肠疾病有益。据报道,酮替芬、色甘酸、孟鲁司特对一些孤立的病例有帮助。规避饮食对嗜酸性粒细胞性胃肠炎患者的效用未知,但可能有益于一些患者,特别是对食物过敏原皮肤试验结果异常的年幼患者。

嗜酸性粒细胞性结肠炎

嗜酸性粒细胞性结肠炎(eosinophilic colitis)可分为多种不同的类型。例如,过敏性直肠炎(allergic proctitis)是在婴儿期出现的自限性炎症性疾病,症状表现为粪便带血丝,而婴儿其他方面都很健康。结肠黏膜固有层嗜酸性粒细胞增多,无慢性化病变。奶蛋白质(牛奶、大豆或母乳)是常见的病因,规避饮食后便血即停止。另一方面,炎症性肠病、克罗恩病、溃疡性结肠炎是慢性炎症性疾病,症状表现为腹痛、血便、腹泻,在某些情况下还表现为营养不良。黏膜炎症的特征为中性粒细胞性炎症、隐窝脓肿、固有层慢性炎症。嗜酸性粒细胞在黏膜中增多,但不是主要的细胞类型。患者需要使用皮质类固醇或其他药物进行免疫抑制,以诱导缓解。最后,嗜酸性粒细胞性结肠炎是一个比较模糊的术语,仅用来描述组织学改变,可见于多种临床疾病中,这种组织学改变的特点是结肠黏膜固有层以嗜酸性粒细胞为主,但没有慢性化病变。这可能与食物过敏、自身免疫性疾病、免疫缺陷、药物超敏反应、感染、嗜酸性粒细胞性胃肠疾病有关。因此,解释这一组织学发现必须参考临床背景。

总结

目前,过敏科医生在临床上遇到越来越多的嗜酸性粒细胞性胃肠疾病。尽管过去十年来,人们已经获得了很多关于嗜酸性粒细胞性食管炎的信息,但对胃肠道其余部分的嗜酸性粒细胞性炎症的理解仍然相对较少。尽管嗜酸性粒细胞性食管炎的诊断特征现在已得到更好的认识,但是过敏性评估和治疗模式的具体情况仍然有待进一步研究。多学科(如儿科、消化科、过敏科、病理科、影像科等)共同参与的纵向多中心研究,对于提供治疗方案、改善嗜酸性粒细胞性胃肠疾病患者的生活质量至关重要。

参 考 文 献

[1] Rothenberg ME. Eosinophilic gastrointestinal disorders(EGID). J Allergy Clin Immunol 2004 Jan; 113(1):11-28,quiz.

[2] Fleischer DM, Atkins D. Evaluation of the patient with suspected eosinophilic gastrointestinal disease. Immunol Allergy Clin North Am 2009 Feb;29(1):53-63.

[3] Collins MH. Histopathologic features of eosinophilic esophagitis. Gastrointest Endosc Clin N Am 2008 Jan;18(1):59.

[4] Collins MH. Histopathology associated with eosinophilic gastrointestinal diseases. Immunol Allergy Clin North Am 2009 Feb;29(1):109.

[5] DeBrosse CW, Case JW, Putnam PE, et al. Quantity and distribution of eosinophils in the gastrointestinal tract of children. Pediatr Dev Pathol 2006 May-Jun;9(3):210-8.

[6] Lowichik A, Weinberg A. A quantitative evaluation of mucosal eosinophils in the pediatric gastrointestinal tract. Mod Pathol 1996;9(2):110-14.

[7] Furuta GT, Liacouras CA, Collins MH, et al. Eosinophilic esophagitis in children and adults:a systematic review and consensus recommendations for diagnosis and treatment. Gastroenterology 2007 Oct;133(4):1342-63.

[8] Ngo P, Furuta GT, Antonioli DA, et al. Eosinophils in the esophagus-peptic or allergic eosinophilic esophagitis? Case series of three patients with esophageal eosinophilia. Am J Gastroenterol 2006 Jul; 101(7):1666-70.

[9] Rodrigo S, Abboud G, Oh D, et al. High intraepithelial eosinophil counts in esophageal squamous epithelium are not specific for eosinophilic esophagitis in adults. Am J Gastroenterol 2008 Feb;103 (2):435-42.

[10] Duca AP, Dantas RO, Rodrigues AA, et al. Evaluation of swallowing in children with vomiting after feeding. Dysphagia 2008 Jun;23(2):177-82.

[11] Haas AM, Maune NC. Clinical presentation of feeding dysfunction in children with eosinophilic gastrointestinal disease. Immunol Allergy Clin North Am 2009 Feb;29(1):65-75.

[12] Mukkada VA, Haas A, Maune NC, et al. Feeding dysfunction in children with eosinophilic gastrointestinal diseases. Pediatrics 2010 Sep;126(3):e672-7.

[13] Pentiuk SP, Miller CK, Kaul A. Eosinophilic esophagitis in infants and toddlers. Dysphagia 2007 Jan;22(1):44-8.

[14] Spergel JM, Brown-Whitehorn TF, Beausoleil JL, et al. 14 years of eosinophilic esophagitis: clinical features and prognosis. J Pediatr Gastroenterol Nutr 2009 Jan;48(1):30-6.

[15] Liacouras CA, Spergel JM, Ruchelli E, et al. Eosinophilic esophagitis: a 10-year experience in 381 children. Clin Gastroenterol Hepatol 2005 Dec;3(12):1198-206.

[16] Putnam PE. Eosinophilic esophagitis in children: clinical manifestations. Gastroenterol Clin North Am 2008 Jun;37(2):369-81.

[17] Kelly KJ, Lazenby AJ, Rowe PC, et al. Eosinophilic esophagitis attributed to gastroesophageal reflux: improvement with an amino acid-based formula. Gastroenterology 1995 Nov;109(5):1503-12.

[18] Orenstein SR, Shalaby TM, Di Lorenzo C, et al. The spectrum of pediatric eosinophilic esophagitis beyond infancy: a clinical series of 30 children. Am J Gastroenterol 2000 Jun;95(6):1422-30.

[19] Desai TK, Stecevic V, Chang CH, et al. Association of eosinophilic inflammation with esophageal food impaction in adults. Gastrointest Endosc 2005 Jun;61(7):795-801.

[20] Focht DR, Kaul A. Food impaction and eosinophilic esophagitis. J Pediatr 2005 Oct;147(4):540.

[21] Luis AL, Rinon C, Encinas JL, et al. Non stenotic food impaction due to eosinophilic esophagitis: a potential surgical emergency. Eur J Pediatr Surg 2006 Dec;16(6):399-402.

[22] Nonevski IT, Downs-Kelly E, Falk GW. Eosinophilic esophagitis: an increasingly recognized cause of dysphagia, food impaction, and refractory heartburn. Cleve Clin J Med 2008 Sep;75(9):623-6, 629-33.

[23] Straumann A, Bussmann C, Zuber M, et al. Eosinophilic esophagitis: analysis of food impaction and perforation in 251 adolescent and adult patients. Clin Gastroenterol Hepatol 2008 May;6(5):598-600.

[24] Hurtado CW, Furuta GT, Kramer RE. Etiology of esophageal food impactions in children. J Pediatr Gastroenterol Nutr 2011 Jan;52(1):43-6.

[25] Noel RJ, Putnam PE, Rothenberg ME. Eosinophilic esophagitis. N Engl J Med 2004 Aug 26;351(9):940-1.

[26] Straumann A, Simon HU. Eosinophilic esophagitis: escalating epidemiology? J Allergy Clin Immunol 2005 Feb;115(2):418-9.

[27] Aceves SS, Newbury RO, Dohil R, et al. Esophageal remodeling in pediatric eosinophilic esophagitis. J Allergy Clin Immunol 2007 Jan;119(1):206-12.

[28] Straumann A. The natural history and complications of eosinophilic esophagitis. Gastrointest Endosc Clin N Am 2008 Jan;18(1):99-118,ix.

[29] Zink DA, Amin M, Gebara S, et al. Familial dysphagia and eosinophilia. Gastrointest Endosc 2007 Feb;65(2):330-4.

[30] Patel SM, Falchuk KR. Three brothers with dysphagia caused by eosinophilic esophagitis. Gastrointest Endosc 2005 Jan;61(1):165-7.

[31] Meyer GW. Eosinophilic esophagitis in a father and a daughter. Gastrointest Endosc 2005 Jun;61(7):932.

[32] Blanchard C, Wang N, Stringer KF, et al. Eotaxin-3 and a uniquely conserved gene-expression profile in eosinophilic esophagitis. J Clin Invest 2006 Feb 1;116(2):536-47.

[33] Mishra A, Hogan SP, Brandt EB, et al. An etiological role for aeroallergens and eosinophils in experimental esophagitis. J Clin Invest 2001 Jan;107(1):83-90.

[34] Mishra A, Hogan SP, Brandt EB, et al. IL-5 promotes eosinophil trafficking to the esophagus. J Immunol 2002 Mar 1;168(5):2464-9.

[35] Abonia JP, Blanchard C, Butz BB, et al. Involvement of mast cells in eosinophilic esophagitis. J Allergy Clin Immunol 2010 Jul;126(1):140-9.

[36] Rothenberg ME, Spergel JM, Sherrill JD, et al. Common variants at 5q22 associate with pediatric eosinophilic esophagitis. Nat Genet 2010 Apr;42(4):289-91.

[37] Sherrill JD, Gao PS, Stucke EM, et al. Variants of thymic stromal lymphopoietin and its receptor associate with eosinophilic esophagitis. J Allergy Clin Immunol 2010 Jul;126(1):160-5.

[38] Straumann A, Bauer M, Fischer B, et al. Idiopathic eosinophilic esophagitis is associated with a T(H)2-type allergic inflammatory response. J Allergy Clin Immunol 2001;108(6):954-61.

[39] Straumann A, Kristl J, Conus S, et al. Cytokine expression in healthy and inflamed mucosa: probing the role of eosinophils in the digestive tract. Inflamm Bowel Dis 2005 Aug;11(8):720-6.

[40] Gupta SK, Fitzgerald JF, Kondratyuk T, et al. Cytokine expression in normal and inflamed esophageal mucosa: a study into the pathogenesis of allergic eosinophilic esophagitis. J Pediatr Gastroenterol Nutr 2006 Jan;42(1):22-6.

[41] Blanchard C, Stucke EM, Burwinkel K, et al. Coordinate interaction between IL-13 and epithelial differentiation cluster genes in eosinophilic esophagitis. J Immunol 2010 Apr 1;184(7):4033-41.

[42] Zhu X, Wang M, Mavi P, et al. Interleukin-15 expression is increased in human eosinophilic esophagitis and mediates pathogenesis in mice. Gastroenterology 2010 Jul;139(1):182-93.

[43] Zuo L, Fulkerson PC, Finkelman FD, et al. IL-13 induces esophageal remodeling and gene expression by an eosinophil-independent, IL-13R alpha2-inhibited pathway. J Immunol 2010 Jul 1;185(1):660-9.

[44] Picus D, Frank PH. Eosinophilic esophagitis. Am J Roentgenol 1981 May;136(5):1001-3.

[45] Feczko P, Halpert R, Zonca M. Radiographic abnormalities in eosinophilic esophagitis. Gastrointest Radiol 1985;10:321-4.

[46] Nurko S, Teitelbaum JE, Husain K, et al. Association of Schatzki ring with eosinophilic esophagitis in children. J Pediatr Gastroenterol Nutr 2004 Apr;38(4):436-41.

[47] Sundaram S, Sunku B, Nelson SP, et al. Adherent white plaques: an endoscopic finding in eosinophilic esophagitis. J Pediatr Gastroenterol Nutr 2004 Feb;38(2):208-12.

[48] Straumann A, Spichtin HP, Bucher KA, et al. Eosinophilic esophagitis: red on microscopy, white on endoscopy. Digestion 2004;70(2):109-16.

[49] Ngo P, Furuta GT, Antonioli DA, et al. Eosinophils in the esophagus-peptic or allergic eosinophilic esophagitis? Case series of three patients with esophageal eosinophilia. Am J Gastroenterol 2006 Jul;101(7):1666-70.

[50] Dellon ES, Aderoju A, Woosley JT, et al. Variability in diagnostic criteria for eosinophilic esophagitis: A systematic review. Am J Gastroenterol 2007 Oct;102(10):2300-13.

[51] Dellon ES, Fritchie KJ, Rubinas TC, et al. Inter- and intraobserver reliability and validation of a new method for determination of eosinophil counts in patients with esophageal eosinophilia. Dig Dis Sci 2010 Jul;55(7):1940-9.

[52] Mueller S, Aigner T, Neureiter D, et al. Eosinophil infiltration and degranulation in oesophageal mucosa from adult patients with eosinophilic oesophagitis: a retrospective and comparative study on pathological biopsy. J Clin Pathol 2006 Nov;59(11):1175-80.

[53] Mueller S, Neureiter D, Aigner T, et al. Comparison of histological parameters for the diagnosis of eosinophilic oesophagitis versus gastro-oesophageal reflux disease on oesophageal biopsy material. Histopathology 2008 Dec;53(6):676-84.

[54] Protheroe C, Woodruff SA, de Petris G, et al. A novel histologic scoring system to evaluate mucosal

biopsies from patients with eosinophilic esophagitis. Clin Gastroenterol Hepatol 2009 Jul;7(7):749-55.

[55] Kephart GM, Alexander JA, Arora AS, et al. Marked deposition of eosinophil-derived neurotoxin in adult patients with eosinophilic esophagitis. Am J Gastroenterol 2010 Feb;105(2):298-307.

[56] Ortolani C, Ispano M, Pastorello EA, et al. Comparison of results of skin prick tests (with fresh foods and commercial food extracts) and RAST in 100 patients with oral allergy syndrome. J Allergy Clin Immunol 1989 Mar;83(3):683-90.

[57] Dreborg S, Foucard T. Allergy to apple, carrot and potato in children with birch pollen allergy. Allergy 1983 Apr;38(3):167-72.

[58] Spergel JM, Brown-Whitehorn T, Beausoleil JL, et al. Predictive values for skin prick test and atopy patch test for eosinophilic esophagitis. J Allergy Clin Immunol 2007 Feb;119(2):509-11.

[59] Sampson HA. Utility of food-specific IgE concentrations in predicting symptomatic food allergy. J Allergy Clin Immunol 2001 May;107(5):891-6.

[60] Spergel JM, Brown-Whitehorn T. The use of patch testing in the diagnosis of food allergy. Curr Allergy Asthma Rep 2005 Jan;5(1):86-90.

[61] Aceves SS, Furuta GT, Spechler SJ. Integrated approach to treatment of children and adults with eosinophilic esophagitis. Gastrointest Endosc Clin N Am 2008 Jan;18(1):195-217.

[62] Markowitz JE, Spergel JM, Ruchelli E, et al. Elemental diet is an effective treatment for eosinophilic esophagitis in children and adolescents. Am J Gastroenterol 2003 Apr;98(4):777-82.

[63] Spergel JM, Andrews T, Brown-Whitehorn TF, et al. Treatment of eosinophilic esophagitis with specific food elimination diet directed by a combination of skin prick and patch tests. Ann Allergy Asthma Immunol 2005 Oct;95(4):336-43.

[64] Spergel JM, Shuker M. Nutritional management of eosinophilic esophagitis. Gastrointest Endosc Clin N Am 2008 Jan;18(1):179-94.

[65] Liacouras C, Wenner W, Brown K, et al. Primary eosinophilic esophagitis in children: successful treatment with oral corticosteroids. J Pediatr Gastroenterol Nutr 1998;26:380-5.

[66] Faubion WA Jr, Perrault J, Burgart LJ, et al. Treatment of eosinophilic esophagitis with inhaled corticosteroids. J Pediatr Gastroenterol Nutr 1998 Jul;27(1):90-3.

[67] Arora AS, Perrault J, Smyrk TC. Topical corticosteroid treatment of dysphagia due to eosinophilic esophagitis in adults. Mayo Clin Proc 2003 Jul;78(7):830-5.

[68] Teitelbaum J, Fox V, Twarog F, et al. Eosinophilic esophagitis in children: immunopathological analysis and response to fluticasone propionate. Gastroenterology 2002;122:1216-25.

[69] Konikoff MR, Noel RJ, Blanchard C, et al. A randomized, double-blind, placebo-controlled trial of fluticasone propionate for pediatric eosinophilic esophagitis. Gastroenterology 2006 Nov;131(5):1381-91.

[70] Aceves SS, Bastian JF, Newbury RO, et al. Oral viscous budesonide: A potential new therapy for eosinophilic esophagitis in children. Am J Gastroenterol 2007 Oct;102(10):2271-9.

[71] Aceves SS, Dohil R, Newbury RO, et al. Topical viscous budesonide suspension for treatment of eosinophilic esophagitis. J Allergy Clin Immunol 2005 Sep;116(3):705-6.

[72] Attwood SE, Lewis CJ, Bronder CS, et al. Eosinophilic oesophagitis: a novel treatment using Montelukast. Gut 2003 Feb;52(2):181-5.

[73] Straumann A, Conus S, Grzonka P, et al. Anti-interleukin-5 antibody treatment (mepolizumab) in active eosinophilic oesophagitis: a randomised, placebo-controlled, double-blind trial. Gut 2010 Jan;59(1):21-30.

[74] Talley NJ, Shorter RG, Phillips SF, et al. Eosinophilic gastroenteritis: a clinicopathological study of patients with disease of the mucosa, muscle layer, and subserosal tissues. Gut 1990 Jan;31(1):54-8.

[75] Klein NC, Hargrove RL, Sleisenger MH, et al. Eosinophilic gastroenteritis. Medicine (Baltimore) 1970 Jul;49(4):299-319.

[76] Chehade M, Magid MS, Mofidi S, et al. Allergic eosinophilic gastroenteritis with protein-losing enteropathy: intestinal pathology, clinical course, and long-term follow-up. J Pediatr Gastroenterol Nutr 2006 May;42(5):516-21.

[77] Hogan S, Mishra A, Brandt E, et al. A pathological function for eotaxin and eosinophils in eosinophilic gastrointestinal inflammation. Nat Immunol 2001;2:353-60.

第十一章 食物蛋白诱发性小肠结肠炎综合征、食物蛋白诱发性肠病、直肠结肠炎及婴儿急性腹痛

Stephanie Ann Leonard
Anna Nowak-Wegrzyn

关键概念

• 食物蛋白诱发性小肠结肠炎综合征（food protein-induced enterocolitis syndrome，FPIES）、直肠结肠炎（proctocolitis）及肠病（enteropathy）是非 IgE 介导的胃肠道食物过敏性疾病，大多数患者在 3 岁时症状消失。

• 食物蛋白诱发性小肠结肠炎综合征通常由牛奶和大豆引起，但也可能由谷物（大米、燕麦、大麦）、蛋、鱼、贝类、家禽、蔬菜引起。

• 食物蛋白诱发性直肠结肠炎是婴儿期的良性短暂性疾病，被认为是 1 岁以下婴儿直肠出血的主要原因之一。

• 典型的食物蛋白诱发性婴儿肠病由牛奶、大豆、小麦引起。最近的报道显示，患有 IgE 介导的多种食物过敏的儿童以及对牛奶和谷物过敏的年龄较大的儿童和成人，也患有隐匿性肠病。

• 婴儿急性腹痛是一种良性自限性疾病，通常在 3~4 月龄症状会消失。此类病例的一小部分可能是由食物蛋白（特别是牛奶或大豆）诱导的。

食物蛋白诱发性小肠结肠炎综合征

食物蛋白诱发性小肠结肠炎综合征（food protein-induced enterocolitis syndrome，FPIES）是一种非 IgE 介导的胃肠道食物超敏反应，其症状表现为大量呕吐、腹泻。虽然它已被确定为独立的临床疾病，但食物蛋白诱发性小肠结肠炎综合征的特征，特别是其慢性形式，与食物蛋白诱导性直肠结肠炎和肠病有重叠之处（表 11-1）。

流行病学

在以色列进行的一项大型出生队列研究中，0.34%（44/13019）的婴儿患有食物蛋白诱发性小肠结肠炎综合征。一般来说，T 细胞介导的对牛奶蛋白的胃肠道免疫反应（有或无特异性 IgE 参与），在婴儿和年龄较小的儿童的乳蛋白超敏反应中占比可达 40%。40%~80% 的患者有过敏家族史；约 20% 的患者有食物过敏家族史。大约 30% 的食物蛋白诱发性小肠结肠炎综合征婴儿有特应性疾病，如湿疹（23%~57%）、哮喘或鼻炎（20%）或在长大后出现药物过敏，这与一般人群相似。

表 11-1 食物蛋白诱发性小肠结肠炎综合征(FPIES)、直肠结肠炎和肠病

	FPIES	直肠结肠炎	肠病
发作年龄	1天～1岁	1天～6月龄	取决于暴露于过敏原的时间；牛奶、大豆可在2岁时
致敏食物蛋白			
较常见的	牛奶,大豆	牛奶,大豆	牛奶,大豆
较不常见的	大米,鸡肉,火鸡,鱼,豌豆	鸡蛋,玉米,巧克力	小麦,鸡蛋
多种食物过敏	>50%为牛奶和大豆	40%为牛奶和大豆	罕见
发病时的喂养方式	配方食品	>50%纯母乳喂养	配方食品
过敏史			
家族过敏史	40%～70%	25%	不清楚
个人过敏史	30%	22%	22%
遗传因素	不清楚	不清楚	不清楚
症状			
呕吐	明显	无	间歇
腹泻	中度到重度*	无	中度
便血	中度到重度*	中度	罕见
水肿	急性,严重	无	中度
休克	15%	无	无
生长发育不良	中度	无	中度
实验室检查结果			
贫血	中度	轻度	中度
低蛋白血症	急性	罕见	中度
高铁血红蛋白血症	可能存在	无	无
酸中毒	可能存在	无	无
白细胞增多	可能存在	无	无
血小板增多	可能存在	无	无
过敏评估			
食物皮肤点刺试验	阴性	阴性	阴性
血清食物特异性 IgE	阴性	阴性	阴性
总 IgE	正常	正常	正常
外周血嗜酸性粒细胞增多	无	偶尔	不
活检结果			
绒毛损伤	不均衡,多样化	无	多样化,隐窝变长
结肠炎	明显	局灶性	无
黏膜糜烂	偶尔	偶尔,线样	无
淋巴结节性增生	无	常见	无
嗜酸性粒细胞浸润	明显	明显	少见
食物激发试验	1～3 h内呕吐；2～10 h内腹泻	6～72 h内直肠出血	40～72 h内呕吐和/或腹泻

续表

	FPIES	直肠结肠炎	肠病
治疗	饮食规避（剔除致敏蛋白质），≥80%使用酪蛋白水解奶粉有效，症状在3～10天内消失；1.5～2年内再次进行食物激发试验	饮食规避（剔除致敏蛋白质），使用酪蛋白水解奶粉3天后症状消失；重新或继续母乳喂养，母亲限制饮食（规避致敏蛋白质）	饮食规避（剔除致敏蛋白质），1～3周内症状消失；1～2年后再次进行食物激发试验并活检
自然史	牛奶：60% 2年内缓解 大豆：25% 2年内缓解	9～12个月缓解	多数在2～3年内缓解
恢复食物摄入	医生监督下进行食物激发试验，建立静脉通路	在家里，2周内逐渐从1盎司至全量	在家里，渐进式

* 急性病例中可能出现腹泻，慢性病例中可能有严重腹泻

转载自《食物过敏》第4版第16章，得到版权许可。主编：Metcalfe DD，Sampson HA，Simon RA。Blackwell Publishing，2008

发病机制

据推测，摄入食物过敏原引起的局部炎症会导致肠道渗透性增加、体液转移。然而，正常范围内的抗原摄取并不会导致食物蛋白诱发性小肠结肠炎综合征。目前，食物蛋白诱发性小肠结肠炎综合征的诊断基于临床标准；并不会经常进行内镜检查和活检。然而，此前对食物蛋白诱发性小肠结肠炎综合征婴儿的前瞻性内镜评估和活检发现，婴儿回肠有不同程度的弥漫性结肠炎。食物蛋白诱发性小肠结肠炎综合征中的肠道炎症可能激活外周血单个核细胞（PBMC），促进 TNF-α 分泌，降低肠黏膜中 TGF-β 受体的表达（表 11-2）。

表 11-2　食物蛋白诱发性小肠结肠炎综合征的病理结果

①内镜
碎片状黏膜
微量自发出血
②活检
隐窝脓肿
绒毛萎缩
组织水肿
淋巴细胞增多
嗜酸性粒细胞、肥大细胞增多
③免疫组织化学
浆细胞含有 IgM 和 IgA
④体外研究
活化外周血单个核细胞增多
肿瘤坏死因子 α 增多
转化生长因子 β 受体表达降低

转载自《食物过敏》第4版第16章，得到版权许可。主编：Metcalfe DD，Sampson HA，Simon RA。Blackwell Publishing，2008

通常在食物蛋白诱发性小肠结肠炎综合征中不会检测到全身性体液免疫（抗体）应答。肠黏膜中产生的 IgE 在促进抗原摄取和局部肠内炎症方面的潜在作用需要进一步研究，但在食物蛋白诱发性小肠结肠炎综合征中通常未检测到系统性 IgE。已经有研究发现血清 IgG 水平降低、血清食物特异性 IgA 水平上升；相比对照组，牛奶食物蛋白诱发性小肠结肠炎综合征儿童的血清 IgA 水平升高，而血清特异性 IgG_4 水平降低（$P<0.05$）。

临床表现

食物蛋白诱发性小肠结肠炎综合征在婴幼儿中表现为大量呕吐、腹泻,较常见的诱因是牛奶和大豆;超过50%的患儿对两种食物都有反应(临床案例1)。然而,在最近以色列的一项出生队列研究中,44例有牛奶食物蛋白诱发性小肠结肠炎综合征的婴儿中,无1例患儿对大豆过敏。大多在婴儿早期发病(1~3月龄至1岁),通常发生于将牛奶或大豆蛋白引入饮食后的1~4周内。后期病发通常是由于由母乳喂养的婴儿延迟引入牛奶、大豆或固态辅食。纯母乳喂养的婴儿患牛奶和大豆食物蛋白诱发性小肠结肠炎综合征的情况非常罕见,这证实了母乳喂养的重要保护作用。由固态辅食(如谷物、肉类、鱼、蛋类、蔬菜)引发的食物蛋白诱发性小肠结肠炎综合征通常在婴儿4~7个月大时初次发作;有些食物(如鱼或贝类)引发的症状可能在婴儿年龄较大时才会初次发病。

在最严重的情况下,症状可能在婴儿刚出生后几天内出现,包括腹泻伴血便、嗜睡、腹胀、体重减轻、脱水、代谢性酸中毒、贫血、白细胞计数升高、核左移、嗜酸性粒细胞增多、低蛋白血症等。在进行全血细胞计数的患者中,65%有血小板增多($>500\times10^9$/L)。腹部X线片可见肠腔积气,提示诊断坏死性肠炎,以及评估脓毒症和抗生素治疗。总体来说,75%的食物蛋白诱发性小肠结肠炎综合征婴儿急性起病,约15%出现血压下降,需要住院治疗。

据报道,重症及酸中毒患儿中约1/3有一过性高铁血红蛋白血症;其中部分患儿需要用亚甲蓝和碳酸氢盐治疗。高铁血红蛋白血症可能是由严重肠道炎症导致亚硝酸盐水平升高、过氧化氢酶活性降低引起的。有24%的急性食物蛋白诱发性小肠结肠炎综合征发作的婴幼儿会出现低体温(<36 ℃)。

给予静脉补液或者换用酪蛋白水解配方奶之后,婴儿的症状可在3~10天内改善。重新引入食物会引起急性症状;通常,进食后1~3 h出现反复呕吐,2~10 h(平均5 h)出现腹泻,伴血便、黏液便及大便中白细胞、嗜酸性粒细胞和碳水化合物增多。然而,并非所有患者都发生腹泻。在激发试验阳性反应中可观察到外周血中性粒细胞升高并于6 h达到峰值。慢性和急性牛奶和大豆食物蛋白诱发性小肠结肠炎综合征的典型特征见表11-3。

表11-3 牛奶和大豆食物蛋白诱发性小肠结肠炎综合征的临床特点

持续摄取食物的慢性表现	规避食物后再次摄入的急性表现
发病年龄:几天至12月龄	发病年龄:几天至12月龄
间歇性、慢性呕吐	摄入后1~3 h开始反复呕吐
慢性水样腹泻,伴血便和黏液便	摄入后约5 h出现腹泻
嗜睡	嗜睡、面色昏沉
脱水	脱水
低血压休克(15%)	15%有低血压
酸中毒	酸中毒
高铁血红蛋白血症,发绀	高铁血红蛋白血症
腹胀、肠鸣音减弱,肠梗阻*	腹胀、肠鸣音减弱,肠梗阻*
贫血	粪便隐血试验阳性或肉眼血便
白细胞计数升高,嗜酸性粒细胞增多	多形核中性粒细胞计数升高
低蛋白血症	血小板增多($>500\times10^9$/L)
生长发育不良	粪便中出现白细胞和嗜酸性粒细胞
碳水化合物吸收不良(粪便中可检测到还原性代谢物)	24%的婴儿体温过低(<36 ℃)
	胃液白细胞增多(>10个/HPF)

* 部分极重病例报道有出现肠梗阻,常见于新生儿和3月龄以下的婴儿

转载自《食物过敏》第4版第16章,得到版权许可。主编:Metcalfe DD,Sampson HA,Simon RA。Blackwell Publishing,2008

食物蛋白诱发性小肠结肠炎综合征可能由大米、燕麦、大麦、鸡、火鸡、贝类、鱼、蛋清、青豆、花生等固态辅食(临床案例2)诱发。大米是最常见的可诱发食物蛋白诱发性小肠结肠炎综合征的固态辅食。在患有固态食物蛋白诱发性小肠结肠炎综合征的婴儿中,65%曾被诊断为牛奶、大豆食物蛋白诱发性小肠结肠炎综合征,并进食酪蛋白水解配方奶或氨基酸配方奶;固态食物蛋白诱发性小肠结肠炎综合征的平均发病年龄往往高于牛奶、大豆食物蛋白诱发性小肠结肠炎综合征的平均发病年龄。根据既往经验,固态食物蛋白诱发性小肠结肠炎综合征通常在婴儿4～7个月大时出现。在考虑诊断为食物蛋白诱发性小肠结肠炎综合征之前,婴儿通常会出现多种反应,并详细排查了其他病因(感染性、毒性或代谢性)。诊断延迟可能是由于对食物的怀疑程度低,例如人们常认为大米、燕麦等谷物及蔬菜的潜在致敏性低,所以出现严重过敏反应时很少怀疑它们。此外,缺乏明确的诊断测试、症状颇为罕见也可能使得诊断延迟。在一项研究中,患大米食物蛋白诱发性小肠结肠炎综合征的婴儿有严重症状,与患牛奶或大豆食物蛋白诱发性小肠结肠炎综合征的婴儿相比,更可能在出现症状时接受液体复苏(42%对15%,$P=0.02$)。在成人中,贝类(包括甲壳动物和软体动物)和鱼类过敏可能引起类似的综合征,表现为严重恶心、腹部痉挛、呕吐、腹泻。

临床案例 1

牛奶食物蛋白诱发性小肠结肠炎综合征

一名10个月大、足月出生且无并发症的男婴来院就诊。他从出生开始就以母乳喂养,母亲饮食不受限制。但是,他在新生儿科护理期间以及2个月大时分别食用配方奶粉数日。在5个月大时,他开始食用固态辅食并表现出耐受,食物包括谷物、蔬菜、水果。8个月大时引入酸奶。食用两勺酸奶约2h后,他表现出烦躁不安,出现反复性、不带血、无胆汁性呕吐。他在当天晚些时候发展为腹泻,但没有发热。他被送往急诊科,检查发现存在低血压、精神萎靡,且面色严重苍白。静脉补充生理盐水。鉴于他症状严重,在排除脓毒症后,开始为他静脉注射抗生素。血生化检测显示脱水。全血细胞计数显示白细胞增多、核左移。粪便隐血试验(愈创木脂法)结果呈阳性。

静脉输液2h后,患儿的状况改善,他的行为恢复到平时状态。他进而住院接受观察、静脉注射抗生素。细菌培养阴性持续48h后,他得以出院。

在出院两周后,他吃了一块奶酪,再次在2~3h内出现重度呕吐和腹泻。他被送往急诊室,接受经静脉液体复苏,并在几小时内得以恢复。他的母亲确信出现这些症状是因为他吃过奶酪。从急诊室离开后,医生建议他继续以母乳喂养,规避牛奶,并接受过敏科医生评估。

过敏评估显示,他没有并发的特应性疾病(如特应性皮炎或哮喘)。家族史显示父系患有严重的过敏性鼻炎和青霉素过敏。体格检查无明显症状。皮肤点刺试验以盐水为阴性对照、组胺为阳性对照,发现牛奶的检测结果为阴性。根据临床病史,诊断为牛奶食物蛋白诱发性小肠结肠炎综合征。医嘱要求严格规避牛奶,在1年后回访评估。

临床案例 2

大米食物蛋白诱发性小肠结肠炎综合征

一名7个月大的女婴接受过敏评估。她最初以母乳喂养,她母亲无饮食限制。当将配方奶粉作为辅食时,她出现了呕吐,并停止食用配方奶粉。她继续以纯母乳喂养,状态良好,5个月大时开始食用固态辅食。含米麦片在约2周内耐受,没有任何问题。此后,她在摄入含米麦片的2h内出现多次严重呕吐。第一次呕吐持续约1.5h,她变得面色苍白、昏昏欲睡。10天后,她再次食用含米麦片,2h后又出现严重、无血、无胆汁性呕吐,并排出带血的稀便。她变得昏昏欲睡、面色苍白、多汗,但没有出现喘息或皮疹。她被紧急送往儿科医生处,接受肾上腺素、地塞米松、吸氧治疗,然后被送往急诊科。她在急诊科接受了大剂量的静脉输液,症状得以改善。医生怀疑她大米过敏,但皮肤点刺试验和血清大米特异性IgE检测均为阴性。最终诊断为大米食物蛋白诱发性小肠结肠炎综合征。水果和蔬菜被逐渐引入她的家庭饮食,耐受性良好。小麦和牛奶在1岁时被引入正常饮食中,没有任何问题。她对任何其他食物都没有过敏反应。她继续在饮食中规避大米。

诊断

诊断需基于病史、临床特征、排除其他病因、食物激发试验(表11-4)。大多数(>90%)患者皮肤点刺试验结果呈阴性,食物特异性IgE无法检出。基于涉及T细胞的病理生理学假说,对19名5~30个月大的婴儿进行了特应性斑贴试验,这些婴儿均由口服食物激发试验确诊为食物蛋白诱发性小肠结肠炎综合征。在33例患者中,28例的特应性斑贴试验结果与口服食物激发试验结果一致;所有口服食物激发试验阳性的患者都有特应性斑贴试验阳性结果,但是5例特应性斑贴试验阳性患者对口服食物激发试验无反应。其他研究尚未得到类似的结果;因此,需要进一步评估特应性斑贴试验在食物蛋白诱发性小肠结肠炎综合征诊断中的作用。虽然口服食物激发试验是诊断食物蛋白诱发性小肠结肠炎综合征的金标准,但大多数婴儿在初步诊断阶段不需要做食物激发试验以确认症状,而且,如果他们有典型的严重过敏反应病史,并在剔除疑似食物后症状消失,就更无须进行食物激发试验。然而,为了确定食物蛋白诱发性小肠结肠炎综合征是否已经治愈,以及是否可以重新引入食物,由医生监督的口服食物激发试验则是必要的。

表 11-4　食物蛋白诱发性小肠结肠炎综合征的口服食物激发试验

激发流程
• 高风险操作,需要医生监督,可及时提供液体复苏,建立静脉通路并确保通畅
• 基线外周中性粒细胞计数
• 慢慢(1 h以上)摄入食物蛋白,用量为0.06~0.6 g/kg;初次进食蛋白量通常为3~6 g,或食物总量为10~20 g
• 如果2~3 h内没有任何反应,让患者摄入适当的食物(适龄一餐分量),然后观察数小时
• 如激发试验呈阳性,多数(>50%)需要静脉输液和皮质类固醇治疗
激发试验阳性的标准
• 症状
呕吐(通常在1~3 h内)
腹泻(通常在2~10 h内)
• 实验室检查结果
外周中性粒细胞计数升高>3500个/mm³,6 h达峰值
粪便检出白细胞
粪便检出嗜酸性粒细胞
胃液白细胞>10个/HPF
激发试验结果的解释
阳性:五条阳性标准中符合三条
疑似:五条阳性标准中符合两条

转载自《食物过敏》第4版第16章,得到版权许可。主编:Metcalfe DD,Sampson HA,Simon RA。Blackwell Publishing,2008

低蛋白血症和每日体重增加小于10g均被确定为有慢性症状的婴幼儿乳类食物蛋白诱发性小肠结肠炎综合征的独立预测因子。慢性腹泻婴儿的粪便检查为非特异性的,例如可发现隐血、完整的多形核中性粒细胞、嗜酸性粒细胞、Charcot-Leyden晶体及还原物质。

第十一章 食物蛋白诱发性小肠结肠炎综合征、食物蛋白诱发性肠病、直肠结肠炎及婴儿急性腹痛

在建立诊断标准之前，内镜检查牛奶或大豆食物蛋白诱发性小肠结肠炎综合征的婴儿，显示直肠溃疡、出血、存在黏膜脆弱。在患有慢性腹泻、直肠出血或发育不良的婴儿中，X 线片显示直肠和乙状结肠有气液平面、非特异性狭窄、拇纹征，以及十二指肠和空肠中环状襞增厚，内腔液过多。在出现肠梗阻并接受剖腹手术的病例中，报告了小肠环扩张、Treitz 韧带远端空肠壁增厚、弥漫性浆膜下出血。对限制饮食的无症状患者进行随访记录，可发现放射影像学检查显示的异常情况已好转。

口服食物激发试验可用于食物蛋白诱发性小肠结肠炎综合征的诊断，或评估食物蛋白诱发性小肠结肠炎综合征是否已经好转。一项保守方法推荐，如患者最近无反应，则每 18～24 个月进行一次后续激发试验。韩国研究人员推荐了一份更快的流程，他们报道称，在 27 名患乳类食物蛋白诱发性小肠结肠炎综合征的婴儿中，64% 在 10 个月时耐受牛奶，92% 在 10 个月时耐受大豆。他们建议，对于乳类食物蛋白诱发性小肠结肠炎综合征，第一次牛奶激发试验应在婴儿 12 个月大后进行，而第一次大豆激发试验应在 6～8 个月大时进行。

口服食物激发试验

食物蛋白诱发性小肠结肠炎综合征的口服食物激发试验的准备方式和结果解释指南见表 11-4。口服食物激发试验使用的食物蛋白总剂量为 0.06～0.6 g/kg，应均分为三份，总服用时间需超过 45 min。一般来说，第一次服用的食物蛋白量为 3～6 g，或食物总量为 10～20 g（液体食物如牛奶或婴儿配方奶粉，通常少于 100 mL）。观察 2～3 h 后，如果患者无症状，可以第二次进食，让患者服用适龄一餐分量的食物，随后观察数小时。食物蛋白诱发性小肠结肠炎综合征口服食物激发试验应在医生指导下进行，确保静脉通路通畅以随时准备液体复苏。快速静脉补液（20 mL/kg 推注）是一线治疗方法。对于严重患者，很可能有 T 细胞介导的肠道炎症，通常给予静脉输注皮质类固醇治疗。应备有肾上腺素，以治疗可能出现的严重的心血管反应，如低血压和休克。然而，我们的临床经验（尚未发表）发现，迅速注射肾上腺素不能改善呕吐和嗜睡的症状，但大量静脉输液可以。

如果口服食物激发试验的结果为可疑，可将胃液分析作为额外的验证试验。有研究显示，16 名牛奶激发试验结果呈阳性的婴儿中有 15 名胃液白细胞计数＞10 个/HPF，其中包括 2 名没有呕吐或嗜睡症状者，而 8 名年龄匹配的对照婴儿中无一人胃液白细胞计数＞10 个/HPF。验证这一现象还需要规模更大、受试者更多的试验。

患者管理

患者管理需避免食用致敏食物。对于不能使用母乳喂养的婴儿，推荐使用深度水解的酪蛋白配方奶粉，因为超过 60% 的病例同时患有牛奶和大豆食物蛋白诱发性小肠结肠炎综合征。大多数牛奶和大豆食物蛋白诱发性小肠结肠炎综合征的患者使用深度水解的酪蛋白配方奶粉 3～10 天后，症状就会消失。患者很少需要氨基酸配方奶粉或临时静脉输液。

由于约三分之一的牛奶或大豆食物蛋白诱发性小肠结肠炎综合征的婴儿会对固态辅食产生反应，建议在 6 个月大时引入黄色水果和蔬菜，而不要引入谷物。患有固态食物蛋白诱发性小肠结肠炎综合征的婴儿很可能对其他食物产生反应：80% 对多种食物蛋白有反应，65% 对牛奶或大豆有反应。对一种谷物有反应史的婴儿，有 50% 的可能性对其他谷物有反应。在临床经验中，有固态食物蛋白诱发性小肠结肠炎综合征的婴儿在 1 岁前规避谷物、豆类、家禽会有效果。有研究建议，如果婴儿此前对牛奶和大豆无反应，可在 1 岁之后引入这些食物，最好在医生监督下进行。如果能耐受"高风险类别"的食物，例如豆类中的大豆、禽肉中的鸡肉、谷物中的燕麦，则可以认为这意味着对同一类别中其他食物的耐受性增加。

60%～90% 的牛奶食物蛋白诱发性小肠结肠炎综合征患者，以及 25% 的大豆食物蛋白诱发性小肠结肠炎综合征患者，在 3 岁时症状可自愈（临床案例 3）。在固态食物蛋白诱发性小肠结肠炎综合征患者中，67% 的蔬菜患者、66% 的燕麦患者、40% 的大米患者 3 岁时自愈。如初次喂食发生在 1 岁后，则很少发展成此类

食物过敏

食物的食物蛋白诱发性小肠结肠炎综合征,不过也有大龄儿童和成人患上鱼类和贝类食物蛋白诱发性小肠结肠炎综合征的报道。例如,在由燕麦或大米诱发的食物蛋白诱发性小肠结肠炎综合征婴儿中,尚未报道小麦过敏,但小麦的引入时间被显著推迟,可能是为了避免食物蛋白诱发性小肠结肠炎综合征发展的"生理敏感性窗口期"。诊断为食物蛋白诱发性小肠结肠炎综合征的患者,如最初有或后来出现食物特异性 IgE,则其病程更为持久。在初始评估和随访中纳入皮肤点刺试验或血清食物特异性 IgE 水平检测,以确定哪些患者有患持续性食物蛋白诱发性小肠结肠炎综合征的风险,这可能是审慎之举。

临床案例 3

食物蛋白诱发性小肠结肠炎综合征的自然史

经过 1 年规避牛奶后,临床案例 1 中的患者回到医院进行后续评估。自从他上次就医之后,对食物未产生不良反应;不过,他曾意外摄入含有牛奶的食物(即使用黄油制成的饼干、面包)。建议对患者进行牛奶口服食物激发试验,激发试验在回访约 6 个月内进行(初次诊断后 18 个月)。

食物激发试验当天,患者进食牛奶前为他建好静脉通路。两次牛奶喂食均被耐受(蛋白量总计 0.6 g/kg)。在第二次喂食后观察 3 h。激发试验结束、患者出院后,建议家人将牛奶加入他的饮食中。

食物蛋白诱发性直肠结肠炎

食物蛋白诱发性直肠结肠炎(food protein-induced proctocolitis)是一种良性短暂性疾病,通常发生于几个月大的看似健康的婴儿,特征是粪便带血;它被认为是 1 岁以下婴儿患结肠炎的主要原因之一(表 11-5)。

表 11-5 食物蛋白诱发性直肠结肠炎的主要特征

通常发生于 6 月龄
带血丝稀便或腹泻,婴儿其他情况良好
通常发生在母乳喂养(60%)或牛奶、豆奶配方奶粉喂养(40%)婴儿中
诊断依据临床病史
食物皮肤点刺试验和血清食物特异性 IgE 检测均为阴性
治疗基于剔除食物蛋白的饮食
食物蛋白剔除后 48~72 h 内症状消失
过敏原耐受性通常在 1~3 岁时产生

食物蛋白诱发性直肠结肠炎最初由 Lake 在 1982 年报道,6 名由母乳喂养的婴儿在 1 个月大时出现了直肠出血。

流行病学

与其他形式的胃肠道食物过敏相比,母乳喂养的婴儿患直肠结肠炎十分常见,占所有报道中病例的 60%。过敏性直肠结肠炎的确切患病率未知;18%~64% 有直肠出血的婴儿患病。约 22% 的母乳喂养婴儿有湿疹。患直肠结肠炎的婴儿中,25% 有特应性体质的家族史,这与在一般人群中的比例相当。

发病机制

食物蛋白诱发性直肠结肠炎较常见的发病部位是直肠乙状结肠。内镜检查发现局灶性红斑伴淋巴结增生。活检发现,直肠黏膜有显著的嗜酸性粒细胞浸润;嗜酸性粒细胞的数量(40 倍高倍镜)在 6 个/HPF 到 20 个/HPF 之间;嗜酸性粒细胞常常在淋巴小结附近聚集和脱颗粒。病理发现该病与其他形式的嗜酸性胃肠道功能紊乱相似;如婴儿仅出现直肠出血,无其他症状,发病过程较轻,则支持过敏性直肠结肠炎的诊断。外周血嗜酸性粒细胞增多和直肠乙状结肠组织浸润之间无相关性。嗜酸性粒细胞介质诱发肥大细胞脱颗粒,迷走神经毒蕈碱 M2 受体功能障碍,平滑肌收缩,刺激结肠上皮细胞分泌氯化物。靠近神经的嗜酸性粒细胞脱颗粒可能会导致胃动力障碍。除此之外,研究发现胃肠道嗜酸性粒细胞的积累与体重的减轻有关。表 11-6 总结了食物蛋白诱发性直肠结肠炎最重要的病理特征。

Lake 假设食物蛋白诱发性直肠结肠炎是食物蛋白诱发性小肠结肠炎综合征的温和形式,因为在这两种情况下最强烈的炎症反应通常发生在直肠。在混合食物喂养的婴儿中直肠结肠炎表现出最温和的表型,而母乳喂养的婴儿中食物诱发性小肠结肠炎综合征减弱,这是因为母乳的保护作用,如 IgA、TGF-β 和部分水解的食物蛋白的存在。这个观点被有关缺乏母乳喂养的婴儿患典型综合征的报道所支持。母乳中 IgA 或者其他免疫活性物质可能与食物过敏原结合,并将它们释放到血清中,随后被微生物 IgA 蛋白酶或通过其他机制降解。

表 11-6 食物诱发性直肠结肠炎的病理特征

内镜检查
直肠乙状结肠最易受影响
局灶性红斑和炎症
淋巴结增生
直肠溃疡
胃黏膜活检
结构正常
嗜酸性粒细胞浸润(40 倍高倍镜下 6~20 个细胞)
嗜酸性粒细胞脱颗粒
偶尔出现嗜酸性隐窝脓肿

临床特征

配方奶粉喂养的婴儿患食物蛋白诱发性直肠结肠炎的典型病因是牛奶和大豆蛋白;而母乳喂养的婴儿患病通常由牛奶、大豆、鸡蛋、玉米蛋白引起(临床案例 4)。婴儿看似健康,但是父母通常注意到其逐渐出现血便,且频率逐渐增加,只有剔除诱发食物后症状才会消失。患直肠结肠炎的儿童体重增加并无问题,但有可能发展为轻度的贫血或低白蛋白血症。有些患儿出现外周血嗜酸性粒细胞增多症,血清 IgE 水平增高,并且有家族过敏反应病史。婴儿通常在出生后 4 个月内出现症状,最常见的时间是 1~4 周,表现为间歇性带血丝的正常或中度稀便(表 11-5)。相比之下,母乳喂养的婴儿首次出现症状的年龄更大,并且组织学结果不太严重。可能会发生急性症状(在第一次喂食后 12 h 内),但是潜伏症状更常见,即摄入食物蛋白和症状出现之间有较长的潜伏期。患病婴儿通常看上去很健康,但会出现胃胀气(30%)、间歇性呕吐(27%)、排便疼痛(22%)或腹痛(20%)。组织学检查无异常情况,并且粪便病原体培养呈阴性。粪便黏液涂片通常可见多形核中性粒细胞。

临床案例 4

食物蛋白诱发性直肠结肠炎

一名 11 个月大、母乳喂养的男孩需要接受食物过敏评估。他自出生以来一直母乳喂养(母亲没有任何的饮食限制),以及配方奶粉喂养(平均每周补充 4～5 次)。8 周时,他的大便明显带血,似乎很不舒服。直肠没有裂缝,没有感染的迹象。医生怀疑他患有过敏性直肠结肠炎,并停用了他的配方奶粉、从母亲的饮食中剔除奶制品,症状有改善但没有完全解决血便问题。儿科胃肠病医生怀疑食物蛋白诱发性直肠结肠炎,并建议母亲停止食用大豆。显然,这位母亲已经开始大量摄取豆奶以代替被剔除的奶制品。当她停止饮用豆奶后,该男孩血便有显著改善。母亲的饮食中剔除熟食肉类后 4 天,婴儿大便中就完全没有肉眼可见的血液,可能的原因是熟肉切片时被奶酪污染了。随后的粪便隐血试验呈阴性。他继续由母乳喂养,母亲饮食限制牛奶和大豆蛋白的摄入。患儿在 6 个月时逐步引进固态辅食(大米麦片粥、黄色的水果和蔬菜)并对其耐受,没有任何问题。他的过敏性皮炎、哮喘或慢性鼻炎病史均为阴性。

过敏科医生在办公室见到该患儿时他是一个健康的婴儿,重 11.8 kg(第 90 百分位数),身高 80.6 cm(>第 95 百分位数)。过敏评估包括牛奶和大豆提取物皮肤点刺试验、血清中牛奶和大豆特异性 IgE(UniCap,Phadia)检测,均为阴性。

根据临床表现,该患儿被诊断为牛奶和大豆诱导的过敏性直肠结肠炎。建议他的母亲在自己的饮食中逐渐引入大豆和牛奶产品,在患儿 1 岁后可直接喂养这两种食物。他可以耐受饮食中的大豆和牛奶,没有任何不良反应,并且在 14 个月大时停止母乳喂养。

母乳喂养的婴儿对母亲食用的牛奶蛋白有反应。剔除母亲饮食中的牛奶后,婴儿的症状会逐步消失,可以继续母乳喂养。偶尔需要使用酪蛋白水解配方奶粉,或在罕见情况下使用氨基酸配方奶粉,这类方案可能在 48～72 h 内使便血症状好转。

有时,尽管母亲规避了致敏食物,但母乳喂养的婴儿仍然会继续出血;在 21 名给予补铁治疗的此类婴儿中,6 名出现缺铁性贫血,但是他们的生长发育正常,在 1 岁时能耐受正常饮食。如果母亲限制饮食,但仍有持续性的直肠出血,可能的解释是未能剔除所有食物过敏原,或饮食中存在一种未被发现的过敏原。或者,婴儿可能对母乳蛋白有反应。

诊断

该病诊断依赖于直肠出血史、对剔除饮食的反应;饮食剔除后通常能在 72～96 h 内达到临床缓解。由 IgE 介导的食物过敏检测结果呈阴性或者前后不一致,通常无助于诊断食物蛋白诱发性直肠结肠炎。需排除直肠出血的其他原因,如感染、坏死性小肠结肠炎、肠套叠或肛裂。

患者管理

治疗基于饮食限制。Lake 提出,母乳喂养的婴儿需暂停母乳喂养,并且喂食酪蛋白水解配方奶粉,直到症状好转,这一过程通常发生于 72 h 内。大豆配方奶粉可能会导致不少对牛奶有反应的婴儿出血,因为 40% 的婴儿对这两种食物均有反应。大多数婴儿对酪蛋白水解配方奶粉反应良好,少数需要氨基酸配方奶粉。进行母乳喂养时,母亲必须严格规避饮食中的致敏蛋白。在头 6 个月重复食物激发试验,通常在 72 h 内引发复发性出血。与食物蛋白诱发性小肠结肠炎综合征不同,重复激发后未发现外周血白细胞增多。如果皮肤点刺试验和血清食物特异性 IgE 检测呈阴性,通常可在家渐进增加食物摄入,从 1 盎司/天开始,在 2 周左右增加到正常进食。

直肠结肠炎的婴儿通常在 1～3 岁对致敏食物产生耐受,大多数在 1 岁时获得临床耐受性。即便母亲不改变饮食,20% 的母乳喂养婴儿的出血也会迅速自愈。长期的预后是良好的,在 10 年以上的随访中,没有报道曾患食物蛋白诱发性直肠结肠炎的婴儿会患肠炎。

食物蛋白诱发性肠病

食物蛋白诱发性肠病(food protein-induced enteropathy)是一种由小肠损伤造成吸收不良的综合征,类似于乳糜泻,但不太严重。第一篇有关吸收不良综合征的报道出现于 1905 年,症状包括腹泻、呕吐、发育不良,由配方奶粉诱发。随后的报道,包括对牛奶蛋白过敏的芬兰婴儿的大规模系列研究,定义了这种疾病的临床特征(表 11-7)。

表 11-7　食物蛋白诱发性肠病的关键特征

发作时间取决于饮食中摄入食物过敏原的时间;牛奶通常为 9 个月大时
呕吐和腹泻症状与胃肠炎相似,但是更为持久;可能导致发育不良
通常发生于牛奶或豆奶配方奶粉喂养的婴儿中
诊断依据临床病史
食物皮肤点刺试验和血清食物特异性 IgE 检测通常为阴性
常见贫血和低白蛋白血症
治疗基于蛋白质剔除
1~3 周内症状消失
对食物过敏原的耐受通常发生于 2~3 岁

流行病学

在芬兰,食物蛋白诱发性肠病的报道于 20 世纪 60 年代达到顶峰,而在过去 20 年里基本消失。典型严重肠病在由人工配方奶粉喂养的婴儿中发病率最高,而在母乳喂养婴儿中发病率最低。肠病患儿通常没有食物过敏家族史。最近,在对牛奶有延迟型超敏反应的稍大儿童中,以及对多种食物过敏的儿童中,也报道了肠病。

发病机制

表达 HLA-DRT 的活化 T 细胞似乎在食物蛋白诱发性肠病的病理生理学中发挥重要作用;饮食中剔除牛奶后,这些细胞减少。肠病和过敏性炎症的组织学变化一致。大豆或谷物诱导的肠病与牛奶诱导的肠病的组织学特性类似。未经治疗的激发试验阳性婴儿的黏膜活检免疫组织化学研究表明,黏膜 IgA、IgG、IgM 水平增高,而 IgE 水平的增高与其不一致。在激发试验阳性后剔除饮食,结果发现含 IgA 和 IgM 的细胞密度下降。在大豆诱导的肠病中,进行口服大豆激发试验并重新剔除饮食后,也观察到含 IgA 和 IgM 的细胞有相似变化。表 11-8 总结了食物蛋白诱发性肠病最重要的病理和免疫特征。

表 11-8　食物蛋白诱发性肠病的病理和免疫特征

黏膜
黏膜薄
隐窝肥大并变薄
绒毛钝化、萎缩(不均、部分)
隐窝深度与绒毛长度的比值降低
微绒毛变短
基底膜增厚(不均匀)
上皮内淋巴细胞显著
黏膜脂质含量增加
嗜酸性粒细胞浸润(不一致)

固有层
淋巴细胞、浆细胞、嗜酸性粒细胞增多
组织和血管内皮细胞水肿
组胺含量增加
肥大细胞和嗜酸性粒细胞脱颗粒
免疫组织化学分析
黏膜 IgA、IgG、IgM 水平增高
黏膜 IgE 水平增高（不一致）
α/β 抑制性或细胞毒性 $CD8^+$ T 细胞增多
γ/δT 细胞密度增加
T 细胞激活（$HLA-DR^+$）
T 细胞肠道归巢受体 α4/β7 表达升高
体外检测
IFN-γ 和 IL-4 增多
IL-10 减少
TGF-β 减少

转载自《食物过敏》第 4 版第 16 章，得到版权许可。主编：Metcalfe DD, Sampson HA, Simon RA。Blackwell Publishing, 2008

临床案例 5

食物蛋白诱发性肠病

一名 9 周大的女婴有 4 周的腹泻、间歇性呕吐病史，发育不良。她前 4 周完全由母乳喂养，然后改用配方奶粉喂养。体格检查显示轻度湿疹。实验室检测显示外周血嗜酸性粒细胞增多，轻度贫血，血清总蛋白水平低下。粪便隐血试验阳性、脂肪含量增加，提示吸收不良。内镜活检显示近端空肠部分绒毛萎缩。改用一种低敏配方奶粉喂养，该女婴 3 周内症状逐渐消失。

临床特征

食物蛋白诱发性肠病患者在摄入配方奶粉后的几周内出现慢性腹泻，通常发生于 1~2 个月大时，但也可能晚至 9 个月大时（临床案例 5）。大豆、小麦、鸡蛋等食物也被确认为肠病的诱因，通常发生于患牛奶蛋白诱发性肠病儿童中。患病婴儿呕吐且发育不良；症状包括腹胀、早饱腹感、吸收不良。症状的出现通常是渐进的；但也可能与急性胃肠炎相似，出现暂时性呕吐和厌食，以及长期腹泻。可能很难区分食物蛋白诱发性肠病和肠炎后诱导的乳糖不耐症，特别是两者的症状可能重叠。有假设称，病毒性肠炎引起的急性小肠损伤使儿童更易在之后患上食物蛋白诱发性肠病，或使潜在的食物蛋白过敏显现出来。剔除牛奶蛋白 1 周后，腹泻症状通常会消失，但有些婴儿需要长期接受静脉营养。

20%~69% 的牛奶蛋白诱发性肠病婴儿有中度贫血。铁缺乏症比贫血更常见，可能是由铁和叶酸的吸收不良引起的。患者没有血便症状，但一些患者有隐血。报道称，吸收不良伴低蛋白血症、维生素 K 依赖因子缺乏占所有病例的 35%~50%。中度脂肪泻表现为粪便排泄脂肪增多，占 80% 以上。高达 80% 的患者的 D-木糖吸收试验结果异常。在 55% 的患者的尿液和 52% 的患者的粪便中可以检测到乳糖，尤其是在年幼的婴儿中。饮食中剔除牛奶蛋白后，乳糖吸收迅速恢复正常。

曾有报道称，学龄儿童接受牛奶激发试验后有迟发性胃肠道症状，但没有绒毛萎缩或吸收不良。27名疑似有牛奶相关症状（如婴儿时期有牛奶过敏史、食用乳制品后出现腹痛或腹泻）的儿童接受了为期2周的严格剔除牛奶蛋白饮食的试验，随后接受1周的食物激发试验。所有儿童对牛奶剔除均有临床反应，但只有15名（平均年龄10岁，6～14岁）在1周的食物激发试验期间有复发症状。与对照组儿童（11名有腹痛，12名没有胃肠道疾病）相比，试验组儿童在2岁以前有显著的食物过敏史，活检发现胃炎和食管炎，以及十二指肠球淋巴结增生。γ/δ T细胞增多，但比乳糜泻的规模小。这些年龄较大的儿童可能代表了一小部分症状较轻的肠病患者，或者他们患有另外一种由牛奶过敏引起的疾病。

后续报道证实了轻微的肠病患儿在摄入食物后有迟发性胃肠道症状。一项研究评估了7名患有食物过敏且未接受治疗的儿童（平均年龄7.3岁，2～13岁），7名患食物过敏、已接受治疗的儿童（平均年龄8.1岁，1～14岁），以及5名正常对照组儿童（平均年龄11.4岁，4～16岁）。食物过敏的诊断基于在剔除饮食2周后胃肠道症状的缓解，以及在开放性食物激发试验中重新出现症状，激发时长的中位数为4.5天、范围为1～7天。儿童对牛奶、谷物中的一种或两种都有反应。8名进行了血清特异性IgE检测或皮肤点刺试验的儿童中有5名结果异常（IgE水平>0.7 kU/L或皮肤点刺试验呈阳性）。活检证实小肠中淋巴结增生占90%。未接受治疗的儿童表现出的隐窝增生和HLA-DR染色程度高于对照组。对45名有多种食物速发型超敏反应和延迟型超敏反应的儿童行十二指肠活检，发现大多数患儿有局灶性淋巴细胞或嗜酸性粒细胞浸润、绒毛钝化、隐窝深度与绒毛长度的比值降低。

诊断

食物蛋白诱发性肠病的主要诊断依据是患者进食某致敏食物后出现症状并进行小肠活检发现绒毛损伤、隐窝增生和炎症反应。避免接触过敏原，临床症状通常在1～3周内消失。绒毛萎缩通常在4周内改善，但是痊愈需要1年半。如婴儿最初有严重的临床表现，可能需要长期的肠道休息和肠外营养数天或数周。食物激发试验和乳糜泻特异性血清学检测是必要的，以排除乳糜泻或识别多个食物过敏原。如临床诊断明确，则不一定需要口服食物激发试验来进行诊断。然而，为了评估口服耐受性的发展，需要定期进行食物激发试验。

在74%的婴儿中发现血清IgA水平升高，65%有牛奶血清IgG沉淀素。饮食规避牛奶后，牛奶特异性IgA水平下降。这些检测的诊断效用未知，尤其是在儿童的很多其他胃肠道炎症性疾病中也常常出现阳性结果。通常检测不到血清中食物特异性IgE，且皮肤点刺试验为阴性。研究正尝试将斑贴试验作为胃肠道食物（牛奶、小麦）过敏的筛选方法，但由于未获得组织活检结果，因此斑贴试验阳性与胃肠道改变之间的相关性仍有待验证。

在患牛奶过敏性肠病的儿童（由内镜检查和活检确认）中，测量了颗粒酶A（GrA）和颗粒酶B（GrB）、可溶性Fas和CD30。这些标志物反映了细胞毒性淋巴细胞活化，这些细胞毒性淋巴细胞已被发现在食物过敏性肠病患者的肠黏膜中表达上调。在未经治疗的过敏组和乳糜泻儿童中，血清中颗粒酶A（GrA）和颗粒酶B（GrB）的浓度明显高于对照组儿童。在对照组中，只有20%儿童的血清颗粒酶B浓度可检测出，但牛奶过敏性肠病儿童100%可测出。未经治疗的牛奶过敏性肠病和乳糜泻儿童出现了同样的CD30浓度增加，而已治疗儿童的CD30浓度与对照组相同。所有儿童的可溶性Fas水平相同。十二指肠中CD3$^+$ α/β-TCRs和γ/δ-TCRs数量与血清颗粒酶和CD30水平相关。这些初步结果对于鉴别分子标志物的研究而言令人振奋，但在测量血清中肠道细胞毒性淋巴细胞激活标志物，并将这一结果用于诊断、监控、规避饮食的反应之前，必须进行规模更大、患者更多的试验以验证结果。

治疗和管理

大部分儿童的食物蛋白诱发性肠病在1～2岁时可达到临床治愈，但近端空肠黏膜可能持续出现异常。产生临床耐受性之后，黏膜在喂食致敏食物期间可持续愈合。大多数患有轻度疾病、诊断时间较晚的儿童在

3岁时产生耐受性。在被激发试验诊断为牛奶过敏性肠病的婴儿中,10%的婴儿最终被诊断为乳糜泻,在婴儿期后疾病仍然延续。相比之下,暂时性小麦过敏性肠病(伴或不伴牛奶过敏性肠病)在很多研究中被报道。暂时性小麦过敏性肠病的确切诊断标准已建立,证据包括小肠绒毛损伤,规避谷蛋白后症状消失,饮食中重新摄入谷蛋白后,小肠黏膜在2年或以上时间保持正常。在年龄大一点的儿童中,食物蛋白诱发性肠病未得到阐明。

婴儿急性腹痛

婴儿急性腹痛是一种常见情况,发生于无其他症状的健康婴儿,症状为突发性、持续性、过度的、无法安抚的婴儿哭闹。婴儿急性腹痛无正式定义,也没有规范的诊断标准(表11-9)。最常用的标准源于1954年Wessel的描述。他形容婴儿急性腹痛是原因不明的突发性反应过激、吵闹或哭闹,一天持续超过3h,一周多于3天,并持续至少1周时间,严重情况下会超过3周。在婴儿期过度哭闹会对婴儿自身以及家长和医生造成很大的痛苦,可能长期影响家庭对孩子和医疗体系的看法。尽管如此,婴儿急性腹痛本身是良性自限性疾病。

表11-9 婴儿急性腹痛的诊断标准

Wessel的"三三法则":
哭闹:每天超过3h
一周超过3天
至少持续1周
哭闹发作的特征
突发性
无法安慰
过度的
通常发生在下午和晚上早些时候
婴儿在两次发作之间正常
身体变化特点
紧握拳
手臂僵硬
腿弯曲或蜷缩着
弓着背
表情痛苦
面红耳赤
腹胀
排气

流行病学

婴儿急性腹痛通常开始于出生后前几周,60%的患儿在3月龄时好转,90%的患儿在4月龄时好转。发病率在3%~40%之间,这取决于被研究的人群和如何定义病例。性别、足月或早产、出生体重、母乳喂养或配方奶粉喂养、母亲的教育水平、产子数、种族因素似乎对发病均无影响。婴儿急性腹痛的危险因素包括生活在西方社会、家庭压力或家庭破碎、出生顺序、家族病史、缺乏对父母的信任等,这些均可能是增加父母求医可能性的混杂因素。

发病机制

医学原因导致过度哭闹或激动的情况不足5%。儿科医生也会检查是否有简单但经常被忽视的身体上的原因而导致突发性哭闹,例如,头发所致的肢端缺血症(患儿四肢被头发缠绕)、肛裂或角膜擦伤。最有可能的是多个因素导致婴儿急性腹痛,这些因素主要分为三类:饮食、胃肠道、行为因素(表11-10)。

表11-10 婴儿急性腹痛的原因

饮食
食物过敏
乳糖不耐受
碳水化合物吸收不良
胃肠道
肠道运动过强
喂养困难
胃肠激素
肠道菌群失调
胃食管反流
肠积气
肠易激综合征
行为因素
性格
对环境敏感
家庭压力
亲子关系

食物过敏相关的婴儿急性腹痛

毫不奇怪,许多研究集中关注饮食引起的婴儿急性腹痛,原因在于婴儿的行为迹象(常常伴随哭闹)表明可能有肠胃不适。基于现有研究,10%~15%的婴儿急性腹痛可能是由于食物过敏或不耐受而导致的。食物过敏,特别是牛奶或大豆过敏,在婴儿急性腹痛的一类亚群中可能发挥作用(临床案例6)。表11-11总结了探讨急性腹痛和食物过敏关系的研究。

有人建议,婴儿急性腹痛可能代表婴儿对牛奶过敏的早期表现,有个人或家族过敏史的婴儿应接受牛奶激发试验。尚未发现急性腹痛与血清总IgE或食物特异性IgE水平升高有关。然而,如果婴儿的血清特异性IgE基线水平不高,皮肤试验呈阴性,那么当出现急性腹痛时,就很难有确诊食物过敏的检测手段。一些研究报道,若婴儿有急性腹痛史,且改用配方奶粉后好转,那么随后发生牛奶不耐受的可能性更高(表11-11)。

多项关于急性腹痛和过敏反应之间联系的研究出现了矛盾的结果。在纳入320名儿童的前瞻性队列研究中,研究人员报道称,曾在婴儿时期有过喂养或哭闹问题的3岁半儿童中,出现牛奶过敏($P<0.0005$)和其他过敏($P<0.05$)的可能性显著增加,但出现哮喘或湿疹的可能性无变化。一项对96名儿童(半数有急性腹痛史)进行的10年前瞻性队列研究发现,婴儿急性腹痛和过敏性疾病(包括过敏性哮喘、过敏性鼻炎、过敏性结膜炎、花粉过敏、过敏性湿疹、食物过敏)有关系($P<0.05$),婴儿急性腹痛与胃病、过敏性疾病家族史有关系($P<0.05$)。相反,Tuscon儿童呼吸系统研究没有发现任何年龄段婴儿的急性腹痛,与哮喘、过敏性鼻炎、喘息或呼气峰流速变化之间存在联系。

临床案例 6

婴儿急性腹痛和食物过敏

一名足月的男婴在 2 周时开始大哭,无法安抚。他从出生开始就接受纯母乳喂养,母亲没有饮食限制。哭闹时,他似乎很不舒服、双腿抬起。他经常呕吐,并且频繁排出恶臭粪便,但无血、无黏液。他有乳痂体征,并且在 6 周时发展成脸上和腹部的痒疹,局部使用皮质类固醇后略有改善。他的出生体重在第 75 百分位,2 个月大的时候逐渐下降到第 50 百分位。血清特异性 IgE 抗体检测发现牛奶抗体为 5 kU/L、鸡蛋抗体为 1 kU/L。母亲限制摄入牛奶、大豆、蛋制品后,婴儿的急性腹痛消除,并且婴儿湿疹在 1 周内显著改善。

表 11-11 婴儿急性腹痛中低敏饮食的研究总结

作者	研究类型	参与试验人数	干预方式	研究结果
配方奶粉喂养				
Lothe 1982	双盲交叉试验	60 人,配方奶粉喂养	大豆配方奶粉,有需要时改为酪蛋白水解配方奶粉(CHF)	71% 因配方奶粉变化而有改善(18% 大豆配方奶粉,53% CHF);29% 改变配方奶粉后无效果
Campbell 1989	双盲交叉试验	19 人,配方奶粉喂养	大豆配方奶粉,有需要时改为乳清蛋白水解配方奶粉	69% 因配方奶粉变化而有改善(11 例大豆配方奶粉,2 例乳清蛋白水解配方奶粉),5%(1 例)没有变化($P<0.001$);26%(5 例)自行好转
Forsyth 1989	双盲多重交叉试验	17 人,配方奶粉喂养	配方奶粉改变三次,受试者接受 CHF 或牛奶配方奶粉	第一次配方奶粉改为 CHF 时,较少出现哭闹和急性腹痛($P<0.01$) 第二次配方奶粉改为 CHF 时,较少出现急性腹痛($P<0.05$) 第三次配方奶粉改变时无变化
Lothe 1989	双盲交叉试验	27 人,配方奶粉喂养	CHF;以乳清或安慰剂胶囊激发	配方奶粉变化后哭闹减少:0.7 h/d CHF 组对比 5.6 h/d 对照组($P<0.001$) 激发后哭闹增多:3.2 h/d 乳清组对比 1 h/d 安慰剂组($P<0.001$)
Iacono 1991	队列研究	70 人,配方奶粉喂养	大豆配方奶粉	50 名(71.4%)婴儿使用大豆配方奶粉后症状改善,随后 2 次牛奶激发试验时在 24 h 内症状复发。3 周内,50 名婴儿中有 8 名出现大豆不耐受迹象
Lucassen 2000	随机双盲安慰剂对照试验	43 人,配方奶粉喂养	乳清蛋白水解配方奶粉(WHF)	WHF 使哭闹减少 63 min/d($P=0.05$)
母乳喂养				
Evans 1981	双盲交叉试验	20 人,母乳喂养	母亲饮食以豆奶代替牛奶	豆奶没有影响;若母亲吃巧克力或水果,则婴儿急性腹痛症状加重

续表

作者	研究类型	参与试验人数	干预方式	研究结果
Jakobsson 1983	双盲交叉试验	66人,母乳喂养	母亲饮食剔除牛奶,以乳清或安慰剂胶囊激发	母亲饮食中剔除牛奶后,35名(53%)婴儿症状消失,其中23名(23/35,65.7%)在牛奶重新引入后症状复发 56%(9/16)的婴儿在乳清激发后症状加重
Estep 2000	队列研究	6人,母乳喂养	氨基酸配方奶粉(AAF),母亲饮食剔除牛奶,然后重新引入母乳	AAF使所有婴儿症状改善,在母亲饮食中剔除牛奶后,所有婴儿均能耐受重新引入的母乳
Hill 2005	随机对照试验	90人,母乳喂养	母亲改为低敏饮食(没有牛奶、大豆、小麦、鸡蛋、花生、坚果、鱼)	低敏饮食使风险绝对值降低了37%($P<0.001$);基于婴儿痛苦减少25%以上的组别,母亲的评估没有区别。在之前对同一组的研究中发现,母亲低敏饮食的影响对小于6周的婴儿更明显($P<0.001$),对比大于6周的婴儿($P<0.05$)
随访				
Lothe 1982	双盲交叉试验	60人,配方奶粉喂养	大豆配方奶粉,有需要时改为CHF	在对配方奶粉改变有反应的组中,牛奶不耐受比正常人群发病率高:6个月随访时为18%比1.6%;12个月随访时为13%比1%
Iacono 1991	队列研究	70人,配方奶粉喂养	大豆配方奶粉	在对配方奶粉改变有反应的组中,22名(44%)婴儿在平均18个月后的随访中,显示牛奶不耐受,而没有反应的组中只有1名婴儿如此(5%,$P<0.02$)

临床特征与诊断

在婴儿急性腹痛的病例中,普遍观察模式包括哭闹时间和相关身体行为(表11-9)。哭闹通常发生在下午晚些时候或者晚上早些时候。典型行为包括过度紧张,表现为握紧拳头、胳膊僵硬、腿弯曲、做鬼脸,伴脸红、腹胀、反流、排气。诊断婴儿急性腹痛时主要根据病史判断,经常使用Wessel标准进行判定。

干预

与婴儿急性腹痛的因果因素研究类似,由于病例定义、纳入或排除的标准、检测结果均多种多样,很难比较婴儿急性腹痛不同干预方法的有效性。一项对婴儿急性腹痛干预方法的系统回顾得出结论,四种干预手段有重要影响:低敏饮食(改善婴儿急性腹痛所需的干预次数(NNT)=6),大豆配方奶(NNT=2),减少刺激(NNT=2),草药茶(NNT=3)。可能的干预措施的研究综述见表11-12。

一些研究认为,低敏饮食可能对婴儿急性腹痛有益。另外一些研究表明,引入大豆配方奶粉后,婴儿急性腹痛改善;然而,一些急性腹痛的婴儿由于对牛奶和大豆过敏,水解配方奶粉可能是更好的选择。没有研究将大豆配方奶粉和低敏饮食进行直接比较。

表 11-12　婴儿急性腹痛的干预措施

干预措施	目前对有效性的理解
饮食	
水解配方奶粉	部分有益（几项研究）*
大豆配方奶粉	牛奶与大豆不耐受有显著性交叉（几项研究）*
母亲采用低敏饮食	部分有益（几项研究）*
富含纤维的配方奶粉	缺乏证据（1 项 RCT）
口服乳糖酶，或经乳糖酶处理后喂食	不确定（2 项 RCT 显示无益，2 项 RCT 显示有益）
药物	
抗反流药物	缺乏证据（2 项 RCT）
二甲硅油	缺乏证据（3 项 RCT）；没有明显副作用
抗胆碱能药物	有效（4 项 RCT），部分案例报告有严重的副作用；忌用
西托溴铵	有效（1 项 RCT），有嗜睡副作用；需要更多的安全性研究
替代疗法	
益生菌	有效（2 项 RCT 显示有益，另 1 项使用不同菌株、时间更短的研究显示无效）；需要更多的研究
葡萄糖或蔗糖	有效（3 项 RCT）；效果持续时间短
草药茶或其提取物	有效（3 项 RCT）；需要标准化和安全性研究
脊柱推拿术	不确定（1 项 RCT 显示有效，1 项 RDBPCT 显示无效），不推荐
行为	
减少刺激	有效（1 项 RCT）
父母进行强化培训	有效（2 项 RCT）
增加与婴儿的接触	无证据（1 项 RCT）；仍建议不要增加婴儿和父母的压力

注：RCT，随机对照试验。

* RDBPCT，随机双盲安慰剂对照试验；CHF，酪蛋白水解配方奶粉；WHF，乳清蛋白水解配方奶粉；AAF，氨基酸配方奶粉。

患者管理

如果一名健康婴儿不足 5 个月，大哭时间每天超过 3 h、每周超过 3 天，则可能出现了急性腹痛。表 11-13 列出了管理婴儿急性腹痛的策略。当评估一个过度哭闹的婴儿时，应该首先解决他的基本需要，如喂食、换尿布、睡眠问题，而且应首先排除更严重的疾病。下一个重要管理步骤是父母的支持。大多数安慰哭闹婴儿的方法是有趣、有益的，通常不带侵入性。有人提议采取一些喂养技巧，如婴儿经常打嗝，则采取坐直姿势喂养，使用减少气泡的特殊奶瓶。其他方法专注于改变刺激，例如，使用奶嘴、改变环境温度或景观、摇晃、温水泡澡、按摩、使用婴儿床振动器、干衣机上摆放车内安全座椅，以及使用各种白噪音源。

表 11-13　婴儿急性腹痛的管理

非侵入性
排除更严重的疾病
父母支持，采用应对方法
安慰婴儿的技巧
让婴儿不再接触烟草的烟雾（烟雾会增加胃动力，让胃运动过强）

续表

推荐的干预方式
可采用的试验
低敏饮食
• 喂养配方奶粉:水解配方奶粉
• 母乳喂养:母亲饮食剔除
蔗糖
益生菌
需要安全评估
草药茶
抗胆碱能药物

低敏饮食已对部分婴儿展现出减轻急性腹痛症状的功效,虽然目前还不清楚如何识别哪些婴儿属于这一部分。尽管就目前而言,还没有多少数据可以证明急性腹痛是否代表早期过敏,但对于个人或家族有过敏史的婴儿,管理饮食是合理之举。如果婴儿出现呕吐、痉挛或腹泻等胃肠道症状,或者急性腹痛,则主要与喂养有关,管理饮食也可能是个不错的选择。如果婴儿吃配方奶粉,那么换成水解配方奶粉而非大豆配方奶粉,可能更有效,因为不少婴儿同时对牛奶和大豆不耐受。如果婴儿是以母乳喂养的,母亲想尝试低敏饮食,建议首先尝试去除牛奶,如果没有看到效果,再尝试去除大豆;最后的手段是排除其他易引起过敏反应的食物,如小麦、花生、坚果、鱼类和贝类。在母乳喂养期间,应解决改变母亲饮食所带来的问题,并且应该鼓励母乳喂养,因为这种方式有许多其他好处。出于同样的原因,让急性腹痛婴儿中断母乳喂养、改食低敏配方奶粉可能不是明智之举,因为这还需要更多的研究,且急性腹痛是良性症状。

建议进行饮食改变试验。如果低敏饮食没有改善急性腹痛的症状,就应当恢复正常饮食。如果去除可疑食物后症状改善或消除,而重新引入食物后又复发,则低敏饮食可能是有益的。因为急性腹痛是自限性的,大多数婴儿可在4个月大时自愈,很多儿童会随着年龄增长而克服食物不耐受,所以可以在医生的指导下,每3~4个月尝试重新进行可疑食物的激发试验。

总结

我们综述了儿童常见的非IgE介导的食物蛋白诱发的胃肠道疾病。这些疾病预后良好,大多数患者可在生命的最初几年内治愈。由于缺乏非侵入性诊断试验和确定致敏食物蛋白的测试,诊断变得复杂。明确的诊断通常需要口服食物激发试验。疾病管理则依赖于规避致敏食物并定期重新引入。

参 考 文 献

[1] Nowak-Wegrzyn A, Muraro A. Food protein-induced enterocolitis syndrome. Curr Opin Allergy Clin Immunol 2009;9:371-7.

[2] Katz Y, Goldberg MR, Rajuan N, et al. The prevalence and natural course of food protein-induced enterocolitis syndrome to cow's milk: A large-scale, prospective population-based study. J Allergy Clin Immunol 2011;127:647-53 e3.

[3] Sicherer SH. Food protein-induced enterocolitis syndrome: case presentations and management lessons. J Allergy Clin Immunol 2005;115:149-56.

[4] Powell GK, McDonald PJ, Van Sickle GJ, et al. Absorption of food protein antigen in infants with

food protein-induced enterocolitis. Dig Dis Sci 1989;34:781-8.

[5] Shek LPC, Soderstrom L, Ahlstedt S, et al. Determination of food specific IgE levels over time can predict the development of tolerance in cows' milk and hen's egg allergy. J Allergy Clin Immunol 2004;114:387-91.

[6] Nowak-Wegrzyn A, Sampson HA, Wood RA, et al. Food protein-induced enterocolitis syndrome caused by solid food proteins. Pediatrics 2003;111:829-35.

[7] Monti G, Castagno E, Liguori SA, et al. Food protein-induced enterocolitis syndrome by cow's milk proteins passed through breast milk. J Allergy Clin Immunol 2011;127:679-80.

[8] Nomura I, Morita H, Hosokawa S, et al. Four distinct subtypes of non-IgE-mediated gastrointestinal food allergies in neonates and infants, distinguished by their initial symptoms. J Allergy Clin Immunol 2011;127:685-8 e8.

[9] Sampson HA, Anderson JA. Summary and recommendations: Classification of gastrointestinal manifestations due to immunologic reactions to foods in infants and young children. J Pediatr Gastroenterol Nutr 2000;30(Suppl):S87-94.

[10] Mehr S, Kakakios A, Frith K, et al. Food protein-induced enterocolitis syndrome: 16-year experience. Pediatrics 2009;123:e459-64.

[11] Powell GK. Milk-and soy-induced enterocolitis of infancy. Clinical features and standardization of challenge. J Pediatr 1978;93:553-60.

[12] Mehr S, Kakakios A, Kemp A. Rice: a common and severe cause of food protein-induced enterocolitis syndrome. Arch Dis Child 2009;123:e459-64.

[13] Fogg MI, Brown-Whitehorn TA, Pawlowski NA, et al. Atopy patch test for the diagnosis of food protein-induced enterocolitis syndrome. Pediatr Allergy Immunol 2006;17:351-5.

[14] Hwang JB, Lee SH, Kang YN, et al. Indexes of suspicion of typical cows' milk protein-induced enterocolitis. J Korean Med Sci 2007;22:993-7.

[15] Hwang J-B, Song J-Y, Kang YN, et al. The significance of gastric juice analysis for a positive challenge by a standard oral challenge test in typical cows' milk protein-induced enterocolitis. J Korean Med Sci 2008;23:251-5.

[16] Sicherer SH, Eigenmann PA, Sampson HA. Clinical features of food protein-induced enterocolitis syndrome. J Pediatr 1998;133:214-9.

[17] Lake AM, Whitington PF, Hamilton SR. Dietary protein-induced colitis in breast-fed infants. J Pediatr 1982;101:906-10.

[18] Xanthakos SA, Schwimmer JB, Melin-Aldana H, et al. Prevalence and outcome of allergic colitis in healthy infants with rectal bleeding: a prospective cohort study. J Pediatr Gastroenterol Nutr 2005;41:16-22.

[19] Arvola T, Ruuska T, Keränen J, et al. Rectal bleeding in infancy: clinical, allergological, and microbiological examination. Pediatrics 2006;117:e760-8.

[20] Lake AM. Food-induced eosinophilic proctocolitis. J Pediatr Gastroenterol Nutr 2000;30(Suppl):S58-60.

[21] Maloney J, Nowak-Wegrzyn A. Educational clinical case series for pediatric allergy and immunology: allergic proctocolitis, food protein-induced enterocolitis syndrome and allergic eosinophilic gastroenteritis with protein-losing gastroenteropathy as manifestations of non-IgE-mediated cows' milk allergy. Pediatr Allergy Immunol 2007;18:360-7.

[22] Goldman H, Proujansky R. Allergic proctitis and gastroenteritis in children. Clinical and mucosal biopsy features in 53 cases. Am J Surg Pathol 1986;10:75-86.

[23] Jenkins HR, Pincott JR, Soothill JF, et al. Food allergy: the major cause of infantile colitis. Arch Dis Child 1984;59:326-9.

[24] Odze RD, Bines J, Leichtner AM, et al. Allergic proctocolitis in infants: a prospective clinicopathologic biopsy study. Hum Pathol 1993;24:668-74.

[25] Pumberger W, Pomberger G, Geissler W. Proctocolitis in breast fed infants: a contribution to differential diagnosis of haematochezia in early childhood. Postgrad Med J 2001;77:252-4.

[26] Machida HM, Catto Smith AG, Gall DG, et al. Allergic colitis in infancy: clinical and pathologic aspects. J Pediatr Gastroenterol Nutr 1994;19:22-6.

[27] Lake AM. Food protein-induced colitis and gastroenteropathy in infants and children. In: SHSR MD, editor. Food allergy: Adverse reactions to foods.

[28] Hill DJ, Ford RP, Shelton MJ, et al. A study of 100 infants and young children with cows' milk allergy. Clin Rev Allergy 1984;2:125-42.

[29] Davidson M, Burnstine RC, Kugler MM, et al. Malabsorption defect induced by ingestion of beta lactoglobulin. J Pediatr 1965;66:545-54.

[30] Harrison M, Kilby A, Walker-Smith JA, et al. Cows' milk protein intolerance: a possible association with gastroenteritis, lactose intolerance, and IgA deficiency. Br Med J 1976;1:1501-4.

[31] Kuitunen P. Duodenal-jejunal histology in malabsorption syndrome in infants. Ann Paediatr Fenn 1966;12:101-32.

[32] Kuitunen P, Visakorpi JK, Savilahti E, et al. Malabsorption syndrome with cows' milk intolerance. Clinical findings and course in 54 cases. Arch Dis Child 1975;50:351-6.

[33] Lamy M, Nezelof C, Jos J, et al. Biopsy of the intestinal mucosa in children. Initial results of a study of the malabsorption syndromes. Presse Med 1963;71:1267-70.

[34] Liu H-Y, Tsao MU, Moore B, et al. Bovine milk protein-induced intestinal malabsorption syndrome in infancy. Gastroenterology 1967;54:27-34.

[35] Visakorpi J, Immonen P. Intolerance to cows' milk and wheat gluten in the primary. Acta Pædiatrica 1967.

[36] Savilahti E. Food-induced malabsorption syndromes. J Pediatr Gastroenterol Nutr 2000;30(Suppl):S61-6.

[37] Kokkonen J, Haapalahti M, Laurila K, et al. Cows' milk protein-sensitive enteropathy at school age. J Pediatr 2001;139:797-803.

[38] Veres G, Westerholm-Ormio M, Kokkonen J, et al. Cytokines and adhesion molecules in duodenal mucosa of children with delayed-type food allergy. J Pediatr Gastroenterol Nutr 2003;37:27-34.

[39] Latcham F, Merino F, Lang A, et al. A consistent pattern of minor immunodeficiency and subtle enteropathy in children with multiple food allergy. J Pediatr 2003;143:39-47.

[40] Kokkonen J, Holm K, Karttunen TJ, et al. Enhanced local immune response in children with prolonged gastrointestinal symptoms. Acta Paediatr 2004;93:1601-7.

[41] Savilahti E. Immunochemical study of the malabsorption syndrome with cows' milk intolerance. Gut 1973;14:491-501.

[42] Paajanen L, Vaarala O, Karttunen R, et al. Increased IFN-gamma secretion from duodenal biopsy samples in delayed-type cows' milk allergy. Pediatr Allergy Immunol 2005;16:439-44.

[43] Isolauri E, Turjanmaa K. Combined skin prick and patch testing enhances identification of food allergy in infants with atopic dermatitis. J Allergy Clin Immunol 1996;97:9-15.

[44] Augustin M, Karttunen TJ, Kokkonen J. TIA1 and mast cell tryptase in food allergy of children: increase of intraepithelial lymphocytes expressing TIA1 associates with allergy. J Pediatr

Gastroenterol Nutr 2001;32:11-8.

[45] Iyngkaran N, Yadav M, Boey CG, et al. Effect of continued feeding of cows' milk on asymptomatic infants with milk protein sensitive enteropathy. Arch Dis Child 1988;63:911-5.

[46] Verkasalo M, Kuitunen P, Savilahti E, et al. Changing pattern of cows' milk intolerance. An analysis of the occurrence and clinical course in the 60s and mid-70s. Acta Paediatr Scand 1981;70:289-95.

[47] Bürgin-Wolff A, Gaze H, Hadziselimovic F, et al. Antigliadin and antiendomysium antibody determination for coeliac disease. Arch Dis Child 1991;66:941-7.

[48] Meuli R, Pichler WJ, Gaze H, et al. Genetic difference in HLA-DR phenotypes between coeliac disease and transitory gluten intolerance. Arch Dis Child 1995;72:29-32.

[49] Walker-Smith J. Transient gluten intolerance. Arch Dis Child 1970;45:523-6.

[50] McNeish AS, Rolles CJ, Arthur LJ. Criteria for diagnosis of temporary gluten intolerance. Arch Dis Child 1976;51:275-8.

[51] Barr RG. Colic and crying syndromes in infants. Pediatrics 1998;102:1282-6.

[52] Wessel MA, Cobb JC, Jackson EB, et al. Paroxysmal fussing in infancy, sometimes called colic. Pediatrics 1954;14:421-35.

[53] Parker S, Magee T. Colic. In: Parker S, Zuckerman B, Augustyn M, editors. The Zuckerman Parker Handbook of Development and Behavioral Pediatrics for Primary Care. 3rd ed. Philadelphia: Lippincott Williams & Wilkins;2011. p.182.

[54] Lucassen P, Assendelft W, van Eijk J, et al. Systematic review of the occurrence of infantile colic in the community. Br Med J 2001;84:398.

[55] Illingworth RS. Three-months' colic. Arch Dis Child 1954;29:165-74.

[56] Castro-Rodriguez J, Stern D, Halonen M, et al. Relation between infantile colic and asthma/atopy: a prospective study in an unselected population. Pediatrics 2001;108:878.

[57] Lehtonen L, Rautava P. Infantile colic: natural history and treatment. Curr Probl Pediatr 1996;26:79-85.

[58] Freedman SB, Al-Harthy N, Thull-Freedman J. The crying infant: diagnostic testing and frequency of serious underlying disease. Pediatrics 2009;123:841-8. (p0795)

[59] Sampson H. Infantile colic and food allergy: fact or fiction? J Pediatr 1989;115:583-4.

[60] Sampson H, Burks W. Adverse Reactions to Foods. In: Adkinson NF, editor. Middleton's Allergy: Principles and Practice. 7th ed. Maryland Heights, MO: Mosby, Inc.;2008.

[61] Hill DJ, Hosking CS. Infantile colic and food hypersensitivity. J Pediatr Gastroenterol Nutr 2000;30(Suppl):S67-76.

[62] Lucassen P, Assendelft W, Gubbels J, et al. Infantile colic: crying time reduction with a whey hydrolysate: a double-blind, randomized, placebo-controlled trial. Pediatrics 2000;106:1349.

[63] Lothe L, Lindberg T, Jakobsson I. Cow's milk formula as a cause of infantile colic: a double-blind study. Pediatrics 1982;70:7-10.

[64] Campbell JP. Dietary treatment of infant colic: a double-blind study. J R Coll Gen Pract 1989;39:11-4.

[65] Forsyth BW. Colic and the effect of changing formulas: a double-blind, multiple-crossover study. J Pediatr 1989;115:521-6.

[66] Lothe L, Lindberg T. Cow's milk whey protein elicits symptoms of infantile colic in colicky formula-fed infants: a double-blind crossover study. Pediatrics 1989;83:262-6.

[67] Iacono G, Carroccio A, Montalto G, et al. Severe infantile colic and food intolerance: a long-term prospective study. J Pediatr Gastroenterol Nutr 1991;12:332-5.

[68] Evans RW, Fergusson DM, Allardyce RA, et al. Maternal diet and infantile colic in breast-fed infants. Lancet 1981;1:1340-2.

[69] Jakobsson I, Lindberg T. Cow's milk proteins cause infantile colic in breast-fed infants: a double-blind crossover study. Pediatrics 1983;71:268-71.

[70] Estep D, Kulczycki A. Colic in breast-milk-fed infants: treatment by temporary substitution of Neocate infant formula. Acta Paediatrica 2000;89:795-802.

[71] Hill D, Roy N, Heine R, et al. Effect of a low-allergen maternal diet on colic among breastfed infants: a randomized, controlled trial. Pediatrics 2005;116:e709.

[72] Forsyth BW, Canny PF. Perceptions of vulnerability 3 1/2 years after problems of feeding and crying behavior in early infancy. Pediatrics 1991;88:757-63.

[73] Savino F, Castagno E, Bretto R, et al. A prospective 10-year study on children who had severe infantile colic. Acta Paediatr Suppl 2005;94:129-32.

[74] Lehtonen L, Korvenranta H. Infantile colic. Seasonal incidence and crying profiles. Arch Pediatr Adolesc Med 1995;149:533-6.

[75] Garrison M, Christakis D. A systematic review of treatments for infant colic. Pediatrics 2000;106:184.

[76] Treem WR, Hyams JS, Blankschen E, et al. Evaluation of the effect of a fiber-enriched formula on infant colic. J Pediatr 1991;119:695-701.

[77] Kanabar D, Randhawa M, Clayton P. Improvement of symptoms in infant colic following reduction of lactose load with lactase. J Hum Nutr Diet 2001;14:359-63.

[78] Kearney P, Malone A, Hayes T, et al. A trial of lactase in the management of infant colic. J Hum Nutr Diet 1998;11:281-5.

[79] Ståhlberg MR, Savilahti E. Infantile colic and feeding. Arch Dis Child 1986;61:1232-3.

[80] Miller JJ, McVeagh P, Fleet GH, et al. Effect of yeast lactase enzyme on "colic" in infants fed human milk. J Pediatr 1990;117:261-3.

[81] Moore DJ, Tao BS, Lines DR, et al. Double-blind placebo-controlled trial of omeprazole in irritable infants with gastroesophageal reflux. J Pediatr 2003;143:219-23.

[82] Jordan B, Heine RG, Meehan M, et al. Effect of antireflux medication, placebo and infant mental health intervention on persistent crying: a randomized clinical trial. J Paediatr Child Health 2006;42:49-58.

[83] Danielsson B, Hwang CP. Treatment of infantile colic with surface active substance (simethicone). Acta Paediatr Scand 1985;74:446-50.

[84] Sethi KS, Sethi JK. Simethicone in the management of infant colic. Practitioner 1988;232:508.

[85] Metcalf TJ, Irons TG, Sher LD, et al. Simethicone in the treatment of infant colic: a randomized, placebocontrolled, multicenter trial. Pediatrics 1994;94:29-34.

[86] Illingworth RS. Evening Colic in Infants: A Double-Blind Trial of Dicyclomine Hydrochloride. The Lancet 1959;274:1119-20.

[87] Grunseit F. Evaluation of the efficacy of dicyclomine hydrochloride ('Merbentyl') syrup in the treatment of infant colic. Curr Med Res Opin 1977;5:258-61.

[88] Weissbluth M, Christoffel KK, Davis AT. Treatment of infantile colic with dicyclomine hydrochloride. J Pediatr 1984;104:951-5.

[89] Hwang CP, Danielsson B. Dicyclomine hydrochloride in infantile colic. Br Med J (Clin Res Ed) 1985;291:1014.

[90] Savino F, Brondello C, Cresi F, et al. Cimetropium bromide in the treatment of crisis in infantile

colic. J Pediatr Gastroenterol Nutr 2002;34:417-9.

[91] Savino F, Pelle E, Palumeri E, et al. Lactobacillus reuteri(American Type Culture Collection Strain 55730) versus simethicone in the treatment of infantile colic: a prospective randomized study. Pediatrics 2007;119:e124-30.

[92] Savino F, Cordisco L, Tarasco V, et al. Lactobacillus reuteri DSM 17938 in infantile colic: a randomized, double-blind, placebo-controlled trial. Pediatrics 2010;126:e526-33.

[93] Mentula S, Tuure T, Koskenala R, et al. Microbial composition and fecal fermentation end products from colicky infants-a probiotic supplementation pilot. Microb Ecol Heal Dis 2008;20:37-47.

[94] Markestad T. Use of sucrose as a treatment for infant colic. Arch Dis Child 1997;76:356-7; discussion 7-8.

[95] Barr RG, Young SN, Wright JH, et al. Differential calming responses to sucrose taste in crying infants with and without colic. Pediatrics 1999;103:e68.

[96] Akcam M, Yilmaz A. Oral hypertonic glucose solution in the treatment of infantile colic. Pediatr Int 2006;48:125-7.

[97] Weizman Z, Alkrinawi S, Goldfarb D, et al. Efficacy of herbal tea preparation in infantile colic. J Pediatr 1993;122:650-2.

[98] Alexandrovich I, Rakovitskaya O, Kolmo E, et al. The effect of fennel(Foeniculum Vulgare)seed oil emulsion in infantile colic: a randomized, placebo controlled study. Altern Ther Health Med 2003;9: 58-61.

[99] Savino F, Cresi F, Castagno E, et al. A randomized double-blind placebo-controlled trial of a standardized extract of Matricariae recutita, Foeniculum vulgare and Melissa officinalis(ColiMil) in the treatment of breastfed colicky infants. Phytother Res 2005;19:335-40.

[100] Wiberg JM, Nordsteen J, Nilsson N. The short-term effect of spinal manipulation in the treatment of infantile colic: a randomized controlled clinical trial with a blinded observer. J Manipulative Physiol Ther 1999;22:517-22.

[101] Olafsdottir E, Forshei S, Fluge G, et al. Randomised controlled trial of infantile colic treated with chiropractic spinal manipulation. Arch Dis Child 2001;84:138-41.

[102] McKenzie S. Troublesome crying in infants: effect of advice to reduce stimulation. Arch Dis Child 1991;66:1416-20.

[103] Parkin PC, Schwartz CJ, Manuel BA. Randomized controlled trial of three interventions in the management of persistent crying of infancy. Pediatrics 1993;92:197-201.

[104] Dihigo SK. New strategies for the treatment of colic: modifying the parent/infant interaction. J Pediatr Health Care 1998;12:256-62.

[105] Barr RG, McMullan SJ, Spiess H, et al. Carrying as colic "therapy": a randomized controlled trial. Pediatrics 1991;87:623-30.

第十二章 食物过敏的临床诊断方法

Jonathan O'B Hourihane

引言

临床病史仍然是诊断食物过敏的基石,这与诊断所有其他疾病一样。区分不同的食物过敏类型可能很简单,例如,父母报告孩子吃花生酱后2 min发生荨麻疹和血管性水肿;但也可能非常困难,例如区分嗜酸性粒细胞性食管炎和胃食管反流病(GERD)。经验丰富的临床医生可以借助已知的过敏综合征知识,来辨别某个儿童当前的过敏状态、食物过敏指标消失的可能性(可能需要通过正式激发试验证明),并建议剔除饮食的范围和持续时间。

有针对性地使用体内、体外诊断试验,依赖于使用者对诊断方法临床相关性的理解,以及这些诊断试验在某一特定人群中的适用性。诊断试验的灵敏度和特异度与被测人群在检查前呈现的患病可能性有关。举个例子,皮肤点刺试验(SPT)测试榛子过敏时阳性结果为3 mm,受试者是吃了榛子酱后出现严重过敏反应的12个月大的婴儿,还是之前可能已经吃过几次榛子、因为鼻炎接受过敏试验的12岁儿童,该试验结果对两者的意义并不一样。

记录下与具体的食物过敏综合征或情景有关的病史,意味着开展测试可以得到更具鉴别力、更明确的解释。因此,值得研究的是,当儿童被怀疑患食物过敏后,医生的评估及随后的病情管理是如何随儿童和相关食物之间的相互作用而变化的,因为随着儿童成长,其饮食从全母乳或婴儿配方奶,发展到断奶后有限种类的食物,最终发展到完全多样化的、无限制的"成人"饮食。

首诊

对于家庭来说这是关键时刻,既需要注意疾病细节,也需要注意家长是因为孩子的什么问题来求医的。这可能是他们不能识别的严重过敏反应,或者是荨麻疹,家长将荨麻疹归因于以前耐受的食物,但它实际上与过敏无关。大多数家庭会得到家庭成员的建议,或者在去看过敏科医生之前在互联网上搜寻相关信息。有些信息可能是正确的,但经验表明,通常采用的饮食剔除范围太广。不敢让孩子尝试新食物,可能会导致孩子营养不良或其饮食与年龄不相符。

临床案例 1

其他病症可能与食物过敏相似

一名11个月大的女孩在吃了煮鸡蛋2 h后出现荨麻疹、嘴唇肿胀。这些症状在女孩接受治疗之前便消失了。在此之前她能耐受一茶匙半熟的炒鸡蛋。1岁时,她出现咳嗽、发热,伴有斑丘疹(图12-1)。在第二天醒来时,她的腿上有荨麻疹(图12-2)。当时她并未引入新食物,也没有食用任何形式的蛋类。

13个月大时,她接受皮肤点刺试验和血清特异性 IgE 检测,对鸡蛋过敏的检测结果均为阴性。她被诊断为病毒诱发的荨麻疹,出院后无须随访。

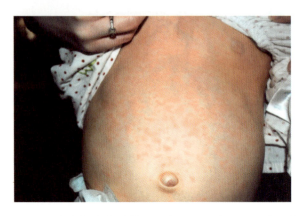

图 12-1 病毒性疾病的第一天出现斑丘疹。这不太可能是过敏

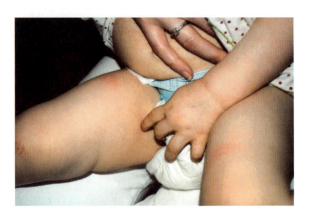

图 12-2 病毒性疾病引起的荨麻疹,更可能是由于病毒血症而导致,而不是对之前可耐受的食物产生过敏反应

在上述案例中,有几个特征表明她的症状不是由过敏反应导致的。这名女孩的初次皮肤反应稍有延迟,出现在她与全熟的鸡蛋接触后 2 h,而且之前她吃过半熟的鸡蛋(更具致敏性)却并未出现症状。典型的发热伴发疹,接着出现荨麻疹,可以直接诊断为病毒诱发的荨麻疹。对鸡蛋过敏的检测甚至可能是多余的。

肥大细胞膜结合 IgE 不是肥大细胞脱颗粒的唯一机制。补体激活也可能导致肥大细胞脱颗粒,肥大细胞可以对 C5A 刺激、神经源性刺激、激素影响做出反应。虽然小婴儿的激素影响相对无关,但在青春期女孩中相关度较高,可能与月经相关的荨麻疹综合征,以及运动性严重过敏反应有关,无论是否由食物触发。

由于从婴儿开始的"过敏进程"可能持续整个儿童期或更长的时间(参见第 3 章和第 18 章),儿童过敏科医生必须确保他能理解并解决家庭的关切点;能让患儿减少不必要的饮食限制和社交限制;让家长持续参与过敏管理,直到过敏问题得到解决,或者当婴儿成长为青少年时有自我管理能力。例如,皮肤点刺试验呈阴性结果(高阴性预测值;参见第 13 章),可能有助于让家长放宽孩子饮食中不必要的限制。

即使是初次就诊,也需要让家长意识到,对过敏评估而言,儿童可以吃哪些食物和他们应严格剔除哪些食物同样重要。食物过敏的临床管理基础是确保剔除所有应剔除的食物,不需要剔除的食物则应纳入饮食清单中,即使在诊断时也应如此。例如,为确保谨慎剔除,应告知父母,对牛奶过敏的孩子不应该接触山羊奶。儿童必须规避指标食物——上述案例是牛奶——因为在第一次就诊时过敏反应可能仍然存在,并且还必须规避与牛奶有高度交叉反应的相关食物山羊奶,它在对牛奶只有轻微过敏反应的儿童中偶尔会引起严重过敏反应。如果儿童已经接触山羊奶而没有出现问题,那么,允许谨慎地进食山羊奶制品是合理的,尽管山羊奶不是完美的、营养相当的牛奶替代品。

早期谨慎摄入食物的一个例子是,如果儿童曾经安全地吃过烘焙蛋制品,但对半熟的鸡蛋有反应,则让他们继续食用烘焙蛋制品。出现这种情况时,剔除所有的蛋制品可能是常见对策,但事实上,安全食用烘焙蛋制品可能会改变这些儿童的体外检测结果(免疫学特征),使其更类似于正常耐受鸡蛋的儿童,而非鸡蛋过敏儿童。从实际操作角度来看,剔除半熟的鸡蛋比剔除烘焙蛋制品容易得多,因此,在饮食限制中适当进行一小点"放松"可以在早期对家庭生活产生大的影响,尽管仍需限制那些可引起反应的鸡蛋食物形式(表12-1)。

表 12-1 即使在首诊时,经验丰富的过敏科医生也可以提出关于纳入食物和剔除食物的谨慎建议

指标食物过敏原: 需要规避	应该谨慎剔除在外的食物, 除非已知可安全食用	应该谨慎纳入的食物, 即便安全性未知
牛奶	羊奶	—
未掺杂其他食物的鸡蛋	生鸡蛋	烘焙蛋制品(蛋糕、小松饼) 花生*

续表

指标食物过敏原： 需要规避	应该谨慎剔除在外的食物， 除非已知可安全食用	应该谨慎纳入的食物， 即便安全性未知
花生	坚果†	其他豆类，包括大豆；椰子、肉豆蔻‡
鳕鱼	其他白肉鱼	金枪鱼⌐
芝麻	花生	—

* 仅当花生的皮肤点刺试验结果为阴性时
† 如果开放性激发试验结果为阳性
‡ 这些食物不是坚果或豆类（花生是豆类）
⌐ 大多数对白肉鱼过敏的儿童可对罐装金枪鱼耐受

哪种免疫机制导致食物过敏？

IgE存在于身体的所有部位，所以IgE介导的反应通常表现在身体的多个系统中。目前尚不清楚机体对极少量食物过敏原的局部IgE反应是如何扩大为多系统反应甚至严重过敏反应的。

类似地，人们必须认识到，细胞介导的迟发型反应可以与IgE介导的速发型反应共存。因此，有些儿童会出现重叠综合征，例如进食牛奶后既出现由IgE介导的速发型反应，也出现由细胞介导的迟发型反应（表现为特应性皮炎/湿疹的加重）（图12-3，也可参见第5章）。

同样，很多婴儿的父母报告说，乳制品和鸡蛋会使湿疹变得更糟，但孩子从未患过荨麻疹或血管性水肿。这些婴儿和幼儿偶尔可以耐受少量乳制品，例如每天半杯婴儿酸奶，但无法经常食用超过此分量的乳制品。这种情况表明，迟发型反应由细胞介导，并且几乎不可能发展为严重过敏反应。这种牛奶过敏反应的预后通常比IgE介导的速发型反应更好。

有些常见疾病和食物过敏很像，例如胃食管反流病（GERD），它可引起喂食困难和呕吐，但通常与荨麻疹或血管性水肿无关。嗜酸性粒细胞性食管炎（参见第10章）可与胃食管反流病重叠，若儿童的质子泵抑制剂治疗无效，才可确诊为嗜酸性粒细胞性食管炎。

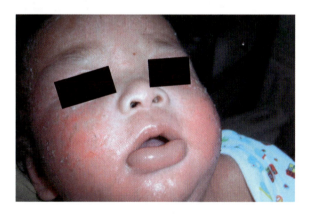

图12-3 这名4个月大的男孩从他出生的第3天开始患上湿疹。他由母乳喂养，但发育不良，但他的父母并未因此求医。他的父母是护士。在4个月大的时候，他首次接受婴儿配方奶粉喂养，10 min后他出现面部红斑、血管性水肿、喘息，被送往医院。他在住院时开始摄入剔除牛奶的饮食，接受局部皮肤治疗。他现在已有7个月没有出现湿疹，食用的是氨基酸配方奶粉，饮食中不含牛奶、鸡蛋、小麦

临床案例2

一名10岁的男孩从另一个国家移民入境，他一直在接受过敏科医生的治疗，这始于他3岁时对香蕉产

生了危及生命的反应。早期他在出现严重湿疹和胃食管反流后一直食用氨基酸配方奶粉。他在进行正式食物激发试验后,已经解除了禁止食用花生和坚果的限制,因为没有出现过敏反应。在移民后的第一次就医中,他报告一直有腹痛和后胸痛,吃鸡蛋、大多数水果和蔬菜后有过度打嗝。对鸡蛋和猕猴桃的皮肤点刺试验结果为阳性,对大豆、胡萝卜、玉米、甘薯和小麦的结果为阴性。由于患者从小就有喂养困难,而且对常见和不常见的食物过敏原有非典型的反应,医生怀疑他患有嗜酸性粒细胞性食管炎。以化繁为简的方式来看,他的症状似乎更可以解释为胃肠道的内在炎症,而非对多种食物的非典型过敏反应。内镜检查证实了该诊断(图 12-4)。6 周的质子泵抑制剂治疗试验未能改善他的症状,但饮食评估发现,正式剔除相关食物仍然有效。

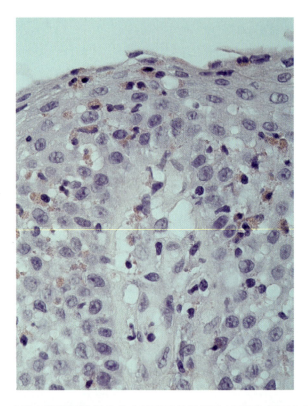

图 12-4　食管中段的活检显示有大量嗜酸性粒细胞(每高倍视野多于 15 个)

哪些食物是这个年龄组的常见过敏原?

由于食物与食物过敏反应的不同临床表现之间的关联存在时间顺序性,因此根据不同年龄组来做出相应的临床诊断有很高的实用价值。

6 个月龄以下的疑似过敏反应

"过敏进程(atopic march)"或"过敏马拉松(marathon)"已经得到了充分的阐述,通常始于头 6 个月的食物过敏和湿疹(参见第 3 章和第 18 章)。母乳喂养的婴儿如对牛奶过敏,一般表现为肠病和皮炎症状,而初次症状出现荨麻疹和血管性水肿并不常见。然而,引入牛奶配方奶粉通常与牛奶过敏婴幼儿的荨麻疹反应有关。其原因尚不清楚,但可能与母乳中存在免疫调节因子有关,或者因为牛奶配方奶粉中致敏的牛奶蛋白含量比母乳中的含量更高。

医生已不再推荐在妊娠期或哺乳期采用剔除饮食的方法来预防婴儿出现过敏性疾病,但是,如果婴儿在母乳喂养期间出现临床反应,采用这种方法可以非常有效地减少甚至消除过敏儿童的皮肤反应和其他反应。

诊断和治疗可以同时进行

母亲的饮食剔除试验也可以作为临床诊断过程的一部分，因为试验可以确定某种食物、多种食物或任何食物是否真正导致了母乳喂养婴儿呈现的症状。

由具备过敏知识、经验丰富的营养师进行专业指导至关重要。如果母亲接受指导，坚持剔除饮食，而症状持续存在，意味着这些食物不是引起皮肤或胃肠道症状的原因，食物可以依次重新纳入饮食。偶有报道称重新纳入被剔除的食物可引起严重反应，但这在母乳喂养婴儿中并不常见。

下一步的诊断和治疗难题，则是基于上述方法经验性剔除次要食物，还是完全放弃饮食剔除。经验表明，首要食物（牛奶、鸡蛋、小麦、大豆）的剔除是导致绝大多数母乳喂养婴儿出现与食物相关的肠病和皮肤症状的原因，次要食物的经验性剔除试验可能会不成功，除非母亲摄入某种特定食物后出现相关症状。

随着时代的发展，发达国家儿童接受母乳喂养以提供营养的相对重要性减少，采用深度水解或基于氨基酸的婴儿配方奶粉进行补充喂养，可以大大减轻儿童和母亲的痛苦。这样一来，父母就可以看到孩子在喂食后正常地生长发育和睡眠，并且可以放心地在家庭饮食中添加其他食物。

在婴儿早期，即 3~4 月龄以内，其他食物引起的过敏综合征可能会与牛奶过敏或其他吸收不良的病症相混淆。牛奶蛋白诱发性小肠结肠炎和直肠炎可能出现的症状是尿布上有鲜红色的血液。很容易辨别出现这些症状的儿童，他们身体无大碍，改用深度水解或氨基酸配方奶粉代替牛奶后，症状迅速改善。基于 IgE 的测试通常是阴性的，最简单的病例通常不需要内镜检查。还有一些婴儿可能出现食物蛋白诱发性小肠结肠炎综合征，这种病症比 IgE 介导的食物过敏在诊断和治疗上更加复杂（见第 11 章）。可表现为难治性肠病或腹泻、生长发育障碍，或因胃肠液体大量丢失而出现循环衰竭等严重表现，如心源性休克，后者经大剂量液体复苏后可好转。在这种情况下，人们可能不会意识到症状与食物有联系，因为循环衰竭可能在食物摄入后数小时才出现。在这种情况下，大米、大豆、牛奶、小麦是常见的致敏食物。

6~18 个月时对食物的疑似过敏反应

断奶后食物通常依次引入，即使对非过敏儿童也是如此，因此当看到反应后，将疑似接触的过敏原与之建立联系并不困难。常见的断奶食物通常是蔬菜、水果、谷物（如小麦和燕麦）。小麦是一种常见过敏原，欧盟法律规定食品标签中必须要标注小麦。然而，小麦过敏比牛奶或鸡蛋过敏少见得多，因此，膳食中是否隐含乳制品值得研究，因为许多断奶食物中含有奶粉。此外，由 IgE 介导的小麦过敏反应的阳性检测结果的解读比牛奶、鸡蛋、花生更难（参见第 13 章）。同鸡蛋和牛奶一样，小麦通常会导致延迟的皮肤反应，如湿疹发作。基于准确的免疫学原理（小麦能导致 IgE 介导的速发型症状，也能导致细胞介导的迟发型症状）和经验（IgE 检测甚至可能在小麦速发型反应的诊断方面不起作用），在医疗监测下进行早期食物激发试验，对于小麦而言（大豆类似）往往比牛奶和鸡蛋更有价值。

湿疹在婴儿期是非常常见的疾病，父母常报告一些食物会导致口周和四肢部位的湿疹恶化。中度以上的湿疹与食物过敏之间有很强的联系。然而，许多可疑食物是酸性水果，而且局部和肢端湿疹的发作似乎是由于酸性果汁直接刺激受损的皮肤屏障而引起的。皮肤点刺试验可能还是必要的，因为一些首要和次要食物过敏原（猕猴桃、番茄、草莓）也有这种刺激反应，所以可以谨慎地通过皮肤点刺试验，向家属证明这种刺激反应不太可能由 IgE 介导，而很有可能是良性反应，会随时间推移自愈，因为皮肤屏障会逐步建立起来，特别是脸部的皮肤屏障（表 12-2）。

断奶后引入其他食物，可能会导致将过敏反应归罪于这些食物。可以在这个年龄组中引入已知的致敏食物，例如扁豆、榛子、花生（以可涂抹的果酱形式，而不是完整的果实或粉末状坚果），但是这些食物的过敏通常容易诊断，因为这些食物主要与典型的由 IgE 介导的反应相关。即使饮食中已经引入全熟的鸡蛋，且未曾导致症状，鸡蛋对于这个年龄段儿童还是可能成为过敏原，例如煮鸡蛋、煎饼，或是蛋黄酱或冰激凌中的生鸡蛋或半熟鸡蛋。

表 12-2 酸性食物可引发面部湿疹，常常被怀疑是过敏原

猕猴桃*
草莓、覆盆子等*
西红柿*†
柑橘类水果（橘子、柠檬、酸橙）
蔬菜或酵母酱（马麦酱、蔬菜酱）（仅在英国和澳大利亚常见）

* 也会引起 IgE 介导的反应，因此可以进行皮肤点刺试验
† 通常只是生西红柿，机体可耐受煮熟的西红柿

不同国家和文化之间的考量

个别食物由于地理位置不同，在断奶时可能会引起不同的"表现"，这可能与当地食物是本身再次致敏还是继发于有高度交叉反应的花粉过敏有关。例如榛子过敏就是这种类型（另见第 7 章）。

断奶的操作方法各国不尽相同：扁豆是南欧儿童常见的断奶食物，但北欧不是。这一观察的例外情况是那些因为个人、文化或宗教原因而食用素食的家庭。居住在北欧的印度人和巴基斯坦人通常是素食者，小扁豆和鹰嘴豆等过敏性豆类是婴儿的主要断奶食物，也是大龄儿童和成人家庭饮食的一部分。斯堪的纳维亚的家庭可能会比南部人群更早地引入鱼类，而鱼类过敏的首次详细描述即出自斯堪的纳维亚的婴儿。西非和远东家庭的儿童可能会食用煮熟的花生，而煮花生的致敏性不如烤花生。以色列的犹太儿童比英国的犹太儿童食用花生的时间早得多，这被认为是前者花生过敏患病率低下的部分原因，尽管组间过敏症状的其他差异不能由引入花生的时间解释。

婴儿期之后的新发食物过敏

定期纵向评估食物过敏时，也需要考虑婴儿期出现和诊断的过敏是否持续存在或已经好转（参见第 14 章关于挑选儿童参加口服食物激发试验，以及何时、如何进行口服食物激发试验）。婴儿期后，儿童可能会偶尔或意外接触到"他们"已知的过敏原。与民间看法相反，这些意外接触并不会导致过敏反应的恶化。过敏反应的严重程度更可能取决于辅助因子，如相对剂量、哮喘状态，以及是否合并病毒感染或应激因素（如运动）。然而，这种接触可能会提供线索，解释婴幼儿食物过敏是已经消失还是仍在持续。

婴儿期后，新发的食物过敏反映了饮食谱系扩大（例如，对花生过敏的婴儿常常会出现对坚果过敏）。意外接触已知过敏原反映了儿童从监督饮食（通常由母亲监督）转为独立饮食。虽然有越来越多关于引发过敏患者出现反应的最小过敏原剂量的研究证据，但目前仍缺乏强有力的临床证据或试验数据来研究人体再次致敏的环境因素。大多数数据来自过敏性疾病的动物模型，因此，除了表 12-1 中对婴儿的建议概述外，很难为父母提出建议。定期回顾分析可以帮助评价饮食中引入的食物哪些可以正常食用、哪些引起过敏反应。

大约 20% 的蛋类过敏儿童对花生有 IgE 敏感性。考虑到这一高比例，通过花生的皮肤点刺试验或特异性 IgE 检测阳性结果，在蛋类过敏人群中发现（并非普通人群筛查）花生敏感儿童是有效的诊断方式。已经出现了针对特定过敏原的诊断测试，这可能有助于区分致敏反应与可能的过敏，但目前食物激发试验仍然是唯一的确诊方法。这意味着很多对鸡蛋过敏的儿童要长时间避免食用含有（或只是可能含有）花生的食物，而他们仅是对花生敏感但没有过敏。

另外，一些常见的致敏食物被剔除在婴儿饮食之外并不是因为致敏作用。花生和坚果通常以涂抹酱的形式给婴儿食用，但花生和坚果碎粒长期以来有被意外吸入的风险。由于害怕鱼刺卡喉，鱼类在婴儿早期经常被排除在饮食之外。有些贝类（如龙虾）可能因为太贵而不予考虑给小孩食用（他们本来也不太会吃），但其他一些贝类（包括软体动物或甲壳动物）可因便宜或结构简单而便于食用。然而，不可能在孩子第一次食

用之前就检测出所有致敏食物,即使是那些首要的致敏食物,而是要提供切合实际的建议。例如,除非一个家庭接受营养师的指导,否则他们很难在加工食品(如面包和罐头食物)中规避大豆。因此,大多数食物过敏儿童可能已经耐受大豆。在10%~50%对牛奶过敏的婴儿中,大豆与牛奶有交叉反应性。花生和大豆很少发生交叉反应,对花生过敏的儿童不宜建议规避大豆,除非已经在临床上怀疑大豆过敏。相比之下,其他豆类对大豆过敏儿童而言可能存在问题,但对花生过敏儿童而言很少引起问题。蛋类过敏儿童可能不会耐受鸭蛋或鹅蛋等其他禽蛋,但这些不是主食,甚至不是常见的食物。但父母常常会在绝望情绪中问到这些不常见食物,因为他们能给孩子提供的安全食物范围似乎非常狭窄。

在实践中,儿童可以很好地适应饮食种类的限制,但必须承认,这在很大程度上影响了与他们整体健康状况相关的生活质量。成长中的儿童的社交和行为更加独立于父母,但食物过敏儿童必须要认识到食物过敏给他们独立生活造成的必要限制。当这些儿童碰到不熟悉的食物,或因过敏不能参加学校野餐或生日聚会时,他们会感到在社交中被孤立。在生日聚会及其他社交活动中,他们需要食用别人准备的食物,这有一定风险,因为这些人往往不能像他们父母一样知晓或警惕过敏。主人和客人(食物过敏儿童)之间的沟通和合理规划可以消除或减少社交活动中的意外情况(进一步讨论见第15章。)

从医学诊断的角度来看,在远离家庭的环境中出现的新反应,可能比婴儿期在家庭中出现的反应更难应对。我们已知,中国和泰国的烹饪食物是坚果和种子过敏原的潜在来源。在餐厅和外卖店内,工作人员对食物过敏的认知可能不理想,会受到语言障碍、教育水平、特定致敏食物安全培训不足,以及食物过敏反应的一般应对措施不够的影响。食物过敏家庭可能需要采取这条建议:如果对食物心存疑虑,就不要在外就餐。

青少年新发食物过敏的诊断

稍大儿童可能通过吸入过敏原而出现食物过敏,如桦树、花粉及苹果和榛子中的不稳定过敏原导致的口腔过敏综合征。这些通常可以根据与口腔过敏综合征有关的临床情况,以及与已知或可疑吸入性过敏原产生交叉反应的已知食物的一般良性反应进行管理(参见第7章)。

与青少年沟通时,应该强调饮食上的冒险行为非常危险,他们现在因食物过敏出现致死性反应的风险比小时候更高。一方面,他们拒绝父母的监督、意见、支持、控制;另一方面,他们希望与同龄人一致并建立亲密的个人关系,这些因素均增加了食物过敏的发生风险。食物过敏青少年可能需要在没有父母在场的情况下与医生沟通,因为他们可能会对个人关系、个人生活的其他方面有无过敏问题心存疑虑。对于猕猴桃-乳胶综合征患者来说,非乳胶材质的避孕套可能就是重要事项。

成人新发食物过敏的诊断

这个领域与儿科过敏关系不大,几乎没有固定的、经激发试验证明的流行病学数据来指导临床诊断。饮食是成人最重要的可获得的决定因素,成人可以自由选择吃什么,而孩子们做不到,孩子由父母为他们选择食物。然而,食物过敏的成人在获得专业过敏诊疗方面可能比儿童困难得多。有些人可能会从婴幼儿期开始就有食物过敏,如花生过敏;或者在儿童期患有食物过敏,如坚果、鱼类或贝类过敏;或是在青春期出现口腔过敏综合征。

当选择性限制饮食(如纯素饮食)被排除在外时,对疑似过敏的成人的评估,必须着重于是否存在已知的过敏反应。相比于儿童,成人中引起与过敏相似症状的其他疾病更常见,其中包括肠易激综合征、小麦和牛奶不耐受,以及嗜酸性粒细胞性疾病。对非甾体药物过敏,以及药物使用对过敏反应产生影响,在成人中比儿童中更常见。患有IgE介导的过敏性疾病的成人,必须确认是否使用降压药物(如血管紧张素转换酶抑制剂和β受体阻滞剂),需考虑其他替代药物。

结论

经验丰富的临床医生在第一次遇到疑似对食物过敏的儿童或成人时,就能得到大量信息。过去十年中发生了一些变化,而且未来十年可能会发生彻底的变化,这就是患者及家属在第一次就医时能得到的大量循证医学信息。食物过敏患者追求健康生活的过程需要医生和家庭的共同参与,这个过程的长度以及终点的多样性,将会在未来许多年继续激励临床过敏科医生努力研究。

参 考 文 献

[1] Roberts G, Lack G. Food allergy-getting more out of your skin prick tests. Clin Exp Allergy 2000;30(11):1495-8.

[2] Pessler F, Nejat M. Anaphylactic reaction to goat's milk in a cows' milk-allergic infant. Pediatr Allergy Immunol 2004;15(2):183-5.

[3] Ah Leung S, Bernard H, Bidat E, et al. Allergy to goat and sheep milk without allergy to cows' milk. Allergy 2006;61(11):1358-65.

[4] Lemon-Mulé H, Sampson HA, Sicherer SH, et al. Immunologic changes in children with egg allergy ingesting extensively heated egg. J Allergy Clin Immunol 2008;122(5):977-83.

[5] Rothenberg ME. Biology and treatment of eosinophilic esophagitis. Gastroenterology 2009;137(4):1238-49.

[6] Greer FR, Sicherer SH, Burks AW. Effects of early nutritional interventions on the development of atopic disease in infants and children:the role of maternal dietary restriction, breastfeeding, timing of introduction of complementary foods, and hydrolyzed formulas. American Academy of Pediatrics Committee on Nutrition; American Academy of Pediatrics Section on Allergy and Immunology. Pediatrics 2008;121(1):183-91.

[7] Department of Health. Revised government advice on consumption of peanut during pregnancy, breastfeeding, and early life and development of peanut allergy. Revised August 2009. www.dh.gov.uk/en/Healthcare/Children/Maternity/Maternalandinfantnutrition/DH_104490

[8] Nowak-Wegrzyn A, Muraro A. Food protein-induced enterocolitis syndrome. Curr Opin Allergy Clin Immunol 2009;9(4):371-7.

[9] Hill DJ, Hosking CS. Food allergy and atopic dermatitis in infancy:an epidemiologic study. Pediatr Allergy Immunol 2004;15(5):421-7.

[10] Hill DJ, Hosking C, de Benedictis FM, et al. Confirmation of the association between high levels of immunoglobulin E food sensitization and eczema in infancy:an international study. Clin Exp Allergy 2008;38(1):161-8.

[11] Hansen KS, Ballmer-Weber BK, Sastre J, et al. Component-resolved in vitro diagnosis of hazelnut allergy in Europe. J Allergy Clin Immunol 2009;123(5):1134-41.

[12] Du Toit G, Katz Y, Sasieni P, et al. Early consumption of peanuts in infancy is associated with a low prevalence of peanut allergy. J Allergy Clin Immunol 2008;122(5):984-91.

[13] Hourihane JO'B, Knulst AC. Thresholds of allergenic proteins in foods. Toxicol Appl Pharmacol 2005;207(2 Suppl):152-6.

[14] Taylor SL, Crevel RW, Sheffield D, et al. Threshold dose for peanut:risk characterization based upon

published results from challenges of peanut-allergic individuals. Food Chem Toxicol 2009;47(6):1198-204.

[15] Strid J, Hourihane J, Kimber I, et al. Epicutaneous exposure to peanut protein prevents oral tolerance and enhances allergic sensitisation. Clin Exp Allergy 2005;35(6):757-66.

[16] Lack G. Epidemiologic risks for food allergy. J Allergy Clin Immunol 2008;121(6):1331-6.

[17] Sicherer SH, Wood RA, Stablein D, et al. Immunologic features of infants with milk or egg allergy enrolled in an observational study(Consortium of Food Allergy Research)of food allergy. J Allergy Clin Immunol 2010;125(5):1077-83.

[18] Asarnoj A, Moverare R, Ostblom E, et al. IgE to peanut allergen components:relation to peanut symptoms and pollen sensitization in 8-year-olds. Allergy 2010;65:1189-95.

[19] Nicolaou N, Poorafshar M, Murray C, et al. Allergy or tolerance in children sensitized to peanut:Prevalence and differentiation using component-resolved diagnostics. J All Clin Immunol 2010;125:191-7.

[20] King RM, Knibb RC, Hourihane JO'B. Impact of peanut allergy on quality of life, stress and anxiety in the family. Allergy 2009;64(3):461-8.

[21] Leitch IS, Walker MJ, Davey R. Food allergy:gambling your life on a take-away meal. Int J Environ Health Res 2005;15(2):79-87.

[22] Sampson MA, Muñoz-Furlong A, Sicherer SH. Risk-taking and coping strategies of adolescents and young adults with food allergy. J Allergy Clin Immunol 2006;117(6):1440-5.

[23] Marklund B, Ahlstedt S, Nordström G. Health-related quality of life among adolescents with allergy-like conditions-with emphasis on food hypersensitivity. Health Qual Life Outcomes 2004;19(2):65.

[24] Rona RJ, Keil T, Summers C, et al. The prevalence of food allergy:a meta-analysis. J Allergy Clin Immunol 2007;120(3):638-46.

第十三章　食物过敏评估中的体内及体外诊断方法

S. Allan Bock

关键概念

- 如果正确实施并解读皮肤点刺试验，对食物过敏检测非常有用。
- 阴性的皮肤点刺试验结果对很多食物有较高的阴性预测准确率（常见食物＞95%）。
- 阳性的皮肤点刺试验结果在幼儿中对鸡蛋、牛奶、花生有较高的阳性预测准确率，皮肤试验的风团大小具有相对预测价值。
- 部分食物的食物特异性IgE抗体可以用来预测食物激发试验的阳性可能性。对鸡蛋、牛奶、花生和鱼类已建立"阈值"水平。坚果也有"阈值"水平，有帮助但不及上面几种准确；然而，它们对于决定个体是否应该进行食物激发试验很有帮助（Fleischer建议若有病史，而IgE水平低于2 kU/L时进行食物激发试验）。
- 测定部分食物的食物特异性IgE水平的年降幅，有助于帮助确定食物过敏消退的概率。
- 食物激发试验可受到皮肤测试的结果和食物特异性抗体水平的影响，但这些检测并不能取代食物激发试验。组分诊断试验能否取代食物激发试验，或至少能以高准确率预测食物耐受或过敏，仍尚无定论。
- 应每年对患者进行一次随访，以判断随着年龄增长，患者食物过敏消失的可能性。这是一个持续的过程。

本章重点是食物过敏的皮肤试验和体外实验室检测。第14章会讨论最权威的金标准，即口服食物激发试验。这有助于确定下文讨论的检测方法是否有效。本章的目的是让读者根据设备、医生培训、孩子的情况选择检测方法。在第12章所强调的所有医学领域中，病史是评估的最重要组成部分。最终，在理想情况下，收集到的事实应能重现病史，以证实或驳斥可疑食物是过敏的原因。

皮肤试验

皮肤试验这一技术已经使用了几十年，用于测试气传过敏原时可信度高。然而，30年前，人们对食物过敏试验的有效性存在疑问。这个困惑部分源于患者经常被告知他们对某种食物的皮肤试验结果为阳性，而他们在食用这些食物后并没有出现不良临床症状。当患者对于猫的皮肤试验结果为阳性，但他们发现他们可以和猫一起睡而没有症状时，这种困惑似乎没有那么麻烦。为什么涉及食物过敏就会有不同的感受呢？也许是因为你可以看到你吃的是什么，所以食物过敏试验更让人感到困惑。有强有力的论据认为，应只对可疑食物进行试验，而非整个食物组（对于检测血清抗体水平也适用），我们将在下面进行讨论。

在特异性诊断方法中，通常认为皮肤点刺试验为食物过敏提供最准确和最有用的信息。然而，关于所使用的技术还没有普遍一致的意见。许多食物用的是重量/体积为1∶10或1∶20的含甘油的提取液。这些食物提取液滴在皮肤上，同时还需要有阳性（组胺）和阴性（稀释盐水或溶媒）对照。然后用相应器具点刺或刺破皮肤。也有一些器材可预装提取物，直接在皮肤上进行试验操作。皮肤点刺试验通常在15～20 min后判读结果。当引起的风团的直径比阴性对照组大 3 mm 时,食物过敏原提取物的皮肤点刺试验结果会被认为是阳性;如风团没有这么大,则被认为是阴性。

当针对一些已经被充分研究过的食物的皮肤试验结果显示阴性时,其阴性预测准确度非常高(3 岁以上儿童约为 95%),对于 2 岁以上的儿童,皮肤试验结果为阴性基本上可排除食物是引发急性过敏症状的原因。这些食物包括鸡蛋、牛奶、小麦、花生、坚果、大豆。其他食物的数据不太确定,但一般来说,皮肤试验结果为阴性的食物不太可能引起速发型超敏反应。然而,必须强调,任何试验都无法完全对明确的病史进行否定,因此必须小心谨慎(图 13-1 和 13-2)。

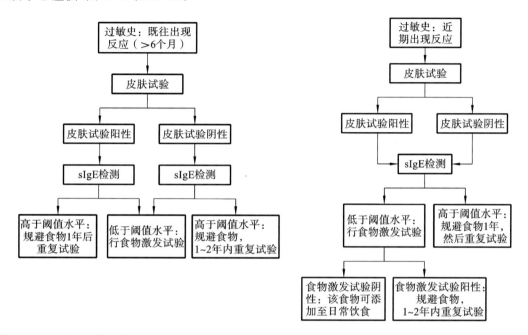

图 13-1 适用于年龄较大(大于 5 岁)研究对象的测试流程:了解详细病史,一定要确定最近的症状和反应严重程度。阈值水平对鸡蛋、牛奶、花生、坚果最有用

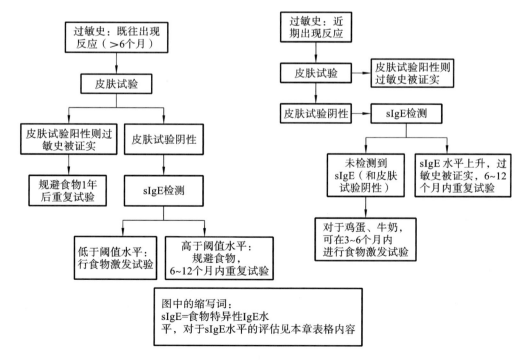

图 13-2 适用于儿童出生到 3 岁时对鸡蛋和牛奶过敏的测试流程——详细了解病史

临床案例 1

一名2岁的女孩可能对鸡蛋过敏,她接受了一位过敏科医生的诊断。女孩父亲报告说,大约在她14个月大时,给她吃了一些炒蛋,她脸上长出一些荨麻疹。有一些荨麻疹可能在腹部。她没有胃肠道和呼吸道症状,但父亲回忆说她吃了几口后便停止食用鸡蛋。她以前吃过含有鸡蛋的烘焙食品,没有出现问题。由于荨麻疹反应,她几乎再也没有吃鸡蛋了,含有鸡蛋的食物也吃得很少。过敏科医生对她进行了鸡蛋皮肤试验和适当的阴性对照试验,发现结果为阴性。因为她的这段经历,医生为她检测了鸡蛋特异性血清抗体水平,但检测不到。过敏科医生为她安排了食物激发试验。在吃了一片煮熟的鸡蛋后,她的脸上暴发了荨麻疹,几分钟内蔓延到躯干和四肢。

这种情况阐明了一些重要事项。第一,病史被食物激发试验所证明。第二,皮肤试验和血清抗体水平并没有显示出食物激发试验证实的致敏。第三,如果鸡蛋特异性血清抗体水平检测不出,且随后父母被告知可以在家里喂食孩子鸡蛋,之后他们就会打电话给医生或马上赶去急诊室。尽管这个情况出现的概率可能不到10%,但最保守的方法总是最好的方法,以避免出现意料之外的结果。

反过来就并非如此。对于大多数食物,皮肤试验的阳性预测准确度通常不到50%,这取决于被研究的人群。即使是在对花生过敏的未经选择的人群(未经过专业的过敏科医生根据病史分类)中,食物刺激后的反应率通常不到50%。对于医务人员和患者,有一点需要明确知道(特别是让患者明白):皮肤试验阳性仅说明存在IgE抗体,并不足以诊断临床过敏(血清抗体检测同理,见下文)。事实上,皮肤试验结果为阳性或可检测到抗体,在大量未经选择的人群中很常见,这证实免疫系统的致敏并不一定表现出临床症状。然而,当有严重过敏反应病史,或对单一食物摄入产生严重过敏反应且皮肤试验结果为阳性时,阳性皮肤试验结果可以被视为确切诊断结果,不需要进一步的过敏试验。关于皮肤点刺试验不良反应的报道很罕见,但有趣的是,这些报道几乎都涉及气传过敏原提取物。如果过敏科医生担心皮肤试验引起不良反应,可利用市售皮肤试验提取物,它们很容易被稀释,稀释物也很方便用于滴定皮肤试验。甚至有一些初步证据表明,稀释滴定皮肤试验可以用来提高食物激发试验的预测准确度。

小于3岁的儿童的阴性预测准确度通常不如年龄较大的儿童高,可能在80%~85%的范围内。然而,在这个年龄段,皮肤试验的阳性预测准确度对鸡蛋、牛奶、花生的测试很有用。在不到2岁的儿童中,Hill团队报道称,针对这些食物(只有这三种食物)的皮肤试验如出现直径大于8 mm的风团,可100%诊断激发试验受试者的临床反应。相比之下,Wainstein等报道,皮肤点刺试验的风团直径大于8 mm的特异性没那么高,并认为可能需要在特定患者群体的背景中解释。合理且实用的方法是仔细了解病史,包括询问年幼时讨厌的食物,密切关注阳性皮肤试验结果,同时小心别遗漏这个年龄段的阴性试验结果,尤其是那些与病史相关的试验。在获得完整病史后(参见第19章),应根据这些细节选择要应用的皮肤试验。作为选择的一部分,首先对儿童进行年龄和病史的分类,然后将已知的证据应用于选择试验和判断结果。

Kagan评估了47名对花生提取物的皮肤试验结果为阳性(即风团直径>3 mm)的儿童,这些儿童没有已知反应或意外摄入史。在这些儿童中,23名儿童(49%)的食物激发试验结果为阳性,引发了各种症状。因此需要注意,还有一半儿童的食物激发试验结果是阴性的,如果仅凭借皮肤试验的结果来规定饮食,限制花生摄入,那么所有这些儿童都会不必要地被剥夺食用花生的机会。从饮食中剔除花生存在许多重要问题,这些问题改变了学校、家庭、社区里的生活质量。这些问题包括患者需携带自我注射式肾上腺素。因此,本研究强调,诊断一定不要完全依赖皮肤试验或体外食物特异性抗体水平。

另一个常见问题是一种食物过敏能否表明其他过敏的存在,尤其是儿童的饮食尚未包含一些常见的食物过敏原。Dieguez使用皮肤点刺试验检查被诊断为牛奶过敏的儿童,观察他们中是否有人对鸡蛋过敏。他们发现,确实有一些儿童对鸡蛋过敏,所以他们建议应小心跟踪这群儿童的鸡蛋过敏的发展。这一观察接下来要求评估鸡蛋过敏的症状,以及牛奶过敏的好转情况。因此,当这两种皮肤试验结果为阳性的儿童长大时,需要进行持续的(长期的)皮肤测试、食物特异性抗体水平检测、食物激发试验。此外,过敏科医生通常对牛奶和鸡蛋过敏的儿童进行花生和坚果的皮肤试验,如果这些食物的皮肤试验结果是阳性,那么也需要持续评估。

这些研究强化了根据病史选择食物提取物进行皮肤试验的建议,而不是根据一组食物皮肤试验结果或血清抗体水平来进行检测。在特应性儿童(如特应性皮炎儿童)中,进行的试验越多,就越可能需要系统性评估大量阳性结果。尽管对幼儿尚未摄入的食物进行皮肤试验是适当的,但医疗服务提供者应该基于最好的证据做出明智选择(Fleischer 等未发表的研究)。

尽管过敏原提取物多年来已普遍改善,但有些提取物比其他提取物更可靠。人们已经可以制造主要食物(鸡蛋、牛奶、花生、坚果、一些谷物)的过敏原提取物,以便在皮肤试验中提供可预见、可重复的结果。仍然需要临床医生确定每批过敏原提取物中都包含活性过敏原。因为有多家生产商,所以验证每批投入使用的提取物就变得非常重要。有时,人们可能会购买到一瓶过敏原提取物,但里面没有足以被抗体检测到的物质,这可能会导致错误的解读。

当使用新鲜水果和蔬菜的提取物时,这种可靠性更是个问题。这些提取物的相关过敏原很难生产出来,原因是工业产物可能缺乏引发反应的相关蛋白质。更可取的方法是使用新鲜的食物。这种技术包括"点对点"和"液滴"试验技术。前者指先刺穿目标食物,然后刺破受试者的皮肤。试验要确保皮肤测试器械上有生的食物物质。"液滴"试验是将一滴新鲜食品液滴在皮肤上,然后使用合适的仪器刺入。这种方法的一个改进方案是将新鲜食物挤出的液体装在一个小容器中,使用注射器取一滴置于皮肤上,然后使用点刺或穿刺方法将试验装置穿过物质刺进皮肤。通常,这两个程序重复进行很有用。使用阴性对照物对试验也有帮助,以便将刺激性反应和真正的免疫反应区分开来。

进行皮肤点刺试验时还需要考虑许多其他因素。曾局部使用皮质类固醇治疗特应性皮炎的皮肤表面,比未经处理的皮肤表面,进行皮肤试验时产生的风团可能更小。如使用市售提取物进行皮肤试验,结果为阴性时,无法证实食物反应史,在得出食物特异性IgE抗体不存在的结论之前,通常应使用新鲜食物进行重复试验;这可能包括全脂牛奶和鸡蛋的皮肤试验(并在食物再次纳入饮食之前进行激发试验)。有证据表明,长期应用大剂量皮质类固醇进行全身治疗可能会使过敏原风团减小。对于没有市售提取物的坚果(如夏威夷果和松子),可用研钵和研杵磨粉,与稀释剂混合涂在皮肤上。香料是另一种重要的食物过敏原,需要在试验前提前准备。这些原始食材非标准化制剂的阳性结果很有价值,尤其是当它们的结果与病史一致时。如患者有可疑病史,但试验结果为阴性,需要在将食物再次纳入饮食前进行食物激发试验。

尽管有一些需要注意的地方,正确地进行皮肤试验仍是评估食物过敏的非常灵敏且重要的工具。它们非常实用,结果立即可用,由进行试验的人负责质量控制,它们比体外试验更灵敏。所有这些考量都使得它们非常实用和有效。

需要附加说明一下食物的皮内试验。对于绝大多数食物,当皮肤点刺试验结果为阴性时,没有研究证明皮内试验是有用的。最近,一些初步研究数据表明,对碳水化合物而不是食物蛋白产生反应的个体,其皮内试验结果呈阳性。这一领域的研究正在进行中,但对于绝大多数食物蛋白,皮内试验没有增加任何有用的信息,而且可能会比皮肤点刺试验引起更多不良反应。

临床摘要

进行皮肤试验时需要考虑的因素

- 当进行局部皮质类固醇治疗时,解读皮肤试验时应特别谨慎,风团可能比预期小。
- 若市售提取物皮肤试验不支持临床病史,可能需要用新鲜食物重复进行试验。这可能适用于牛奶和鸡蛋,一些研究者建议使用全脂牛奶和生鸡蛋或熟鸡蛋进行皮肤试验。
- 一些食物(如香料),甚至是一些坚果,因为没有市售提取物,需要由过敏科医生从食物中准备。
- 对具有可疑病史的阴性试验结果,需要在将食物再次纳入饮食前进行食物激发试验(参见上面的临床案例)。

体外试验

皮肤试验的许多阐述也适用于体外试验。试验的选择应该遵循病史,根据病史解释试验结果至关重要。体外试验可使用几种不同的术语,但术语的精确性将有助于试验者和患者使用和理解结果。通常使用的是"RAST"试验。RAST 是放射过敏原吸附试验的英文缩写,这是用于诊断的首批体外试验之一。"放射"这个词代表放射性,换句话说,这原本是一个使用放射性示踪技术的试验。现在已不再如此:当前试验应该被称为免疫试验。当前试验使用液相或固相试剂。目前被专家推崇的试验是 Phadia ImmunoCAP 试验,因为研究确认它的结果与双盲安慰剂对照食物激发试验具有相关性。该试验可检测外周血中某一食物特异性 IgE 的量,报告单位为 kU/L(实验室也以"分类水平"报告结果,但这些结果在临床实践中未被证明是有用的,应该忽略,而应关注与食物激发试验相关的具体水平)。

双盲安慰剂对照食物激发试验是诊断食物过敏的金标准(参见第 14 章),可以同时进行食物激发试验和免疫学检测来提高诊断的精度。使用皮肤试验和血清免疫学检测,可以减少食物激发试验的需求。然而,需要重点注意的是,这些预测值只适用于数量有限的食物,即鸡蛋、牛奶、花生、鱼和某些坚果。

一般来说,由于上述原因,皮肤试验似乎是最敏感的试验,但有一项研究证明,皮肤点刺试验和免疫试验有相似的敏感性和特异性。在某些情况下,应首选体外试验。这些情况包括显著的皮肤划痕症,泛发性皮肤疾病(特应性皮炎或全身性荨麻疹),因某些原因不能停止使用抗组胺药的患者,当地没有过敏科医生而无法进行皮肤试验。

第一个证明血清抗体水平对食物过敏诊断有用的是 Sampson 的两项重要研究,包括一项回顾性研究和一项前瞻性研究。他使用 CAP-RAST 荧光酶免疫测定法(当前试验的前身),证明了与皮肤点刺试验相比,食物特异性 IgE 的定量为鸡蛋、牛奶、花生、鱼类提供了更有用的预测准确度。这些研究都严格地执行了双盲安慰剂对照食物激发试验、皮肤试验、食物特异性抗体水平检测的标准。这是第一批建立阈值水平的研究,确定了 95% 的预测值。这些检测使得人们不用做那么多食物激发试验。对于临床医生而言,重要的是注意到这些方法有 95% 阈值,超过这个阈值的患者在食用致敏食物时可能在临床上无反应。相反,血清抗体水平不到 95% 阈值的患者可能仍有反应,应该提醒他们不要认为食用可疑食物是安全的。后来的研究试图建立较低水平的预测准确度,但没有哪个水平能够确保只要低于它就肯定不会发生反应。最近的研究表明,监测食物特异性 IgE 的水平,可能有助于预测个体长大后,对特定食物的过敏何时消失,此时就可进行激发试验,并可能出现阴性结果。在幼儿中,已经证明牛奶和鸡蛋的阈值水平较低,但所有这些研究都有重要的例外情况,这与纳入人群和食物过敏患病率有关(表 13-1)。食物特异性 IgE 的检测结果可以预测在限制饮食的儿童中,何时适合进行食物激发试验。

临床知识要点

优先选择体外试验的情况

- 广泛皮肤划痕症患者
- 特应性皮炎患者或全身性荨麻疹患者
- 不能停止使用抗组胺药的患者
- 当地没有过敏科医生而无法进行皮肤试验

表 13-1 食物特异性 IgE 的预测值

过敏原	决定点(kU_A/L)	重新激发值
鸡蛋	≥7.0	≤1.5

续表

过敏原	决定点(kU$_A$/L)	重新激发值
≤2岁	≥2.0	
牛奶	≥15.0	≤7.0
≤2岁	≥5.0	
花生	≥14.0	≤5.0
鱼	≥20.0	
坚果	≥15.0	<2.0

注意:
(1) 食物特异性 IgE 值低于所列诊断值的患者,可能会在食物激发试验后出现过敏反应。除非病史强烈表明耐受,否则应进行医生监督的食物激发试验,以确定儿童是否能安全摄入食物
(2) 这些诊断值源于许多研究;这些诊断值提供了实用的方法,来确定是否应该做食物激发试验。其他一些研究提出了其他水平值

Shek 等报道称,食物特异性抗体水平下降的速度,可能是何时进行鸡蛋和牛奶激发试验的良好预测指标。最近的研究也支持这个观点,即低水平的食物特异性抗体与食物过敏更早消失有关,这表明一些儿童的食物过敏表型(基因型也可能同样如此)与水平较高的儿童不同。这些研究结果使得临床医生的能力显得重要,临床医生需要选择并解释过敏试验,并且要具备相应的知识和经验来确定何时进行食物激发试验才会安全、结果呈阴性,以此来缩短规避食物的时长。表 13-2 提供了一种解释方法。当然还有其他解释,而且必须始终考虑个体的情况。然而,最重要的一点在于,当病史和食物激发试验或食物特异性血清抗体水平相矛盾时,不能让患者回家自行将致敏食物重新引入饮食中。在将可疑致敏食物重新引入之前,始终需要提供适当的预防措施和警示。

表 13-2 食物特异性血清免疫试验的推荐解读。在 Staffan Ahlstedt 博士的大力协助下创建

检测不到:用 ImmunoCAP 未检测到 IgE,单种可疑食物特异性 IgE 水平<0.35 kU/L
食物过敏的可能性较低,但必须考虑病史
如果有强烈可疑病史,请咨询过敏科医生。还要考虑引发症状的其他原因(注意:不要轻易告诉患者过敏试验结果为阴性——检测不到食物特异性 IgE 抗体并不代表过敏试验结果就是阴性的。当病史表明已经发生过敏反应时,须非常谨慎地建议患者在家中重新引入该食物)
一种或多种过敏原特异性 IgE 水平:0.35~5 kU/L(用 ImmunoCAP 检测)
可能对可疑食物出现反应
每个可检测的过敏原都必须作为症状激发物单独考虑
如果病史和血清抗体水平相互支持,则规避食物,教育患者、家人、护理人员,按医嘱开自我注射式肾上腺素
安排定期复查,应对意外接触,并定期重复检测血清抗体水平(可设定为每年)
最后一次反应后的某个时间(一年或更久,取决于患者的年龄)考虑在医学监测下进行食物激发试验
一种或多种过敏原特异性 IgE 水平:5~15 kU/L(用 ImmunoCAP 检测)
反应可能性显著
规避每种食物,教育患者、家人、护理人员,按医嘱开自我注射式肾上腺素
每 1~2 年重复一次 ImmunoCAP 检测,看过敏原水平是否下降到足以考虑进行食物激发试验
一种或多种过敏原特异性 IgE 水平:>15 kU/L(用 ImmunoCAP 检测)
对于大多数食物过敏原(如鸡蛋、牛奶、花生,还可能有坚果),反应可能性极高
规避食物,教育患者、家人、护理人员,按医嘱开自我注射式肾上腺素
每 1~2 年重复一次 ImmunoCAP 检测,看过敏原水平是否下降到足以考虑进行食物激发试验
有疑问时,不要摄入食物,在安全的地方安排食物激发试验观察
提醒患者/父母练习使用自我注射式肾上腺素,以便他们可以在出现危机时及时有效地处理

上面引用的研究,主要是应用于牛奶、鸡蛋、花生、某些鱼(但未对鱼进行详细研究)的过敏,应用于大豆和小麦的比较少,因为 Sampson 没有确定有用的预测值。直到最近,一些研究人员已经确定,若正确地使用坚果的阈值,将有助于实现适当饮食限制的目标,确定坚果激发试验的时机。虽然这些研究并不如 Sampson 的前瞻性研究那样严谨,没有对检测到的每个水平进行食物激发试验,但他们确实提供了实际的临床数据,可用于个别患者的管理。Fleischer 的研究提出,坚果过敏原水平<2 kU/L 时,激发试验可能是合理的,而过敏原水平>5 kU/L 预示着反应可能很高,应推迟进行食物激发试验。花生过敏的自然史研究表明,超过 20% 的特定人群的花生过敏将随着年龄增长而消失,而在类似的坚果过敏儿童中,消失率约为 5%。这些观察有助于确定和预测该如何利用免疫分析的结果。Knight 等发表了一项研究,表明鸡蛋清的皮肤试验风团大小和食物特异性抗体水平,可能有助于临床医生确定食物激发试验的适当时间。

人们正在研究其他体外试验方法,但尚未被证明在临床上有用,其中包括嗜碱性粒细胞组胺释放试验和肠肥大细胞组胺释放试验。嗜碱性粒细胞组胺释放试验实际上并不是一个新测试,其已在研究应用中使用了几十年。过去,曾有人声称淋巴细胞刺激试验对于鉴定食物过敏有用。这些结果尚未得到重复,尚未证实这种方法的临床实用性。然而,研究者正在使用其他假设来研究细胞群和反应。Turcanu 等发现,在花生过敏患者中,T 细胞和 B 细胞对花生过敏的反应是相关的。Shreffler 等报道,调节性 T 细胞(Treg)在牛奶过敏患者中大量出现,与不太严重的牛奶过敏相关。

对于食物和气传过敏原临床反应的体外试验,有很多令人兴奋的新方法。目标是提高诊断的准确度,尤其是敏感性、特异性,以及试验的阳性与阴性预测准确度,以减少患者对食物激发试验的需求,重要之处在于预测食物过敏何时消失。

人们正在研究组分诊断试验,已有初步研究结果。该方法是检测针对个别过敏原表位的抗体反应,以建立个体致敏谱及食物过敏个体的特定表型。该方法通过微阵列技术分析表位(过敏原蛋白组分),来预测受试者是否会对摄入的食物发生反应。目前正在通过研究决定哪些表位是最重要的且临床意义显著。试验目的是描述患者的异质性,并预测临床上明显的食物过敏(症状敏感),而不是无症状的过敏原致敏(无症状致敏)。到目前为止,已经确定了芹菜根、花生、榛子的几个重要抗原表位,其他食物正在研究中。对食物抗体进行分子研究的另一个结果表明,如果个体对线性或序列表位(而不是构象表位)有反应,则更有可能是持久性食物过敏。线性表位是主要的氨基酸序列,不受常规烹饪的影响,而构象表位蛋白的折叠结构可能会受加热的影响。现在正在利用微阵列技术对这些发现进行研究,用于识别食物过敏症状已消退的患者,但目前临床上还不可用。

临床案例 2

一名 4 岁男孩从 1 岁开始对鸡蛋过敏。当他第一次被喂食炒鸡蛋时,最初的症状是荨麻疹和呕吐。在此次就诊前约 3 个月,他在监督下用煮熟的鸡蛋进行了激发试验。当时,他的皮肤上的风团直径平均为 4 mm,他的鸡蛋特异性血清抗体水平为 2.2 kU/L。摄入的鸡蛋大约为 2 g 时他主诉腹痛,约 15 min 后他开始暴发荨麻疹,并且遍及全身。母亲询问了是否可用鸡蛋烘焙食品进行激发试验,因为男孩最近吃了几口鸡蛋松饼,并没有任何症状。接下来的激发试验用做好的煎饼进行,母亲用 2 个鸡蛋做了 12 个煎饼。男孩吃了 3 个煎饼,可以耐受,然后称自己吃饱了。2 h 内没有观察到症状。因此,在此期间他耐受了大约半个鸡蛋做成的煎饼。母亲被指导用大约半个鸡蛋做成的各种烘焙食品喂食,在男孩耐受几周之后,开始缓慢逐渐增加鸡蛋。早期的研究表明,在一组可能对构象表位而不是线性或序列表位起反应的鸡蛋过敏儿童中,这种方法可快速消退鸡蛋过敏(在牛奶过敏儿童中也观察到这种情况)(这些儿童可能有较低的鸡蛋(或牛奶)特异性 IgE 抗体水平,但这一假设需要进一步数据的确认)。

很多机构和研究人员一直在使用体外 IgG 试验诊断食物过敏和食物不耐受(后一术语在此背景中没有具体定义)。其中一些试验有"脚注",明确说明这些试验不应用于 IgE 介导的食物过敏诊断。他们所确定的仅仅是个体对食物蛋白产生 IgG 抗体的能力,而这是一种正常的免疫反应,因此,他们的测试目的是什么,完全让人无法理解。如果针对食物蛋白的 IgG 试验没有阳性结果,医生应该立即关注免疫缺陷,或认为试验不正确。在影响肠道蛋白质吸收的疾病（如乳糜泻和炎症性肠病）中,血清中食物特异性 IgG 水平可能会升高。目前,这些试验不应在临床实践中使用,那些声称试验有效的人应通过有恰当对照的激发试验来验证其结果。通常,这些试验不涵盖在医保内,患者的经济负担可能非常大。欧洲变态反应与临床免疫学学会（EAACI）在 2008 年对此发表了一份强有力的声明,这份声明得到了美国过敏、哮喘和免疫学学会（AAAAI）的支持。IgG4（IgG 的一个亚类）可能会为食物耐受性而不是过敏反应提供一些信息,也可能表明调节性细胞和介质被激活。IgE 和 IgG4 的比率（IgE：IgG4）可能具有临床效用,但这个假说有待对照研究确认。

参 考 文 献

[1] Liu A, Jaramillo R, Sicherer SH, et al. National prevalence and risk factors for food allergy and relationship to asthma: Results from the National Health and Nutrition Examination Survey 2005-2006. J Allergy Clin Immunol 2010;126:298-806.

[2] Arbes SJ, Gergen PJ, Elliott L, et al. Prevalence of positive skin test responses to 10 common allergens in the US population: Results from the Third National Health and Nutrition Examination Survey. J Allergy Clin Immunol 2005;116:377-83.

[3] Sampson HA. Food allergy. Part 1: Immunopathogenesis and clinical disorders. J Allergy Clin Immunol 1999;103:717-29.

[4] Sampson HA. Food allergy. Part 2: Diagnosis and Management. J Allergy Clin Immunol 1999;103:981-89.

[5] Liccardi G, D'Amato D, Canonica GW, et al. Systemic reactions from skin testing:literature review. J Investig Allergol Clin Immunol 2006;16:75-8.

[6] Tripodi S, Di Rienzo Businco A, Alessandri C, et al. Predicting the outcome of oral food challenges with hen's egg through skin test end-pint titration. Clin Exptl Allergy 2009;39:1225-33.

[7] Sporik R, Hill DJ, Hosking CS. Specificity of allergen skin testing in predicting positive open food challenges to milk,egg and peanut in children. Clin Exp Allergy 2000;30:1540-6.

[8] Hill DJ, Hosking CS, Reyes-Benito MLV. Reducing the need for food allergen challenges in young children-comparison of in vitro with in vivo tests. Clin Exp Allergy 2001;31:1031-5.

[9] Wainstein BK, Yee A, Jelley D, et al. Combining skin prick, immediate skin application and specific IgE testing in the diagnosis of peanut allergy in children. Pediatr Allergy Immunol 2007;18:231-9

[10] Kagan, R, Hayami D, Lawrence J, et al. The predictive value of a positive skin prick test to peanut in atopic, peanut-naïve children. Ann Allergy Asthma Immunol 2003;90:640-45.

[11] Dieguez MC, Cerecedo I, Muriel A, et al. Skin prick test predictive value on the outcome of a first known egg exposure in milk-allergic children. Pediatr Allergy Immunol 2008;19:319-24.

[12] Ortolani C, Ispano M, Pastorello EA, et al. Comparison of results of skin prick tests(with fresh foods and commercial food extracts)and RAST in 100 patients with oral allergy syndrome. J Allergy Clin Immunol 1989;83:683-90.

[13] Pastorello E, Ortolani C, Farioli L, et al. Allergenic cross-reactivity among peach, apricot, plum, and cherry in patients with oral allergy syndrome: an in vivo and in vitro study. J Allergy Clin Immunol 1994;94:699-707.

[14] Rance F, Juchet A, Bremont F, et al. Correlations between skin prick tests using commercial extracts and fresh foods, specific IgE, and food challenges. Allergy 1997;52:1031-5.

[15] Rosen J, Selcow J, Mendelson L, et al. Skin testing with natural foods in patients suspected of having

food allergies ... is it necessary? J Allergy Clin Immunol 1994;93:1068-70.

[16] Chung CH, Mirakhur B, Chan E, et al. Cetuximab induced anaphylaxis and IgE specific for galactose alpha 1,3 galactose. N Engl J Med 2008;358:1109-17.

[17] Commins SP, Santinover SM, Hosen J, et al. Delayed anaphylaxis, angioedema or urticaria after consumption of red meat in patients with IgE antibodies specific for galactose-a-1,3-galactose. J Allergy Clin Immunol 2009;123:426-33.

[18] Sampson HA, Ho DG. Relationship between food-specific IgE concentrations and the risk of positive food challenges in children and adolescents. J Allergy Clin Immunol 1997;100:444-51.

[19] Sampson HA. Utility of food-specific IgE concentrations in predicting symptomatic food allergy. J Allergy Clin Immunol 2001;107:891-6.

[20] Sicherer SH, Sampson HA. Cow's milk protein-specific IgE concentrations in two age groups of milk-allergic children and in children achieving clinical tolerance. Clin Exptl Allergy 1999;29:507-12.

[21] van der Gugten A, den Otter M, Meijer Y, et al. Usefulness of specific IgE levels in predicting cow's milk allergy. J Allergy Clin Immunol 2008;121:631-3.

[22] Garcia-Ara C, Boyano-Martinez T, Diaz-Pena JM, et al. Specific IgE levels in the diagnosis of immediate hypersensitivity to cows' milk protein in the infant. J Allergy Clin Immunol 2001;107:185-90.

[23] Boyano-Martinez T, Garcia-Ara C, Diaz-Pena JM, et al. Validity of specific IgE antibodies in children with egg allergy. Clin Exptl Allergy 2001;31:1464-9.

[24] Shek LPC, Soderstrom L, Ahlstedt S, et al. Determination of food specific IgE levels over time can predict the development of tolerance in cow's milk and hens' egg allergy. J Allergy Clin Immunol 2004;114:387-91.

[25] Perry TT, Matsui EC, Conover-Walker MK, et al. The relationship of allergen specific IgE levels and oral food challenge outcome. J Allergy Clin Immunol 2004;113:144-9.

[26] Skirpak J, Matsui EC, Mudd K, et al. The natural history of IgE-mediated cow's milk allergy. J Allergy Clin Immunol 2007;120:1172-7.

[27] Savage JH, Matsui E, Skripak JM, et al. The natural history of egg allergy. J Allergy Clin Immunol 2007;120:1413-7.

[28] Rottem M, Shostak D, Foldi S. The predictive value of specific immunoglobulin E on the outcome of milk allergy. Israel Med Assn J 2008;10:862-4.

[29] Clark AT, Ewan PW. Interpretation of tests for nut allergy in one thousand patients in relation to allergy or tolerance. Clin Exp Allergy 2003;33:1041-5.

[30] Fleischer DM, Conover-Walker MK, Matsui EC, et al. The natural history of tree nut allergy. J Allergy Clin Immunol 2005;116:1087-93.

[31] Fleischer DM. The natural history of peanut and tree nut allergy. Current Allergy Asthma Reports 2007;7:175-81.

[32] Maloney JM, Rudengren M, Ahlstedt S, et al. The use of serum-specific IgE measurements for the diagnosis of peanut, tree nut, and seed allergy. J Allergy Clin Immunol 2008;122:145-51.

[33] Fleischer DM, Conover-Walker MK, Christie L, et al. The natural progression of peanut allergy resolution and the possibility of recurrence. J Allergy Clin Immunol 2003;112:183-9.

[34] Fleischer DM, Conover-Walker MK, Christie L, et al. Peanut allergy: recurrence and its management. J Allergy Clin Immunol 2004;114:1195-210.

[35] Knight AK, Shreffler WG, Sampson HA, et al. Skin prick test to egg white provides additional

[36] May CD. High spontaneous release of histamine in-vitro from leukocytes of persons hypersensitive to food. J Allergy Clin Immunol 1976;58:432-7.

[37] Sampson HA,Broadbent K,Berhnisel-Broadbent J. Spontaneous release of histamine from basophils and histamine-releasing factor in patients with atopic dermatitis and food hypersensitivity. New Engl J Med 1989;321:228-32.

[38] Turcanu V,Winterbotham M,Kelleher P,et al. Peanut-specific B and T cell responses are correlated in peanut allergic but not in non-allergic individuals. Clin Exptl Allergy 2008;38:1132-9.

[39] Shreffler WG,Wanich M,Maloney M,et al. Association of allergen-specific regulatory T cells with the onset of clinical tolerance to milk protein. J Allergy Clin Immunol 2009;123:43-52.

[40] Bauermseister K,Ballmer-Weber BK,Bublin M,et al. Assessment of component resolved in vitro diagnosis of celeriac allergy. J Allergy Clin Immunol 2009;124:166-81.

[41] Nicolaou N,Poorafshar M,Clare M,et al. Allergy or tolerance in children sensitized to peanut: prevalence and differentiation using component-resolved diagnostics. J Allergy Clin Immunol 2010;125:191-7.

[42] Hansen KS,Ballmer-Weber BK,Sastre J,et al. Component-resolved in vitro diagnosis of hazelnut allergy in Europe. J Allergy Clin Immunol 2009;123:1134-41.

[43] Chatchatee P,Jarvinen K-M,Bardina L,et al. Identification of IgE-and IgG binding epitopes on αs1-casein:differences in patients with persistent and transient cow's milk allergy. J Allergy Clin Immunol 2001;107:379-83.

[44] Chatchatee P,Jarvinen KM,Bardina L,et al. Identification of IgE and IgG binding epitopes on beta- and kappa-casein in cow's milk allergic patients. Clin Exptl Allergy 2001;31:1256-62.

[45] Vila L,Beyer K,Jarvinen K-M,et al. Role of conformational and linear epitopes in the achievement of tolerance in cow's milk allergy. Clin Exptl Allergy 2001;31:1599-606.

[46] Jarvinen KM,Beyer K,Vila L,et al. B-cell epitopes as a screening instrument for persistent cow's milk allergy. J Allergy Clin Immunol 2002;110:293-7.

[47] Beyer K,Ellman-Grunther L,Jarvinen K-M,et al. Measurement of peptide-specific IgE as an additional tool in identifying patients with clinical reactivity to peanuts. J Allergy Clin Immunol 2003;112:202-7.

[48] Cocco RR,Jarvinen K-M,Sampson HA,et al. Mutational analysis of major, sequential IgE-binding epitopes in αs1-casein,a major cow's milk allergen. J Allergy Clin Immunol 2003;112:433-7.

[49] Shreffler WG,Beyer K,Chu T-HT,et al. Microarray immunoassay:association of clinical history,in vitro IgE function,and heterogeneity of allergenic peanut epitopes. J Allergy Clin Immunol 2004;113:446-82.

[50] Shreffler WG, Lencer DA, Bardina L, et al. IgE and IgG4 epitope mapping by microarray immunoassay reveals the diversity of immune response to the peanut allergen,Ara h 2. J Allergy Clin Immunol 2005;116:893-9.

[51] Cocco RR,Marvinen KM,Han N,et al. Mutational analysis of immunoglobulin E-binding epitopes of beta-casein and beta-lactoglobulin showed a heterogeneous pattern of critical amino acids between individual patients and pooled sera. Clin Exptl Allergy 2007;35:831-8.

[52] Jarvinen K-M,Beyer K,Vila L,et al. Specificity of IgE antibodies to sequential epitopes of hen's egg ovomucoid as a marker for persistence of egg allergy. Allergy 2007;62:758-65.

[53] Cerecedo I,Zamora J,Shreffler WG,et al. Mapping of the IgE and IgG4 sequential epitopes of milk

allergens with a peptide microarray-based immunoassay. J Allergy Clin Immunol 2008;122:589-94.

[54] Stapel SO, Asero R, Ballmer-Weber BK, et al. Testing for IgG4 against foods is not recommended as a diagnostic tool. EAACI task force report. Allergy 2008;63:793-6.

[55] Bock SA. AAAAI support of the EAACI Position Paper on IgG4. J Allergy Clin Immunology 2010;125:1410.

[56] Tomicic S, Norrman G, Flath-Magnusson K, et al. High levels of IgG4 antibodies to foods during infancy are associate with tolerance to corresponding foods later in life. Pediatr Allergy Immunol 2009;20:35-41.

[57] Ruiter B, Knol EF, van Neerven RJJ, et al. Maintenance of tolerance to cow's milk in atopic individuals is characterized by high levels of specific immunoglobulin G4. Clin Exptl Allergy 2007;27:1103-10.

第十四章　口服食物激发试验流程

Gideon Lack
George Du Toit
Mary Feeney

关键概念

- 口服食物激发试验（特别是双盲安慰剂对照食物激发试验）是公认的客观诊断速发型和迟发型食物过敏的金标准。
- 口服食物激发试验意在从临床上证明过敏或者耐受性，以实现安全地扩展饮食或合理规避过敏原。
- 需根据临床病史、患者年龄和指标反应发生的相关因素，选择特定的试验设计。
- 使用标准化流程，可得到安全和客观的试验结果。

世界过敏组织（WAO）将所有对食物产生的不良反应都定义为食物超敏反应，而食物过敏反应又可以进一步划分为免疫介导反应（食物过敏）和非免疫介导反应（食物不耐受）。食物过敏反应大致可以分为免疫球蛋白E（IgE）介导反应（速发型）和非 IgE 介导反应（迟发型）（表 14-1）。

表 14-1　食物过敏反应的分类

由 IgE 介导，速发型症状与体征	
胃肠道	胃肠道的严重过敏反应：症状包括呕吐、腹痛和/或腹泻
皮肤	荨麻疹、血管性水肿、瘙痒、麻疹样皮疹、皮肤发红
呼吸	急性鼻结膜炎、喘息、咳嗽、喘鸣
全身性	严重过敏反应
IgE 和细胞共同介导，速发型-迟发型症状和体征	
胃肠道	嗜酸性粒细胞性食管炎
皮肤	特异性湿疹/皮炎
细胞介导，速发型-迟发型症状和体征	
胃肠道	食物蛋白诱发性小肠结肠炎，食物蛋白诱发性直肠结肠炎，食物蛋白诱发性肠病综合征——可能伴有"脓毒症"的临床征象
呼吸	食物诱发的肺含铁血黄素沉着症（海纳综合征，少见）——肺含铁血黄素沉着症或者下呼吸道出血
机制不确定，速发型-迟发型症状和体征	
胃肠道动力障碍	胃食管反流* 便秘* 婴儿急性腹痛*

*关联性仍有争议

食物过敏反应的诊断需结合多种诊断方式，例如临床病史、体格检查、过敏测试。在只能做出模棱两可的诊断时,可使用口服食物激发试验。口服食物激发试验(特别是双盲安慰剂对照食物激发试验——DBPCFC)代表了公认的客观诊断速发型和迟发型食物过敏的金标准。

基本原理

口服食物激发试验是旨在实现安全拓宽饮食范围、合理规避过敏原的诊断测试;为了实现这一目的,口服食物激发试验希望能够得到明确且无可争辩的结果,要么是"耐受",要么是"过敏"。结果可能会有IgE介导或非IgE介导反应的症状与体征。

口服食物激发试验的指征

口服食物激发试验的指征多种多样,但大致可以分为两类,即机体对某一食物的反应状态是过敏还是耐受,并且对于这一点无法确定。表14-2中列出了相关说明。

表14-2 口服食物激发试验的指征

指 征	说 明
为了确定耐受	1. 怀疑过敏已经随年龄增长而消失,例如,那些以前对鸡蛋过敏的儿童现在过敏测试结果阳性率不断下降 2. 在某些情况下对食物的某种形式耐受,但对其他形式不耐受,例如能够耐受蛋糕内经过烘焙的鸡蛋,但是炒鸡蛋会引发过敏反应 3. 过敏测试显示耐受,但是从来没有吃过该种食物,并且患者或父母十分谨慎,家里不会引入这种食物 4. 怀疑发生交叉过敏反应,例如,儿童对小麦的IgE试验结果呈低阳性,但对草花粉的IgE试验结果呈高阳性 5. 当怀疑一种或者多种食物导致了迟发型过敏症状而限制饮食时,例如湿疹、胃食管反流 6. 建立过敏原蛋白质的耐受阈值(目前仅限于研究中) 7. 患者维持多项饮食限制,但只有主观症状
为了确定过敏	1. 怀疑是食物过敏反应,但进行了皮肤点刺试验和特异性IgE试验,原因仍然不确定,例如,患者采用多种食物混合式膳食 2. 怀疑是食物过敏反应,但在食用某种特定食物时出现了模棱两可或者不一致的症状
监测疗效	用于科研,评估免疫调节治疗引起的反应

有人建议,临床医生在已经确定过敏的儿童和成人身上进行口服食物激发试验(OFC)时,目标应该是使得阳性与阴性结果之比达到50%。这一结果表明,参与口服食物激发试验的患者,如口服食物激发试验结果为阴性,其风险/效益值会最高。口服食物激发试验并非完全无风险,还可能会诱发严重反应,偶尔甚至危及生命,而更常见的情况是引发较轻的症状,例如特应性皮炎恶化。这类试验费时费力。因此,为了使口服食物激发试验需求最小化,应首先采用已有的诊断方法,其中采集临床病史最为有用。然而,在某些情况下,临床病史的作用也可能相当有限,例如某种食物从未被食用。临床病史也依赖于存疑的疾病和疑似过敏诱因。例如,若在摄入花生后不久发生荨麻疹和水肿,就非常有可能被诊断为花生过敏,但是食用小麦后4 h发生的腹部疼痛则不太可能被确诊为IgE介导的小麦过敏。

如果通过临床病史只能得出模棱两可的诊断结果,随后就应采用可靠的过敏测试(例如皮肤点刺试验或特异性IgE试验)来协助获得患者经测试后过敏或耐受的概率。为了让这一过程便捷完成(至少对于速发型过敏而言),需要尽可能确定阳性和阴性预测值(PPV、NPV);目前已有诊断鸡蛋、牛奶、花生、鱼过敏的预测值（90%或95%准确度）（表14-3）。尚缺乏其他常见食物过敏原（如大豆和小麦）的预测值。当诊断速发型过敏时，使用过敏试验预测值明显减少了诊断性饮食摄入的需要，但这些预测值不能用于迟发型食物诱发性过敏反应的诊断。预测性诊断值会受到多种变量的显著影响，例如患者年龄和特应性表型、湿疹。因此，如果针对特定人群对该值进行了验证，数据将会更为准确。另一种解决这个问题的方法是使用似然比（LR）。试验结果的似然比，指的是过敏患者试验结果呈阳性的可能性，与无食物过敏的患者试验结果呈阳性的可能性的比值。在不同中心里，研究者为特定食物建立了似然比。这种方法的优势在于，似然比独立于测试病症的发病率。因此，在三级医疗中心和初级医疗中心里，似然比均可用于计算患病的可能性。在用似然比解释患者的测试结果之前，必须估测他们的先验概率。这一概率是指在得到任何试验结果之前，仅仅基于他们的临床表现和风险因素来判断他们患食物过敏的可能性。受试者的食物过敏后验概率可以通过统计学列线图得出（图14-1）。列线图考虑到了该受试者的先验概率，以及测试结果所对应的似然比。使用这些数值，结合临床病史，可以对70%的患者做出准确的食物过敏诊断。

尽管使用了上述测试，仍常需要进行口服食物激发试验，以便能准确诊断食物过敏或耐受。

表14-3 食物特异性 IgE 试验和皮肤点刺试验的阳性预测值*

≥95%的特异性 IgE 水平（kU/L）阳性预测值	
鸡蛋	7
≤2 岁的婴儿	2
牛奶	15
≤2 岁的婴儿	5
花生	15
坚果	15
鱼	20
≥95%的皮肤点刺试验阳性预测值（风团直径以毫米计）	
鸡蛋	8
≤2 岁的婴儿	6
牛奶	7
≤2 岁的婴儿	5
花生	8
≤2 岁的婴儿	4

*过敏测试结果阴性（特异性 IgE 水平＜0.3 kU/L 和（或）皮肤点刺试验阴性）可能仍然与临床反应相关。因此，不能脱离完整的临床病史来解读过敏试验

口服食物激发试验：设计和方法

口服食物激发试验的设计和方法种类很多，且受到促使进行该试验的指征影响。然而重要的是，人们需要记住，本质上，监管下的口服食物激发试验仅仅需要患者接触不同剂量的食物过敏原并确保安全，如果患者最初耐受，则会在后续几天继续食用食物。口服食物激发试验可以诊断疑似 IgE 介导的速发型症状和非 IgE 介导的迟发型症状。在这两种情况下，这些激发试验大体相似，但是会有几处重要的差异（针对非 IgE 介导症状的注意事项，在"评估非 IgE 介导（迟发型）食物过敏反应的口服食物激发试验"相关内容中有详细说明）。根据临床病史、患者年龄，以及指标反应时的相关因素，医生选定一种激发试验设计。表14-4 中描述了改良某一特定设计时可选择的变量和相关注意事项。

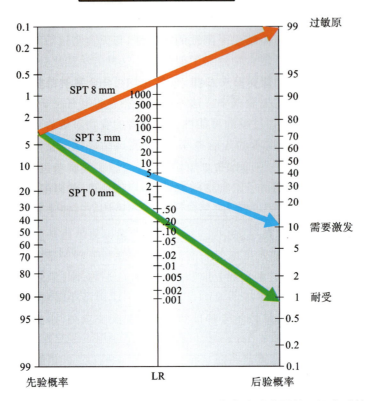

图 14-1 使用似然比诊断鸡蛋过敏。考虑如下情况：一名 3 岁儿童从未吃过鸡蛋并且没有过敏。先验概率估计为 2.5%（儿童时期患病率）。似然比的选择需根据皮肤点刺试验（SPT）结果决定。如 SPT 结果为 8 mm，似然比高，因此鸡蛋过敏的后验概率＞99%：这名儿童被认为是过敏性。若 SPT 结果为 3 mm，似然比值中等，因此该儿童的鸡蛋过敏后验概率是 10%。诊断仍然存疑并且需要双盲安慰剂对照食物激发试验。SPT 结果为 0 mm 时，后验概率＜1%，因此该儿童会被视为有耐受性。图片来源于 Lack G. Clinical Practice. Food Allergy. N Engl J Med. 2008;359(12):1252-60，得到授权

表 14-4 与口服食物激发试验相关的变量

与口服食物激发试验相关的变量	
设计 • 开放性试验（单一剂量或者增量式） • 盲检（单盲试验或者双盲试验）	根据指征和口服食物激发试验的目的选择设计（参见"选择开放性口服食物激发试验或盲检"相关内容）
口服食物激发试验食物形式	口服食物激发试验食物应尽可能复制该食物通常的食用形式，或者食物参与过敏反应的形式 食物加工和食物基质能够明显影响食物的过敏性，例如，烘焙鸡蛋和生鸡蛋就不同。诊断花粉-食物综合征的口服食物激发试验，应采用新鲜水果和蔬菜，因为相关蛋白质通常不耐热
食物基质的选择	严格避免使用对该患者具有致敏性的食材 使用的成分种类应该尽可能减少 以便于管理的分量提供足够的过敏原蛋白（参见表 14-6） 对于安慰剂食物，其感官特性应该尽可能复制口服食物激发试验有效食物

续表

剂量	
• 剂量数	• 如果预期会出现阴性结果,并且没有安全问题,则使用一剂是合适的。否则,应采用递增剂量式设置,逐步增加与食物过敏原的接触,以提高安全性
• 起始剂量	• 对于阈值研究或严重反应风险较高的患者,从小剂量开始,较高的初始剂量则在临床环境中更为实用
• 最高剂量	• 选择与年龄相适应的食物分量,更建议在允许范围内选择大分量(参见表 14-6)
• 剂量间的时间间隔	• 速发型症状至少需 15 min,迟发型症状需 24~48 h。根据患者病史调整间隔
• 口服食物激发试验总时长	• 在 2 h(速发型症状)和 1~4 周(迟发型症状)之间
地点	该选项的选择取决于相关风险,以及识别与处理过敏反应的能力。饮食物料的因素也很重要,例如双盲安慰剂对照食物激发试验就很难在家庭环境中实现
• 日间病床	低风险激发试验、合作患者
• 住院	高风险激发试验,例如 FPIES
• 家	低风险激发试验,迟发型症状
口服食物激发试验结果解释	口服食物激发试验结果可能很快就明显出现,即摄入后 1 h 内由 IgE 介导的免疫机制诱导。食物诱发的迟发型过敏反应可能会在数小时或者数日内出现(参见表 14-10)
患者相关变量	
口服食物激发试验指征	有很多进行口服食物激发试验的指征,列于表 14-2
已知最后反应的临床病史 速发型或迟发型症状 症状严重性 其他相关疾病(如哮喘)	这些因素中的一种或多种被证明会影响过敏反应的严重程度
年龄	患者的年龄将会影响食物类型、食物量、进食次数。与年龄较大的儿童和成人相比,年龄较小的儿童可能不需要那么严格的盲检

选择开放性口服食物激发试验或盲检

开放性口服食物激发试验模拟了"现实生活"中接触食物的情况,区别是试验在受到监测的环境中进行。患者会以开放性的方式——既无掩盖且非盲——来进食(表 14-5、表 14-6)激发的食物,食物量与年龄相适宜。根据风险状况,可以在一餐内进行,或者逐渐增量(增量的口服食物激发试验)。开放性口服食物激发试验通常导致高偏差,因为患者和观察者(临床医生)都知道试验有什么物质。不过,开放性口服食物激发试验的优势在于易于进行,并且能在形式、数量、接触方式等方面复制"现实生活"中接触食物的情况。开放性口服食物激发试验的阴性预测值很高,即结果为阴性时,该患者很有可能对这种食物具有耐受性。如果能得到确凿无疑的阳性结果(同时注意到主观、客观症状和体征),也非常有用。如果开放性口服食物激发试验只得到"非典型"或"主观性"症状,就没有多大帮助,并且必须在之后进行盲检。有一项研究报道称,在一组年龄为 1~15 岁的儿童中,开放性口服食物激发试验的结果中阳性者比双盲安慰剂对照食物激发试验的结果中阳性者要多 27%。在婴儿和小于 3 岁的儿童中,主观性症状出现频率较少,因此推荐在这个年龄段进行开放性口服食物激发试验;它们在食物过敏的初步筛选中也非常有用。

盲检可以采用单盲或者双盲试验。理想情况下,食物的盲检应排除所有口味、气味、质地、外观(均匀、颜色、形状)方面的影响因素。安慰剂和活性(含有过敏原)食物应该是无法区分的,即必须改造活性食物使其与安慰剂在各个方面都十分相似,反之亦然。

单盲试验需要隐藏激发食物,这样患者或年幼儿童的家人或看护者不知道他们吃了什么。安慰剂食物也可被纳入设计中。但进行试验的工作人员是非盲的。单盲试验减少了(但是并没有消除)患者报告主观性症状方面的偏差,但是不能控制父母或者工作人员对观察者偏差的任何影响。

当盲检过程纳入患者、家人、看护者、工作人员时,就是双盲安慰剂对照食物激发试验。尽管双盲安慰剂对照食物激发试验被认为是诊断方式的金标准,但此类试验需要额外的设施和熟练的医疗、护理、饮食团队,尤其需要营养师研制、准备、储存盲检食谱,并且在必要时重制剂量。在盲检期间,患者和观察者都不知道哪份是活性食物、哪份是安慰剂(这些由第三方准备,通常是一名经验丰富的营养师)。(活性食物或者安慰剂的)剂量顺序是随机的,并且直到试验完成后才揭盲;得到的结果是阴性时,只有在所有剂量都消耗掉,且观察窗口期已过去才揭盲;但是结果是阳性时,揭盲过程就更快出现。双盲安慰剂对照食物激发试验出现模棱两可的症状时,应重复最后一剂进行试验(只有准备食物的营养师会知道该剂是活性食物还是安慰剂)。这一严格的流程能够防止双方的报告偏差。为了向患者公开证明耐受性,双盲安慰剂对照食物激发试验出现阴性结果后,都应该以自然或者"现实生活"的形式公开喂食相应食物,且食物量与年龄相适宜。

表 14-5　开放性口服食物激发试验中通常用于隐藏过敏原的食物(取决于其他食物过敏原)

牛奶	氨基酸配方奶粉、深度水解配方奶粉、大豆配方奶粉
豆奶	氨基酸配方奶粉、深度水解配方奶粉、牛奶
鸡蛋	调和在酸奶内、作为蛋糕或饼干的成分、土豆泥
花生	味道浓烈的饼干或蛋糕、巧克力布丁、水果奶昔
小麦	替代用的无麸质、无小麦产品,如面食、饼干、燕麦饼
芝麻	鹰嘴豆、巧克力布丁、大豆甜点、扁豆汤、牛肉汉堡
水生贝壳类动物	牛肉汉堡、味道浓烈的酱料
肉	用"替代肉"制作的汉堡
色素或防腐剂	水果汁、蔬菜汁
水果或蔬菜	与其他味道强烈的水果或蔬菜混合

表 14-6　常见食物过敏原的开放性口服激发试验剂量

过敏原	EAACI 提议的初始剂量		开放性口服食物激发试验的总累积剂量
	初始剂量	剂量增量	与年龄相宜的分量大小*
花生	0.1 mg	0.1 g、0.25 g、0.5 g、1 g、2 g、4 g、8 g、20 g	1~2 茶匙(15~30 g)花生酱
牛奶	0.1 mL	0.5 mL、1 mL、2 mL、5 mL、10 mL、20 mL、40 mL、100 mL、180~240 mL	180~240 mL(6~8 oz)牛奶或婴儿配方奶粉 1/2~1 杯酸奶 1/2~1 杯干酪 15~30 g(1/2~1 oz)硬质奶酪
鸡蛋	1 mg	1 g、2 g、5 g、10 g、20 g、60 g	1 只白煮蛋或炒鸡蛋(60 g) 1 片法式吐司(每片 1 只鸡蛋)
鳕鱼	5 mg	1 g、2 g、5 g、10 g、15 g、30 g、60 g	60~90 g(2~3 oz)熟鱼肉
小麦	100 mg	1 g、2 g、5 g、10 g、25 g、80 g 1 g、3 g、6 g、20 g	1/2~1 杯熟的意大利面 15~30 g(1/2~1 oz)以小麦为基础的麦片食品 1/2~1 片面包 1/2~1 块松饼或面包卷

续表

EAACI 提议的初始剂量		开放性口服食物激发试验的总累积剂量	
过敏原	初始剂量	剂量增量	与年龄相宜的分量大小*
大豆	1 mg	0.5 mL、1 mL、2 mL、5 mL、10 mL、20 mL、40 mL、100 mL	1/2~1 杯豆浆 1/2~1 杯豆腐
虾	5 mg	0.5 g、1 g、4 g、15 g、60 g	60~90 g(2~3 oz)贝类
榛子	0.1 g	0.25 g、0.5 g、2 g、4 g、15 g、30 g	30~40 g 碎坚果或 25~30 颗坚果

* 年龄稍长的青少年和成人应采用更大分量。改编自《工作组报告：口服食物激发试验》

因为双盲安慰剂对照食物激发试验在实践中会遭遇各种各样的困难，通常仅限于特定的诊断场合，例如临床研究、诊断慢性症状，或偏头痛、慢性疲劳综合征等患者主诉。在临床环境中，双盲安慰剂对照食物激发试验仅用于有非典型症状，或有无法核实的主观症状，或部分高度焦虑的患者（或父母）。

尽管为了将口服食物激发试验标准化，人们已经做出了很多努力，但在使用的食物过敏原的类型和数量、进食之间的时间间隔、观察期、盲检食谱等方面，仍然未能达成一致。

激发试验食物的形式

常见的食物过敏原来源和特征都不尽相同。尽管食物中碳水化合物、蛋白质、脂肪的比例并不相同，但大多数过敏原都存在于蛋白质含量高的食物中。大多数食物诱发的过敏反应都是始于食物蛋白产生的反应。

激发试验食物应尽量类似此种食物平常食用时的形式，因为这样最贴近"现实生活"背景。这对开放性口服食物激发试验特别重要，在双盲安慰剂对照食物激发试验之后提供的开放性剂量也是如此。在选择激发试验使用的食物形式时，必须要仔细考虑临床病史，因为食物加工过程也可能影响食物的免疫原性。食物加工的影响可能有过敏原特异性。例如，鸡蛋和牛奶的免疫原性会因热加工而减少，而花生的免疫原性则会因烘烤而增加。

激发试验所用食物的其他形式，例如干燥食物的鸡蛋粉或花生面粉，常常用于双盲安慰剂对照食物激发试验，原因是便于储存、容易用于盲法试验，或者有时要求在小体积用量中有高浓度过敏原。例如，8 g 的花生粉中可以提供 4 g 的花生蛋白质（50%的花生蛋白质），而花生酱则需要 16 g（25%的花生蛋白质）。这就有助于在提供激发试验所必需的剂量时，减少食物的分量。大量食物可能会导致其他症状，如恶心或呕吐，而这些症状可能会被错误地解释为对激发试验使用的食物或者安慰剂产生了过敏反应。

在决定由谁提供激发试验（例如由医院的餐饮服务或者父母）时，必须考虑食物安全性问题。餐饮服务提供食物时，设定激发试验的工作人员必须确保其采用了最新的食物安全标准和流程，将交叉污染的风险降至最低。当食物是从家里带过来的时候，患者必须被告知如何获取未受污染的安全食物产品——例如，如果使用生鸡蛋，应确保无沙门菌——以及如何最好地加工食物，以便优化食物基质用于进行激发试验（见下文）。

食物载体的选择

在开放性口服激发试验中，有时需要采用载体来隐藏激发试验所用食物，即同时采用其他成分，以便让患者觉得食物更可口。双盲安慰剂对照食物激发试验中必须使用载体掩盖过敏原，并确保安慰剂食物几乎完全复制激发试验所用食物的感官特性，包括口味、气味、口感、外表（均匀、颜色、形状）。

在这两种情况下，载体都应该避免使用过敏性成分。尽量减少食物成分的种类，有助于避免其他成分所带来的未知副作用。某些激发试验所用食物在准备过程中对食物基质产生了影响，这可能是由于脂肪、碳水化合物、蛋白质之间的反应；这可能会影响食物的过敏特性，以及胃肠道对过敏原的吸收和处理。例如，在花生激发试验过程中,脂肪含量较高的食谱会使高剂量试验产生迟发型反应。在研发食谱时,也应该将这些特征纳入考虑。

胶囊也被用作隐藏活性食物和安慰剂食物的便捷方法,但可能会明显降低安全性。其绕过了过敏原识别的正常生理路径(即口咽),整个胶囊被消化后,过敏原的第一次免疫识别将在胃肠道内发生,出现严重反应的可能性变大。

双盲安慰剂对照食物激发试验所用食物

双盲安慰剂对照食物激发试验使用的食物需要含有足够的过敏原,以便引发过敏反应,并且必须确保安慰剂和起作用的食物之间没有肉眼可见的差异。研发有效的食谱困难且耗时,而这个过程并没有标准化流程。直到最近,可用的有效食谱含过敏原的量过低,因此无法应用于多项食物激发试验流程。为了验证临床可用的激发试验食物,需要采用以先进的感官区分测试的统计模型,例如成对比较、方向性差异、三角测试。这些测试用于确定起作用的食物和安慰剂食物之间是否存在具体或者不明确的差异。

在确保食物具备一定效力,可以用于双盲安慰剂对照食物激发试验时,活性食物样品和安慰剂食物样品会在受控条件下,以指定顺序进行编码和食用。评估人员可能被要求描述其观察到的差异,例如味道,并评估两种样品间的差异有多大(成对比较或者方向性差异测试);或者,在进行三角测试时,他们就只需要指出是否能够辨别哪种样品更"奇怪"。例如,在提供的三份样品中找出含花生的样品(两份含有活性食物,一份含有安慰剂;或者一份含有活性食物,两份含有安慰剂)。将回答正确的数量与标准化表格比较,有助于确定样品之间是否有明显差异。理想情况下,应采用大量评审员,以尽可能减小偏差,优化统计功效。

迄今为止,大多数研究采用了成人评估小组进行感官测试。但也可采用未经训练或者指定年龄的评审员,即与实际食用激发试验食物的人群更加相似的小组,而这些小组的结果可能表明,不甚严格的盲法隐藏也许足够堪用,特别是对于年纪比较小的儿童而言;也就是说,可在儿童能够接受的分量内,隐藏较大量的过敏原。然而,感官测试的统计效力通常很差,一般需要数百名评审员才能达到足够的效力。

通过优化感官试验的条件,即使用接受过培训的品尝小组,需要的评审员人数就比较少了。适合4岁以上儿童和成人使用的能有效隐藏牛奶、鸡蛋、花生、榛子、腰果的盲试食谱(有些也适用于年龄更小的儿童)已经发布。这些食谱会在250 mL液体或者125 g固体中隐藏过敏原,食谱含量相当于一份食物中的含量。大豆和小麦的有效食谱已经能成功隐藏较小剂量的过敏原。

使用激发试验食物,需要证明此类食物能够诱发过敏反应,以及该剂量在过敏者中可能诱发的反应。因此,目前已被证实有效的双盲安慰剂对照食物激发试验食谱数量很少,也就不足为奇了。

在开始研发双盲安慰剂对照食物激发试验食谱时,推荐从熟悉的食物开始,因为它们更容易被接受;然而还要记住,某些多年以来一直排斥特定食物的成人和儿童也可能不愿意食用激发试验食物。他们此前接受建议避免食用某种食物,有时已经持续了多年,而其中一些食物曾导致过敏反应,他们可能因此已经讨厌食用这种食物。或者,他们可能不熟悉需要食用的食物类型,例如,从婴儿时期开始就摄入无鸡蛋饮食的儿童,常常不会像其他孩子那样把蛋糕视为"美味",因为他们对蛋糕并不熟悉。在这些情况下,可能需要采用"创意饮食法"来隐藏食物,使其看起来不像是他们规避的食物。例如,在法式吐司中隐藏鸡蛋或者在薄煎饼中隐藏坚果。表14-5列出了食物激发试验中通常用于隐藏食物过敏原的食物。如果被试对象偏食(常见于食物过敏儿童),很有必要多选择几种激发试验食物。

在试验组食谱和安慰剂食谱中,过敏性原料常常被"不含"此类食物的其他材料代替,其表现与典型原料差异很大,不仅影响了食物的味道,还影响其他质感,如口感、颜色,甚至烹饪时间。因此,在准备这些食谱时,必须要有一名颇具创造性且熟悉替代原料用法的营养师。

安慰剂

过敏测试中使用安慰剂,通常仅用于年纪较大的患者(青少年和成人)、特定研究环境,或者开放性口服食物激发试验后产生非典型或不明确症状时。使用它们有助于减少假阳性结果,提升激发试验结果的有效性。使用安慰剂的劣势之一是试验需要额外剂量。进食需要更多时间,让年龄较小的孩子们感到厌烦;另外,要求食用的剂量更大,可能会使年龄较小的孩子在试验完成前就吃饱了。另外,某些患者也可能会对使用的安慰剂过敏(如果使用的原料不同于试验组)。

对那些一开始就出现过敏客观指征的患者而言,有可能单次安慰剂进食(通常首先提供)就足够提供充分有效结果;这是因为安慰剂在这些患者身上发生反应的频率很低。对于那些症状偏主观的患者,建议分两次提供安慰剂对照进行口服食物激发试验。这可能需要同一天试验两次(一次食用试验食物,另一次食用安慰剂,相隔至少 2 h),或者分 2 天进行(1 天使用安慰剂,另 1 天使用试验食物。开放性口服食物激发试验进食只在第 2 天进食之后进行)。如果长时间的试验流程不可行,例如需要使用三组试验食物和三组安慰剂食物,或者使用三组试验食物和两组安慰剂食物,更为实际的做法则是在安慰剂食物之间插入试验食物。

当报告的症状为迟发型时,应在不同的时间点提供试验食物和安慰剂食物,提供的顺序是随机的,相互间隔数日或者数周。

曾有报道称出现过由安慰剂导致的客观性或主观性反应;这些反应通常是速发型的,即在 20 min 内发生。在提供安慰剂食物的中间插入试验食物,有时会导致难以确定食用安慰剂食物后发生的反应,究竟是安慰剂食物引发的反应,还是此前食用的试验食物的延迟型反应(除非食用另一份安慰剂食物后再次发生反应)。因此,重复进行口服食物激发试验,通过提供相同的安慰剂食物但不提供试验食物,来确定受试者是否对安慰剂食物过敏,这点很重要。在阈值研究中,报道发生安慰剂过敏反应的比例是 7%。有的研究称没有出现安慰剂诱发的反应;这可能是因为食用安慰剂和试验食物后观察期较短。各次进食之间应间隔至少 15 min。摄入安慰剂食物的频率不得从统计分析中排除出去,因为这么做可能会过高估计患者实际过敏的频率。

剂量

选择口服食物激发试验食物的剂量时,关键考虑内容是初始剂量、增量剂量、最高剂量。这些数据都应该根据接受试验的人员进行个性化调整,尽量增加结果的可靠性,并减少发生严重反应的风险。

欧洲变态反应与临床免疫学学会(EAACI)提议的常见食物过敏原的初始剂量(表 14-6)对于阈值研究(研究诱发过敏反应所需的过敏原的最低剂量)非常有用,对于可能会产生严重反应的患者采用非常小的剂量时也很有用。然而,对大多数患者而言,较高的初始剂量对测量而言更为实际,也可以有效避免食物激发试验持续时间过长(参见表 14-6)。合适的初始剂量应小于导致患者过敏的已知量。

很多描述食物激发试验步骤的研究称,如果儿童耐受的总累积剂量达到 8~10 g 干燥重量,或 60~100 mL(g)的"湿润重量",成人耐受 15 g 干燥重量时,则说明受试者对该种食物耐受。然而,这些报道描述的干燥食物和湿润食物的换算比例细节有限,也没有详细给出食物的具体性质(例如食物基质)。近年来某些研究将试验材料以过敏原蛋白质含量进行量化。另外,在所有阴性双盲安慰剂对照食物激发试验后,都应该使用与年龄相宜的食物分量进行开放性口服食物激发试验,所以这些激发试验过程中的总累积剂量通常是开放性口服食物激发试验的 2 倍。在年纪较小的儿童身上,可能只能采用数值较低的最高剂量,例如青少年接受花生过敏试验时,使用的最高剂量可能为 5 g 的花生蛋白质(相当于在面包上充分涂一层花生酱),而 5 岁以下儿童可使用的最高剂量只能达到 2 g(相当于一圆形茶匙的花生酱)。进食多余的增量食物可能会使儿童不高兴,或诱发非特异性胃肠道症状(如呕吐),且很难认为这些不是过敏反应。

尽管我们了解低剂量的激发试验食物会诱发的部分主观症状和客观症状,但我们对于高剂量在诱发症状中起到的作用知之甚少。关于激发试验食物的初始最低剂量有很多讨论,但是没有数据能够告诉我们应该何时停止食物激发试验。例如,一名儿童也许能通过 4 g 过敏原蛋白质的口服食物激发试验,并且被认为对花生耐受,但是可能在剂量提高到 6 g 的时候发生反应。这种现象的最佳描述是"剂量依赖性耐受"。一项食物激发试验流程回顾研究的结果表明,10% 的儿童在 4 g 花生蛋白质(最高剂量)的情况下发生反应(总累积剂量为 7.9 g 花生蛋白质),而另一项研究使用双盲安慰剂对照食物激发试验,证明有 4% 的儿童只在开放性口服食物激发试验中发生反应。这就说明,可能存在一些儿童,他们可以通过最高剂量为 4 g 或 5 g 的试验,但会在剂量更高时发生过敏反应。因此,试验的最终步骤应该使用"与年龄相宜"的充分剂量,即总累积剂量将高于患者预期在日常生活中能接触的量。

需要进一步研究才能确定未见不良反应的水平(NOAEL)上限,或者不会使任何人过敏的最高试验剂量。只有耐受的患者会在试验中接受这个剂量,因为过敏的患者将会在较低剂量时发生过敏反应。这在口服耐受诱导研究中格外重要(特定口服食物耐受诱导),因为研究表明,某些参与者会对典型临床环境中不会测试的剂量发生过敏反应。例如,有一项研究对牛奶的口服耐受诱导进行调查,研究者发现在持续阶段,很多患者对 16 g 的牛奶蛋白发生过敏反应(相当于 440 mL 的牛奶),而这个值要高于口服食物激发试验中所食用的典型值。

进食次数和进食之间的时间间隔

进食次数和各次进食之间的时间间隔,都应该与食物激发试验的预期安全性和试验结果匹配。例如,预期出现阴性结果,并且不存在安全问题时,就可以采用单次进食的开放性试验。其他示例还包括对此类食物无过敏史、过敏测试呈阴性的参与者参加研究调查时进行的基线试验。还有另外一个例子,当测试结果为阴性时,参与者或家人拒绝以不明确的方式摄入此类食物。采用单次进食的方式能够尽量缩短试验所需的时间和节约资源。

增量试验可以使参与者逐渐接触食物,由此增强了安全性。对于如何增加剂量则尚未达成共识。某些研究建议每次增量使剂量翻倍。另外一些研究建议采用对数平均数型增量,即 1、3、10、30、100,直到达到最高剂量。增量的选择取决于预期风险。很多研究证明,阳性试验症状(客观和主观都是)通常发生在低剂量试验时;对于症状的严重程度而言可能也是如此,即较低的剂量诱发的症状较为严重。这证明在增量试验早期应少量增加剂量。口服食物激发试验若采用过长的增量流程,缺点在于年龄较小的儿童很容易感到疲惫(考虑到摄入过程中可能需要安慰剂)。这对试验时间可能也有影响,例如,使用四次试验食物和三次安慰剂食物时,试验期间至少要有 15 min 的观察期间隔和 1 h 的试验后观察期,将会使得一次试验持续 195 min(即便每次都能准时进食)。如果事先需要插管,则又需要额外的时间进行这一步骤(以及使用局部麻醉剂)。

对各次进食之间的时间间隔建议也各不相同,有人建议 10～60 min,也有人建议 15～30 min。最合适的选择取决于安全性和可行性。时间间隔过短可能会因为提供的时间不足以使过敏反应显现而损害安全性。时间间隔过短还可能使食用安慰剂之后出现的食物过敏反应难以解释,即这次反应究竟是由安慰剂引起,还是由此前进食的含过敏原的食物导致的。我们采用的间隔是"至少 15 min",这就减少了上述麻烦,并尽量缩短口服食物激发试验的整体持续时间。

首次施用食物的部位

皮肤接触和摄入时产生的过敏症状并不完全一致。因此,在开始口服食物激发试验之前,首先让食物接触皮肤是很不明智的,特别是湿疹皮肤。然而,大多数激发试验确实开始于食物接触唇部黏膜(这代表胃肠道的开始,并且很多过敏原识别细胞在此密集分布)。

物料考虑

口服食物激发试验应被看作是正式的侵入性医学研究。因此,在口服食物激发试验开始前,必须签署知情同意书,并在适用的时候签署患者许可书。在开始试验前,应提醒患者及其家属,需要停止服用某些试验期间禁止服用的药物。在开始试验前,一定要对患者进行全面彻底的检查,以评估确定其身体是否健康,尤其要确定试验前是否预先存在皮疹或喘息症状。如果未能完成这个步骤,可能会在试验期间难以解释模棱两可的症状和体征。密切观察儿童 6～12 h,儿童身上出现非特异性"风团"的情况并不少见,因此,应该仔细注意预先存在的皮疹。另外还应该仔细检查,确保患者已经停用所有可能掩饰过敏反应发生的药物,例如抗组胺药(参见表 14-7)。如果有药物可能干扰肾上腺素对严重过敏反应的治疗效果,例如 β 受体阻滞剂,则患者应该停用该药物。详情见表 14-7。

表 14-7　可能会干扰口服食物激发试验解释的药物禁用指南。引自 Nowak-Wegrzyn A, Assa'ad AH, Bahna SL, Bock SA, Sicherer SH, Teuber SS. Work Group report: oral food challenge testing. J Allergy Clin Immunol. 2009;123(6 Suppl):S365-83,已获得许可

药物†	口服食物激发试验前最后一次服用	药物†	口服食物激发试验前最后一次服用
口服抗组胺药	3~10 天	色甘酸钠吸入剂	48 h
西替利嗪	5~7 天	奈多罗米钠	12 h
苯海拉明	3 天	茶碱(输液)	24 h
非索非那定	3 天	缓释茶碱	48 h
羟嗪	7~10 天	异丙托溴铵(吸入剂/鼻用剂)	4~12 h,取决于配方和进食间隔
氯雷他定	7 天	口服/经鼻腔给药的 α 肾上腺素能激动剂	
抗组胺鼻喷剂	12 h	口服 β 受体激动剂	12 h
口服 H$_2$ 受体拮抗剂	12 h	口服长效 β$_2$ 受体激动剂	24 h
抗抑郁药	3 天~3 周,药物依赖性和剂量依赖性		
口服/肌肉注射/静脉注射皮质类固醇‡	3 天~2 周	可以继续使用的药物	
白三烯拮抗剂	24 h		
短效支气管舒张剂(沙丁胺醇、奥西那林、特布他林、异丙肾上腺素)	8 h / 24 h	抗组胺眼药水 吸入性/鼻用皮质类固醇 局部外用皮质类固醇 局部外用免疫抑制剂:吡美莫司、他克莫司	
长效支气管舒张剂(沙美特罗、福莫特罗)	8 h		

†应避免使用阿司匹林和其他非甾体抗炎药、血管紧张素转换酶抑制剂,因为理论上它们能够增强或者诱发过敏反应,并且可能会干扰口服食物激发试验结果的解释

‡本表中建议的理论基础是担忧可能会抑制迟发型反应。另外,接受短期全身性皮质类固醇治疗的患者病情可能会加重,而这可能会干扰口服食物激发试验的解释,或者可能会加重过敏反应。对于使用全身性皮质类固醇治疗慢性病(如炎症性疾病或风湿免疫性疾病)的患者,应根据患者个体情况评估效益风险比,即比较患者停用皮质类固醇并使用替代药物与继续使用皮质类固醇的同时进行口服食物激发试验的效益和风险

安全性与禁忌

食物激发试验并非没有风险。为优化安全性,应制订处理过敏反应的流程,并培训工作人员识别紧急状况、学会应急管理。开始试验前,应该在药物表上写下可能需要的符合年龄和体重的急救药物。进行试验前,必须无条件仔细评估患者,包括肺功能评估(对于年龄稍大的儿童)。应排除预先存在的呼吸道炎症,如感染或哮喘,因为它们是严重过敏反应的主要危险因素。如果患者出现严重过敏反应的风险高(表 14-8),那么最好在开始试验前插管。不过,曾有一个研究,对花生过敏测试阳性的儿童进行花生激发试验前没有进行插管,但需备好管理计划以应对严重反应,即复苏响应小组应该知道"高风险"的试验正在进行,并且知悉试验位置;可能还需要通知重症医学科工作人员。尽管如此,口服食物激发试验的安全性还是很好的,只要

患者在口服食物激发试验开始前接受了仔细评估，随后由经验丰富的工作人员引导在安全环境下参与口服食物激发试验。确实，目前还没有出现因口服食物激发试验而导致死亡的病例。表14-9详细列出了口服食物激发试验的绝对禁忌和相对禁忌。

表14-8 口服食物激发试验风险增高的情况

不同情况	相关信息
食物蛋白诱发性小肠结肠炎综合征（FPIES）	应进行选择性插管，因为患者有可能因为过度的呕吐或腹泻而脱水。止吐药物和补水液体应该在试验开始前写在用药表上
既往发作症状时出现严重过敏反应或合并重度哮喘	可能会在后续激发试验过程中复发
试验前过敏测试结果显示强阳性，并提示有过敏反应，例如在研究环境中	关于确定严重过敏反应风险的过敏原组分测试的预测值，正在进行更多研究，例如，r Ara h 2 对花生过敏的患者而言可能是此类标志物
食物依赖运动诱发性严重过敏反应（FDEIA）和运动诱发性严重过敏反应（EIA）	应提前进行选择性插管，因为如果患者出现运动诱发性严重过敏反应，将很难进行插管。尽管如此，运动激发试验的安全性很好

表14-9 口服食物激发试验的禁忌证（绝对禁忌和相对禁忌）

禁忌证	原因
绝对禁忌	
试验时有潜在疾病，如病毒感染、难以控制的哮喘、未控制的湿疹	未控制的哮喘是食物诱发严重过敏反应的风险因素。在口服食物激发试验期间，潜在的疾病可能会改变预期的阈值和反应。合并感染者可能会产生混淆结果的非过敏性皮疹。严重的湿疹加重者可能会得到假阳性试验结果
患有某些基础疾病时，影响严重过敏反应的治疗效果	心脏疾病，或者需要使用β受体阻滞剂的心脏疾病。血管紧张素转换酶抑制剂可能会导致水肿，因此应该控制。非甾体抗炎药（特别是阿司匹林），可能会影响过敏原吸收
使用可能会掩盖口服食物激发试验时产生的过敏症状的药物，如抗组胺药、$β_2$受体激动剂	抗组胺药可能掩盖过敏反应的早期指征。$β_2$受体激动剂可能掩盖肺功能恶化，而这一恶化本可能在口服食物激发试验时被发现
相对禁忌	
在得到阴性结果时，个人不愿意继续食用食物	食物过敏也许会在某些口服食物激发试验中结果为阴性，但之后在继续拒绝食用过敏原的患者身上"复发"
很难控制的过敏性鼻结膜炎	食物诱发的过敏反应的早期表现通常包括过敏性鼻结膜炎，因此过敏性鼻结膜炎可能会混淆对试验结果的解释。另外，症状控制可能依赖于抗组胺药的使用，而在进行口服食物激发试验前禁止使用这类药物

确定口服食物激发试验的结果

尽管口服食物激发试验通常会产生明确结果，但无法确定的情况并不少见。虽然已经设计了许多评分系统以评估IgE介导的速发型过敏反应，但还是无法评估所有非IgE介导的（迟发型）食物过敏反应。

IgE介导的速发型过敏反应的评分

当临床表现呈两极结果时，口服食物激发试验结果评估最容易完成，即在开放性口服食物激发试验中，顺利摄入与其年龄相宜的量的食物过敏原的儿童一定是耐受的，因为假阴性极其罕见；同样，在双盲安慰剂对照食物激发试验期间出现速发型过敏症状和体征的儿童，就是对该食物过敏。然而，如果调查人员的直觉认为该过敏原不太可能触发反应，则应排除安慰剂过敏，或该食物与另一种食物过敏原发生的交叉感染。

当主观或客观症状和体征很轻微时,更难进行诊断(特别是对开放性口服食物激发试验而言)。而且,轻微的早期症状通常在早期治疗中更难解释,可能会受干扰发展为更严重的明确症状和体征。虽然在这类流程中首要关注的是安全问题,但如果只有轻微症状和体征存在,就有必要继续进行试验。对于患有特应性湿疹的儿童尤应如此,他们可能会在口服食物激发试验中患上非特异性皮疹,这可能与医院的特有因素有关,如环境温度、床上用品等。

尽管应严格执行口服食物激发试验的结果标准,但如果有经常进行口服食物激发试验的护士和营养师参加试验,还是应高度重视他们的经验。他们的临床直觉,特别是结合父母观点综合考虑时,通常有助于发现早期症状或非特异性症状,如情绪和行为的变化。年龄稍大的儿童可能会报告"感觉末日即将来临",年幼的儿童可能会变得"突然安静下来"或"黏人";更微妙的变化是"TV体征",即迷上某类电子娱乐的儿童突然对电子娱乐失去兴趣,并寻求父母的密切关注。

学术研究需要对试验结果执行更严格的标准;我们采纳了美国国立卫生研究院(NIH)资助的LEAP研究中的对幼儿使用的标准(表14-10)。

表14-10 速发型反应诊断的评分系统示例(LEAP研究)。如果儿童有一项及以上的主要临床症状,或者两项及以上次要临床症状,应判断为阳性结果;如果只出现一项次要临床症状,则结论不确定;如果没有出现任何症状,则应该判定为对该食物的试验结果为阴性。重要的是,所有的症状都应该是新产生的,而不是因为正患有的疾病。这些症状必须出现在最后一次试验进食后2 h内

主要临床症状
融合成片的斑疹伴瘙痒
呼吸系统体征(至少有如下所列中的一项):
喘息
不能讲话
喘鸣
发音困难
失声
≥3处荨麻疹病变
≥1处血管性水肿
与血管迷走反射无关的低血压(降低标准根据年龄确定)
持续时间≥3 min的严重腹痛(例如异常安静或者身体蜷缩)
次要临床症状
呕吐
腹泻
持续时间≥3 min的揉搓鼻子或者眼睛
持续时间≥3 min的流鼻涕
持续时间≥3 min的瘙痒

试验后

口服食物激发试验结果应被描述为阳性、阴性或者不确定——将试验结果描述为"失败"或"通过"可能会影响儿童的情绪。如试验结果不确定,最常见的原因是儿童未能吃下足够数量的食物,因此无法证明耐受。这种情况可以通过多种方式规避。首先,只有年龄足够大的儿童才应接受口服食物激发试验,因为只有这时才能期望他们可以摄入足够的过敏原。另外,正如前文所述,通常需要隐藏试验食物。在试验早期阶段(剂量通常很小时),应要求母亲不给孩子提供早餐或不提供零食,以便孩子接受试验时胃口更好。

有观察发现,一些患者可能出现双相过敏反应,即在初始反应之后再次出现迟发型反应,通常发生在摄入食物约 4 h 后。因此,在试验期间有反应的患者应至少持续观察 4 h,如果症状持续,则观察时间还可延长。有严重症状的患者可能需要住院过夜。意外接触到食物时,有必要教育患者识别并适当管理过敏反应,并建议严格的饮食规避。如果试验完成后无症状,应持续观察患者至少 2 h,才可确认试验结果为阴性。同样,应该告知他们如何识别和正确处理过敏反应,包括迟发相过敏反应。还应建议他们将食物重新引入他们的饮食,最初是每周两份至三份,以确保耐受性能持续。如果患者对食物反感,这可能尤为困难;营养师可以提供建议,提出更能接受的食物形式,甚至用一些方法掩饰。无论最初的结果是什么,所有的患者都应该在 24 h 后通过电话随访审查,以排除延迟或持续的症状,并解答相关问题。

评估非 IgE 介导(迟发型)食物过敏反应的口服食物激发试验

由于症状延迟(食用食物后数小时到数日),非 IgE 介导(迟发型)食物过敏反应可能很难与摄入的食物联系起来,并且多项外界因素变化很大,因此需要口服食物激发试验准确评估食物过敏原的影响(参见表 14-2)。传统的过敏测试,例如皮肤点刺试验和特异性 IgE 试验,甚至结合特应性斑贴试验(APT),其价值均有限,因此,试验依赖于剔除式饮食或者低敏饮食,同时由"重新引入"的口服食物激发试验确认诊断结果。

同 IgE 介导的速发型过敏反应结果中描述的一样,非 IgE 介导的过敏反应的试验在设计选择(例如开放性或者盲法试验)、食物类型、安慰剂、剂量等方面需考虑的事项均类似。主要差异在于试验的持续时间和地点,以及对症状和体征的解释。由营养师监管的剔除式饮食进行 4 周后,如果症状没有任何改善,通常不必要进行口服食物激发试验,患者也许可以逐步再次食用该食物。患者情况确实出现改善时,建议采用口服食物激发试验排除混淆因素,并确认诊断。

非 IgE 介导食物过敏反应的口服食物激发试验,通常要求受试者在 2~7 天内反复食用同一种食物。如果受试者没有速发型症状出现的风险,则可以在家中进行试验。重要的是要有充足的时间使症状出现,例如,出现迟发型湿疹反应可能需要 48 h。

非 IgE 介导(迟发型)食物过敏反应的评分

如果有可能,应利用有效工具对迟发型症状进行解释和评分;这些是对特应性湿疹结果的最好解释,而特应性湿疹是目前观察到的最为常见的非 IgE 介导的食物过敏反应。

特应性湿疹

食物过敏反应是已知的可触发特应性湿疹的因素,特别是对婴儿而言,并且可能导致速发型反应,或仅有迟发型反应(在摄入后数小时或 1~2 天出现),或二者皆有。开放性口服食物激发试验有助于在食物和湿疹之间建立因果关系,特别是阴性结果。对于主观性结果,应采用双盲安慰剂对照食物激发试验。理想情况下,只在患者的湿疹得到良好控制的情况下,才进行口服食物激发试验。减少湿疹的症状起伏,有助于对试验后的皮肤进行临床评估。然而,临床实践中,一般是患有严重的难以控制的湿疹的患者参与这种诊断测试。口服食物激发试验中所涉及的与湿疹有关的流程总结于表 14-11。

剔除一种以上食物并且预计不会出现速发型反应,则可以在数周内逐步重新引入这些食物。可以重新引入新的食物组,之后在饮食中每 4 天进行一次,同时观察皮肤的恶化情况。无论是在家里还是在医院内进行,都应该由经验丰富的过敏科医生团队进行评估,因为有报道称,一些患湿疹的儿童在长时间实施剔除式饮食后,重新引入食物时出现了严重的过敏反应。

表 14-11 特应性湿疹中的口服食物激发试验

试验前	在营养师的监督下,严格剔除饮食中的"候选"过敏原并持续 4 周*
	确保试验开始前湿疹情况得到最好的控制
	在试验前停用抗组胺药至少 3 天

续表

i)开放性试验	建议用相同食物反复激发至少2天,试验后观察至少48 h	
ii)盲法试验	第1天**	试验食物:将当日总剂量分次递增给予
	第2天**	试验食物:将当日总剂量累积一次给予
	第3天	观察
	第4天	观察
	第4天***	安慰剂:将当日总剂量分次递增给予
	第5天***	安慰剂:将当日总剂量累积一次给予
	第6天	观察
	第7天	观察
试验后	对延迟症状进行评分。整个期间的临床评估必须统一,例如,利用SCORAD评估湿疹的严重性。SCORAD评分增加10分及以上则意味着湿疹明显恶化;然而,如果试验开始时,基线SCORAD评分为中度或者更高,即40分,这种变化可能就不那么明显了	

* 如果剔除饮食4周后症状没有任何改善,口服食物激发试验通常是不必要的,并且患者可以缓慢地引入这种食物
** 当日剂量相当于与参与者年龄相宜的该食物平均每日摄入量;婴儿适宜的日摄入量为20 oz(600 mL)牛奶配方奶粉
*** 在进行双盲安慰剂对照食物激发试验时,试验食物和安慰剂食物应连续2天或者更多天持续提供,并且顺序随机,在应用安慰剂食物和试验食物之间要间隔1天。怀疑会产生速发型反应时,应以增量形式提供食物,例如7～8次进食

改良的口服食物激发试验

额外的因素可能改变口服食物激发试验的结果,包括激素周期、阿司匹林等药物、运动、情绪压力,甚至还有感染情况(表14-12)。根据特定的口服耐受诱导研究的观察结果,研究者确认了剂量依赖性耐受的概念,也确认耐受会被上述一项或者多项干扰因素影响。经改良的口服食物激发试验,以及为食物蛋白诱发性小肠结肠炎综合征(FPIES)患者制订的试验,都值得关注。

表14-12 口服食物激发试验的混杂因素

口服食物激发试验的混杂因素	控制措施
运动	如果有此指征,进行口服食物激发试验的同时进行运动对照,即摄入食物和不摄入食物后的运动
药物,例如阿司匹林	试验开始前,停用可能会影响或者掩盖过敏反应结果的药物
酒精	避免在口服食物激发试验前摄入酒精
情绪压力	避免高情绪压力和高焦虑状态
激素周期	记录激素状态
感染	只有在受试者健康状况良好时,才接受口服食物激发试验

食物蛋白诱发性小肠结肠炎综合征

食物蛋白诱发性小肠结肠炎综合征(FPIES)是一种细胞介导的胃肠道食物过敏,患者通常在婴儿期被

诊断。该症状的特征是迁延性腹泻或呕吐,并且常常伴有其他症状,如面色苍白或嗜睡。症状出现的时间为致敏食物蛋白摄入后 1~2 h,时间有长有短,可能会在摄入后 10 h 发生。症状表现从轻度(例如非脱水性呕吐或腹泻)到重度各不相同;事实上,20% 的病例出现了低血容量性休克。对于有严重过敏反应病史的患者而言,推荐试验食物的初始剂量采用 0.06 g/kg。因为预计不会出现速发型反应,总分量可以在 45 min 内通过三次进食提供。随后应观察患者至少 4 h,以便观察迟发型症状。其他安全预防措施如表 14-8 中所列。

食物-运动激发试验

运动诱发性严重过敏反应(EIA)是一种很少见的情况,病症为一种或者多种与运动相关的因素导致的严重过敏反应。进一步分类可分为"纯粹"的运动诱发性严重过敏反应(EIA)和食物依赖运动诱发性严重过敏反应(FDEIA)。尽管运动诱发性严重过敏反应的发生与食物相互独立,但食物依赖运动诱发性严重过敏反应的临床症状特征是在运动期间(或者之后很快)发生过敏,并且这之前摄入了致敏食物。在发生食物依赖运动诱发性严重过敏反应的患者中,食物过敏原和运动单独均可耐受。为了诊断和区分上述情况,可采用改良后的口服食物激发试验,例如开放性食物-运动激发试验(OFEC)和双盲安慰剂对照食物-运动激发试验(DBPCFEC)。在改良后的食物-运动激发试验期间,要求患者在运动前食用怀疑的食物过敏原。如患者显现症状时有独特的混杂因素,可能需要复制这些因素才能出现食物依赖运动诱发性严重过敏反应,例如运动类型或者极端环境。因此,尽管这对物料方面有很高的要求,但最为理想的食物-运动激发试验是患者在与诱发指标反应相似的环境下重复运动。

所有参与食物激发试验的患者都有后续随访(临床复诊或者电话回访),对迟发型症状进行评分,这点很重要。原因在于,即便口服食物激发试验的主要目的是诊断 IgE 介导的速发型食物过敏,但随后发生迟发型症状也并不罕见,例如湿疹加重。

总结

食物激发试验仍然是诊断和管理食物诱发的速发型和迟发型过敏反应的金标准,对于当代过敏医学实践而言必不可少。

对患有过敏症的患者进行口服食物激发试验时,临床医生应当努力使阳性和阴性结果的比率达到 50%。这可以通过仔细选择患者来实现。

当根据详细病史和过敏诊断测试均无法得到确定结果时,口服食物激发试验可被用于过敏诊断,或耐受诊断。通过口服食物激发试验来确认食物耐受适用于以下情形:怀疑过敏已经随年龄增长而消失;过敏测试认为耐受但是从来没有食用过此类食物;怀疑某种食物导致迟发型过敏症状;或者在交叉反应发生时阐明过敏情况。当可疑的食物过敏反应原因不确定时,或者在摄入某种特殊食物后出现了模棱两可或不一致的症状时,可以通过口服食物激发试验来确认过敏。其他使用场景还包括确定过敏反应阈值的研究,以及监测免疫治疗效果。口服食物激发试验结果为阳性,则能够确保合理规避过敏原;阴性试验结果则会使安全的饮食范围扩大。

目前已有的试验设计可应用于研究和临床,并且可以针对患者进行个性化改变,以此尽量让试验结果可靠,并使得风险最小化。试验选择包括开放性或盲法试验、引入或不引入安慰剂食物。另外也可以对初始剂量和最高剂量进行调整,调整试验食物的选择,这些均取决于试验的指征和患者的情况。

在试验结果呈阴性之后,必须提醒患者可能产生的迟发型反应及如何应对,以及如何将该食物引入饮食中。这对于那些讨厌该食物的人而言非常困难,并且可能需要经验丰富的营养师利用技巧来找到合适的替代品。持续食用该食物非常重要,这可以避免丧失对该食物产生的耐受性。在试验得到阳性结果后,患者应该得到意外接触该致敏食物时的医学管理建议,以及帮助有效规避该食物的饮食建议。

当由经验丰富的医护团队实施时,口服食物激发试验是安全的,此方法一直是过敏管理日常实践中必要的、有效的、极为有用的诊断方法。

食物激发试验的步骤

试验前

评估食物激发试验是否合适
开放性口服食物激发试验用于确认患者对试验食物过敏或者耐受(参见表14-2)。
前一年中,没有对试验所采用的食物发生过反应。
如果结果为阴性,患者同意引入食物。
患者年龄足够大,能够完成试验。
患者身体状况良好,能够接受试验。
患者了解流程并且签署了知情同意书(儿童受试者需父母或监护人同意)。

抵达试验现场时的评估
回顾对试验所采用的食物产生反应的病史,包括其严重性。
进行体格检查、评估病史,以确认适合进行试验。
进行基线观察:体重、身高、体温、脉搏、呼吸、氧饱和度、血压、呼气峰流速。
确认所有相关药物在试验开始前已按要求停用。
解释流程并获得患者的知情同意书(儿童受试者需父母或监护人同意)。
确定激发试验的风险程度,以及是否需要插管。

试验准备
进行安全检查,例如检查氧气和抽吸装置均能正常工作。
确保急救药品处于备用状态,若为高风险试验需提前抽取好药物。
称取试验用品剂量(如下所述);如果有需要的话加入掩盖用的成分。注:这些必须是患者之前耐受的成分。
采取预防措施避免交叉污染。

试验流程

试验期间,记录所有观察到的现象、进食的时间、每次进食剂量。
观察基线:体温、脉搏、呼吸、氧饱和度、血压、呼气峰流速。
在唇部和口腔黏膜处涂抹少量的试验食物。不要在明显的口周湿疹处或者受到湿疹影响的区域内涂抹,因为这可能会诱发局部皮肤反应。有些流程则省略这一步骤,可直接进入剂量1阶段。
等待至少15 min并重复观察。
提供剂量1的食物并等待至少15 min。在下次进食前重复观察。
继续上述步骤,提供其他剂量的食物,直到提供了最高剂量的食物并且患者对其耐受。

如果有反应征象
立刻停止试验。
根据反应的严重性给予治疗。
重复观察并且密切监护患者。
如果这些症状不满足阳性试验结果的标准(参见表14-10),则暂停直到症状消失,并随后继续提供下一阶段的剂量。

试验后

得到阳性试验结果后

应该在试验后继续观察患者至少 4 h,或者直到症状消失。出现严重症状的患者可能需要住院过夜。

患者教育:识别和正确处理过敏反应。

由营养师指导如何进行严格的饮食规避。

试验后 24 h,通过电话回访以排除迟发型症状。

得到阴性试验结果后

应该在试验完成后继续观察患者至少 2 h。

患者教育:识别和正确处理过敏反应,包括迟发型反应。

由营养师指导如何重新引入该食物,特别是对该食物反感时。

试验后 24 h,通过电话回访以排除迟发型症状。

可以参阅表 14-13 和表 14-14 获取与剂量有关的信息。

表 14-13 花生的增量开放性口服食物激发试验

剂量	试验食物的量:花生或者花生酱/g	花生蛋白质当量/g*
用于唇部	将半颗花生摩擦(或一指尖花生酱涂抹)于下唇	微量
剂量 1	0.5	0.125
剂量 2	1.0	0.25
剂量 3	2.0	0.5
剂量 4	4.0	1.0
剂量 5	10.0	2.5
剂量 6	20.0	5.0

* 花生和花生酱中的花生含量有轻微差异

表 14-14 花生的双盲安慰剂对照食物激发试验

设计	剂量	试验食物的量/g	花生蛋白质当量/g
		巧克力松饼*	
盲检	试验食物剂量 1	1.6	0.1**
	试验食物剂量 2	4	0.25
	试验食物剂量 3	8	0.5
	试验食物剂量 4	16	1.0
	试验食物剂量 5	40	2.5
	安慰剂食物可以随机安插在试验食物中间,或者在之后同一天或另一天单独安排时段提供		
开放性	开放剂量	花生酱(20 g)三明治,或 25 g 的整颗花生	5.0

* 40 g 松饼含有 5 g 花生粉或者 2.5 g 花生蛋白质

** 对于高风险试验,采用的初始试验剂量为 0.1 mg

参 考 文 献

[1] Du Toit G,Santos A,Roberts G,et al. The diagnosis of IgE-mediated food allergy in childhood.

Pediatr Allergy Immunol 2009;20(4):309-19.

[2] Nowak-Wegrzyn A, Assa'ad AH, Bahna SL, et al. Work Group report: oral food challenge testing. J Allergy Clin Immunol 2009;123(6 Suppl):S365-83.

[3] Perry TT, Matsui EC, Kay Conover-Walker M, et al. The relationship of allergen-specific IgE levels and oral food challenge outcome. J Allergy Clin Immunol 2004;114(1):144-9.

[4] Du Toit G, Katz Y, Sasieni P, et al. Early consumption of peanuts in infancy is associated with a low prevalence of peanut allergy. J Allergy Clin Immunol 2008;122(5):984-91.

[5] Sampson HA, Ho DG. Relationship between food-specific IgE concentrations and the risk of positive food challenges in children and adolescents. J Allergy Clin Immunol 1997;100(4):444-51.

[6] Sporik R, Hill DJ, Hosking CS. Specificity of allergen skin testing in predicting positive open food challenges to milk, egg and peanut in children. Clin Exp Allergy 2000;30(11):1540-6.

[7] Roberts G, Lack G. Diagnosing peanut allergy with skin prick and specific IgE testing. J Allergy Clin Immunol 2005;115(6):1291-6.

[8] Lack G. Clinical practice. Food allergy. N Engl J Med 2008;359(12):1252-60.

[9] Jaeschke R, Guyatt GH, Sackett DL. Users'guides to the medical literature. Ⅲ. How to use an article about a diagnostic test. B. What are the results and will they help me in caring for my patients? The Evidence-Based Medicine Working Group. JAMA 1994;271(9):703-7.

[10] Bindslev-Jensen C, Ballmer-Weber BK, Bengtsson U, et al. Standardization of food challenges in patients with immediate reactions to foods-position paper from the European Academy of Allergology and Clinical Immunology. Allergy 2004;59(7):690-7.

[11] Rance F, Deschildre A, Villard-Truc F, et al. Oral food challenge in children: an expert review. Eur Ann Allergy Clin Immunol 2009;41(2):35-49.

[12] Boyce JA, Assa'ad A, Burks W, et al. Guidelines for the diagnosis and management of food allergy in the United States: summary of the NIAID-sponsored expert panel report. J Allergy Clin Immunol 2010;126(6):1105-18.

[13] Venter C, Pereira B, Voigt K, et al. Comparison of open and double-blind placebo-controlled food challenges in diagnosis of food hypersensitivity amongst children. J Hum Nutr Diet 2007;20(6):565-79.

[14] Bindslev-Jensen C, Ballmer-Weber BK, Bengtsson U, et al. Standardization of food challenges in patients with immediate reactions to foods-position paper from the European Academy of Allergology and Clinical Immunology. Allergy 2004;59(7):690-7.

[15] Bock SA, Sampson HA, Atkins FM, et al. Double-blind, placebo-controlled food challenge(DBPCFC) as an office procedure: a manual. J Allergy Clin Immunol 1988;82(6):986-97.

[16] Bindslev-Jensen C, Ballmer-Weber BK, Bengtsson U, et al. Standardization of food challenges in patients with immediate reactions to foods-position paper from the European Academy of Allergology and Clinical Immunology. Allergy 2004;59(7):690-7.

[17] Niggemann B, Beyer K. Pitfalls in double-blind, placebo-controlled oral food challenges. Allergy 2007;62(7):729-32.

[18] Commins SP, Satinover SM, Hosen J, et al. Delayed anaphylaxis, angioedema, or urticaria after consumption of red meat in patients with IgE antibodies specific for galactose-alpha-1,3-galactose. J Allergy Clin Immunol 2009;123(2):426-33.

[19] Maleki SJ, Chung SY, Champagne ET, et al. The effects of roasting on the allergenic properties of peanut proteins. J Allergy Clin Immunol 2000;106(4):763-8.

[20] Paschke A. Aspects of food processing and its effect on allergen structure. Mol Nutr Food Res 2009;

53(8):959-62.

[21] Grimshaw KE, King RM, Nordlee JA, et al. Presentation of allergen in different food preparations affects the nature of the allergic reaction-a case series. Clin Exp Allergy 2003;33(11):1581-5.

[22] Van Odijk J, Ahlstedt S, Bengtsson U, et al. Double-blind placebo-controlled challenges for peanut allergy the efficiency of blinding procedures and the allergenic activity of peanut availability in the recipes. Allergy 2005;60(5):602-5.

[23] Carpenter RP, Lyon DH, Hasdell TA. Guidelines for sensory analysis in food product development and quality control. 2000:36-43.

[24] Vlieg-Boerstra BJ, Herpertz I, Pasker L, et al. Validation of novel recipes for double-blind, placebo-controlled food challenges in children and adults. Allergy 2011 epub.

[25] Fiocchi A, Brozek J, Schunemann H, et al. World Allergy Organization (WAO) diagnosis and rationale for action against cow's milk allergy (DRACMA) guidelines. WAO Journal 2010:57-161.

[26] Vlieg-Boerstra BJ, Bijleveld CM, van der HS, et al. Development and validation of challenge materials for double-blind, placebo-controlled food challenges in children. J Allergy Clin Immunol 2004;113(2):341-6.

[27] Vlieg-Boerstra BJ, van der HS, Bijleveld CM, et al. Placebo reactions in double-blind, placebo controlled food challenges in children. Allergy 2007;62(8):905-12.

[28] Hourihane JO'B, Kilburn SA, Nordlee JA, et al. An evaluation of the sensitivity of subjects with peanut allergy to very low doses of peanut protein: a randomized, double-blind, placebo-controlled food challenge study. J Allergy Clin Immunol 1997;100(5):596-600.

[29] Flinterman AE, Pasmans SG, Hoekstra MO, et al. Determination of no-observed-adverse-effect levels and eliciting doses in a representative group of peanut-sensitized children. J Allergy Clin Immunol 2006;117(2):448-54.

[30] Torr T, Gaughan M, Roberts G, et al. Food challenges: a review and audit. Paediatr Nurs 2002;14(9):30-4.

[31] Sicherer SH, Morrow EH, Sampson HA. Dose-response in double-blind, placebo-controlled oral food challenges in children with atopic dermatitis. J Allergy Clin Immunol 2000;105(3):582-6.

[32] Narisety SD, Skripak JM, Steele P, et al. Open-label maintenance after milk oral immunotherapy for IgE-mediated cow's milk allergy. J Allergy Clin Immunol 2009;124(3):610-2.

[33] Perry TT, Matsui EC, Conover-Walker MK, et al. Risk of oral food challenges. J Allergy Clin Immunol 2004;114(5):1164-8.

[34] Perry TT, Matsui EC, Conover-Walker MK, et al. Risk of oral food challenges. J Allergy Clin Immunol 2004;114(5):1164-8.

[35] Sampson HA, Munoz-Furlong A, Campbell RL, et al. Second symposium on the definition and management of anaphylaxis: summary report-second National Institute of Allergy and Infectious Disease/Food Allergy and Anaphylaxis Network symposium. Ann Emerg Med 2006;47(4):373-80.

[36] Simons FE. Anaphylaxis, killer allergy: long-term management in the community. J Allergy Clin Immunol 2006;117(2):367-77.

[37] Wainstein BK, Studdert J, Ziegler, M, et al. Prediction of anaphylaxis during peanut food challenge: usefulness of the peanut skin prick test (SPT) and specific IgE level. Pediatr Allergy Immunol 2010;21:603-11. (p0380)

[38] ITN032AD Learning Early About Peanut Allergy (The LEAP Study). http://www.clinicaltrials.gov/ct2/show/NCT00329784. 2010.

[39] Werfel T, Erdmann S, Fuchs T, et al. Approach to suspected food allergy in atopic dermatitis.

Guideline of the Task Force on Food Allergy of the German Society of Allergology and Clinical Immunology(DGAKI) and the Medical Association of German Allergologists (ADA) and the German Society of Pediatric Allergology(GPA). J Dtsch Dermatol Ges 2009;7(3):265-71.

[40] Breuer K, Heratizadeh A, Wulf A, et al. Late eczematous reactions to food in children with atopic dermatitis. Clin Exp Allergy 2004;34(5):817-24.

[41] Breuer K, Heratizadeh A, Wulf A, et al. Late eczematous reactions to food in children with atopic dermatitis. Clin Exp Allergy 2004;34(5):817-24.

[42] Flinterman AE, Knulst AC, Meijer Y, et al. Acute allergic reactions in children with AEDS after prolonged cow's milk elimination diets. Allergy 2006;61(3):370-4.

[43] Varshney P, Steele PH, Vickery BP, et al. Adverse reactions during peanut oral immunotherapy home dosing. J Allergy Clin Immunol 2009;124(6):1351-2.

[44] Nowak-Wegrzyn A, Muraro A. Food protein-induced enterocolitis syndrome. Curr Opin Allergy Clin Immunol 2009;9(4):371-7.

[45] Sicherer SH, Eigenmann PA, Sampson HA. Clinical features of food protein-induced enterocolitis syndrome. J Pediatr 1998;133(2):214-9.

[46] Du Toit G. Food-dependent exercise-induced anaphylaxis in childhood. Pediatr Allergy Immunol 2007;18(5):455-63.

[47] Nicolaou N, Poorafshar M, Murray C, et al. Allergy or tolerance in children sensitized to peanut: prevalence and differentiation using component-resolved diagnostics. J Allergy Clin Immunol 2010;125(1):191-7.

第十五章　食物过敏的管理和严重过敏反应处理方案的制订

Jacqueline Wassenberg
Philippe Eigenmann

引言

本章将会涉及食物过敏管理的各个方面，包括急性反应的治疗、避免复发的个体化食物过敏管理方案，并且最后建议在社区中采取预防措施。

对于所有威胁生命安全的严重食物过敏反应，肾上腺素仍然是最佳药物。一旦确立食物过敏的诊断，食物剔除是日常生活唯一实用的治疗方案。

虽然这些治疗方案已经很成熟，将循证医学的原则应用于食物过敏管理仍然受到一些限制，特别是在发生严重过敏反应时，原因在于病情如何发展有不可预见性，后续发展通常发生在社区而非医院环境中，另外症状和体征、模式、严重性、持续时间也多种多样。若想获得随机安慰剂对照的研究数据以评估治疗干预，是件非常困难的事，因为在生命受到威胁时的治疗中使用安慰剂（延迟治疗）不符合医学伦理。因此，大多数减少食物过敏急性发作长期风险的实际证据是基于专家共识和意见（C 级）或者至多是精心设计的非随机对照试验（B 级）。

正如第 4 章中所描述的，食物过敏的常见临床特征包括从过敏性湿疹到严重危及生命的过敏反应的很多症状。正确的管理应与临床表现相适应，风险评估以未来反应为基础。患者的年龄、涉及的食物、合并症（例如哮喘）和所处的社会环境，都是建立管理方案时应考虑的重要因素。

饮食剔除、携带肾上腺素自助注射器、对潜在的生命威胁反应感到恐惧，这些因素对生活质量都有明显影响。管理方案的定期评估也应该考虑这些方面，以提高患者的依从性。通过经验证的食物过敏特异性生活质量（QoL）问卷调查，可评估、再评估患者及其家属的生活质量。Avery 等人通过疾病特异性生活质量问卷，比较了食物过敏和胰岛素依赖型糖尿病（IDDM）对生活的影响。患食物过敏的儿童的生活质量分数明显低于患 IDDM 的患者。

恰当的食物过敏管理，意味着要有专业且实时的后续随访，其从食物过敏的诊断开始，发展到在社区中对儿童看护者进行健康教育。

急性反应的管理

临床表现

IgE 介导的食物过敏的症状大多发生在接触食物后 30 min 内。皮肤体征最常出现，尤其是在儿童时期。瘙痒主要发生在手掌、脚、头部，可能是进展性急性反应的早期迹象。然而，应该强调的是，严重过敏反应可能在没有皮肤表现的情况下发生。

急性早期表现通常包括急性流鼻涕,眼睛、嘴唇、耳朵发痒,或面部水肿。在儿童中,威胁生命的反应往往与支气管痉挛有关。与喉头水肿相关的上呼吸道症状提示有潜在的严重进展性反应。与成人相比,儿童的低血压和心血管休克不算常见;这些症状可能伴随着头晕和意识丧失。腹部症状,如严重腹痛、呕吐或腹泻则常常出现在儿童身上,并且可能预示着严重过敏反应。

多个专家小组已经提出了一项严重性评分,来确保正确诊断严重过敏反应,以及注射肾上腺素的适应证(表 15-1)。

表 15-1 严重过敏反应的严重程度分级

级别	严重程度	皮肤	胃肠道	呼吸系统	心血管系统	神经系统
1	轻度	眼睛和鼻子突然发痒、全身瘙痒、皮肤潮红、荨麻疹或血管性水肿	口腔瘙痒、口腔发麻、轻度嘴唇肿胀、恶心或呕吐或者轻度腹痛	鼻塞和/或打喷嚏、流鼻涕、喉咙瘙痒、喉咙发紧或轻度喘息	心动过速(心率增加超过 15 次/分)	活动水平变化,感到焦虑
2	中度	上述各项中任何一种症状	上述各项中任何一种症状,外加痉挛性腹痛、腹泻或者反复呕吐	上述各项中任何一种症状,外加声音嘶哑、响亮性咳嗽、吞咽困难、喘鸣、呼吸困难或者中度喘息	同上	头晕(头重脚轻),濒死感
3	严重	上述各项中任何一种症状	上述各项中任何一种症状,大便失禁	上述各项中任何一种症状,外加发绀或者氧饱和度<92%,或呼吸骤停	**低血压*** 和/或**虚脱,心律不齐,重度心动过缓和/或心搏骤停**	神志不清,丧失意识

* 低血压以收缩压定义:1 个月到 1 岁,收缩压<70 mmHg;1~10 岁,收缩压<[70 mmHg+(2×年龄)];11~17 岁,收缩压<90 mmHg。严重程度的评分应该以受影响最为严重的系统为基础。字体加粗的症状和体征表明,应无条件使用肾上腺素

注射肾上腺素

快速启动治疗至关重要,因为已经确定的死亡危险因素之一就是没有及时使用肾上腺素。Pumphrey 等人所描述的一系列死亡事件表明,进食后的 25~30 min 内最常发生死亡(死亡发生时间从 10 min 到 6 h)。

国际和国家指导方针建议,将肾上腺素作为紧急处理时的第一线治疗。当发生涉及呼吸道或出现心血管症状的严重过敏反应时,应该给予肾上腺素。

肾上腺素通过 α 肾上腺素能效应,增加外周血管抗性,提高血压和冠状动脉灌注,同时减少水肿和荨麻疹。其 $β_1$ 肾上腺素能效应是增加心率和心肌收缩率,而 $β_2$ 肾上腺素能效应则会使支气管舒张,并抑制炎症介质的释放。

使用肾上腺素时应该考虑到由谁给药,即给药者是急诊科医生,还是家长,还是患者自己。如果患者此前发生过急性的严重反应,应立即使用肾上腺素,不得延误。对于患有哮喘的患者,尽早使用也是合理的,因为哮喘也被确定为过敏致死的另外一项主要危险因素(表 15-2)。

表 15-2　在急诊室或社区中使用肾上腺素的适应证

如有如下情况,则无条件使用	如有如下情况,考虑使用肾上腺素
• 呼吸困难 • 低血压 • 虚脱	皮肤、轻度胃肠道症状并伴有: • 哮喘 • 此前有严重反应 • 接触已知或可能的过敏原

使用肾上腺素的禁忌证

冠心病和心律失常是使用肾上腺素的相对禁忌。对于有这些症状的患者而言,应评估肾上腺素的风险和益处,同时考虑到它可以在严重过敏反应发生时挽救生命。在儿童身上,肾上腺素的使用一般没有禁忌,除外罕见的合并症,如梗阻性肥厚型心肌病相关的心动过速。

肾上腺素的给药途径与剂量

在社区和急诊室中,首选方式应该是肌内注射。注入肌肉的肾上腺素能快速具有生物活性,10 min 内达到峰值浓度,并且安全性高于静脉给药。皮下注射会导致严重血管痉挛,会妨碍肾上腺素扩散到血管里。

首选注射位置是大腿外侧(股外侧肌)。肥胖人群应接受指导,以便在皮下组织厚度不超过 14.3 mm 的位置使用自助注射器,而这个厚度是普通针头的长度。

肾上腺素的药理剂量范围较窄,这意味着应该仔细给药,避免剂量不足或者过量。通常,成人的自行治疗的肌内注射可接受剂量为 0.3 mg 的 1:1000 肾上腺素制剂(1 mg/mL)。对于儿童而言,自助注射的剂量固定为 0.15 mg。在紧急情况下,合适的儿童剂量按 0.01 mg/kg(体重)计算,最大单次剂量为 0.3~0.5 mg。注射可以每 5~10 min 重复一次,直到患者情况恢复稳定。静脉注射肾上腺素应仅限于严重情况,在密切监控下剂量为 $0.1\ \mu g/(kg \cdot min)$。

其他药物

H_1 受体拮抗剂

如果患者具有轻度临床表现(如皮肤症状),则可以施用 H_1 受体拮抗剂。然而,需要强调的是 H_1 受体拮抗剂并没有被证明对严重过敏反应有疗效。另外,H_1 受体拮抗剂绝对不能延迟肾上腺素的使用。通常更倾向于使用口服形式 H_1 受体拮抗剂,因为它们无镇静作用并且效果持久。用药剂量应适应患者的体重。也有快速起效的 H_1 受体拮抗剂(苯海拉明或氯苯那敏)以用于静脉注射,但是这两种第一代 H_1 受体拮抗剂的镇静副作用要比第二代 H_1 受体拮抗剂高得多。它们的使用应限制于无法通过口服施用药物的情况。

皮质类固醇

皮质类固醇不应被用作严重过敏反应的一线治疗。一般使用皮质类固醇后数小时内药物才开始起效,因此它们往往被用于防止复发。然而,还没有研究证实它对预防长期反应或双相反应有任何效果。

吸入式 β_2 受体激动剂

如果患者出现支气管痉挛,使用储雾罐或雾化器给予吸入式 β_2 受体激动剂能够有所帮助。然而,严重过敏时,给予吸入式 β_2 受体激动剂仍然是二线治疗方案。另外,出现急性支气管痉挛时,正常渗透进入呼吸道的药物会因此而减少。未控制或仅部分控制的哮喘是严重过敏反应的危险因素,对这些患者来说,最佳的哮喘控制应该是优先考虑的事项。

支持性药物

严重过敏反应可能影响心血管系统,导致心动过速和血压下降。在这些情况下,除了用肾上腺素外还应给予静脉补液,初始给予 20 mL/kg(体重)的生理盐水,必要时可重复给药。已经证明,若需要增加注射容积以及超过 1 剂的肾上腺素,则预示着有双相反应。

在最初应急处理后,有严重过敏反应的患者应该在有合适医疗设备的地方监测 24 h。如果反应较轻,并且呼吸系统或心血管系统没有受累,则急诊室内观察 3~4 h 应已足够。在任何情况下,只有当医生充分确信过敏反应已经消失时,患者才能离开急诊室。

影响严重过敏反应治疗的合并症

一些药物可能会降低肾上腺素的功效,或者增加其潜在的副作用。此类药物包括但不限于三环类抗抑郁药、可卡因(心律失常)、β 受体阻滞剂(抑制肾上腺素产生的交感作用)。

致命反应的风险增加,与最近哮喘恶化、短效 $β_2$ 受体激动剂的过度使用,或哮喘的长期控制不理想有关。大多数因食物过敏而致死的病例与支气管痉挛和黏液堵塞细支气管有关。

运动是严重食物过敏的潜在辅助因素;它可能与血流量增加,或非过敏原诱发的肥大细胞脱颗粒的增加有关。非甾体抗炎药(NSAID)的摄入也可以降低肥大细胞脱颗粒的阈值,并因此使反应更为严重。

已发现摄入含有酒精的饮料与严重的食物诱发性过敏反应有关,原因可能是摄入增多,或是意外摄入致敏食物的风险增加。

肥大细胞增多症患者也许会发生重度严重过敏反应,这是一种罕见疾病,与肥大细胞脱颗粒增加有关。

最后,在严重过敏反应发作期间,从仰卧姿势变动为直立姿势与心搏骤停有关,原因是血压突然下降,这意味着食物诱发性严重过敏反应的患者应该保持卧位。

严重过敏反应的急诊室流程(图 15-1)

应首先评估气道(A)、呼吸(B)、循环(C),并且定期重新评估。应反复注射肾上腺素,直到临床情况足够稳定,例如,每 10~15 min 注射一次。如前所述,有呼吸道症状的患者应该留观至少 6 h,而那些心血管系统受累的患者则应在出院前留观至少 24 h。

患者应根据指导规避潜在致病的过敏原,直到做出过敏的确切诊断。另外,应该开具适当的肾上腺素自动注射药处方,并培训患者使其能正确使用药物。

还需要强调的是,过敏检查应包括患者教育,这部分内容会在下一节中详述。

严重过敏反应的长期管理

确定原因

有疑似食物过敏反应病史的患者需要进行全面检查诊断,以防止进一步发生反应。评估应以食物过敏反应的病史为基础,确定此前 2~4 h 内食用的食物。检查诊断应包括识别隐藏过敏原(通过阅读标签)或者"新的食物"(直到最近才食用的本地食物,或者采用新加工方法的已知食物)(参见临床案例 1)。应考虑合并症的存在,以及症状类似食物过敏的其他疾病。正如第 13 章中所列,过敏的全面诊断须基于临床病史,以及血清特异性 IgE 检测、皮肤点刺试验,必要时行口服食物激发试验(参见第 14 章)。仅以临床病史为基础,或基于恐惧潜在的"危险"食物而进行不必要的食物剔除,会导致患者产生不必要的心理问题和社会排斥。

食物过敏

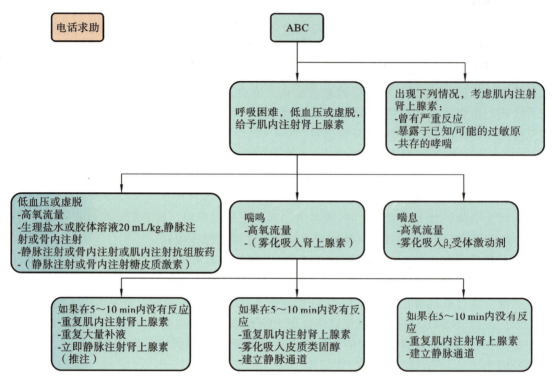

图 15-1　急诊室内发生严重过敏反应的儿童的初始治疗方案示例

临床案例 1

一名健康但对猫和草花粉有特异性过敏反应的 8 岁男孩,突然表现出流鼻涕且眼睛含泪的症状,随后又出现面部水肿和呼吸困难,这些症状发生于他在操场吃了一块华夫饼 30 min 之后。此前他并无食物过敏或严重过敏反应的病史,并且饮食普通,曾摄入花生和其他豆科植物。工厂生产的华夫饼中含有鸡蛋、糖和羽扇豆面粉。这名儿童被送往急诊室,在那里每隔 15 min 就为他静脉注射抗组胺药和皮质类固醇,但是没有给予肾上腺素。

过敏诊断显示,他的皮肤点刺试验结果对花生呈阳性,但是对大豆、鸡蛋、坚果(核桃、榛子、杏仁)和其他豆科植物(鹰嘴豆和扁豆)呈阴性。皮肤点刺试验结果显示,他对在生理盐水内稀释的本地羽扇豆面粉呈现很强的阳性。总 IgE 水平为 1237 UI/mL。特异性 IgE 抗体对羽扇豆种子(20.8 kU/L,标准 IgE 水平<0.35 kU/L)和花生(>100 kU/L,标准 IgE 水平<0.35 kU/L)呈阳性(UniCAP,Phadia,乌普萨拉,瑞典)。由此,该名男孩被诊断为对羽扇豆面粉严重过敏且对花生强烈敏感。因他有严重过敏反应病史,故未对该儿童进行口服食物激发试验。

根据指示,患者严格避免接触羽扇豆面粉和种子,以及花生。为其开具的药方为自助注射的肾上腺素和口服西替利嗪,以防突然出现过敏反应。之后,患者曾因意外摄入羽扇豆而发生严重反应,由此确认了诊断。并定期重新评估他的食物过敏管理方案。

讨论

一种并不常见的食物——羽扇豆面粉,触发了这次的严重过敏反应。羽扇豆已经在全世界耕种了超过 4000 年。它与鹰嘴豆、豌豆、大豆、花生的关系密切。羽扇豆面粉的蛋白质含量很高,并且提供了单不饱和脂肪酸;它是一种无筋面粉。因其营养价值高、烹调质量好(颜色好看,便于保存且口感柔软),羽扇豆在包装食品(比萨、蛋糕、素食、香肠)的制备中应用广泛。

因各国规定不同,羽扇豆面粉或羽扇豆种子——和其他稀少或者新食物一样——并不总是列在食物标签上,这与大多数必须列出的主要过敏原不同。因此,对稀有食物过敏的个人面临更大的意外摄入风险,特别是在食用商品化包装食品时。

该儿童对花生的过敏测试显示出强阳性,因此也建议他规避花生类食物。

当患者最初接受治疗时,医生没有书面标准化食物过敏管理方案,因此他和他的家长仅收到了口头建议,告知应在何时、如何使用肾上腺素自助注射器。因为食品标签的不足,以及没有书面标准化食物过敏管理方案,患者之后再次出现了严重反应。

另外也应该注意到,该儿童在急诊室内没有用肾上腺素,这突出了医生对肾上腺素适用于哪些严重过敏反应症状的认知不足。

正确的食物剔除

即便是在正确使用肾上腺素之后,也有报道食物诱发性严重过敏反应导致患者死亡的情况,因此,标准的食物剔除,仍然是给食物过敏患者的第一线建议。

正确地建议规避部分食物,需要根据年龄、食物类型、社会活动、生活条件、患者职业进行调整,还需考虑工作和学校餐饮环境或日托中心的情况。

应告知患者及其家属意外摄入、皮肤接触或吸入过敏原时可能出现哪些症状以及反应的严重程度。另外,还必须指导他们如何阅读标签,因为特异性过敏原的术语各种各样(例如"花生"或者"落花生"),各国允许过敏原污染的阈值不同,以及各类如"本品可能含有……"的警告,这个任务可能相当困难。他们还应该知道可能存在隐藏过敏原,以及高风险意外摄入的情况,例如在餐厅或朋友亲戚家就餐时。基于 Pumphrey 报道的英国致命反应登记记录,食物过敏致死案例的 1/3 发生在家中,25% 发生在餐厅,剩下的则发生在托儿所、学校、工作场所(15%)和亲戚家(12%)。存在多种食物过敏原时,熟练掌握过敏知识的营养师可提供非常有用的消息,告知每日必要营养素的最低要求、食物代替法(即在家烹饪、烘焙食品),如何正确地阅读食品标签。这个问题在第 16 章和第 19 章中会进行更加详细的阐述。原则上,每年的随访,尤其是对儿童的随访,对于重新评估当前过敏列表、过去数月内的意外摄入及其结果很重要,还能够建议如何将对日常活动的影响最小化。已有证据显示这种回访降低了反应发生的概率和严重程度。

特定条件的管理(表 15-3)

表 15-3 增加严重过敏反应风险的特殊情况

特定食物:花生和坚果
对微量食物有反应
哮喘
青春期
运动
可卡因或饮用酒精
某些药物,如 β 受体阻滞剂、三环类抗抑郁药

正如此前所说,有些条件可能会增加个人发生严重过敏反应的风险。

一些食物,主要是花生和坚果,导致大多数严重或者致命的过敏反应。如果患者对微量食物出现过敏反应,他们出现严重过敏反应的风险将特别大,并且可能对吸入性过敏原产生反应。应指导这些患者如何严格避免接触这些食物。

尽管此前出现严重反应,意味着患者更可能出现严重或者可能致命的反应,但这些反应也有可能出现在此前仅出现轻度反应或者首次接触该食物的患者身上。

大多数食物过敏致死的事件都发生在患有哮喘的儿童身上,特别是那些患有仅部分控制或不受控制的哮喘，近期病情恶化，并且最近停止治疗或者不遵守医嘱的患者。发生食物过敏和哮喘时——两者往往有联系——哮喘控制必须定期进行评估，并仔细权衡降阶梯治疗的风险与获益。

青少年时期可发生严重的食物诱发性过敏反应，原因多是社交行为导致风险增大、不遵医嘱服药、拒绝承认食物过敏。为食物过敏的青少年特别设计的跟进回访最有帮助。

应告知患者潜在的风险因素，如前所述的运动、可卡因成瘾、饮用酒精或特定药物等，可能会增加过敏反应的严重性或降低治疗效果。

自我注射式肾上腺素和个性化治疗方案

尽管最优的饮食剔除、长期方案能够减少意外摄入的风险，但食物诱发的过敏反应仍可能复发，且症状可能会比之前更加严重。个人、家属及看护者都应当能够识别过敏反应并进行应对。

开具肾上腺素自助注射器（肾上腺素笔）处方的决定因素包括对严重过敏反应风险的分析、快速注射肾上腺素的潜在益处、携带肾上腺素自助注射器的相关风险，以及医疗服务或患者家庭的开销。

什么人应得到自我注射式肾上腺素处方？

基于目前的知识，欧洲变态反应与临床免疫学学会对于严重过敏反应设立的指导准则给出了四项绝对指标，符合其中一项就应无条件开具自我注射式肾上腺素处方（表 15-4）：

表 15-4　开具自我注射式肾上腺素处方的指征

绝 对 指 征	相 对 指 征
以前对食物（和其他过敏触发因素，如昆虫叮咬、乳胶）产生了心血管或者呼吸系统反应	对少量食物（包括吸入过敏原或仅通过皮肤接触食物过敏原）产生任何反应
运动诱发性严重过敏反应（常常也与食物相关）	对花生或坚果曾产生过反应——即便是轻度反应
特发性反应	家距离医院较远
患有食物过敏和哮喘的儿童	有食物过敏反应的青少年

- 以前对食物（和其他过敏触发因素，如昆虫叮咬、乳胶）产生了心血管或呼吸系统反应。
- 运动诱发性严重过敏反应（常常也与食物相关）。
- 特发性反应。
- 患有食物过敏和哮喘的儿童。

还有四项相对指标：

- 对少量食物（包括吸入过敏原或仅通过皮肤接触过敏原）产生任何反应。
- 对花生或者坚果曾产生过反应——即便是轻度反应。
- 家距离医院较远。
- 有食物过敏反应的青少年。

正如上文所述，哮喘是食物过敏致死最常见的风险因素，因此被定为绝对指征。

应该强调的是，两项评估坚果和花生过敏复发严重程度的研究显示，即便是发生轻度反应的儿童，在中位数为 6 年的回访期间出现严重过敏反应的风险可达到 31%。这就意味着，可能需要为所有对坚果和花生过敏的儿童提供自我注射式肾上腺素处方。不幸的是，对于其他食物还没有可用的类似数据。食物过敏致死的事件主要与坚果和花生有关，但是也会因牛奶和水果而发生。在致死事件出现前，已知的过敏反应病史主要被描述为轻度，并且摄入量也不尽相同，干燥食物的摄入量为微量到数克。

青春期是严重过敏反应发生的另外一项风险因素，已经列为自我注射式肾上腺素处方开具的相对指征。

食物诱发的特应性皮炎加重而无更多严重症状，以及仅限于口腔黏膜的症状（口腔过敏症状），不是自我注射式肾上腺素处方开具的指征。

开具的处方应采用哪种装置？

各国有不同品牌的肾上腺素笔可供选择。它们预设为施用固定剂量，可提供 0.15 mg（儿童）或者 0.3

mg 肾上腺素。0.15 mg 的肾上腺素笔通常由体重 15~25 kg 的儿童使用,而 0.3 mg 的肾上腺素笔通常由体重大于 25 kg 的个人使用。体重低于 15 kg 的婴儿没有可用的肾上腺素笔。轻度过量,对于体重≥7.5 kg 的健康儿童而言不是重大风险(最大剂量可定为 20 μg/kg)。为父母提供注射器和一小瓶肾上腺素是一种不安全、不便操作的替代方法。另一方面,0.3 mg 的剂量对于超重人群而言可能不够,他们的处方中应开具两支肾上腺素笔。肾上腺素笔应存放于室温下,远离热源和太阳光的直接照射。其平均有效期为 1~2 年,并且应据此重新开具处方。然而,有证明表明,刚过期的肾上腺素笔中含有的肾上腺素仍然具有效力,如果无其他药物可用时也可以使用。

与自我注射式肾上腺素有关的风险

注射合适剂量的肾上腺素,其药理副作用包括皮肤苍白、心悸、震颤。这些症状通常持续数分钟,并且自发消失。健康人出现的严重副作用几乎总是由剂量过度导致。细致的患者教育可以避免肾上腺素笔的不恰当使用,例如意外注射到手指导致局部缺血。

应该为一名患者开具多少肾上腺素笔?

如果第一剂肾上腺素未能起到救护作用,第二剂应在 5~10 min 内注射。数据显示,可能有 20% 经历严重过敏反应的人必须要使用一剂以上的肾上腺素。大多数情况与使用延迟或者使用不当有关;有些患有难以控制哮喘的儿童需要一剂以上的肾上腺素。然而,严重过敏反应在正确治疗后很少发生致死事件,这就对全都开两支肾上腺素笔的处方提出了质疑。开具两支肾上腺素笔处方的经济负担和预防可能致死的反应之间的矛盾仍未解决。

学校、托儿所和分居的父母常常坚持要开具一支以上肾上腺素笔,以便患者能够在不同地方可以自助注射肾上腺素。在儿童看护者接受了正确的培训之后,严重过敏反应急救箱可以放在学校或托儿所备用,从而代替父母随身携带药物。

总而言之,处方内开具的肾上腺素笔数量将依赖于对患者情况进行的仔细评估;如有以下情况,推荐考虑两支肾上腺素笔:

- 距离医疗服务场所很远。
- 体重超过最大可用剂量时。
- 担忧一剂肾上腺素达不到效果。
- 任何提示风险增大的个体因素。

急救箱中可用的其他药物

在患者急救箱中放入除肾上腺素笔之外的其他药物还具有争议,例如口服皮质类固醇、抗组胺药,因为它们可能会延迟肾上腺素的使用,而且其有效性也未得到证实。不过,基于书面个体化治疗方案的建议(见下文),用于治疗轻度症状的速效抗组胺药片剂或滴剂,对于大多数患者而言就足够了。

患者与家属的教育

食品过敏的管理及其最严重的临床表现——严重过敏反应,意味着需要教育和培训患者、家属,以及儿童患者的看护者。目前,许多国家仍然缺乏对过敏患者的充分支持。Clark 和 Ewan 在英国一项针对儿童的坚果和花生过敏的大型前瞻性研究中已经证明,反复和彻底的教育降低了过敏反应的严重程度和发生频率。教育内容应包括规避过敏原、识别早期症状、制订适当的紧急治疗计划。"社区",即学校和日托所,也需要知晓过敏儿童的医疗状况和紧急管理的详细信息。教育是一个持续的过程,并且需要定期培训,以适应患者的不同年龄和社会心理状况。患者及其看护者忘记如何及何时注射肾上腺素的情况很常见,因为过敏反应也许并不频繁,或者他们害怕针头或担心副作用。需要定期进行培训来指导患者及其看护者如何在可能让人高度紧张的情况下治疗过敏反应。

临床案例 2

一名诊断为花生过敏的 6 岁男孩正在与母亲的亲戚一起度假。他的家人携带了 H_1 受体拮抗剂,但是没有携带肾上腺素自助注射器。因为该儿童只在皮肤与花生接触后出现了轻度的反应,所以医生并没有开具肾上腺素处方。他食用了一款谷物零食,其标签上写着"可能含有微量花生"。摄入食物后 10 min,他出现了轻度水肿、严重呼吸困难、失去意识。肌内注射肾上腺素两次后,得到了良好的效果。

讨论

已知该名儿童在仅接触花生时就出现了轻度的全身反应,之后在摄入微量花生后又出现了严重反应。此前发生轻度的反应后仍有可能发生严重的食物过敏反应,特别是对花生或者坚果过敏的个人。应考虑为对坚果过敏或对少量某种食物有过敏反应的患者开具自我注射式肾上腺素的处方。该名儿童具有两项指征,应为其开具肾上腺素处方。

食品标签应当被纳入所有患者及其看护者的教育方案内。此案例中强调了这点,因为该名儿童就是在摄入微量花生后产生过敏反应的。

各个国家的食品标签各不相同,但通常会清楚地阐明潜在致敏食物污染的最大可接受量。然而,这些规定无法帮助高度过敏的个人正常地安全食用食品。为了避免法律诉讼的风险,食品产业越来越多地为产品打上如"可能含有……成分"的标签,这使得食物过敏者能避免"潜在风险"而食用的食品数量越来越少。

应该为患者及其所有看护者提供书面化个人管理方案。有证据显示,这降低了进一步发生过敏反应的频率和严重程度。下述书面化个人管理方案改编自 EAACI 特别工作组对儿童严重过敏反应管理的建议,方案应包括如下各项。

- 个人信息(姓名、地址、父母和医生的联系方式,最好附上照片)。
- 明确列出应规避的过敏原(包括食物可能使用的不同名称,例如花生的别名"落花生")。
- 治疗方案应采用简洁的非医学语言逐步明确书写:
  - 出现呼吸困难(喘息、胸部哮鸣音、喉咙发紧或者声音改变)或者虚脱时,立即使用肾上腺素(写明肾上腺素笔的名称和剂量)。
  - 拨打急救电话(应标出急救电话号码)。
  - 建议当 5~10 min 后症状未显著改善时,使用第二剂肾上腺素。
  - 出现过敏的初步症状(肿胀、面部潮红、瘙痒、恶心)时,服用抗组胺药。
  - 密切监测患者,观察呼吸问题或者虚脱的体征。

很重要的一点在于,食物剔除饮食和紧急治疗的相关信息必须容易获得,并且便于阅读(参见 www.foodallergy.org 和 www.aaaai.com 给出的示例,以及图 15-2)。

应确保在任何时候,肾上腺素自助注射器都能由所有看护者方便取得。

在社区中,有严重过敏反应发生风险的人应该穿戴或携带准确且更新至最新信息的标识物,例如手环或钱包内放置的卡片。

让社区参与管理(图 15-3)

食物过敏和严重过敏反应的发病率上升是近期出现的现象。并非所有的医疗专业人员都知道严重过敏反应通常发生在社区,并且他们也不能完全识别其体征和症状并进行治疗。也不是所有人都学习了正确使用肾上腺素自助注射器的知识、能指导患者如何及何时使用它。医疗专业人员应做好治疗急性的严重过敏反应的准备,也应该向患者提供关于可能症状的准确信息,以及关于自我注射式肾上腺素的使用和食物剔除饮食的信息。

```
名：_____ 姓：_____
出生日期：_____
地址：_____
联络人：_____
            必须严格规避的食物
☐严格规避坚果
（榛子、杏仁、腰果、巴西胡桃、澳洲坚果、碧根果），包括
"可能含有微量的……"，以及坚果油。
（允许食用椰子和肉豆蔻）
☐严格规避花生
包括"可能含有微量花生"
（允许食用花生油和植物油）
☐其他需规避的食物
_____

                              照片
```

过敏反应的治疗

反应	标志	治疗	剂量
轻微的全身反应	・瘙痒 ・皮肤反应 ・面部或嘴唇肿胀 ・口腔发麻 ・腹痛	抗组胺药： _____ _____ _____	_____ 如果症状在2 h内没有改善，重复治疗
严重的全身反应	・咳嗽 ・吞咽困难、讲话困难、呼吸困难 ・喘息、哮喘发作和（或）头晕的感觉 ・血压下降 ・意识丧失	肌内注射： ・EpiPen/Anapen或EpiPen/Anapen Jr ・呼叫急救电话_____ ・在意识丧失的情况下，将体位安置为侧卧位的安全姿势	_____ 如果症状在5~10 min内没有改善，重复治疗

其他治疗方法：_____
_____

注释：_____

日期：_____

医生姓名及签名：_____

图15-2　书面化食物过敏管理方案示例

包括教师在内的外行人通常不清楚食物过敏患者日常生活的局限性。应做出重大努力以增强风险意识，让食物过敏的个人安全地融入社区。

学校对食物过敏的管理尤其值得关注，一些调查显示，16%~18%的食物过敏儿童在学校出现了过敏反应，有些还是第一次出现反应。不同学校对食物过敏的理解差异非常大，这取决于国家和地方性法规、是否存在标准化食物过敏管理方案，或某学校此前是否发生过食物过敏事件。在法国，尽管有执行良好的强制性标准化食物过敏管理方案，但近一半的过敏儿童仍没有书面化的食物过敏管理方案，并且仅有72%的患者携带了肾上腺素自助注射器。在澳大利亚已知出现严重过敏反应的儿童中，仅40%携带了肾上腺素自助注射器，且学校有治疗严重过敏反应的方案。

食物过敏

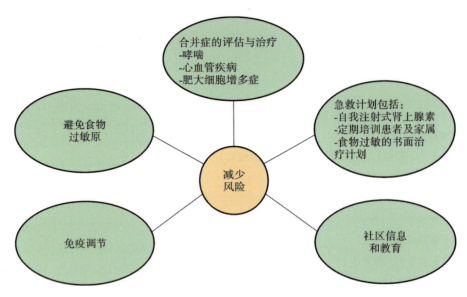

图 15-3　社区中的食物过敏管理

即使学校备有肾上腺素,其存放位置有时也距离孩子们很远——例如存放在学校校长的办公室或医务室里。事实已证明,很多致死事件都与肾上腺素用药太晚有关,因此应确保能够在数分钟内取得药物。这就意味着肾上腺素应该保存在距离孩子们很近的地方(例如由老师储存在教室内),或者由年纪较大的学生自己携带。

这些研究显示了学校实施、审查食物过敏管理方案的重要性,以及需要将国家和地方性指南与法规标准化。

老师和其他看护者通常不能识别过敏反应的信号,即便是在认识水平层次更高的美国也是如此。Sicherer 等人在一项大型研究中,招募了 4586 名对花生与坚果过敏的已注册的美国成员,其中 16% 的患者报告称在学校发生过敏反应,且治疗延迟或者不充分。

限制性饮食也许很难在学校实施,特别是在食堂。需要达到的目标是确保有安全环境,消除社交排斥。在欧洲,最常见的情况是孩子们会食用由学校食堂或者饮食承包者提供的热餐食,但是对食物过敏的儿童需要提供特殊餐食,或者由家庭提供餐食。校内开设有餐厅的学校中,由于缺少受过培训的人员,或者家长和看护者害怕会出现过敏反应,很多食物过敏的儿童仍然被排除在学校餐厅之外。

很多过敏反应都可能发生在学校的教室里,而不是发生在餐厅中,例如手工课程,这就意味着还应该避免这些食物出现在教室里(参见临床案例 3)。

临床案例 3

一名 8 岁的女孩从 3 岁起就知道她对榛子过敏(第一次是在吃了巧克力榛子酱后出现面部水肿),在对其过敏进行重新评估后,常年采用严格规避榛子的饮食方法。她有个性化的食物过敏管理方案(包括书面化严重过敏反应的治疗方案),其家属接受了培训,知道如何使用肾上腺素自助注射器。她也被诊断为对尘螨和长毛宠物有过敏性哮喘,每天接受吸入式皮质类固醇和 β_2 受体激动剂的治疗。

学校已经实施食物过敏管理方案,并且将其保存在校长室内。然而,因为这名女孩的年龄还比较小,并且她在家里用餐,父母决定把自助注射器保存在家中。学校组织了一次味觉发现周的活动,所有的孩子们都受邀品尝被蒙着的不同食物,包括坚果。这名女孩不想参加,但是老师保证她只会尝到某些健康的食物,例如水果。在吃下一枚腰果后 10 min 内,这名儿童就出现了面部水肿和呼吸困难,并且失去意识。学校护士和老师打电话让她的母亲带来了肾上腺素并进行了注射。为了让她的情况保持稳定,总共注射了三次,之后她在重症室接受了 24 h 的监测。

讨论

已知这名儿童有IgE介导的坚果过敏,并且患有过敏性哮喘。这两个条件常常在致命的严重过敏反应中同时出现,这要求无条件为其开具自我注射式肾上腺素的处方,并且必须备有食物过敏管理方案。尽管已经开具了自我注射式肾上腺素的处方,但学校却不能立即取得肾上腺素,这就说明患者和看护者接受的教育并不充分,表现为:

- 父母将肾上腺素保存在家里。
- 学校看护者没有接受过训练,无法识别禁忌食物,或者无法处理过敏反应。

有可能是因为肾上腺素使用延迟、并发哮喘,这名女孩的过敏反应非常严重并且持续了很久。

这个案例着重强调,教育所有看护者关于某一特定过敏儿童的相关事宜非常重要,社区应意识到食物过敏可能引发的潜在问题。教育应该定期重复——我们建议至少一年一次——包括对于标签阅读的常规培训,以及过敏症状的识别及其适当疗法。

学校或者夏令营活动是另外一项会让风险增加的活动,需要父母、老师、厨师、营养师和医疗卫生专业人员之间的精心规划、组织和合作。

美国食物过敏与严重过敏反应网络(FAAN)是一个食物过敏患者组织,为学校的专业人士提供了实用的材料,例如宣传册、海报和食物过敏管理方案。FAAN与全国学校董事会协会、全国学校护士协会、全国学校校长协会一起,准备了一份《学校食物过敏学生管理指南》,提供了适用于不同州的政策法规和教育系统的通用原则。美国的大多数州制定了当地食物过敏管理政策,并且美国农业部已经编写了一份指导文件,指导学校午餐的特殊需求,其中包括严重的食物过敏反应,以确保学生能享用安全的替代餐食。

在日本,日本学校健康社团于2008年发布了一份《在校过敏性疾病治疗指南》,包括"学校生活管理标准"在内的资料被分发给了全国的教育理事会。日本教育系统将确保学校提供"安全食品",识别食物过敏症状并进行治疗,以便改善食物过敏管理。

未来展望

用于制定食物过敏管理指南的循证医学研究很少,并且大多数依赖于专家意见。因此需要精心设计对照试验来增加我们对不同食物过敏治疗方法的机制的理解。肾上腺素自助注射器有固定的剂量,但其固定剂量并非总是适合某些特殊情况,如年龄较小或者体重超重的人群。应该尽快推出剂量低于0.15 mg和高于0.3 mg的工具(某些国家新发布了0.5 mg剂量的注射工具)。

有些经历严重过敏反应的人群害怕打针,因此有时无法得到充分的肾上腺素治疗。必须教育个人及其家属,告知肾上腺素的副作用及在什么情况下使用。然而,目前尚缺乏可以替代肾上腺素注射的治疗方法,并且需要进行更多研究。

各国应制定食物过敏管理指南,并将其改编以适应当地社会环境,并实施之。

应制定国家或地区的标准化书面食物过敏管理方案,看护者(如老师和教育工作者)应根据个人情况被告知与剔除饮食相关的知识,还应了解食物过敏症状的识别及其治疗的相关信息。政府部门需要警惕社区中严重过敏反应的增加,以便修改法规,并为社区法规实施提供资助。

最后,食物过敏会受到情绪的影响,并且可能会影响患者和看护者的生活质量。关于食物过敏对职业和个人影响的研究尚不充分。

参 考 文 献

[1] Simons FE. Anaphylaxis:evidence-based long-term risk reduction in the community. Immunol Allergy

Clin North Am 2007;27:231-48.

[2] Sheikh A, Shehata YA, Brown SG, et al. Adrenaline for the treatment of anaphylaxis: cochrane systematic review. Allergy 2009;64:204-12.

[3] Sicherer SH, Noone SA, Munoz-Furlong A. The impact of childhood food allergy on quality of life. Ann Allergy Asthma Immunol 2001;87:461-4.

[4] Avery NJ, King RM, Knight S, et al. Assessment of quality of life in children with peanut allergy. Pediatr Allergy Immunol 2003;14:378-82.

[5] Sampson HA. Anaphylaxis and emergency treatment. Pediatrics 2003;111:1601-8.

[6] Muraro A, Roberts G, Clark A, et al. The management of anaphylaxis in childhood: position paper of the European academy of allergology and clinical immunology. Allergy 2007;62:857-71.

[7] Pumphrey R. Anaphylaxis: can we tell who is at risk of a fatal reaction? Curr Opin Allergy Clin Immunol 2004;4:285-90.

[8] Kemp SF, Lockey RF, Simons FE. Epinephrine: the drug of choice for anaphylaxis. A statement of the World Allergy Organization. Allergy 2008;63:1061-70.

[9] Pumphrey R. When should self-injectable epinephrine be prescribed for food allergy and when should it be used? Curr Opin Allergy Clin Immunol 2008;8:254-60.

[10] Sheikh A, ten Broek V, Brown SG, et al. H1-antihistamines for the treatment of anaphylaxis with and without shock. Cochrane Database Syst Rev 2007:CD006160.

[11] Mehr S, Liew WK, Tey D, et al. Clinical predictors for biphasic reactions in children presenting with anaphylaxis. Clin Exp Allergy 2009;39:1390-6.

[12] Moneret-Vautrin DA, Kanny G. Update on threshold doses of food allergens: implications for patients and the food industry. Curr Opin Allergy Clin Immunol 2004;4:215-9.

[13] Ewan PW, Clark AT. Efficacy of a management plan based on severity assessment in longitudinal and case-controlled studies of 747 children with nut allergy: proposal for good practice. Clin Exp Allergy 2005;35:751-6.

[14] Clark AT, Ewan PW. Good prognosis, clinical features, and circumstances of peanut and tree nut reactions in children treated by a specialist allergy center. J Allergy Clin Immunol 2008;122:286-9.

[15] Hourihane JO, Kilburn SA, Dean P, et al. Clinical characteristics of peanut allergy. Clin Exp Allergy 1997;27:634-9.

[16] Yu JW, Kagan R, Verreault N, et al. Accidental ingestions in children with peanut allergy. J Allergy Clin Immunol 2006;118:466-72.

[17] Simons FE, Chan ES, Gu X, et al. Epinephrine for the out-of-hospital (first-aid) treatment of anaphylaxis in infants: is the ampule/syringe/needle method practical? J Allergy Clin Immunol 2001;108:1040-4.

[18] Simons FE, Gu X, Simons KJ. Outdated EpiPen and EpiPen Jr autoinjectors: past their prime? J Allergy Clin Immunol 2000;105:1025-30.

[19] Jarvinen KM, Sicherer SH, Sampson HA, et al. Use of multiple doses of epinephrine in food-induced anaphylaxis in children. J Allergy Clin Immunol 2008;122:133-8.

[20] Mehr S, Robinson M, Tang M. Doctor-how do I use my EpiPen? Pediatr Allergy Immunol 2007;18:448-52.

[21] Sicherer SH, Furlong TJ, DeSimone J, et al. The US Peanut and Tree Nut Allergy Registry: characteristics of reactions in schools and day care. J Pediatr 2001;138:560-5.

[22] Moneret-Vautrin DA, Kanny G, Morisset M, et al. Food anaphylaxis in schools: evaluation of the management plan and the efficiency of the emergency kit. Allergy 2001;56:1071-6.

[23] Gold MS, Sainsbury R. First aid anaphylaxis management in children who were prescribed an epinephrine autoinjector device(EpiPen). J Allergy Clin Immunol 2000;106:171-6.

[24] McIntyre CL, Sheetz AH, Carroll CR, et al. Administration of epinephrine for life-threatening allergic reactions in school settings. Pediatrics 2005;116:1134-40.

[25] Norton L, Dunn Galvin A, Hourihane JO. Allergy rescue medication in schools: modeling a new approach. J Allergy Clin Immunol 2008;122:209-10.

第十六章　患者教育和自主管理

Kim Mudd
Robert Wood

介绍

　　自主管理可帮助个人掌控自己的生活,食物过敏患者的自主管理始于患者教育。患者主要的教育需求包括规避过敏原、识别症状及如何恰当地处理症状。当患者对他们管理食物过敏的知识和能力有信心,并能照顾好自己时,他们就形成了自主管理。

规避

　　"规避过敏原"这个短语似易实难,包含了从掌握食品药品管理食物商标法到评估公众场合中食物禁令效果在内的所有内容。要做好规避过敏原,应从以下方法入手:通过标签阅读识别含有过敏原的食物,识别出意想不到的食物过敏原来源和交叉污染源,并避免以某些方式接触食物过敏原。

标签阅读

　　规避始于标签阅读。这是个看似简单的概念,但是,当你每次去超市购物时,都会在最普通的购物车里发现大量成分标签,包括食物、化妆品、药品、宠物食品等。食物过敏的人需要阅读每一个成分标签,绝不能假设任何一种产品是"安全"的,因为厂家可能随时改变产品成分。意识到不同大小的同一种产品成分可能不同,这一点也很重要。在一项关于意外暴露的研究中,研究者毫无意外地发现四分之一与食物有关的过敏反应发生的直接原因是没人阅读标签。

临床案例 1

　　NS 是一名对鸡蛋过敏的 4 岁儿童,他和家人从沙滩回家。家人在旅途中买了几种"安全"的糖果带回家。由于 NS 之前吃过太妃糖并且耐受,家人没有阅读标签,直到发现 NS 在后座呕吐并喘息。儿童装(FUN SIZE)太妃糖不含鸡蛋。但常规大小的太妃糖含有乳清蛋白。

临床案例 2

　　LW 是一名对牛奶过敏的 3 岁儿童。LW 想展示他新掌握的技巧:嚼口香糖而不吞下。他的祖母没阅读标签就给了他一块口香糖。祖母给的口香糖上有白色粉末,里面含有牛奶;而 LW 耐受的那种口香糖上的白色粉末中是不含牛奶的。LW 出现了皮肤、肠道、呼吸道症状。

　　美国食品药品监督管理局(FDA)的职能包括确保在美国出售的食品安全、卫生,并且标签正确。食品包装上的标签必须有一张食品主要标识表,列出食物的名称、配料清单、制造商、分销商或分装商的联系信息。标签的每个部分都可能有用。

主要标识是贴在包装正面的标签,包括一张图片、食物的描述或名称。我们不应该受正面标签上"非奶制品"或者"鸡蛋代替品"等词语的影响。这些条款不由 FDA 定义和管理,也不表明该食物一定不含牛奶或鸡蛋。无奶制品咖啡伴侣的第一种成分通常是"牛奶",而鸡蛋代替品通常由鸡蛋蛋白制成。一些主要标识包括犹太洁食标识。洁食律法的基本概念包括乳制品和肉类不能混合,无猪肉、猪肉制品或者贝类(包括甲壳类和软体动物)。工厂可以向洁食检查机构提出申请,检查他们的产品。鉴定产品为洁食的过程包括由一位犹太教学者检查它的成分和生产过程。洁食鉴定机构最主要的登记标志为"K",一个圆圈里加"K",或一个圆圈里加"U"。"D"标识表明含牛奶,"DE"表明生产设备也加工牛奶。"Pareve"和"Parve"表明该食物不含乳制品和肉类。洁食鉴定机构有很多,严格程度各异。曾有一个牛奶相关严重过敏反应的案例报道称,患者对一种有 Pareve 标识"不含乳制品"的甜点过敏。同时,在有 Pareve 标识的巧克力中曾检测出牛奶。总之,对牛奶过敏的人应该规避有"D"或者"DE"标识的食品,但也不能假定如果食物没有这些标识,它们就不含牛奶(图 16-1)。

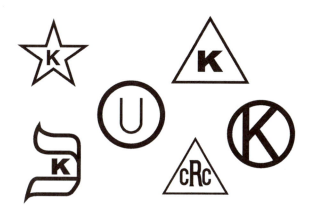

图 16-1　犹太洁食的标识

食品标签的成分列表应按含量递减顺序列出所有成分。2004 年"食物过敏原标识和消费者保护法案"(FALCPA)要求包装食品的成分标签需以"常见或通用名"形式列出主要过敏原成分,包括牛奶、鸡蛋、鱼、甲壳动物、坚果、小麦、花生、大豆(表 16-1 和表 16-2)。混合或者水解蛋白必须包含混合物中所有蛋白的常用名(例如"水解大豆和玉米蛋白")。必须标明包含常见过敏原的香料、色素和微量添加剂。FALCPA 规定,无须注明植物来源(如花生和大豆)的高度精炼油,因为精炼过程去除了大部分能导致过敏反应的蛋白质,不足以引起过敏反应。不遵守 FALCPA 标识要求的公司可能会受到民事和刑事处罚。FDA 的最低惩罚是要求公司召回含那些未声明过敏原的产品。

表 16-1　FDA 坚果列表

常见名或通用名
杏仁
山毛榉坚果
巴西坚果
胡桃
腰果
栗子(中国板栗、美国栗子、欧洲栗子、茅栗)
锥栗
椰子
榛子

续表

常见名或通用名
银杏果
山核桃
荔枝果
澳洲坚果/欧洲榛
碧根果
松子/矮松果
爪哇苦杏仁
开心果
乳油果
胡桃（英国胡桃、波斯胡桃、黑胡桃、鬼胡桃、加州胡桃）、心形胡桃、白胡桃

详见网址：http://www.fda.gov/Food/GuidanceComplianceRegulatoryInformation/GuidanceDocuments/FoodLabelingNutrition/ucm059116.htm

表 16-2　甲壳动物和软体动物的定义

甲壳动物是主要的食物过敏原，因此受到 FDA"食品过敏原标识和消费者保护法案"（FALCPA）的管制
甲壳动物包括各种形式的螃蟹、龙虾和小虾
整个甲壳贝类列表见于：
http://www.accessdata.fda.gov/scripts/SEARCH_SEAFOOD/index.cfm?other=complete
软体动物不是主要的食物过敏原，因此不受 FALCPA 管制
软体动物包括牡蛎、蛤蜊、贻贝和扇贝

　　FALCPA 大幅度减少了从包装食品中寻找主要过敏原的工作。在这项法案颁布前，成分列表可以使用的词汇包括"乳清"（一种牛奶蛋白）或者"粗面粉"（小麦面粉），而不必使用"牛奶"或者"小麦"这些词汇。FALCPA 没有涉及另外 160 余种曾触发食物过敏反应的过敏原。例如，芝麻是一种常见的过敏原，通常存在于焙烤食品、寿司、鹰嘴豆泥、墨西哥巧克力酱、墨西哥 adobo 酱中。由于芝麻不在 FDA 最主要过敏原的列表中，这个词可能不会出现在含芝麻成分食品的成分列表中，这些食品包括 tahini（芝麻糊）、日式芝麻盐（磨碎的烤熟芝麻）、胡麻籽（常用于美国南部的菜肴）。FDA 食品标签指南见于 http://www.fda.gov/Food/GuidanceComplianceRegulatoryInformation/GuidanceDocuments/FoodLabelingNutrition/FoodLabelingGuide/default.htm。

　　FALCPA 对警告标签或自愿警告标签并无规定，此类标签如"可能含有""在与……共享的设备上生产"或者"与……共享生产设备"。警告标签不由 FDA 规定，因此制造商在决定是否、何时发出各种警告时，会使用不同的自定标准。食物中实际含有的过敏原数量各异，但在所有带建议声明的食品中，大约 10% 的食品被检测出含有花生蛋白，不管警告标签的实际措辞如何。在近三分之一带有警告标签的烘焙食品、冷冻甜点、零食类中检测出牛奶，而近 80% 的黑巧克力糖含牛奶。如今，包装上含有自愿警告标签很普遍，例如，近 50% 的巧克力糖和饼干之类的食品印有警告标签。由于定义混乱及含警告标签的食品增多，消费者常常错误地认为不同警告标签代表不同的风险等级，甚至完全忽略它们，继续购买含有重要食物过敏原的食品。

　　当成分列表和警告标签都帮不上忙时，消费者最后的选择是联系制造商、分装商、分销商。通常没有必要这样做，但是，如果某人对芥末或者洋葱过敏，他就非常需要确定"香料"这个通称含有哪些成分。然而，制造商往往因"专利"或者品牌秘密而拒绝分享信息，而且，由于这个社会诉讼频生，他们不愿意保证他们的商品是"安全"的。他们应该能够回答一些直白的问题，诸如"产品中是否含有洋葱？"或"产品标签上有一个'D'，而成分列表中没有牛奶，那么产品中到底有没有牛奶？"如果公司不能或者不愿回答这些直接提问，消费者就应该规避该食品。

　　尽管现在的标签系统有这些潜在问题，但阅读标签仍然是规避策略的重要一环。食物过敏者和家属需要知道怎么阅读成分标签、注意警告标签、理解犹太洁食标识的含义，以及明白应何时、如何联系生产商。

交叉污染

当"安全"的食物和过敏原接触时，会出现交叉污染。这在加工、储存、烹调和上菜时都可能发生。食品加工过程中出现交叉污染往往是因为处理食品的方法不正确，或设备的清理效果不好。食品工业非常明白潜在的问题，并持续改进过敏原控制方法。然而，仍未形成最佳清洁方法的共识和验证程序。鼓励生产商拿出一份能反映安全食品控制最新信息的过敏原控制计划。食物过敏和严重过敏反应网络（FAAN）称，一份有效的过敏原控制计划，需要以书面政策规定在接收、储存、处理生产过程中隔离致敏食物或成分，在生产中防止和控制交叉污染，审查产品标签的使用，管控标签和包装，教育和培训工作人员（详见于 FAAN http://www.foodallergy.org/files/media/Allergen-control-plan/AllergenControlPlan.pdf）。消费者需要学会在联系生产商询问某项产品问题时，询问生产商的过敏原控制计划的具体内容。如果生产商没有过敏原控制计划，顾客就不应该购买其产品。

烹调和食品加工过程中的交叉污染被称为"携带"过敏原，包括使用以前烹调致敏食物的油来煎炸食品。例如，薯条可以从裹粉油炸食物中沾染小麦、牛奶或鸡蛋等污染物，也可能从使用同一锅油炸的鱼或贝类中沾染污染物。其他设备也可能受到污染。如果切肉的切片机之前切过奶酪，那么这些肉类也可能含有牛奶残渣。如果用同样的锅铲来翻动奶酪汉堡和普通汉堡，那么普通汉堡就会被牛奶污染。如果使用相同的烤架，牛排就会被鱼或贝类污染。餐馆环境如存在交叉污染，对外出就餐的食物过敏者的安全就有很大影响。在一项对餐馆职员的研究中，超过70%的人相信他们有能力为食物过敏的顾客准备一顿饭，但是，1/4的人认为食物过敏者食用少量的过敏原是安全的，1/3的人认为油炸会破坏过敏原，有一半的人认为自助餐如果能保持"干净"则是安全的，1/4的人认为从做好的饭中剔除过敏原是合理的处理方式（例如，从做好的沙拉中剔除坚果或者从普通汉堡中剔除奶酪）。为解决这种信息脱节，人们正在制订教育方案并进行宣传。另外，马萨诸塞州法律要求餐馆菜单增加一段关于食物过敏的文字，张贴有关食品过敏的教育海报，让餐馆工作人员接受交叉污染问题的培训。

规避交叉污染的策略包括只在有牛奶专用和肉类专用切片机的熟食店购买肉片或者奶酪片。在家中做饭时，一些家庭会选择保持一个厨房无过敏原，以减少交叉污染的可能性。其他家庭使用专用炊具和器具准备食物过敏者的餐食，或者在烹饪含过敏原的食物之前，先烹饪食物过敏者的食物。在外就餐时，必须确保烹饪、上餐服务遵循了适当的交叉污染预防流程。如果要求有多个餐具齐全的完整厨房或用餐空间，以方便食物过敏的人进食，这既不可行也不必要。使用家用清洁剂（如肥皂、水消毒湿巾和喷雾清洁剂），通过日常的清洗技术即可有效清除食物过敏原。过敏原也可以用肥皂、水或湿巾从手上去除。这意味着，使用适当的清洁和洗手程序准备和处理食物即可确保安全。需要注意的是，抗菌凝胶等手部消毒剂无法有效去除过敏原，这意味着用手部消毒剂替代洗手不可取。

食物过敏者能在外享受美食，其成功经验关键在于计划。许多餐馆在网站上贴出的菜单包括了配料内容。少数族裔的餐馆需要特别考虑。亚洲餐馆很少使用奶酪或其他乳制品原料，但许多菜含有芝麻、坚果或花生，而一口"老锅"常常从未用肥皂和水擦洗过。素食餐应该不含牛奶和鸡蛋，但花生、坚果、种子是这种烹饪方法中的重要蛋白质。在任何地方（包括邻居家）用餐前，食物过敏的人应该事先打电话询问情况，例如是否有专用煎锅、烤架、餐具、厨房准备区，工作人员是否受过食物过敏的特殊训练。食物过敏的个人需要规避一切自助餐，自助餐因交叉污染而饱受诟病，其中的甜点含牛奶、鸡蛋、花生或坚果，几乎肯定会引发过敏反应。和实际准备食物的厨师，而不是上餐的服务生交流很重要。警觉高风险时间段也很重要，例如，在客人多的时段，经理、服务生和厨师们不大可能满足特别的要求。可以考虑使用 FAAN 提供的"厨师须知卡"（http://www.foodallergy.org/files/media/chef-card1/chefcardtemplate.pdf）。这张卡片列出了应规避的食物成分，含有针对食物准备人员的警告声明，能从视觉上提醒餐厅人员（图16-2、表16-3）。

食物过敏

食物过敏和严重过敏反应网络 | 厨师须知卡模板
这是一份可填写的pdf文档,您在卡片空白处填写自己的过敏原

警告!我对花生、坚果、芝麻严重过敏

为了避免危及生命的严重过敏反应,我必须回避所有包含以下成分的食物:

任何形式的花生或坚果	芝麻
花生或坚果黄油	芝麻酱
花生粉	芝麻糊
香蒜沙司	芝麻盐
杏仁蛋白软糖	胡麻籽

请确保我的食物里不含以上任何成分,所有准备我的餐食的炊具、餐具和备餐台面都在使用前进行了充分清洁。**感谢你的配合。**

©2006,食物过敏和严重过敏反应网络,
www.foodallergy.org

警告!我对＿＿＿＿＿＿＿＿严重过敏

为了避免危及生命的严重过敏反应,我必须回避所有包含以下成分的食物:

请确保我的食物里不含以上任何成分,所有准备我的餐食的炊具、餐具和备餐台面都在使用前进行了充分清洁。**感谢你的配合。**

©2006,食物过敏和严重过敏反应网络,
www.foodallergy.org

如何使用你的厨师须知卡:

除了询问许多关于食品成分和准备方法的问题外,很多对食物过敏的青少年和成人会携带一张厨师须知卡,概述他们必须规避的食物。卡片会交予厨师或者经理检查,提醒他们有客人对食物过敏。

厨师须知卡需要用色彩鲜艳的纸打印,使它在餐厅忙碌的氛围中也能引人注目。将卡片过塑以免污染。复制几份卡片,这样即便遗忘了卡片也会有备份。

图 16-2　厨师须知卡模板。本文的复制使用已取得食物过敏和严重过敏反应网络的许可

表 16-3　交叉感染的高风险区域

餐厅设备,包括炸锅、烤架、炒锅
面包房的食物储存货架
处理多份订单而不更换手套的食物准备区
沙拉吧和自助餐区域
处理多份订单而不使用清洁剂清洗勺子的冰激凌店
熟食切片机
散装食品箱

避免接触

对食物过敏的人来说,最大的风险是食用致敏食物。过敏原的接触量或者说"剂量",可能只是几微克,

但即使是这样少量也可以引发易感个体的强烈反应。进食途径所造成的过敏原暴露量远大于多数局部皮肤接触或吸入途径。因此,大部分规避工作应集中在创造环境,让食物过敏的人不会吃到致敏食物。然而,也有身体接触、吸入过敏原、接吻、烹调接触过敏原相关的病例报告。

临床案例 3

JPS 是一名对小麦过敏的 5 岁男孩。他的家人经营一家意大利餐厅。当 JPS 待在准备比萨面团的厨房时,至少两次发生了皮肤和呼吸道的过敏反应。

对非摄入型食物,应关注到其足以引起全身反应。评估相对风险,不仅需要考虑接触的潜在剂量,还需要考虑接触的途径。牛奶直接溅进眼睛比手肘放在奶油奶酪上有更高的致敏风险。当旁边有人给烤比萨饼翻面时,吸入小麦面粉的暴露量比同桌吃热黄油面包的人的暴露量要大得多。

目前,非摄入性接触的研究集中在花生过敏者身上。花生是常见的食物过敏原之一,能引起比其他食物更严重的过敏反应。花生也是许多非过敏性饮食的主要内容。关注公共区域花生污染的原因很好理解。一项研究从六所不同学校的午餐桌、饮水机、办公桌、食物准备区收集的样本中检查花生蛋白含量。进食区、食物准备区、办公桌上均未检测出花生蛋白。在同一项研究中,研究人员试图在几种不同的条件下检测花生蛋白,其中包括在旁边放一个打开的花生酱瓶子,非过敏的人吃花生酱和果冻三明治。未检测到空气能传播花生蛋白。对花生有过敏反应的儿童(不少曾报告对吸入花生过敏)有意接触花生烟雾时,没有人发生呼吸道或者全身性过敏症状。其他研究测试将花生酱直接涂在花生过敏儿童皮肤上的反应。尽管有人在花生酱涂抹区域出现皮疹,但没有儿童发生全身性过敏反应。目前的共识是皮肤是一种非常有效的屏障:90%对花生重度过敏的儿童与花生的"偶然接触"不会引发全身或呼吸道反应。食物过敏者与人亲吻存在更大风险。大多数研究再次集中于对花生过敏的人。一项研究显示,在非花生过敏者食用花生酱三明治后,唾液中的花生蛋白达到可测量水平。不同试验中花生蛋白的含量各异,刷牙和嚼口香糖能影响可检测到的花生蛋白的含量,但总的来说,花生蛋白含量下降最需要的是时间。显然,接吻的类型将决定过敏原的接触水平。脸颊上的吻属于普通身体接触,可能导致亲吻部位发生局部反应。而一个包括"体液交换"的吻更可能带来更多的过敏原数量,造成类似食用过敏原的反应。

烹饪食物的蛋白质对食物过敏的人也存在潜在风险。食物中的蛋白质可在烹调过程中雾化。一项研究检测有呼吸道症状的儿童在接触烤鱼、蒸鱼、煎鱼、烤鹰嘴豆、煮牛奶、煮鸡蛋、煎荞麦后会有什么反应。结果发现,其中很多人接触模拟环境中的蛋白质后,会多次出现呼吸道症状。另外,与烹调中的雾化食物距离越近,则会带来更多的暴露量和更大的过敏反应发生风险。

临床案例 4

OC 是一名已知对鸡蛋过敏的 3 岁儿童。她的家人经常在家做鸡蛋吃。OC 的妈妈一边在炉子上煎鸡蛋,一边把 OC 固定在腰上。OC 随后出现了面部肿胀、荨麻疹和呼吸道症状。她家决定不在炉子上煎鸡蛋了,但是仍然在烤箱里烹饪鸡蛋。

这些数据显示,应避免过敏原摄入型暴露,也应避免大量过敏原的非摄入型暴露。尽管缺乏偶然暴露中过敏原数量的证据,但也应遵循常识而规避过敏原。涉及致敏食物的活动(如花生酱喂鸟、含小麦的模拟黏土、含鸡蛋的面部颜料、搅拌黄油、在教室中使用花生作为计数器具)在设计时本不涉及摄取食物,但将食物过敏儿童置于这些场景中是缺乏常识的表现。当教室或工作区里存在食物过敏者时,仍在烹饪课中烹调含过敏原的食物,或在允许食客向地板上扔花生壳的餐馆吃饭,都是缺乏判断力的表现。难怪人们如此希望出台一些食品禁令。

食品禁令有几种不同的形式,从食堂中设置不接触过敏原的安全桌子到全校针对某项食物的特殊禁令。有证据表明,"无花生指南"成功地减少了自带午餐中的花生数量,但目前还不清楚这些指南是不是导致过敏原暴露变少了。显然,消除学校、托儿所、图书馆、操场之类的公共场所的所有过敏原不可行。规避过敏原的最佳方法是依照儿童的发育年龄逐步调整规避计划(表16-4)。

表16-4 赞成或反对食品禁令的理由(引自 Young MC,Munoz-Furlong A,Sicherer SH. Management of food allergies in school:A perspective for allergists. J Allergy Clin Immunol. 2009;124(2):175-182)

赞成	反对
"上膛枪"理论:减少暴露机会	没有"花生探测器"来强制执行禁令
低龄儿童无力承担规避过敏原的责任	导致无花生过敏儿童的负担过重
共享设备的食物污染导致接触性暴露	"滑坡"理论:如果你禁止花生,为什么不禁止其他致敏食物?
分享食物是儿童的常见行为	"虚假的安全感"理论
很难控制校园霸凌行为	学校应该为学生面对"真实世界"做准备
"社会责任"式的安全措施	有"分裂感"

幼儿容易将手放到口里,习惯分享食物,使进食过程较为脏乱。人们常常为这些较小的孩子设置"无过敏原"的桌子和教室,这可能会有好处。虽然并不可能实现完全无过敏原的环境,但是增强过敏原意识、洗手、清洁用餐台、高度监管、避免食物分享、打扫洒落的食物,均能很好地创造安全环境。此类措施也多为过敏和非过敏性家庭认同。毕竟,每个人都希望自己的孩子吃饭时得到适当的监督,手洗干净,桌子整洁。

儿童在长大后,手放到口里的行为会减少,食物过敏的儿童也会意识到潜在后果,他们会很少接受别人分享的食物。到了一定年龄,让所有学生在午饭前洗手会变得不现实,让食物过敏儿童在"过敏专用桌"就座也很烦琐。当儿童和他们的同龄人自制力发展并理解规避过敏原的基本原理时,让食物过敏的儿童和他们的朋友及支持他们的同伴坐在一起,就不会在社交上孤立这些儿童。食品禁令和无过敏原座位对小学高年级学生而言没有必要。

食品禁令也是航空旅行的一项严重问题。已有在飞机上出现花生和坚果过敏反应的报道。一项有关自报食物过敏反应的研究表明,三分之一的在飞机上发生的食物相关性反应为严重过敏反应。在与花生酱接触(例如闻一罐打开的花生酱)时,花生的味道来自气传易挥发的有机化合物而不是花生蛋白,但与此不同,飞机上的花生暴露发生在很多包花生同时打开时,花生蛋白在空气尘埃中传播。各大航空公司的网站上都有花生政策。一般来说,航空公司不会保证在飞机上不供应含花生的零食,也不会阻止其他乘客在飞机上携带花生(或其他含过敏原的食物)。大多数航空公司建议过敏患者选择清晨航班,此类航班较少供应花生零食。一些航空公司会让有食物过敏儿童的家庭提前登机。与食物过敏的孩子一起旅行的家人应该用一次性纸巾擦拭托盘、桌子和扶手,去除之前的乘客可能剩下的食物残渣。家人也需要检查坐垫下、地板上、座椅靠背的口袋里是否有清洁人员未能打扫干净的食物,尤其当随行的孩子非常好奇时,因为他们的小手指会探索所有的角落和缝隙。此外,食物过敏者需要询问特定航空公司的政策,告知机票代理商他的食物过敏症,提前到达机场,将食物过敏告知检票员,并避免在飞行中吃航空公司提供的任何零食。值得庆幸的是,飞行中食物过敏相关的反应很罕见,但食物过敏者应该考虑带上多剂肾上腺素和抗组胺药旅行,以防万一。

症状识别和处理

即使有最好的规避计划,患者也可能不可避免地接触到过敏原食物。症状识别是管理过敏反应的关键步骤。食物过敏反应的症状可涉及皮肤、胃肠道、呼吸系统、心血管系统或神经系统(表16-5)。多个系统受累(如荨麻疹和腹痛)并不少见。过敏反应可以始于轻微的症状,如几处散在的荨麻疹,而逐渐增加到多系统的严重过敏。过敏反应起初既可能是剧烈的、快速的,也可能是缓慢的。大多数过敏反应始于接触后1 h内。虽然皮损(荨麻疹、血管性水肿、瘙痒)很常见,然而并非所有食物过敏反应都包含皮肤症状。

食物过敏反应的治疗主要取决于症状。如果症状轻微,如嘴部发痒、散在的荨麻疹、轻微的瘙痒,则快速起效的口服抗组胺药(如苯海拉明或西替利嗪)可能会有良好的治疗效果。在一般情况下,液体或咀嚼片剂型的抗组胺药便于给药并且起效快,通常是携带首选。抗组胺药不会停止反应或减缓反应;它们只能治疗让人不舒服的症状,如瘙痒和鼻塞。

更严重的反应会让咽喉、下呼吸道、心脏或神经系统受累,或出现累及两个系统的结合症状,如荨麻疹合并恶心,呕吐合并面部肿胀,这些即可定义为严重过敏反应。严重过敏反应被定义为"一种发病迅速、可能导致死亡的严重的过敏反应"(表16-6)。必须及时使用肾上腺素治疗。食物引起的严重过敏反应致死时有发生,原因通常是症状识别不及时,或肾上腺素治疗延迟。在一项意外摄入花生的研究中,超过一半的反应是严重过敏反应,只有20%的人接受了正确的肾上腺素治疗。另一组研究的结果类似,发现只有20%由花生、坚果或牛奶引起的全身反应得到了正确的肾上腺素治疗。部分原因可能在于只有少数患者和家属知道如何使用肾上腺素自助注射器。肾上腺素自助注射器的使用需要用安慰剂训练器来演示,并且每次随访时都要演示以加强记忆。

表 16-5　食物过敏反应的可能症状(引自 Wang J, Sampson HA. Food anaphylaxis. Clin and Exper Allergy. 2007;37:651-660)

皮肤	荨麻疹、血管性水肿、瘙痒、脸红、红斑、发绀或皮疹
上呼吸道	流涕、鼻塞、打喷嚏、喘鸣、声音嘶哑或"喉部肿块"
下呼吸道	咳嗽、喘息、呼吸困难、胸闷、肋间凹陷
心血管	心动过速、心律失常、头晕、晕厥、低血压、休克
胃肠道	瘙痒或唇/舌/腭/悬雍垂水肿、口腔金属味、恶心、呕吐、腹部绞痛、反流、恶心或腹泻
神经性	焦虑、头痛、癫痫、晕厥、失去知觉或濒死感
眼	瘙痒、结膜充血、流泪或眶周水肿

表 16-6　严重过敏反应的诊断标准(引自 Sampson HA, Munoz-Furlong A, Campbell RL, et al. Second symposium on the definition and management of anaphylaxis-Second National Institute of Allergy and Infectious Disease/Food Allergy and Anaphylaxis Network symposium. J Allergy Clin Immunol. 2006;117(2):391-397)

需满足以下三项标准之一:
1. 急性(数分钟至数小时)起病,皮肤、黏膜组织或两者同时受累,至少有下列症状之一:
   a. 呼吸功能受损(呼吸困难、喘息/支气管痉挛、喘鸣、缺氧)
   b. 血压下降或存在相关症状(肌张力减退、晕厥、大小便失禁)
2. 暴露于可能的过敏原后发生下列两种或以上情况:
   a. 皮肤黏膜组织受累
   b. 呼吸功能受损
   c. 血压降低或相关症状
   d. 持续的胃肠道症状(腹部绞痛、恶心、呕吐)
3. 暴露于已知过敏原后血压降低

无论症状的严重程度和治疗的情况如何,食物过敏者一旦因食物诱发反应,都需要观察4~6 h。轻微症状可发展为更严重、需要肾上腺素治疗的反应。肾上腺素可以治疗最初的症状,但在大约四分之一的案例中,需要增加剂量来阻止反应,原因可能是机体对初始剂量反应不充分、肾上腺素剂量未能达到体重标准、初始剂量给药延迟,或皮下注射肾上腺素。由于过敏反应可能需要额外剂量的肾上腺素,这一风险意味着所有用肾上腺素治疗过敏反应的患者,都需要紧急送往医疗机构进行观察。

计划和文书

每一位食物过敏者都必须得到书面的管理计划,该管理计划将对症状的识别和治疗有特别指示。由于无法根据先前的某次反应来预测未来某次过敏反应的严重程度,谨慎地为严重过敏反应做好准备是明智之举。食物过敏行动计划列出与潜在症状相匹配的治疗方案,包括药物、剂量、观察计划(图 16-3)。全天对儿童负责的每个人都必须接受教育,学会识别症状和执行计划。意外摄入可发生于许多地方,包括学校教室、学校食堂、操场、私人住宅、饭店、亲戚和朋友家中。计划的执行者需要包括公共汽车司机、操场管理员、上学前后的照顾人、野外旅行的监护人。

食物过敏行动计划

姓名：_____ 出生日期：____/____/____

对_____过敏

哮喘：□是（严重过敏反应风险更高） □否

体重_____lbs

儿童照片

摄入可疑过敏食物后的严重过敏反应：
- 肺：呼吸短促，喘息，反复咳嗽
- 心：面部苍白或发绀，头晕，脉弱，眩晕，神志不清
- 喉：紧张，嘶哑，呼吸/吞咽困难
- 嘴：阻塞性肿胀（舌头）
- 皮肤：身上出现很多荨麻疹或身体不同部位出现组合症状
- 皮肤：荨麻疹，发痒的皮疹，肿胀
- 肠道：呕吐，痉挛痛

→ **立即注射肾上腺素**
- 拨打911
- 开始监护（见下方）
- 进一步给药：
  - 抗组胺药
  - 如果是哮喘，则吸入（支气管扩张剂）

不应使用吸入性支气管扩张剂和抗组胺药治疗<u>严重过敏反应</u>→使用肾上腺素

当有疑问时，立即使用肾上腺素。症状可能会很快加重

只有轻微症状
- 嘴：嘴痒
- 皮肤：嘴边或脸上有几处荨麻疹，轻微发痒
- 肠道：轻微恶心/不适

→ **给予抗组胺药**
- 陪伴孩子，通知医务人员和家长
- 如果症状加重（如上述），注射肾上腺素

□ 勾选此处表示，如果怀疑可能误食了过敏原（可导致强烈反应），出现<u>任何</u>症状，立即给予肾上腺素

□ 勾选此处表示，如果确定误食了过敏原（可导致强烈反应），在出现症状前，立即给予肾上腺素

给药/剂量
- 肾上腺素（品牌和剂量）：_____
- 抗组胺药（品牌和剂量）：_____
- 其他（例如：哮喘发作时给予吸入性支气管扩张剂）：_____

监护：陪伴孩子。告诉救护队已给予肾上腺素；请求派出配有肾上腺素的救护车。如果症状持续或复发，第一次给药数分钟或更久后第二次给予肾上腺素。发生严重过敏反应时，考虑使患儿仰卧，腿抬高。即使家长未到场，也要对患儿进行治疗。自动注射技术可参阅背面或附件

昆虫叮咬过敏，出现任何症状（叮咬处局部肿胀除外）时应给予肾上腺素

联系方式：拨打911救护队：(_____)_____ 医生：_____
电话：(_____)____-_____
父母/监护人：_____ 电话：(_____)____-_____
其他紧急联系方式：名字/关系_____ 电话：(_____)____-_____
名字/关系_____ 电话：(_____)____-_____

_____ _____ _____ _____
父母/监护人签名   日期   医生/医务人员   日期

图 16-3　FAAN 食物过敏行动计划(已得到食物过敏和严重过敏反应网络(FAAN)的复制许可)

除了食物过敏行动计划外，学校和日托机构也可从管理食物过敏的综合计划中获益。许多州和学校设置了针对食物过敏学生的政策。当前美国各州的指南列表，可在食物过敏和严重过敏反应网络的宣传栏中找到。现有的指南将成为一套框架，为患者创建个性化的医疗计划(IHCP)。根据全国护士学校协会的意见书，IHCP 将为特定的学生提供医疗计划，因为这些学生的医疗需求"正在影响或可能影响学生安全、出勤率、学习成绩"。书面计划由学校的护士与学生、家庭、医疗提供者、学校工作人员共同制订。IHCP 用于管

理与食物过敏相关的潜在风险,促进沟通、协调、评估所涉及的医疗服务。这些计划需随时更新,每年进行评估并(酌情)修订。IHCP 应包括规避过敏原的措施,应重点防止食物过敏者摄入过敏原,并防止食物过敏者非摄入性接触大量过敏原。由于过敏原接触的潜在风险不可能完全消除,IHCP 需要指定在教室、食堂、体育馆、操场、野外旅行、课外活动中,预备食物过敏急救措施;规定肾上腺素的注射和储存;学生自行携带药物;急救医疗系统的响应;交通问题(图 16-4)。

严重过敏表

学生姓名:_____ 出生日期:_____ 学校:_____
学校护士:_____ 个人医疗计划日期:_____ 学年:_____
医生姓名:_____ 电话号码:_____ 父母签名:_____

护理诊断/问题	教育目标	行动计划	相关人员/时间
发生严重过敏反应或威胁生命事件的可能性	为学习保持最佳健康和安全状态	学生对如下因素过敏: □_____ □_____ □_____ □_____ □_____ 诱发过敏反应的事件: □_____ □_____ □_____ 学生过敏反应的症状: □呼吸窘迫 □荨麻疹 □水肿(描述) □流鼻涕/枯草热 □红眼、眼睛发痒、流泪 □哮喘 □过敏性休克 □学校老师会尽可能帮助学生规避过敏原接触(食物、昆虫、化学物质等) □随着年龄的增长/能力适当发展,学生将自我监控过敏原接触以预防过敏反应	学校人员 学生,当其年龄/发展能力足够时

图 16-4 个人医疗计划样本(经新墨西哥州卫生部允许,由新墨西哥学校卫生手册复制)

有些情况需要 IHCP 以外的法律支持。1973 年《康复法》第 504 条是一项民权法,禁止在公共项目、私人项目或接受联邦政府财政援助的活动中歧视残疾人。《美国残疾人法》禁止歧视残疾人(包括食物过敏者),并将这种保护扩展到州政府和地方政府提供的服务、项目或活动中,且不论这些项目是否得到联邦援助。总的来说,如果食物过敏歧视可能影响食物过敏学生的教育,即可适用第 504 条。第 504 条得到了美国教育部、民权办公室的支持,是有法律效力的文件。

只有能实现的计划才是好计划,很多计划都有缺陷,或者在紧急情况下虽有书面计划但未得到执行。学校需要时间来编写、修改和启动计划,而且经常需要进行一些培训。学校的护士和老师通常夏天不上班,因此在学期开始前的几周内召开一次会议、制订一个计划,可能有一定的挑战性。关于食物过敏书面计划的讨论需要在学年开始前启动。食物过敏的家庭需要在暑假前和学校护士及管理部门人员见面。学年开始前进行第二次会面,这将有助于在食物过敏儿童开学前,确保培训完成、药物到位、计划明确。该计划在学年开始前到位很重要。想象以下可能出现的场景:一位不知情的老师承诺,请全班吃一次圣代冰激凌或比萨以奖励全班完成项目,却因为一名学生有食物过敏而不得不反悔。

食物过敏

学生姓名：_____ 出生日期：_____ 学校：_____
学校护士：_____ 个人医疗计划日期：_____

护理诊断/问题	教育目标	行动计划	相关人员/时间
		如果出现过敏反应或事件症状： □会陪同学生到护士办公室做适当评估/干预 □学生将到护士办公室根据医生医嘱监督给药：（药物授权政策） 药物 剂量 时间 给药将遵守所有LLS程序/政策 □护士办公室内将在上课日为学生准备肾上腺素笔（EpiPen） □将在紧急情况下遵医嘱使用EpiPen给药 当需要补充药品时通知父母 对于以下药物，将监控学生的副作用或疗效下降： _____ _____ _____	学校人员/负责学生——如有需要 卫生室人员——如有需要 学生/学校护士——遵循安排 根据安排，分派经学校护士培训的学生或学校工作人员 由办公室人员或卫生室提供

学生姓名：_____ 出生日期：_____ 学校：_____
学校护士：_____ 个人医疗计划日期：_____

护理诊断/问题	教育目标	行动计划	相关人员/时间
过敏相关知识缺乏	加强学生在学校预防和管理过敏反应的责任	如果在____min内症状无显著改善： 联系父母/监护人，要求指导 □拨打911紧急救援 □医疗服务 所有前来救助过敏反应、意外或受伤、或者患病学生的紧急救援人员，将得到学生的过敏信息 在学生可以理解的水平上，给予学生过敏及过敏反应管理的相关信息和健康咨询 班主任将得到学生过敏管理的相关信息、支持、咨询	学校护士——长期
改变医疗状况的潜力	学生将参与合作，为学习而达到最佳健康和安全状态	父母/监护人每年或在医疗状况改变时，向学校护士提供当前医疗报告或医生证明的复印件 需要管理学生在校情况时，学校护士将致电学校医生，以口头形式获得现状信息 医生或医疗服务提供者的姓名：_____ 电话：_____	父母/监护人 学校护士

续图 16-4

| 学生姓名：_____ 出生日期：_____ 学校：_____ |
| 学校护士：_____ 个人医疗计划日期：_____ |

护理诊断/问题	教育目标	行动计划		相关人员/时间
父母/监护人及合适的指导人员将每年一起回顾健康管理计划。将根据需要进行修改。学校护士和父母/监护人将共同培训（或安排培训）和监管被指派参与这个健康计划、无医疗执照的学校工作人员	每年修改个人医疗计划以满足学生的需要	检查日期 注册护士姓名缩写	父母姓名缩写	

续图 16-4

自主管理

　　自主管理需要儿童能够自给自足、独立自主。自主管理的过程始于食物过敏诊断时，随着儿童学习阅读标签，在外时明智地选择食物，学习购物、做菜、在餐馆点餐，自我提出要求，最后离开家上大学、工作、建立家庭，这一过程在不断延续。

　　达到自主管理的关键是了解食物过敏个体及发展阶段。一个非常善于语言表达、外向的儿童，所需的方法与害羞的儿童完全不同。一个小学年龄的儿童与一个高中生在发展阶段遇到的挑战也不一样。最重要的是要记住，随着他们成长、发育，计划也需要随之改变。当儿童表现出责任感时，他们也就获得了独立。

　　在儿童早期阶段，父母精心安排，确保食物过敏儿童与其周围环境的每次互动都是安全的。这个阶段的儿童还不会说话，把一切都放在他们的嘴巴里，无法提出自己的要求。他们能做的就是观察他们周围的人如何应对世界。此时，食物过敏儿童的家人一般都在艰难地学习食物过敏的相关知识（所谓"陡峭的学习曲线"），他们非常担心儿童的安全。这种焦虑不一定与以前发生的过敏反应的程度、是否需要肾上腺素治疗，或因食物过敏住院有关。如果父母采取就事论事的态度对待食物过敏的管理，专注于安全制度和应对策略，他们传达的信息就是"食物过敏是可控的"。虽然有些父母迫切希望为孩子建立一座严防死守的城堡，好像要拉起吊桥、在护城河里放养鳄鱼那样拒绝让孩子与外界接触，但是，学会应对食物过敏诊断，充分参与社会活动，才是为将来的自主管理创造条件。

　　在学龄前晚期和学龄早期，儿童更会说话，可以开始遵守诸如"不共享食物"之类的规则。随着他们对食物过敏诊断可能带来的影响的理解加深，儿童应该开始承担更多的责任、提出自己的要求。他们非常需要练习各类技巧的机会，如与直系亲属以外的成人谈论他们的食物过敏、在外面选择食物的情况。角色扮演、情景假设会很有帮助。让儿童参与制订学校、生日聚会、游玩日、过夜的计划，即是给机会帮助他们实践重要的管理技能。如果家庭建立适应行为模式、与食物过敏儿童共同承担责任，那么儿童更可能采用自我管理。在孩子周围徘徊的"直升机"式父母，以及溺爱孩子的焦虑家庭，传达出他们对孩子缺乏信心的信息。认为自己易受伤害的儿童，更有可能因他人的故意孤立行为受到伤害，或被当作替罪羊。受这类欺凌行为侵害的儿童往往缺乏应对能力。采取消极态度的儿童仅关注食物过敏所造成的限制，相比那些采取积极措施、关注优点和应对策略的儿童，前者更容易因过敏而感到痛苦。儿童会因身边成人的应对过程或应对不足而不知所措。对食物过敏的消极态度和母亲的焦虑，会导致儿童更焦虑。因身边成人而从小就焦虑的儿童，他们对食物过敏的焦虑程度，往往与过敏的严重程度或反应频率不相符。保持一定程度的警惕是必要的。适应行为不当，如对感知风险的过度反应，或干扰正常行为的焦虑应由医疗专业人员解决。由于许多学校有反欺凌政策，欺

食物过敏

凌行为应直接由学校工作人员解决。

当儿童进入小学高年级和中学时，他们需要以实现独立为目标，加强管理技能。在这个年龄，儿童应该有足够的责任心携带自助注射器并在外恰当地选择食物。很多食物过敏的儿童在8岁或10岁时已准备好自行携带肾上腺素。12岁或13岁时，儿童需要很好地识别症状并启动急救治疗计划，包括应用自我注射式肾上腺素。食物过敏的儿童如想在青少年时期获得他们所渴望的独立，就应具备这些技能，这对于父母和青少年而言具有挑战性。毕竟，在青少年时期，食物引起的致命性严重过敏反应的发生风险增高(表16-7)。

表16-7 致命性严重过敏反应的危险因素

青少年
哮喘
对花生、坚果或者海鲜过敏
未携带肾上腺素
延迟注射肾上腺素治疗严重过敏反应
食用餐厅食物
不包含皮肤症状的不良反应
否认症状
同时摄入酒精
依赖口服抗组胺药治疗严重过敏症状
缺乏医务人员对不良反应管理的患者教育

青少年的大部分时间与朋友在一起，独立地探索他们的世界并冒险。与食物过敏反应相比，青少年更关心的是如何与他们的同伴相处，他们会将安全与生活质量问题进行比较考虑。由于青少年对他们的健康感知不足，觉得自己刀枪不入，他们可能会做出错误的决定。在一项对食物过敏的青少年的研究中，超过一半的青少年尝试过含有已知过敏原的食物。有严重过敏史的青少年和大学生自报曾尝试食物过敏原。

即使青少年知道什么是正确的行为或别人预期的行为，他们仍然会在安全和方便之间做出选择。当被问及携带自我注射式肾上腺素的问题时，三分之二的人报告说，任何时候都携带肾上腺素。这一组人实际上主要在旅游或外出就餐的时候携带肾上腺素，而在社交活动时不携带，如派对、舞会、体育赛事或因为穿紧身衣服不方便携带时。一项对食物过敏大学生的研究显示，校园里携带自我注射式肾上腺素的年轻人的数量少得惊人。

青少年需要了解他们的食物过敏及其潜在影响，因为他们将利用现有的信息来评估风险，做出明智的决定。不要错过任何一个直接教导青少年的机会。如果他们不提起，就向他们谈论接吻的问题。由于青少年认为他们是刀枪不入的，他们做出的决定往往符合社交需要而不符合安全需要。要提醒他们，食物过敏反应随时都在提醒他们"看这里"，而青少年有能力避免因过敏而受人瞩目。青少年的价值观念来自同伴。在教学和管理过程中加入同伴，是适合青少年的学习风格。显然，将青少年的食物过敏信息与整所学校分享可能会被视为侵犯隐私。让青少年教几个朋友有关过敏原规避、症状识别、适当治疗的知识，可培养他们的独立性，也建立了一套社会安全网络。食物过敏和严重过敏反应网络等机构为食物过敏的青少年设计了一些网站(如http://www.fanteen.org 或 www.facebook.com)。这些措施给予青少年机会分享他们的经验，向他们的同龄人学习有关食物过敏的知识。

青少年也需要健康技能和应对技巧，他们进入成年后也能应用这些技巧。如果环境让青少年觉得他们能成功，得到了支持和锻炼，他们的技巧就会逐步提升。他们需要时间和机会来锻炼适应技巧，需要信心来尝试。我们知道青少年渴望独立，需要有基础才能提升技巧，家里可以考虑制订规则、适当妥协。家庭规则是青少年和父母都支持的不可置疑的规则列表。列表包括以下内容：①离开家时永远携带肾上腺素自助注射器；②身边永远至少有一个人知道识别食物过敏的症状，并且知道如何应对紧急情况；③在外吃任何东西前，检查每一种食物(阅读标签，与厨师或准备食物的人沟通)。在任何场合制订任何计划，都要从家庭规则开始。妥协产生于细节。如果孩子想参加一个活动，是由父母联络举办方检查安全食物，还是孩子？如果孩子选择不检查安全食物,那么孩子是否会带上自己的安全食物?如果不能自带食物,且无法使用公用碗筷在外进餐(打破了家庭规则♯3),孩子可以同意参加活动但不进食。即使这个计划不一定符合父母可能制订的计划,但如果它符合家庭规则,那也是可以接受的。家庭规则培养独立性,允许青少年锻炼实现计划和适应环境的能力,并确保不会出现食物过敏反应而引起令人尴尬的社交局面。

训练青少年自主管理的关键,需要确保他们提前接触合适的模拟环境,采用平衡的应对策略。他们需要机会充分参与社交活动,在充分支持他们的环境中练习应对技能,而这一环境奖励他们负责任的行为,最终将赋予他们独立。

参 考 文 献

[1] Sheth S, Waserman S, Kagan R, et al. Role of food labels in accidental exposures in food-allergic individuals in Canada. Ann Allergy Asthma Immunol 2010;104(1):60-5.

[2] Jones RT, Squillace DL, Yunginger JW. Anaphylaxis in a milk-allergic child after ingestion of milk-contaminated kosher-pareve-labeled "dairy-free" dessert. Ann Allergy 1992;68(3):223-7.

[3] Hefle SL, Lambrecht DM. Validated sandwich enzyme-linked immunosorbent assay for casein and itsapplication to retail and milk-allergic complaint foods. J food Prt 2004;67(9):1933-8.

[4] Crevel RWR, Kerkhoff MAT, Koning MMG. Allergenicity of refined vegetable oils. Food Chem Toxicol 2000;38:385-93.

[5] Hefle SL, Nordlee J, Taylor SL. Allergenic foods. Crit Rev Sci Nutr 1996;36:69-89.

[6] Crotty MP, Taylor SL. Risks associated with foods having advisory milk labeling. J Allergy Clin Immun 2010;125(4):935-7.

[7] Hefle SL, Furlong TJ, Niemann L, et al. Consumer attitudes and risks associated with packaged foods having advisory labeling regarding the presence of peanuts. J Allergy Clin Immun 2007;120(1):171-6.

[8] Taylor SL, Hefle SL, Farnum K, et al. Survey and evaluation of pre-FALCPA labeling practices used by food manufacturers to address allergen concerns. Comp Rev Food Sci Food Safety 2007;6:36-46.

[9] Pieretti M, Chung D, Pancenza R, et al. Audit of manufactured products: Use of allergen advisory labels and identification of labeling ambiguities. J Allergy Clin Immun 2009;124(2):337-41.

[10] Hefle SL, Taylor SL. Food allergy and the food industry. Curr Allergy Asthma Rep 2004;4:55-9.

[11] Jackson LS, Al-Taher FM, Moorman M, et al. Cleaning and other control and validation strategies to prevent allergen cross contamination in food-processing operations. J Food Prot 2008;71(2):445-58.

[12] Ahuja R, Sicherer SH. Food-allergy management from the perspective of restaurant and food establishment personnel. Ann Allergy Asthma Immunol 2007;98(4):344-8.

[13] Perry TT, Conover-Walker MK, Pomes A, et al. Distribution of peanut allergen in the environment. J Allergy Clin Immunol 2004;113(5):973-6.

[14] Eriksson NE, Moller C, Werner S, et al. The hazards of kissing when you are food allergic. A survey on the occurrence of kiss-induced allergic reactions among 1139 patients with self-reported food hypersensitivity. J Investig Allergy Clin Immunol 2003;13(3):149-54.

[15] Maloney JM, Chapman MD, Sicherer SH. Peanut allergen exposure through saliva: assessment and interventions to reduce exposure. J Allergy Clin Immunol 2006;118(3):719-24.

[16] Roberts G, Golden N, Lack G. Bronchial challenges with aerosolized food in asthmatic, food-allergic children. Allergy 2002;57:713-7.

[17] Wang J, Sampson HA. Food Anaphylaxis. Clin and Exper Allergy 2007;37:651-60.

[18] Yu JW, Kagan R, Verreault N, et al. Accidental ingestions in children with peanut allergy. J Allergy

[19] Simonte SJ, Ma S, Mofidi S, et al. Relevance of casual contact with peanut butter in children with peanut allergy. J Allergy Clin Immunol 2003;112(1):180-2.

[20] Wainstein BK, Kashef S, Ziegler M, et al. Frequency and significance of immediate contact reactions to peanut in peanut-sensitive children. Clin Exp Allergy 2007;37(6):839-45.

[21] Banerjee DK, Kagan RS, Turnbull E, et al. Peanut-free guidelines reduce school lunch peanut contents. Arch Dis Child 2007;92:980-2.

[22] Young MC, Munoz-Furlong A, Sicherer SH. Management of food allergies in school: A perspective for allergists. J Allergy Clin Immunol 2009;124(2):175-82.

[23] Greenhawt MJ, Singer AM, Baptist AP. Food allergy and food allergy attitudes among college students. J Allergy Clin Immunol 2009;124(2):323-7.

[24] Sampson M, Munoz-Furlong A, Sicherer SH. Risk-taking and coping strategies of adolescents and young adults with food allergy. J Allergy Clin Immunol 2006;117(6):1440-5.

[25] Kim JS, Sinacore JM, Pongracic JA. Parental use of EpiPen for children with food allergies. J Allergy Clin Immunol 2005;116(1):164-8.

[26] Jarvinen KM, Sicherer SH, Sampson HA, et al. Use of multiple doses of epinephrine in food-induced anaphylaxis in children. J Allergy Clin Immun 2008;112(1):133-8.

[27] Sampson HA, Munoz-Furlong A, Campbell RL, et al. Second symposium on the definition and management of anaphylaxis-Second National Institute of Allergy and Infectious Disease/Food Allergy and Anaphylaxis Network symposium. J Allergy Clin Immunol 2006;117(2):391-7.

[28] McIntyre CL, Sheetz AH, Carroll CR, et al. Administration of epinephrine for life-threatening allergic reactions in school. Pediatrics 2005;116:1134-40.

[29] Williams NA, Parra GR, Elkin TD. Parenting children with food allergies: Preliminary development of a measure assessing child-rearing behaviors in the context of pediatric food allergy. Ann Allergy Asthma Immunol 2009;103:140-5.

[30] Cummings AJ, Knibb RC, Erlewyn-Lajeunesse M, et al. Management of nut allergy influences quality of life and anxiety in children and their mothers. Pediatr Allergy Immunol 2010;21:586-94.

[31] LeBovidge JS, Strauch H, Kalish LA, et al. Assessment of psychological distress among children and adolescents with food allergy. J Allergy Clin Immunol 2009;124(6):1282-8.

[32] Sapouna M, Wolke D, Vannini N, et al. Virtual learning intervention to reduce bullying victimization in primary school: A controlled trial. J Child Psychol Psychiatry 2009;51(1):104-12.

[33] Munoz-Furlong A, Weiss CC. Characteristics of food-allergic patients placing them at risk for a fatal anaphylactic episode. Curr Allergy Asthma Rep 2009;9(1):57-63.

[34] MacKenzie H, Roberts G, Van Laar D, et al. Teenagers' Experience of living with food hypersensitivity: A qualitative study. Pediatr Allergy Immunol 2009;21:595-602.

第十七章　食物过敏的治疗展望

Anna Nowak-Wegrzyn

Hugh A. Sampson

目前食物过敏的唯一治疗方案是严格的饮食规避，因此，食物过敏治疗干预的发展是研究重点。许多处于研究中、前景看好的疗法既有过敏原非特异性的，也有过敏原特异性的。这些疗法集中于那些较常引发 IgE 介导的严重过敏反应的食物（花生、坚果、贝类）和较常见的食物过敏原（如牛奶、鸡蛋）上。非特异性治疗食物诱发严重过敏反应的方法中，前景较好的包括单克隆抗 IgE 抗体（可以提高花生过敏者的过敏阈值）、中草药制剂（在动物模型中可预防花生引起的严重过敏反应，正在进行临床试验）。单克隆抗 IL-5 抗体已在嗜酸性粒细胞性食管炎的成人中被测试（表 17-1）。过敏原特异性治疗包括口服、舌下、表皮免疫治疗（脱敏），可使用天然食物过敏原（表 17-2、表 17-3）或基因重组蛋白，后者可以减少与 IgE 的结合，并以加热灭活的大肠杆菌作为载体从而最大化诱导免疫应答（表 17-4）。研究者正在研究饮食疗法（包括高温加热牛奶或鸡蛋），试图以此替代口服免疫治疗。

表 17-1　食物过敏的过敏原非特异性治疗方法

治疗方式	作用机制	效果	评价
单克隆抗 IgE 抗体	与体内外周血中的游离 IgE 结合，阻止 IgE 沉积在肥大细胞上并限制其脱颗粒。影响 B 细胞和树突状细胞呈递过敏原	改善哮喘和过敏性鼻炎的症状；为 75% 的接受治疗的患者提供保护，抵抗严重花生过敏反应	每月或每两周一次皮下注射，IgE 消除长期效果不明；食物非特异性；可与特异性食物过敏原口服免疫疗法共同使用
传统中药（TCM）	上调 Th1 细胞因子（IFN-γ、IL-12）；下调 Th2 细胞因子（IL-4、IL-5、IL-13）；减少花生引起的抗原 IgE 和 T 细胞扩散	逆转气道过敏性炎症；保护小鼠免受严重花生过敏反应	口服，通常安全且耐受性良好，目前的研究关注多种中药配方中关键活性中药成分的鉴别，并在 I 期和 II 期临床试验中确定最佳剂量
用鼠 IL-10 转染的乳酸乳球菌	降低血清 IgE 和 IgG_1 水平；增高肠道中 IgA 水平；增高肠道和血清 IL-10 水平	小鼠实验中，在对幼鼠进行含 β-乳球蛋白的霍乱毒素致敏前，利用这种乳酸乳球菌进行预处理，可预防口服食物激发试验诱发的严重过敏反应	这种方法只在小鼠模型中进行了试验；然而，益生菌可能会应用于人类研究中，以传送基因工程重组过敏原
单克隆抗 IL-5 抗体（美泊利单抗）	开始治疗 13 周后，降低肌腱蛋白 C（$P=0.033$）和转化生长因子 $β_1$（$P=0.05$）在食管上皮层的表达	美泊利单抗治疗开始后 4～13 周，症状有改善趋势	美泊利单抗耐受性良好，即使在 1500 mg 的高剂量水平，其安全性也可以接受。目前正在评估美泊利单抗在 EoE* 患儿中的应用情况

* EoE：嗜酸性粒细胞性食管炎

表 17-2　食物过敏的天然过敏原免疫治疗

治疗方式	作用机制	效果	评价
传统花生免疫治疗	改变 T 细胞反应，上调抑制细胞	增加口服花生耐受性	皮下注射，逐渐递增过敏原剂量；严重不良事件的发生率过高、不可接受

续表

治疗方式	作用机制	效果	评价
桦树花粉免疫治疗口服苹果过敏	生苹果皮肤试验反应性显著降低；免疫治疗的效果与基线皮肤反应性呈负相关，而与苹果或桦树特异性IgE无关	在接受免疫治疗至少12个月的受试者组中，口服金冠苹果的过敏症状显著降低或完全消失	超过50%的受试者在停药30个月后仍有临床疗效
口服免疫治疗（OIT）	降低皮肤试验反应性；降低食物特异性IgE和IL-4水平。增加调节性T细胞、IL-10、食物特异性IgG和食物特异性IgA	口服食物脱敏，或临床反应阈值提高，长达6个月；短期成功率约75%	没有长期随访数据；如果没有每天摄入食物，许多患者经历症状复发；有一定的中-重度不良反应发生率；家庭维持剂量给药便利
舌下免疫治疗	治疗组血清中榛子特异性IgG_4和总IL-10增加；榛子特异性IgE无变化	口服食物脱敏或增加口服榛子激发试验的阈值剂量	在迅速增量期，全身不良反应的发生率为0.2%；不良反应发生率低于OIT；没有长期随访

表17-3 口服食物（花生和牛奶）免疫治疗（OIT）的好处和风险

	花生	牛奶
成功率*	77%	37%～70%
副作用	增量期	采用盲法的研究
	轻度口腔反应69% 轻/中度皮肤反应62% 轻/中度恶心或腹痛44% 腹泻/呕吐21% 轻度喘息18%	每名受试者在总给药次数中发生轻度口腔瘙痒的概率中位数为16% 每名受试者在总给药次数中发生胃肠道反应的概率中位数为2% 肾上腺素：0.2%，总剂量；增量期2剂，家中维持期2剂（共4名受试者）
	维持期	开放标签家庭研究
	上呼吸道反应29% 皮肤反应24% 需要某种治疗：0.7%，家庭剂量 肾上腺素：2名受试者（每人1剂）	1～3个月：2.5%～96.4%，每名受试者的剂量 >3个月：0～79%，受试者剂量 总剂量伴随的反应： 　口腔瘙痒：17% 　胃肠道：3.7% 　呼吸道：0.9% 　皮肤：0.8% 　全身：5.5% 肾上腺素：4名受试者中有6次反应

*成功率被定义为可按平时基线剂量正常摄入该食物6个月（脱敏状态）

表17-4 重组过敏原免疫治疗食物过敏

治疗方式	作用机制	效果	评价
基因工程重组花生免疫治疗	消除或显著减少与肥大细胞结合；T细胞应答与天然花生过敏原引起的反应相当	保护小鼠以免发生花生严重过敏反应	与传统免疫治疗相比更安全；需要识别IgE结合位点

续表

治疗方式	作用机制	效 果	评 价
加热灭活细菌,混合或含改造的花生蛋白	上调 Th1 细胞和调节性 T 细胞的细胞因子反应	保护小鼠以免发生花生严重过敏反应,治疗结束后效果持续近 10 周	关注细菌佐剂毒性、过度刺激 Th1 细胞、可能产生的自身免疫反应;将表达修饰性花生过敏原的灭活大肠杆菌通过直肠给药被视为未来人类研究最安全的方法
肽免疫治疗*	重叠肽(10～20 个氨基酸长度)代表过敏原整个序列 清除与肥大细胞的结合 保留 T 细胞反应	保护小鼠以免发生花生严重过敏反应	与传统免疫治疗相比更安全;不需要识别 IgE 结合位点
质粒 DNA 为基础的免疫治疗*	通过 DNA 骨架中 CpG 基序诱导更持久的体液免疫和细胞免疫	保护致敏 AKR/J 小鼠以免发生花生严重过敏反应,但诱导 C3H/HeJ(H-2^K)小鼠发生花生严重过敏反应;对花生特异性 IgE 抗体水平无影响	考虑到不同品系小鼠的反应,密切关切安全性;需要关注过度的 Th1 细胞刺激和自身免疫反应
免疫刺激序列(ISS-ODN)*	通过激活抗原呈递细胞、自然杀伤细胞、B 细胞有效地刺激 Th1 细胞;增高 Th1 型细胞因子水平	保护小鼠以免发生花生过敏	没有证据表明可以逆转已建立的花生过敏;需要关注过度的 Th1 细胞刺激和可能产生的自身免疫反应

* 目前不再积极研究这些方法

确立适合新型食品过敏疗法的受试者

严重过敏反应及不能自发形成口服耐受的患者风险最高,他们最需要食物过敏治疗的试验研究。传统过敏试验检测血清或皮肤(皮肤点刺)中的食物特异性 IgE 抗体,均无法可靠地预测食物摄入后过敏反应的潜在严重性,也无法预测口服耐受自发性发展的可能。目前的研究表明,食物过敏反应的严重程度,可能与对主要食物过敏原 IgE 结合区域(IgE 表位)免疫应答的多样性有关。基于多肽微阵列的免疫分析已用于定位花生和牛奶的主要过敏原的 IgE 表位。在有更严重的过敏反应史的患者身上,人们发现抗原表位的多样性更高。牛奶抗原表位的数目与临床敏感性呈正相关($r=0.6$),表位多样性最高的患者比那些多样性最低的患者显著更敏感($P=0.021$)(图 17-1)。与更多数 IgE 表位结合,同牛奶激发试验过敏反应更严重相关(图 17-2)。使用竞争性多肽微阵列的免疫分析,结果发现牛奶过敏患者既有高亲和力又有低亲和力的 IgE 结合,而长大后不再对牛奶过敏的患者主要是低亲和力 IgE 结合。这项研究表明,IgE 表位多样性更大、亲和力更高,可以用于鉴别临床表型和对牛奶过敏的严重程度。

持续性鸡蛋过敏与卵类黏蛋白的顺序表位识别有关,而卵类黏蛋白是一种主要的蛋白过敏原。对卵类黏蛋白的构象和顺序表位均产生 IgE 抗体应答的受试者,更可能患有持续性鸡蛋过敏。酪蛋白(牛奶主要过敏原之一)的特异性抗原表位识别,可以帮助预计哪些儿童更可能有持续性牛奶过敏。食物过敏的持续存在可能也与血清中食物特异性 IgE 抗体峰值过高有关。两份针对有牛奶和鸡蛋过敏史且对多种食物过敏的儿童的研究认为,如果儿童对牛奶或蛋白的特异性 IgE 抗体水平峰值$\geqslant 50$ kU$_A$/L(UniCAP,Phadia),则他们很有可能在青少年时期不再发生食物过敏。

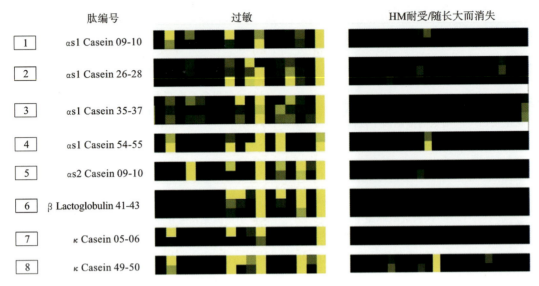

图 17-1　与牛奶各肽段已知表位结合的 IgE 热图（感谢纽约 Mount Sinai 医学院的 Julie Wang 博士提供图片）

Casein：酪蛋白；lactoglobulin：乳球蛋白

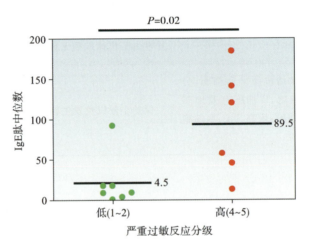

图 17-2　IgE 肽结合频率与牛奶激发试验中反应的严重性的关系（感谢纽约 Mount Sinai 医学院的 Julie Wang 博士提供图片）

过敏原非特异性治疗

人源化单克隆抗 IgE 抗体

人源化单克隆抗 IgE 抗体与 IgE 抗体分子的恒定区结合，防止 IgE 与高亲和力受体 FcεR Ⅰ（在肥大细胞和嗜碱性粒细胞的表面表达）结合，也防止 IgE 与低亲和力受体 FcεR Ⅱ（在 B 细胞、树突状细胞、肠上皮细胞上表达）结合。当抗 IgE 抗体与 IgE 受体结合时，其不能与 IgE 分子反应，因此不能通过交联 IgE 诱导肥大细胞或嗜碱性粒细胞脱颗粒，从而在给予抗 IgE 抗体后消除速发型过敏反应的发生风险。抗 IgE 治疗导致游离 IgE 分子减少，与肥大细胞和嗜碱性粒细胞上 IgE 高亲和力受体的表达下降相关（FcεR Ⅰ），也与组胺和其他炎症介质释放减少有关。此外，抗 IgE 抗体抑制 B 细胞和抗原呈递细胞，使其更少地吸收抗原。

多中心的临床试验研究了 84 名有速发型花生过敏史的成人对人源化单克隆抗 IgE 小鼠的 IgG$_1$ 抗体（TNX-901）的反应。在初始筛选时，由双盲安慰剂对照口服花生激发试验证实了花生过敏，引起临床症状的花生蛋白的阈值剂量也得到确认。受试者被随机分配到人源化单克隆抗体 TNX-901(150 mg、300 mg 或 450 mg)组或安慰剂皮下注射组,每 4 周接受一次注射,共进行四次。他们在注射第四剂后 2~4 周内接受了第二次口服花生激发试验。平均基线致敏度阈值(即引起客观症状、迫使停止食物激发试验的花生粉量)往往在抗 IgE 治疗组中增加,同时伴有明显的剂量反应,但只有最高抗 IgE 剂量(450 mg)组具备统计学意义。在这一组中,致敏阈值从大约等于半颗花生仁的剂量(178 mg)增加到大约等于九颗花生仁的剂量(2805 mg)。然而,约 25% 的用最高剂量 TNX-901 治疗的受试者显示,他们的致敏阈值无变化。一项对 6 岁以上花生过敏儿童使用另一种抗 IgE 人源化 IgG_1 抗体(奥马珠单抗)的对照试验因为安全问题被中止,原因是初步筛选的花生激发试验诱发了严重过敏反应。

抗 IgE 抗体和特异性食物过敏原的口服免疫治疗的联合治疗也在接受评估,原因是特异性食物过敏原的口服免疫治疗有可能产生危及生命的副作用,而抗 IgE 治疗有可能降低这一副作用。已使用气传过敏原研究评价这种联合治疗方法,但尚未充分评估食物过敏原。对儿童和成人的牛奶过敏研究正在进行中。

传统中药(TCM)

中医使用草药疗法已经有几个世纪,虽然草药最初并非针对食物过敏,但据报道称,其治疗过敏有效、安全、便宜。中药的作用机制大多仍未知,也没有随机临床试验评估。Li 和他的同事的主要工作就是研究食物过敏的中医药传统治疗的机制。食物过敏中草药药方-1(FAHF-1)是 11 种中药混合制剂,在花生过敏的小鼠模型中进行了广泛的测试。在食物过敏新疗法的发展初期,小鼠模型曾是关键,因为人类研究可能面临严重过敏反应的危险而被认为不安全。花生过敏小鼠模型在如下几方面模拟人类花生过敏:口服致敏,摄入后有严重过敏反应症状,形成花生特异性 IgE 抗体,激发试验中释放过敏介质。FAHF-1 能保护花生过敏的小鼠,抑制花生引起的严重过敏反应,减少肥大细胞脱颗粒和组胺释放。血清中花生特异性 IgE 水平在经过 2 周的治疗后明显下降,在停药 4 周后仍保持较低的水平。FAHF-1 降低花生诱导的淋巴细胞增殖,且降低促变应性白细胞介素(IL)-4、IL-5、IL-13 的产生,但不影响干扰素-γ(即预防过敏)的合成。FAHF-1 对肝脏或者肾脏无明显毒性作用。

修改后的药方 FAHF-2 由 9 种中药组成,在小鼠接受治疗后长达 5 个月完全阻断花生激发试验中产生的严重不良反应。这种治疗的效果在很大程度上是由产生干扰素-γ 的 $CD8^+$ T 细胞介导的。对各中药的检测表明,各种中药都有一定的保护作用,但与完整的 FAHF-2 混合药方相比,单独使用不能提供对抗严重过敏反应的等效保护。最近完成了一项 I 期临床安全试验,对象为 12~45 岁对花生和坚果过敏的成人。FAHF-2 的安全性和耐受性良好。II 期有效性试验目前正在招募 12~45 岁对花生、坚果、芝麻、鱼或贝类过敏的受试者。FAHF-2 是过敏原非特异性治疗的实例,预计将产生对多种食物的保护作用。在进行临床试验的同时,研究者正在鉴定每种中药的活性物质,阐明它们的作用机制,标准化其药效。

表达 IL-10 的乳酸乳球菌治疗法

益生菌和 IL-10 被认为在诱导和维持肠道中的口服耐受上发挥作用。用鼠 IL-10 转染乳酸乳球菌,然后,在小鼠以 β-乳球蛋白(乳清蛋白)和霍乱毒素(佐剂)口服致敏前预先给予。测定口服激发的症状评分,并测量血清及粪便中抗原特异性抗体浓度。抗体滴度与脾脏、集合淋巴结(Peyer patches)中分泌 IL-10 的细胞的数量相关。用 IL-10 转染预处理乳酸乳球菌,可减轻严重过敏反应的严重程度,并减少 β-乳球蛋白的血清特异性 IgE 和 IgG_1 浓度。这一方法还增加了 β-乳球蛋白特异性肠 IgA 的产生。转染表达 IL-10 的乳酸乳球菌,可诱导胃肠道集合淋巴结分泌 IL-10,增加血浆 IL-10 抗体滴度。这些结果表明,经基因改造可在肠道中提供 IL-10 的益生菌,可能可以减少食物引起的严重过敏反应,可作为预防食物过敏 IgE 致敏的临床治疗方案。

抗 IL-5 抗体(美泊利单抗)治疗嗜酸性粒细胞性食管炎

越来越多的儿童和成人被诊断为患有嗜酸性粒细胞性食管炎(EoE)。EoE 是病理生理形式多样的病症,包含 IgE 和非 IgE 介导的机制。虽然至少一部分患 EoE 的受试者对食物剔除有反应,但现有的诊断测试不能可靠地识别触发反应的食物过敏原。基于 IL-5 在食管组织中使嗜酸性粒细胞聚集的关键作用,人们提出了一种使用单克隆抗 IL-5 抗体的治疗方式。最近公布了一项抗 IL-5 抗体(美泊利单抗)治疗嗜酸性粒细胞性食管炎的双盲随机安慰剂对照试验结果。11 名患有活跃期 EoE 的成人(每高倍视野嗜酸性粒细胞计数峰值>20 个,且吞咽困难)随机接受 750 mg 美泊利单抗(5 名)或安慰剂(6 名)静脉注射各 1 周。8 周后没有完全缓解(每高倍视野嗜酸性粒细胞计数峰值<5 个)的受试者再接受两倍剂量,即 1500 mg 的美泊利单抗或安慰剂各 4 周。治疗 4 周后发现,美泊利单抗组(-54%)较安慰剂组(-5%)的食管嗜酸性粒细胞平均值显著减少($P=0.03$)。两组经两次额外剂量的治疗后,嗜酸性粒细胞数量没有再次减少。开始治疗后 13 周,美泊利单抗降低了肌腱蛋白 C($P=0.033$)和 TGF-β_1($P=0.05$)在食管上皮层的表达。临床症状改善较为有限,但美泊利单抗开始治疗后 4~13 周,临床症状有改善的趋势。美泊利单抗的耐受性良好,即使在 1500 mg 的高剂量水平,也具有可接受的安全性。目前正在患 EoE 的儿童中测试美泊利单抗。

含深度加热的牛奶和鸡蛋的饮食

两项大型临床试验在对牛奶和鸡蛋过敏的儿童中,研究其对深度加热(烘焙成其他食品)的牛奶和鸡蛋是否耐受。以前的研究已经确定,暂时对鸡蛋过敏的儿童产生的 IgE 抗体,主要是针对卵类黏蛋白的构象表位(蛋清中的主要过敏原),而该表位在深度加热或食品加工过程中会遭到破坏。相比之下,持续对鸡蛋过敏的儿童也产生针对卵类黏蛋白顺序表位的 IgE 抗体,该表位在加热或食品加工后仍能保留下来。类似的是,持续对牛奶过敏的儿童也产生针对牛奶主要过敏原特异性顺序表位的 IgE 抗体。这些观察表明,至少有一部分对牛奶和鸡蛋持续过敏程度较低的儿童,可能耐受含牛奶和鸡蛋的烘焙食品。在一项研究中,超过 80% 的儿童在首次口服激发试验中能耐受松饼和华夫饼中经烘焙的牛奶和鸡蛋,并将这些烘焙食品添加到了家庭饮食中(临床案例 1)。孩子们每 3~6 个月接受一次随访,并且对饮食有良好的耐受性;他们的急性过敏反应未增多,其潜在特应性疾病,如哮喘、特应性皮炎或湿疹,也未变得更严重。在采用此类饮食的第一年,以某种碳水化合物为标志物的肠道通透性没有增加,而且孩子们生长发育良好。如果受试者可耐受深度加热的牛奶和鸡蛋,则食物特异性 IgE 水平测试并不能可靠地识别这些人,因此,需在医生指导下进行口服食物激发试验。然而,在对牛奶的研究中,大多数对深度加热的牛奶产生反应的儿童的牛奶特异性 IgE 抗体水平大于 35 kU_A/L(UniCAP,Phadia),因此在随后的研究中牛奶特异性 IgE 抗体水平大于 35 kU_A/L 的受试者被排除。对深度加热的牛奶过敏的儿童与对深度加热牛奶耐受的儿童相比,前者受到牛奶蛋白(酪蛋白)的刺激时,嗜碱性粒细胞反应性显著增高。对未加热牛奶耐受的儿童的嗜碱性粒细胞对牛奶的反应性最低。在牛奶研究中,只有对深度加热的牛奶制品有反应的儿童发生了需要肾上腺素治疗的严重反应(临床案例 2)。所有耐受深度加热牛奶且之后对未加热牛奶有反应的儿童均有轻微的反应,无须肾上腺素治疗。耐受深度加热的牛奶产品似乎是轻度牛奶过敏的标志,可能再长大一些后过敏会消失。相反,在针对鸡蛋的研究中,进行加热和不加热鸡蛋激发试验的儿童,接受肾上腺素治疗的比例相同(临床案例 3)。

临床案例 1

一名 9 岁的女孩在医生指导下耐受了含有牛奶的松饼(六分之一杯牛奶,在 350 华氏度的烤箱中烤 30 min)的口服食物激发试验。她被建议在饮食中添加类似的含牛奶的深度烘焙食品。她在 6 个月后返回,进行了比萨摄入试验,在摄入半份比萨后 10 min 内,出现了轻度的喉咙发痒和流鼻涕。她继续摄入深度烤制的奶制品而没有任何问题,但在摄入少量黄油和生奶酪后,面部出现轻度荨麻疹,打喷嚏。12 个月后,她摄入了一份完整比萨而没有任何症状。她将比萨加入食谱,每周食用三次。12 个月后,她通过了口服食物激发试验,成功耐受了未加热的牛奶,并将牛奶和所有奶制品加入了家庭食谱。

临床案例 2

一名 7 岁的男孩在医生的指导下,进行了含有牛奶的松饼的口服食物激发试验。在摄入 10% 的松饼后 10 min 内,他开始打喷嚏、面部潮红,有弥漫性荨麻疹、咳嗽、轻度气喘。他进行了肾上腺素肌内注射和口服抗组胺药治疗。医生建议他严格规避饮食中所有形式的牛奶。他在 9 岁时再次参加口服食物激发试验,又产生了反应。这一次摄入 50% 的松饼后,他的脸上出现了一些荨麻疹且喉咙沙哑。医生建议他继续严格规避饮食中所有形式的牛奶。随后报告,他因误食少量的奶酪和酸奶,引发了轻度过敏反应。

临床案例 3

一名 4 岁的哮喘男孩在医生的指导下,进行了松饼的口服食物激发试验(用 350 华氏度烘烤 30 min,含 1/3 全蛋,相当于 2.2 g 蛋清)。他在整个进食过程中没有任何症状,并在家庭饮食中添加了类似的深度加热的鸡蛋制品。在口服烘焙鸡蛋激发试验三个月后,他不小心舔了一下含有生鸡蛋的蛋糕面糊的勺子。不到 5 min,他就出现了面部荨麻疹、干咳、呼吸困难、喘鸣。他在家接受了肾上腺素自助注射和口服抗组胺药治疗,然后在急救中心雾化吸入沙丁胺醇,吸氧并静脉注射甲基泼尼松龙。他在观察 4 h 后出院回家,他继续食用深度加热的鸡蛋制品,严格规避未熟的鸡蛋。

摄入含牛奶和鸡蛋的焙烤制品时,研究者观察到的免疫学变化包括食物特异性 IgG_4 抗体增加,行皮肤点刺试验后风团变小,呈现食物特异性 IgE 抗体减少的趋势。耐受深度加热乳制品的儿童与过敏儿童相比,在牛奶蛋白诱发性外周血单核细胞培养中,过敏原特异性调节性 T 细胞增殖的百分比显著增加。在无牛奶过敏史的对照组儿童中,这些调节性 T 细胞的比例低,而长大后不再对牛奶过敏的儿童($n=7$)中调节性 T 细胞的比例居中。酪蛋白特异性调节性 T 细胞为 $FoxP3^+$,酪蛋白特异性调节性 T 细胞比例较高与轻度临床疾病及预后良好相关。

这些发现表明,在对牛奶和鸡蛋过敏的儿童中,相当一部分可以扩大他们的饮食范围,食用深度加热的食品。此外,含有烘烤牛奶和鸡蛋制品的饮食诱导的免疫变化与在口服免疫治疗试验中观察到的变化类似。总的来说,这些数据表明,对深度加热的牛奶和鸡蛋的耐受性,可能识别出预后良好的受试者。含有深度加热的牛奶和鸡蛋的饮食可能是一种更安全、更自然的口服食物免疫疗法。目前正在进行后续研究,以确定这种方法的总体安全性和有效性。在确定机体对深度加热的牛奶和鸡蛋耐受的可靠性生物标志物之前,需要仔细评估在饮食中添加深度加热的牛奶或鸡蛋的决定,并在医生监督下进行。

过敏原特异性免疫治疗

免疫疗法包括使用有佐剂或无佐剂的过敏原来调节免疫应答,使之远离 Th2 细胞促过敏反应。在传统的过敏原特异性免疫治疗中,剂量递增(也称为建立阶段)可能是一天至几天内"快速"完成(通常在医院完成)的,也可能持续 4~6 个月(通常在门诊完成)。达到最高剂量时维持期开始。维持剂量给药持续期长;在皮下过敏原免疫治疗中,维持剂量给药在门诊进行;在口服和舌下免疫治疗中,维持剂量给药通常在家中进行管理。过敏原特异性免疫治疗可使用天然食物蛋白,或使用重组的、通过修改基因减少免疫原性的食物蛋白来进行。

皮下花生免疫治疗

两项利用花生提取物评估皮下免疫治疗的对照研究,为免疫疗法可能引起机体对食物过敏原脱敏提供了证据。在最初的研究中,3 名受试者在双盲安慰剂对照食物激发试验中症状减少了 67%~100%,试验结束后皮肤点刺试验显示对花生的敏感性减少了 2~5 个数量级。一名研究对象以安慰剂治疗完成了这项研究,在他身上进行双盲安慰剂对照食物激发试验后他的症状、进行皮肤点刺试验后他对花生的敏感性均没有变化。

在一项对 12 名受试者的随访研究中，6 名受试者的维持剂量为 0.5 mL 1∶100（质量分数）花生提取物。所有治疗者均能在口服食物激发试验的过程中摄取更多的花生，对花生皮肤点刺试验的敏感性降低，而未经治疗的对照组没有类似的变化。然而，在 12 个月的维持性花生免疫治疗中，过敏反应伴呼吸道受累的严重过敏反应平均出现 7.7 次，每名研究对象平均注射 9.8 支肾上腺素。由于不良反应，6 名受试者中只有 3 人能够达到预期的维持剂量。这项重要的研究表明，注射食物过敏原可以成功地诱导脱敏，但这种治疗有发生严重过敏反应的重大风险，这阻碍了临床研究中的进一步评估。

花粉-食物过敏综合征的桦树花粉免疫治疗

对花粉过敏的人，可能会因摄入含有与花粉蛋白同源的、未加工的植物性食物（水果、蔬菜）的蛋白质，而引起口咽瘙痒。经典的花粉-食物过敏综合征（PFAS 或口腔过敏综合征）是由桦树花粉主要过敏原 Bet v 1 致敏所致，因与同源苹果蛋白 Mal d 1 接触而产生局部口咽症状。皮下免疫治疗（SCIT）是花粉引起的过敏性鼻炎的有效疗法，理论上有益于 PFAS。对 49 名患桦树花粉病和苹果引起的口腔症状的成人进行桦树花粉皮下免疫治疗的开放性研究，与对照组相比，41 名受试者（83.7%）中苹果导致的口腔过敏症状显著减少（50%～95%）或完全消失（$P<0.001$）。桦树花粉免疫治疗使 43 名受试者接受新鲜苹果皮肤试验时，反应性显著减少（88%）。一项后续研究中涉及 30 名桦树花粉过敏者，他们由苹果所致的口腔过敏症状消失，不再对新鲜苹果皮肤试验有反应。有研究分析了桦树花粉免疫治疗效果的持续时间。研究者比较了接受 12 个月的免疫治疗后和停止免疫治疗 30 个月后受试者的症状和皮肤测试反应性。超过 50% 的受试者在 30 个月的随访中仍然耐受苹果，尽管大多数人再次显示对皮肤点刺试验的预处理增敏。随后的临床试验中，以双盲安慰剂对照食物激发试验诊断苹果所致的口腔过敏症状，证实了某些受试者接受桦树花粉免疫治疗有效。一项观察研究涉及 16 名成人，他们患有 PFAS（对榛子、核桃、生菜、桃和樱桃过敏）和梧桐树花粉症，接受梧桐树花粉免疫治疗后，得到了类似的观察结果。引起客观症状所需的平均食物数量从 2.2 g 增加到 13.7 g（$P<0.05$），11 名受试者中 6 人在治疗后耐受了最高量（25 g）的口服食物激发试验。

花粉免疫治疗的效果不同，其解释可能与这一事实有关：对许多患 PFAS 的受试者而言，如果免疫治疗剂量比引发季节性桦树花粉性鼻炎通常所需的量更高，就有可能改善桦树相关性 PFAS 症状。在包括只针对桦树花粉敏感的成人研究中，所观察到的 PFAS 治疗效果最显著。另一种解释是，对与桦树花粉存在交叉反应的食物过敏原，如苹果 Mal d 1、榛子 Cor a 1、萝卜 Dau c 1，T 细胞免疫应答至少部分与 Bet v 1 无关。在这种情况下，应用基于重组食物过敏原的疫苗可能会成为好的 PFAS 治疗方法。值得注意的是，有几份病例报告强调，在环境过敏原的免疫治疗过程中，机体可能发展为对交叉反应食物过敏原过敏，如在尘螨免疫治疗期间发展为对蜗牛过敏，在花粉免疫治疗期间发展为对生的水果过敏。

口服免疫治疗

第一次成功的口服免疫治疗发生于 20 世纪初，据报道成功治疗了一名对鸡蛋严重过敏的男孩。之后该疗法长期被束之高阁，现在又被重新拾起，成为当前许多研究的主题。口服给药途径利用了细胞和免疫途径来诱导口服耐受过程。动物研究表明，饲喂高剂量的抗原，导致免疫失能或抗原特异性 T 细胞缺失，产生无反应状态，而以低剂量抗原持续摄入，会引起由于调节性 T 细胞的发展而导致的抑制反应。与此相反，间歇饲喂或非口腔接触（如皮下或吸入）可诱导食物引起 IgE 致敏和过敏症状。

脱敏与永久性口服耐受不同。在脱敏状态，保护效果来自每天不间断地接触过敏原，即食物、药物、花粉等。然而，一旦接触中断，保护作用可能会消失或显著降低。在脱敏状态，如果有增加肠道通透性的因素，如运动、病毒性胃肠炎、压力或月经期，即使患者能持续使用维持剂量，仍可能会对以前可以耐受的剂量产生反应。可能导致口服脱敏的机制：食物特异性 IgG_4 升高，食物特异性 IgE 抗体降低，肥大细胞和嗜碱性粒细胞反应性降低。相反，当建立永久性口服耐受时，即使长期禁食也可以口服摄入食物而不出现过敏症状。持续性耐受的机制可能包括调节性 T 细胞初始化、促过敏 Th2 型反应的免疫偏离，后续导致失能。保护是否具备持久性,可以通过至少 4 周的故意中断接触进行测试,然后在监督下进行口服食物激发试验。

口服免疫治疗试验

在口服免疫治疗中,食物与媒介物混合,其摄入剂量逐渐增加。剂量递增在一个受控的环境中进行;在递增阶段,定期摄入耐受剂量,之后在家中摄入维持(或最大耐受)剂量。早期病例系列和非对照试验提供了证据,表明一部分食物过敏的受试者可以对各种食物"脱敏",包括牛奶、鸡蛋、鱼、水果、花生、芹菜。这些研究没有区分口服脱敏和食物过敏的自然消失,也没有评估脱敏状态的持久性。在某些最终能耐受维持剂量的受试者中,即便能在很长时期内耐受,一旦不再定期摄入食物,过敏症状就会复发,这证实他们没有获得永久性耐受。在口服免疫治疗的第一次随机试验中,被试儿童由激发试验证明患 IgE 介导的牛奶过敏或鸡蛋过敏,他们被随机分配到口服免疫治疗组或剔除饮食的对照组。根据研究流程,每天在家里用新鲜牛奶或冻干鸡蛋蛋白进行口服治疗。在平均(中位数)21 个月后,对儿童进行口服食物激发试验评估。随后,口服免疫治疗组儿童进行剔除饮食 2 个月后,再次进行激发试验以确定是否已经建立了口服耐受。在之后的激发试验中,口服免疫治疗组 25 名患儿中有 9 名(36%)永久耐受,3 名(12%)耐受正常摄入,4 名(16%)部分耐受。在对照组中,20 名儿童中有 7 名(35%)在研究期间也出现了耐受。在剔除饮食后建立自然耐受组($P<0.05$)和口服免疫治疗组($P<0.001$)儿童中,过敏原特异性 IgE 水平显著降低。虽然两组之间永久耐受率没有差别,不过,有些接受口服免疫治疗的儿童可耐受正常摄入,有些耐受较小维持剂量(脱敏),从而每日摄取过敏原食物,可抵御不慎接触。

在第一个随机安慰剂对照试验的口服免疫治疗中,20 名由 IgE 介导的牛奶过敏的患儿被随机分为牛奶组或安慰剂组(2∶1)。使用剂量分为三个阶段:1 天在诊室递增(初始剂量为 0.4 mg 的牛奶蛋白;最终剂量 50 mg);8 周在诊室内每日使用,最高增加到每天 500 mg;3~4 个月家庭持续使用日常维持剂量。双盲安慰剂对照食物激发试验、滴定皮肤点刺试验、血清学研究均在口服免疫治疗前后进行。19 名 6~17 岁的患者完成了治疗,其中治疗组 12 名,安慰剂组 7 名。两组基线激发试验的中位数阈值剂量为 40 mg。口服免疫治疗后,治疗组中诱导出现反应的中位数阈值剂量为 5140 mg(范围为 2540~8140 mg),而安慰剂组中所有患者在 40 mg 发生反应($P=0.0003$)。在 2437 名治疗剂量患者和 1193 名安慰剂剂量患者中,分别有 1107(45.4%)和 134(11.2%)名发生反应,局部症状最为常见(表 17-3)。牛奶特异性 IgE 水平在两组中均无显著变化。牛奶特异性 IgG 水平在治疗组中显著增加,主要增加了牛奶特异性 IgG_4 水平。

为了研究严重牛奶蛋白过敏儿童进行口服免疫治疗的安全性和疗效,研究人员对 60 名有严重过敏史、牛奶特异性 IgE 水平大于 85 kU_A/L 的儿童进行了研究,他们在牛奶基线激发试验中对不超过 0.8 mL 的牛奶产生反应。30 名儿童被随机分配到口服免疫治疗组,包括 10 天的快速增量阶段,即在医院持续 3~10 天、每天摄入最高剂量为 20 mL 的纯牛奶,以及在家的缓慢剂量增加阶段(每 2 天增加 1 mL)。剩下的 30 名儿童被随机分配到继续采用无乳饮食组,随访 1 年。1 年后,口服免疫治疗组 30 名受试者中有 11 人(36.7%)可每日摄入不少于 150 mL 的牛奶,16 人(53.3%)能够摄取 5~150 mL。3 名儿童(10%)由于不良反应严重而无法完成这项研究。在对照组中,所有 30 名儿童在 12 个月后重复进行的口服食物激发试验中对少于 5 mL 的牛奶产生了反应。包括全身反应在内的不良反应在两组中都很常见,但没有儿童出现严重的过敏反应。在快速增量阶段,4 名儿童肌内注射肾上腺素四次。在家庭阶段,2 名儿童需要治疗,包括在急诊科注射肾上腺素。

花生口服免疫治疗

在对花生过敏的低龄儿童中进行口服免疫治疗受到了很多关注。在美国的一项研究中,有 39 名受试者(64% 为男性),平均年龄为 57.5 个月(12~111 个月)。所有儿童完成了初始剂量增加阶段,即以 0.1 mg 花生蛋白的剂量开始,每 30 min 增加一倍,直至 50 mg。在递增阶段,受试儿童每天摄入其他安全食物时同时摄入花生面粉。剂量每 2 周增加 25 mg 直至达到 300 mg。在维持阶段,继续每天摄入 300 mg 剂量直至再次进行口服食物激发试验。在口服食物激发试验后,每日剂量增加到 1800 mg。持续给予维持剂量时,儿童每 4 个月进行一次评估,试验共计 36 个月。10 名(25.6%)儿童在递增阶段第一天后退出。其中,6 名因个人原因中断试验,包括交通问题、父母焦虑、未能进行家庭医疗。这 6 名儿童在递增阶段第一天发生的过敏反应严重程度与继续参与研究的儿童类似。另外 4 名儿童退出的原因是治疗导致了过敏反应,且未因继续治疗或减少剂量而停止。3 名有胃肠道症状,1 名有哮喘症状。29 名受试者完成了研究的全部三个阶段和花生激发试验。

在初始剂量增加阶段,36 名患者(92.3%)出现了一些症状;最常见的是上呼吸道症状,27 名(69.2%)报告轻度打喷嚏/发痒和轻微喉部症状。没有患者出现严重的上呼吸道或喉部症状。17 名(43.6%)报告了轻度到中度恶心或腹部疼痛,8 名(20.5%)有腹泻或呕吐症状。24 名(61.5%)有轻度或中度皮肤症状。在初始剂量增加阶段,6 名(3 名有哮喘病史)有胸部症状;4 名轻度喘息,2 名中度喘息。在最后的口服食物激发试验中,29 名儿童中有 27 名完成了预案,摄入了 3.9 g 花生粉。6 个月内,滴定皮肤点刺试验敏感性和嗜碱性粒细胞的活化明显下降。12~18 个月时,花生特异性 IgE 抗体的浓度下降,而花生特异性 IgG_4 抗体浓度显著升高。在 IgE 促进过敏原结合试验中,血清因子抑制花生特异性 IgE 复合体形成。外周血单核细胞分泌的细胞因子 IL-10、IL-5、IFN-γ 和 TNF-α 在 6~12 个月内增加。花生特异性调节性 T 细胞增多,至 12 个月后减少。此外,T 细胞微阵列显示凋亡通路相关基因的下调。

口服免疫治疗家庭剂量的安全性

在初始剂量增加过程中,轻度哮喘的发生风险为 18%。递增期后,出现症状的可能性为 46%,上呼吸道感染的发生风险为 29%,出现皮肤症状的风险为 24%。任何家庭剂量引起的不良反应发生率为 3.5%;可能引起上呼吸道(1.2%)和皮肤(1.1%)症状。0.7%给予家庭剂量后需要治疗。两名受试者在各服用一次家庭剂量后,接受肾上腺素治疗。在牛奶口服免疫治疗中,家庭给药时的过敏反应更为常见,每名受试者前 3 个月的反应发生率为 2.55% 到 96.4%,而随后的 3 个月为 0~79.8%。在治疗后期,局部和多系统反应下降,其他的反应保持不变。在运动或病毒性疾病中,先前耐受的剂量曾诱发过几次全身反应。Burks 小组最近的一篇文章强调,对以前耐受的食物剂量产生过敏反应的风险与以下几项有关:给药后体力活动、空腹给药、月经期间给药、合并发热性疾病、无法完全控制的哮喘(表 17-3)。

舌下免疫治疗

脱敏或可能诱导耐受的另一种方法是食物过敏原舌下免疫治疗(SLIT)。一份最早的病例报告描述了一名有猕猴桃诱发的严重过敏反应史的 29 岁女人,使用新鲜的猕猴桃果浆提取物进行改良舌下免疫治疗。提取物或猕猴桃小块在舌下放置 1 min 后吞咽。猕猴桃提取物蛋白质标志物中,主要过敏原 Act c 1(30 kD)引起的 IgE 反应减少。在五年的猕猴桃改良舌下免疫治疗后,治疗中断了 4 个月,后恢复,没有出现任何问题。

随后,一项随机双盲安慰剂对照舌下免疫治疗试验被用于治疗榛子过敏者。由双盲安慰剂对照食物激发试验确认榛子过敏的成人(54.5%有口腔过敏症状)被随机分配到榛子免疫治疗组($n=12$)和安慰剂组($n=11$)。受试者将榛子提取液放入嘴里至少 3 min 后吐出。所有接受榛子免疫治疗的受试者在 4 天快速增量方案中达到计划最大剂量,随后每日接受维持剂量(含 Cor a 1 188.2 μg 和 Cor a 8 121.9 μg,两者均为主要的榛子过敏原)。在全部计划实施后有 0.2%观察到了全身反应,且仅限于快速增量阶段,并成功地使用口服抗组胺药治疗。7.4%(109 反应/1466 剂量)观察到了局部反应,主要是速发型口腔瘙痒。治疗组中有 4 名受试者在每次给药后数小时内出现腹痛,仅在递增阶段出现。维持期的所有局部反应仅限于口腔瘙痒,且仅有一名受试者发生。经过 5 个月的舌下免疫治疗,治疗组摄入榛子引起过敏症状的平均阈值剂量从

2.3 g增加到11.6 g($P=0.02$),安慰剂组为3.5～4.1 g(NS)。在随后的双盲安慰剂对照食物激发试验中,约50%的受试者耐受榛子的最高剂量(20 g),而安慰剂组为9%。血清中榛子特异性IgG_4抗体和总血清IL-10仅在治疗组中升高,但榛子特异性IgE抗体水平在免疫治疗之前和之后没有差异。

另一项研究评估了8名牛奶过敏儿童的舌下免疫治疗。初次口服牛奶激发试验呈阳性1天后,这些儿童开始进行舌下免疫治疗,前2周用0.1 mL牛奶,每15天增加0.1 mL牛奶,直到1 mL/d。牛奶放在嘴里2 min后吐出。7名受试者完成了该方案;一人因口腔症状退出。经过6个月的治疗,牛奶的阈值剂量从基线平均39 mL提高到143 mL($P<0.01$)。

最近,报道了一项使用量化桃提取物Pru p 3(主要的桃过敏原)进行舌下免疫治疗随机双盲安慰剂对照试验的结果。舌下免疫治疗的效果由口服Pru p 3 50 μg维持6个月后,进行双盲安慰剂对照口服桃激发试验,诱导局部或者全身症状所需的剂量倍数决定。舌下免疫治疗组($n=37$)进行6个月舌下免疫治疗后,诱导局部反应(通常为口腔瘙痒)的Pru p 3剂量,与之前的剂量相比高9倍,诱导全身反应(通常是一过性胃肠道不适或者轻度鼻炎)高3倍。与之相反的是,安慰剂对照组在6个月后,相比诱导症状的基线Pru p 3剂量没有显著变化。治疗组($P<0.001$)和安慰剂组($P=0.025$)的rPru p 3特异性IgE均有增加,而治疗组在6个月后显著增加(治疗组4.23,$P<0.001$;对照组4.04,$P=0.079$,t检验)。治疗组nPru p 3特异性IgG_4显著增加($P=0.007$),而安慰剂组没有增加($P=0.185$)。据报道桃舌下免疫治疗耐受性良好。

口服免疫治疗和舌下免疫治疗的初步数据令人鼓舞;然而,目前这些治疗仍被认为是试验性的。进一步研究需要解答许多问题,包括最佳剂量、免疫治疗的理想时间、保护的程度、针对不同年龄的功效、治疗诱发食物过敏反应的严重程度和类型、家庭给药需如何保护患者等。鉴于最近有报道称,家庭口服免疫治疗中患者对耐受剂量发生反应,可能有必要在急性发热性疾病时不给药,在服药后2 h内避免运动,避免在用餐或进食零食时服药。而且需要很好地控制鼻炎和哮喘。最后,由于一部分食物过敏的儿童自发地产生耐受性,未来的研究必须设计出诊断试验,鉴别暂时性和持续性食物过敏,以确定哪些人能从治疗中受益。

表皮免疫治疗(EPIT)

免疫治疗的另一种给药途径是表皮敷贴。在一项对草花粉过敏的37名成人进行双盲安慰剂对照试验的报道中,治疗后第一年($P<0.001$)和第二年($P=0.003$)鼻激发试验评分显著下降。受试者没有严重的不良反应,但敷贴部位常出现局部湿疹。表皮免疫治疗的安全性和耐受性良好。已有对气传过敏原或食物过敏的小鼠进行的研究,证明完整皮肤表皮免疫治疗的有效性。对于花粉、尘螨、卵清蛋白、花生敏感的小鼠而言,表皮免疫治疗同皮下免疫治疗一样有效,后者在实验中作为参考对照。

在试点研究中,18名牛奶过敏儿童(平均年龄3.8岁,范围为10个月至7.7岁)被随机(1:1)分组,接受表皮免疫治疗或安慰剂。牛奶过敏由监护下的基线口服激发试验证实,并建立了牛奶的累积耐受剂量。儿童每周接受三次48 h皮肤贴片,持续3个月(1 mg脱脂奶粉或1 mg葡萄糖作为安慰剂)。表皮免疫治疗组的儿童经过3个月治疗后,随访口服牛奶激发试验中累积耐受剂量呈现增加趋势,从平均基线1.8 mL增长至3个月时的23.6 mL。安慰剂组的平均累积耐受剂量无变化。两组中,牛奶特异性IgE水平从基线到3个月时均无显著变化。常见的副作用是敷贴部位出现局部瘙痒和湿疹。没有严重的全身不良反应,但治疗组中1名受试者在进行牛奶表皮免疫治疗后反复发作腹泻。之前的小鼠研究表明,与注射途径相比,表皮途径增加了花生潜在致敏的风险,导致人们担心表皮途径会使食物过敏恶化。由于样本小、研究持续时间短,以及免疫学参数信息有限,不可能从这次小规模的试点研究中完全理解牛奶过敏的表皮免疫治疗效果。然而,这项初步研究表明,有必要进一步研究新的表皮抗原途径的食物过敏免疫疗法。

基因工程重组食品修饰蛋白免疫治疗

改变IgE抗体结合位点(抗原表位)以减少IgE抗体与过敏原的结合,是降低免疫治疗中过敏反应发生风险的方法之一。已知的主要食物过敏原 IgE 表位或蛋白质聚合物定点突变,可导致免疫治疗中 IgE 结合减少。研究者在花生过敏小鼠(对整颗花生过敏)中进行了重组花生蛋白质的体内药效研究测试,然后使用重组 Ara h 2 鼻腔给药(每周三次,为期 4 周)后脱敏。改良(基因工程重组)Ara h 2 修饰蛋白质脱敏,可抑制合成 Ara h 2-特异性 IgE,与对照组相比,显著降低了口服花生激发试验后过敏反应的严重程度(表 17-4)。将改良的食物过敏原与加热灭活的单核细胞增生性李斯特菌(后者作为细菌佐剂)联合应用,进一步降低食物特异性 IgE 的产生。在随后的研究中,一种非致病性的大肠杆菌菌株被用作佐剂口服和直肠给药。可能是由于大肠杆菌的分解,口服给药无效。每只花生过敏小鼠接受 0.9 μg(低剂量)、9 μg(中剂量)或 90 μg(高剂量)加热灭活、表达重组修饰蛋白 Ara h 1~3 的大肠杆菌(HKE-MP123)直肠给药,或仅接受 HKE 载体(HKE-V),或仅载体(空白对照)3 周。在最后给予疫苗剂量 2 周后,对小鼠进行花生激发试验,然后每个月激发一次,为期 2 个月。第一次花生激发试验后,与假治疗组相比,三类剂量的 HKE-MP123 治疗组和 HKE-V 治疗组的严重过敏反应均减少(分别为 $P<0.01$、0.01、0.05、0.05)。然而,只有经中、高剂量 HKE-MP123 治疗的小鼠在治疗后 10 周内仍能受到保护。HKE-MP123 治疗组花生特异性 IgE 水平显著降低($P<0.001$);在高剂量 HKE-MP123 治疗组中,每次激发的 IgE 水平降低最为显著。经体外培养的高剂量 HKE-MP123 治疗的小鼠在花生刺激下,产生的 IL-4、IL-13、IL-5 和 IL-10 显著减少(分别为 $P<0.01$、0.001、0.001、0.001)。在最后一次激发试验中,与对照组相比,干扰素-γ 和转化生长因子 β 的产生显著增加(分别为 $P<0.001$、0.01)。目前正在进行花生过敏成人的一期临床安全性研究。未来益生菌可作为佐剂,以避免灭活细菌造成 Th1 细胞过度刺激的担忧。

其他治疗

花生过敏还有三种免疫治疗方法,已通过动物研究进行评估,但其他治疗方法更好,因此这三种方法已被放弃(表 17-4)。在肽免疫治疗中,疫苗由重叠的肽(10~20 个氨基酸组成)组成,代表特定蛋白质的整个序列。抗原呈递细胞提供所有可能的 T 细胞表位,但由于短肽不能交联两个 IgE 分子,肥大细胞不能被激活。在花生激发试验前,使用两剂的主要花生蛋白 Ara h 2 肽混合物进行预处理,可防止花生致敏小鼠发生严重过敏反应。由于不需要映射每个食物蛋白的 IgE 结合位点,因此肽免疫治疗可用于制备抗已知主要致敏食物蛋白的疫苗配方。然而,由于 FDA 需要对混合物中的每个肽进行定量,肽免疫治疗目前不可行。当人们可识别 T 细胞对主要花生过敏原的相关抗原表位,并且疫苗只包含代表 T 细胞抗原表位的选定肽时,肽免疫治疗就有可能再次进入考量。

细菌质粒 DNA(pDNA)能免疫编码特异性抗原,能诱导持久的体液免疫和细胞免疫 Th1 应答,这归因于免疫刺激序列(ISSS),该序列由细菌质粒 DNA 骨干中的非甲基化胞嘧啶和鸟嘌呤基序(CpG 基序)组成。一项早期研究发现,对于 AKR/J($H-2^K$)和 C3H/HeJ($H-2^K$)小鼠,在腹腔花生致敏前以 pDNA 编码 Ara h 2 肌内注射接种,对 AKR/J 小鼠有一定的保护作用,但这种肌内注射接种在花生激发试验后诱导 C3H/HeJ 小鼠出现严重过敏反应。在另一项研究中,口服壳聚糖嵌入式 Ara h 2 对 AKR 小鼠有一定的保护作用。Li 和他的同事(未发表的数据)测试 pDNA 编码 Ara h 2 对花生过敏小鼠的治疗效果,发现花生特异性 IgE 抗体水平没有下降。总之,这些数据表明,以 pDNA 为基础的免疫治疗也许对逆转 IgE 介导的过敏并不是普遍有效的。

以 DNA 为基础的免疫治疗的另一种方法,是基于合成具有免疫刺激性、包含非甲基化 CpG 基序(ISS)的寡脱氧核苷酸。ISS 联合过敏原治疗比抗原和 ISS 的混合物更有效地抑制过敏性气道反应,原因可能是增强了树突状细胞对 ISS 和过敏原的摄取。C3H/HeJ 小鼠由 ISS 联合 Ara h 2 皮内免疫,或使用 ISS 联合主要的豚草花粉过敏原作为对照组。免疫接种 4 周后,小鼠经胃肠道对花生致敏,5 周后用 Ara h 2 激发。经 ISS-Ara h 2 处理的小鼠没有出现症状,口服激发试验后血浆组胺水平显著低于对照组小鼠。用 ISS 与 β-半乳糖苷酶(β-gal)混合物进行皮内免疫,可预防由腹腔 β-gal 致敏和激发试验诱导的严重致命过敏反应,并与 IgG_{2a}/IFN-γ 水平增高及 IgE/IL-4 和 IL-5 水平的降低有关;但单独使用 ISS 或 β-gal 不行。这种效应与

pDNA 编码 β-gal 的免疫效果类似。因此,ISS 联合过敏原治疗可能预防食物过敏。然而,该疗法扭转食品过敏的能力仍有待确定。

结论

食物过敏在西方国家是一个越来越普遍的问题。正在接受临床试验评估的新治疗方法包括应用中草药,应用基因重组的花生疫苗,花生、牛奶、鸡蛋口服和舌下免疫治疗。单克隆抗 IgE 抗体与牛奶口服免疫治疗相结合正处于研究阶段。四分之三的对未加热的牛奶或鸡蛋过敏的儿童,可耐受含有深度加热(烘焙)的牛奶或鸡蛋的饮食,这可能成为食物过敏的口服免疫治疗的新方法。

参 考 文 献

[1] Sicherer SH, Sampson HA. Food allergy: recent advances in pathophysiology and treatment. Annu Rev Med 2009;60:261-77.

[2] Skripak JM, Sampson HA. Towards a cure for food allergy. Curr Opin Immunol 2008;20(6):690-6.

[3] Scurlock AM, Burks AW, Jones SM. Oral immunotherapy for food allergy. Curr Allergy Asthma Rep 2009;9(3):186-93.

[4] Shreffler WG, Beyer K, Chu TH, et al. Microarray immunoassay: association of clinical history, in vitro IgE function, and heterogeneity of allergenic peanut epitopes. J Allergy Clin Immunol 2004;113(4):776-82.

[5] Flinterman AE, Knol EF, Lencer DA, et al. Peanut epitopes for IgE and IgG4 in peanut-sensitized children in relation to severity of peanut allergy. J Allergy Clin Immunol 2008;121(3):737-43.

[6] Wang J, Lin J, Bardina L, et al. Correlation of IgE/IgG4 milk epitopes and affinity of milk-specific IgE antibodies with different phenotypes of clinical milk allergy. J Allergy Clin Immunol 2010;125(3):695-702.

[7] Cooke SK, Sampson HA. Allergenic properties of ovomucoid in man. J Immunol 1997;159(4):2026-32.

[8] Chatchatee P, Jarvinen KM, Bardina L, et al. Identification of IgE-and IgG-binding epitopes on alpha (s1)-casein: differences in patients with persistent and transient cows' milk allergy. J Allergy Clin Immunol 2001;107(2):379-83.

[9] Savage JH, Matsui EC, Skripak JM, et al. The natural history of egg allergy. J Allergy Clin Immunol 2007;120(6):1413-7.

[10] Skripak JM, Matsui EC, Mudd K, et al. The natural history of IgE-mediated cows' milk allergy. J Allergy Clin Immunol 2007;120(5):1172-7.

[11] MacGlashan DWJ, Bochner BS, Adelman DC, et al. Down-regulation of Fc(epsilon)RI expression on human basophils during in vivo treatment of atopic patients with anti-IgE antibody. J Immunol 1997;158:1438-45.

[12] Leung DY, Sampson HA, Yunginger JW, et al. Effect of anti-IgE therapy in patients with peanut allergy. N Engl J Med 2003;348(11):986-93.

[13] Kuehr J, Brauburger J, Zielen S, et al. Efficacy of combination treatment with anti-IgE plus specific immunotherapy in polysensitized children and adolescents with seasonal allergic rhinitis. J Allergy Clin Immunol 2002;109(2):274-80.

[14] Li XM, Zhang TF, Huang CK, et al. Food allergy herbal formula-1(FAHF-1) blocks peanut-induced anaphylaxis in a murine model. J Allergy Clin Immunol 2001;108:639-46.

[15] Srivastava KD, Kattan JD, Zou ZM, et al. The Chinese herbal medicine formula FAHF-2 completely blocks anaphylactic reactions in a murine model of peanut allergy. J Allergy Clin Immunol 2005;115(1):171-8.

[16] Qu C, Srivastava K, Ko J, et al. Induction of tolerance after establishment of peanut allergy by the food allergy herbal formula-2 is associated with up-regulation of interferon-gamma. Clin Exp Allergy 2007;37(6):846-55.

[17] Srivastava KD, Qu C, Zhang T, et al. Food Allergy Herbal Formula-2 silences peanut-induced anaphylaxis for a prolonged posttreatment period via IFN-gamma-producing $CD8^+$ T cells. J Allergy Clin Immunol 2009;123(2):443-51.

[18] Wang J, Patil SP, Yang N, et al. Safety, tolerability, and immunologic effects of a food allergy herbal formula in food allergic individuals: a randomized, double-blinded, placebo-controlled, dose escalation, phase 1 study. Ann Allergy Asthma Immunol 2010;105(1):75-84.

[19] Frossard CP, Steidler L, Eigenmann PA. Oral administration of an IL-10-secreting Lactococcus lactisstrain prevents food-induced IgE sensitization. J Allergy Clin Immunol 2007;119(4):952-9.

[20] Straumann A, Conus S, Grzonka P, et al. Anti-interleukin-5 antibody treatment(mepolizumab) in active eosinophilic oesophagitis: a randomised, placebo-controlled, double-blind trial. Gut 2010;59(1):21-30.

[21] Nowak-Wegrzyn A, Bloom KA, Sicherer SH, et al. Tolerance to extensively heated milk in children with cows' milk allergy. J Allergy Clin Immunol 2008;122(2):342-7,347.

[22] Lemon-Mule H, Sampson HA, Sicherer SH, et al. Immunologic changes in children with egg allergy ingesting extensively heated egg. J Allergy Clin Immunol 2008;122(5):977-83.

[23] Wanich N, Nowak-Wegrzyn A, Sampson HA, et al. Allergen-specific basophil suppression associated with clinical tolerance in patients with milk allergy. J Allergy Clin Immunol 2009;123(4):789-94.

[24] Shreffler WG, Wanich N, Moloney M, et al. Association of allergen-specific regulatory T cells with the onset of clinical tolerance to milk protein. J Allergy Clin Immunol 2009;123(1):43-52.

[25] Oppenheimer JJ, Nelson HS, Bock SA, et al. Treatment of peanut allergy with rush immunotherapy. J Allergy Clin Immunol 1992;90(2):256-62.

[26] Nelson HS, Lahr J, Rule R, et al. Treatment of anaphylactic sensitivity to peanuts by immunotherapy with injections of aqueous peanut extract. J Allergy Clin Immunol 1997;99(6 Pt 1):744-51.

[27] Asero R. Effects of birch pollen-specific immunotherapy on apple allergy in birch pollen-hypersensitive patients. Clin Exp Allergy 1998;28:1368-73.

[28] Asero R. How long does the effect of birch pollen injection SIT on apple allergy last? Allergy 2003;58(5):435-8.

[29] Bucher X, Pichler WJ, Dahinden CA, et al. Effect of tree pollen specific, subcutaneous immunotherapy on the oral allergy syndrome to apple and hazelnut. Allergy 2004;59(12):1272-6.

[30] Bolhaar ST, Tiemessen MM, Zuidmeer L, et al. Efficacy of birch-pollen immunotherapy on cross-reactive food allergy confirmed by skin tests and double-blind food challenges. Clin Exp Allergy 2004;34(5):761-9.

[31] Alonso R, Enrique E, Pineda F, et al. An observational study on outgrowing food allergy during non-birch pollen-specific, subcutaneous immunotherapy. Int Arch Allergy Immunol 2007;143(3):185-9.

[32] Schofield AT. A case of egg poisoning. Lancet 1908;1:716.

[33] Chehade M, Mayer L. Oral tolerance and its relation to food hypersensitivities. J Allergy Clin Immunol 2005;115(1):3-12.

[34] Strid J, Hourihane J, Kimber I, et al. Epicutaneous exposure to peanut protein prevents oral tolerance and enhances allergic sensitization. Clin Exp Allergy 2005;35(6):757-66.

[35] Patriarca C, Romano A, Venuti A, et al. Oral specific hyposensitization in the management of patients allergic to food. Allergol Immunopathol(Madr)1984;12(4):275-81.

[36] Patriarca G, Schiavino D, Nucera E, et al. Food allergy in children:results of a standardized protocol for oral desensitization. Hepatogastroenterology 1998;45(19):52-8.

[37] Patriarca G, Nucera E, Roncallo C, et al. Oral desensitizing treatment in food allergy:clinical and immunological results. Aliment Pharmacol Ther 2003;17(3):459-65.

[38] Patriarca G, Nucera E, Pollastrini E, et al. Oral rush desensitization in peanut allergy:a case report. Dig Dis Sci 2006;51(3):471-3.

[39] Rolinck-Werninghaus C, Staden U, Mehl A, et al. Specific oral tolerance induction with food in children:transient or persistent effect on food allergy? Allergy 2005;60(10):1320-2.

[40] Staden U, Rolinck-Werninghaus C, Brewe F, et al. Specific oral tolerance induction in food allergy in children:efficacy and clinical patterns of reaction. Allergy 2007;62(11):1261-9.

[41] Skripak JM, Nash SD, Rowley H, et al. A randomized, double-blind, placebo-controlled study of milk oral immunotherapy for cows' milk allergy. J Allergy Clin Immunol 2008;122(6):1154-60.

[42] Narisety SD, Skripak JM, Steele P, et al. Open-label maintenance after milk oral immunotherapy for IgE-mediated cows' milk allergy. J Allergy Clin Immunol 2009;124(3):610-2.

[43] Longo G, Barbi E, Berti I, et al. Specific oral tolerance induction in children with very severe cow's milkinduced reactions. J Allergy Clin Immunol 2008;121(2):343-7.

[44] Jones SM, Pons L, Roberts JL, et al. Clinical efficacy and immune regulation with peanut oral immunotherapy. J Allergy Clin Immunol 2009;124(2):292-300.

[45] Clark AT, Islam S, King Y, et al. Successful oral tolerance induction in severe peanut allergy. Allergy 2009;64(8):1218-20.

[46] Hofmann AM, Scurlock AM, Jones SM, et al. Safety of a peanut oral immunotherapy protocol in children with peanut allergy. J Allergy Clin Immunol 2009;124(2):286-91.

[47] Varshney P, Steele PH, Vickery BP, et al. Adverse reactions during peanut oral immunotherapy home dosing. J Allergy Clin Immunol 2009;124(6):1351-2.

[48] Mempel M, Rakoski J, Ring J, et al. Severe anaphylaxis to kiwi fruit:Immunologic changes related to successful sublingual allergen immunotherapy. J Allergy Clin Immunol 2003;111(6):1406-9.

[49] Kerzl R, Simonowa A, Ring J, et al. Life-threatening anaphylaxis to kiwi fruit:protective sublingual allergen immunotherapy effect persists even after discontinuation. J Allergy Clin Immunol 2007;119(2):507-8.

[50] Enrique E, Pineda F, Malek T, et al. Sublingual immunotherapy for hazelnut food allergy:a randomized, double-blind, placebo-controlled study with a standardized hazelnut extract. J Allergy Clin Immunol 2005;116(5):1073-9.

[51] De Boissieu D, Dupont C. Sublingual immunotherapy for cows' milk protein allergy:a preliminary report. Allergy 2006;61(10):1238-9.

[52] Fernandez-Rivas M, Garrido FS, Nadal JA, et al. Randomized double-blind, placebo-controlled trial of sublingual immunotherapy with a Pru p 3 quantified peach extract. Allergy 2009;64(6):876-83.

[53] Senti G, Graf N, Haug S, et al. Epicutaneous allergen administration as a novel method of allergen-specific immunotherapy. J Allergy Clin Immunol 2009;124(5):997-1002.

[54] Mondoulet L, Dioszeghy V, Ligouis M, et al. Epicutaneous immunotherapy on intact skin using a new delivery system in a murine model of allergy. Clin Exp Allergy 2009;40(4):659-67.

[55] Dupont C, Kalach N, Soulaines P, et al. Cows' milk epicutaneous immunotherapy in children: a pilot trial of safety, acceptability, and impact on allergic reactivity. J Allergy Clin Immunol 2010;125(5):1165-7.

[56] Bannon GA, Cockrell G, Connaughton C, et al. Engineering, characterization and in vitro efficacy of the major peanut allergens for use in immunotherapy. Int Arch Allergy Immunol 2001;124(1-3):70-2.

[57] Srivastava KD, Li XM, King N, et al. Immunotherapy with modified peanut allergens in a murine model of peanut allergy. J Allergy Clin Immunol 2002;109:S287.

[58] Li XM, Srivastava K, Huleatt JW, et al. Engineered recombinant peanut protein and heat-killed Listeria monocytogenes coadministration protects against peanut-induced anaphylaxis in a murine model. J Immunol 2003;170(6):3289-95.

[59] Li XM, Srivastava K, Grishin A, et al. Persistent protective effect of heat-killed Escherichia coli producing 'engineered', recombinant peanut proteins in a murine model of peanut allergy. J Allergy Clin Immunol 2003;112(1):159-67.

[60] Li S, Li XM, Burks AW, et al. Modulation of peanut allergy by peptide-based immunotherapy. J Allergy Clin Immunol 2001;107:S233.

[61] Srivastava K, Li XM, Bannon GA, et al. Investigation of the use of ISS-linked Ara h2 for the treatment of peanut-induced allergy [Abstract]. J Allergy Clin Immunol 2001;107:S233.

[62] Roy K, Mao HQ, Huang SK, et al. Oral gene delivery with chitosan-DNA nanoparticles generates immunologic protection in a murine model of peanut allergy. Nat Med 1999;5(4):387-91.

[63] Horner AA, Nguyen MD, Ronaghy A, et al. DNA-based vaccination reduces the risk of lethal anaphylactic hypersensitivity in mice. J Allergy Clin Immunol 2000;106(2):349-56.

[64] Nguyen MD, Cinman N, Yen J, et al. DNA-based vaccination for the treatment of food allergy. Allergy 2001;56(Suppl. 67):127-30.

第十八章 食物过敏的自然史和预防

Scott H. Sicherer

Atsuo Urisu

关键概念

- 鸡蛋、牛奶、小麦、大豆过敏可能会在儿童年幼时消失,而花生、坚果、鱼类、甲壳类和荞麦过敏可能会持续存在。也有报道称花生过敏消失后复发。
- 过敏的持久性与以下几个因素有关:多种食物致敏、过敏原特异性IgE抗体水平过高、严重过敏反应史、特应性皮炎等伴发疾病,以及特定的IgE识别模式,如对特定蛋白质或特定过敏原的表位产生应答。
- 一般推荐纯母乳喂养4~6个月,与全蛋白配方奶粉相比,这样可以减少特应性疾病的发生。
- 目前尚无法证实通过饮食控制来预防食物过敏的方法有效。
- 新出现的数据对以长期规避食物过敏原预防食物过敏和特应性疾病的方法的有效性提出了质疑。

本章讨论了关于食物过敏的两个常见问题。首先,我们讨论常见食物过敏的治疗或持续的自然过程,并考虑一些可以预测结果的指标。其次,我们将讨论各种早期饮食策略,评估这些策略是否应成为特应性疾病和食物过敏的一级预防策略。

第一部分 自然史

简介和发病机制

过去十年间,全世界食物过敏的患病率显著上升。在1岁时达到峰值6%~8%,在大龄儿童和成人中逐渐下降至2%~4%。这种下降反映了一个事实,即许多幼儿时期的食物过敏会消失。特定食物过敏消失的比率和可能性差别很大。一般来说,鸡蛋、牛奶、小麦、大豆过敏在较年幼时消失,而花生、坚果、芝麻、鱼类、甲壳类、贝类和荞麦过敏则可能持续存在。在针对特定食物的研究中,估计的比率有所不同。一些研究已经确定了过敏持续存在或消失的预测因子,尽管并不是所有研究都肯定这些预测因子。可以确定的因素包括对多种食物过敏原过敏、高过敏原特异性IgE抗体水平、严重过敏反应史、特应性皮炎等伴发疾病,以及食物过敏原的特定IgE结合模式。现在,我们考虑每种食物过敏原的自然史。目前尚不清楚为什么有些儿童或成人能自然耐受,而其他人则不能。然而,关于食物特异性IgE水平和结合的抗原表位的研究证实了免疫应答的程度和类型的基线变化,这能部分解释个体的耐受概率。

临床特征

鸡蛋(表18-1)

鸡蛋过敏是婴儿期常见的食物过敏之一。一般来说,鸡蛋过敏者有良好的临床预后,根据一项研究,

55%的患者在6岁前过敏消失。1年随访的累积耐受率为16%,2年为28%,3年为52%,4年为57%,5年为66%。此外,该研究发现,特异性IgE抗体水平是仅出现皮肤症状的儿童的重要预后标志物。耐受率与蛋白特异性IgE抗体浓度成反比:蛋白特异性IgE抗体水平小于1.98 kU_A/L,耐受率为76%(22/29);蛋白特异性IgE抗体水平大于1.98 kU_A/L,耐受率为41%(12/29)。

过敏消失率因研究而异,可能是由于患者选择的不同。在一项针对转诊人群的研究中,Savage等报道了持续的鸡蛋过敏。4岁时鸡蛋的耐受率只有4%,6岁时为12%,耐受率远低于Boyano等的报道。

根据Montesinos的一项研究,50%的儿童在4岁左右耐受,只有26%的儿童在5岁时仍然过敏。该耐受率与Boyano的研究类似。Montesinos等推测,特应性皮炎与鸡蛋过敏的持久性相关,该病的不同发病率解释了之前研究中鸡蛋过敏消失率的不同。

有些试验的相关性结果,可以预测鸡蛋过敏的持久性或消失,或与之有关。在随访中,发展为耐受的患者对蛋清、卵清蛋白、卵类黏蛋白的平均血清IgE抗体水平逐渐降低。在持续性过敏患者组中,所有鸡蛋蛋白组分的IgE抗体水平也有所降低。然而,非耐受性患者的鸡蛋蛋白组分的IgE抗体水平明显较高。研究还表明,患有持续性鸡蛋过敏的儿童与长大后过敏消失的儿童相比,有明显较高浓度的卵类黏蛋白IgE抗体。此外,对胃蛋白酶消化的卵类黏蛋白具有高IgE结合活性的受试者不太可能因年龄增长而对蛋白的过敏消失,胃蛋白酶消化的卵类黏蛋白中4.5 kD的小片段含有IgE表位,似乎与鸡蛋过敏的持久性相关。在卵类黏蛋白中的氨基酸残基1~10、9~20、47~56、113~124上确定了四个主要的IgE结合表位。7名持续对鸡蛋过敏的患者的IgE抗体识别了这些表位,而11名长大后鸡蛋过敏消失的儿童则没有识别。测量这些肽的特异性IgE抗体或IgE表位可以为预测持续性鸡蛋过敏提供有用的信息,这可能有助于未来设计预后试验。

牛奶(表18-1)

牛奶过敏影响2%~3%的婴幼儿和低龄儿童。一般来说,对牛奶产生耐受的患者预后非常好,类似于鸡蛋过敏的数据。和鸡蛋过敏类似,不同报告的过敏消失比率也不同。在Høst等开展的研究中,76%由IgE介导的牛奶过敏患者和100%非IgE介导的牛奶过敏患者在3岁时对牛奶耐受。这些过敏消失率远高于其他研究。例如,James等报道,29名儿童中11人(38%)在平均年龄3岁时出现耐受。在那些对牛奶耐受的人中,酪蛋白和β-乳球蛋白的特异性IgE及IgE/IgG值最初均较低,并随时间推移显著降低。Hill小组的一项研究对100名由激发试验确诊为牛奶过敏症的儿童进行了5年随访。这项研究显示,2岁时的过敏消失率为28%,4岁时为56%,6岁时为78%。研究还报道,69名由IgE介导的过敏患者中15人(22%)发展为耐受,而29名非IgE介导反应患者中17人(59%)发展为耐受。

在转诊人群中,Skripak等报道的过敏消失率比以往研究低了很多:4岁时为19%,8岁时为42%,12岁时为64%,16岁时为79%。各研究之间比率的巨大差别很可能与人口研究相关。例如,Skripak的研究包括因食物过敏而特别转诊、反复接受评估的受试者。哮喘和过敏性鼻炎共存是过敏持久存在的重要预测因子。

对牛奶过敏自然过程的研究,同鸡蛋过敏的研究一样,实验室相关性表明过敏消失的潜在可能。每位患者的牛奶特异性IgE峰值被认为能很好地预测结果,具有较高IgE峰值浓度的患者的过敏症不大可能消失。酪蛋白是导致牛奶过敏的主要过敏原之一。酪蛋白占总蛋白含量的80%,是牛奶中的主要成分。它由四种蛋白质组成:αs1-酪蛋白、αs2-酪蛋白、β-酪蛋白和κ-酪蛋白。Chatchatee等确认了这些酪蛋白上IgE和IgG的结合表位,并评估了持续性和暂时性牛奶过敏患者之间抗原决定簇识别的差异。他们发现,αs1-酪蛋白上的2个IgE结合表位(AA 69~78和AA 173~194)被所有年龄较大的、患有持续性牛奶过敏的儿童识别,不能被随着年龄增长而过敏消失的儿童识别。各组之间没有观察到IgG结合的差异。在β-酪蛋白中确认了6个主要、3个次要的IgE结合表位,以及8个主要、1个次要的IgG结合表位。在κ-酪蛋白中确认了8个主要的IgE结合表位,以及2个主要、2个次要的IgG结合表位。在年龄较大的组中,β-酪蛋白的3个IgE结合表位及κ-酪蛋白的6个IgE结合表位被大多数患者识别,但没有被年龄较小的患者识别。这些结果表明,在持续性或暂时性牛奶过敏的患者中,IgE结合特征明显不同,这可能有助于改进牛奶过敏的诊断和预后试验。

新诊断的牛奶耐受性通常是终身性的,没有复发的案例报告。然而,有一个值得注意的案例报告,一名患者在牛奶过敏消失后发展为牛奶依赖运动诱发性严重过敏反应。因此,我们需要观察研究由运动等加剧因素再次诱发的食物过敏,即使是在牛奶过敏消失之后。

表 18-1 鸡蛋、牛奶和小麦过敏的自然史

过敏原	引用文献		n	随访持续期	过敏消失率(年龄)
鸡蛋	Boyano-Martinez T	J Allergy Clin Immunol 2002;110:304-309	58	7~86个月	12月龄随访16%,24月龄随访28%,36月龄随访52%,48月龄随访57%,60月龄随访66%
	Savage JH	J Allergy Clin Immunol 2007;120:1413-1417	881	5~285个月(中位数:59个月)	4%(4岁),12%(6岁),37%(10岁),68%(16岁)
	Montesinos E	Pediatr Allergy Immunol 2010;21:634-639	42	15~118.6个月	50%(15~77月龄)
牛奶	Bishop JM	J Pediatr 1990;116:862-867	100	5年	28%(2岁),56%(4岁),78%(6岁)
					速发:67%
					中间:87%
					迟发型反应:83%(8岁?)
	Høst A	Allergy 1990;45:587-596	39	3年	IgE介导:43%(1岁),62%(2岁),76%(3岁)
					非IgE介导:72%(1岁),94%(2岁),100%(3岁)
	James JM	J Pediatr 1992;121:371-377	29	3年	38%(中位:7岁)
	Hill DJ	Clin Exp Allergy 1993;23:124-131	98	6~73个月(中位数:24个月)	IgE介导:22%
					非IgE介导:59%
	Høst A	Pediatr Allergy Immunol 2002;13(Suppl. 15):23-28	39	ND	IgE介导:56%(1岁),77%(2岁),87%(3岁),92%(5~10岁),97%(15岁)
	Skripak JM	J Allergy Clin Immunol 2007;120:1172-1177	807	16年	19%(4岁),42%(8岁),64%(12岁),79%(16岁)
小麦	Keet CA	Annal Allergy Asthma Immunol 2009;102:410-415	103	14年	29%(4岁),56%(8岁),65%(12岁),70%(14岁)
	Kotaniemi-Syrjänen A	Pediatr Allergy Immunol 2010;21:e421-428	28	7个月~14年(中位数:7年)	59%(4岁),69%(6岁),84%(10岁),96%(16岁)

花生(表 18-2)

花生过敏通常是终身性的,往往很严重,并且可能致命。例如,Bock 和 Atkins 跟踪随访了 32 名由激发试验证实为花生过敏的 1~14 岁儿童 2~14 年。他们发现,有 24 名儿童出现意外花生接触和反应,没有儿童在长大后过敏消失。然而,有明确证据表明,一小部分花生过敏患儿可能会失去敏感性,此研究由 Hourihane 等首次描述。他们评估了 230 名花生过敏的儿童,其中 120 名进行了口服食物激发试验。共有 22 名年龄在 2~9 岁之间的儿童激发试验结果呈阴性,这表明 18% 的接受过激发试验的儿童,或全组 9.6% 的儿童过敏消失。他们发现,与持续性花生过敏患者相比,激发试验结果呈阴性与较小的皮肤测试反应、较少对其他食物过敏相关。

Spergel等报道,33名18个月至8岁有花生过敏史的儿童中,14人通过口服食物激发试验被认定为花生过敏已消失。研究者指出了过敏持续存在的一些危险因素。17例有荨麻疹病史的患者中有9例、10例有特应性皮炎病史的患者中有4例产生了耐受,5例有严重花生过敏史的患者均未耐受花生。此外,与19例持续性花生过敏的患者相比,产生耐受性的患者的皮肤测试反应明显较小。

Skolnick等报道,研究中至少有21.5%的花生过敏儿童随着年龄增长而过敏消失。花生特异性IgE抗体水平是激发试验结果呈阴性的最佳预测因子,61%的花生特异性IgE抗体水平小于5 kU_A/L 及67%的花生特异性IgE抗体水平小于2 kU_A/L 的患者通过了激发试验。与Spergel等的研究相反,Skolnick等的研究没有发现初始反应(如严重过敏反应)是过敏消失的预测因素。

这些研究强化了这样一种观点,即对大多数患者来说花生过敏可能是持久性的,但并非所有患者都如此。这些数据表明,定期对花生过敏儿童进行重新评估是明智的。在过去1~2年间没有出现反应的患者,以及那些花生特异性IgE抗体水平较低(<5 kU_A/L)的患者应考虑进行口服花生激发试验。如果患者在童年后期或青春期仍对花生过敏,他们就不大可能会因年龄增长而过敏消失,并且不再需要定期复检。

Busse等首次注意到,由口服食物激发试验结果呈阴性所证实的花生过敏消失有复发的可能性,他们报道了几例症状复发的儿童病例。他们估计,复发率为8%~14%,他们还指出,这些儿童在口服食物激发试验中表现出耐受性后,并没有将花生加入日常饮食。在一项更大规模更全面的研究中,Fleischer等也证实了花生过敏的复发,并推测可能已发生再致敏,因为这些患者只是间歇地摄入少量花生,而不是经常少量摄入或间歇性大量摄入能更好地维持耐受性的量。

坚果(表18-2)

大多数坚果过敏由以下9种坚果引起:胡桃、杏仁、榛子、巴西坚果、腰果、夏威夷果、山核桃、松子、开心果。虽然大多数坚果过敏发生在患者年轻的时候,但发病一般迟于花生过敏。在一项研究中,坚果过敏始发反应的年龄中位数为36月龄,而花生过敏始发反应的年龄中位数为14月龄。对坚果的过敏反应可能严重、危及生命。和花生过敏一样,坚果过敏也被认为是终身性的。然而,最近的研究表明,大约9%的年轻患者,包括一些曾有严重坚果过敏反应的患者,其坚果过敏随着年龄增长而消失。在医生监测下进行口服坚果激发试验,与没有通过(即激发试验阳性)的患者相比,顺利通过(即激发试验阴性)的患者更少合并其他食物过敏。相比持续性坚果和花生过敏的患者,随着年龄增长而花生过敏消失的患者更可能出现坚果过敏消失。迄今为止,在文献中没有坚果过敏复发的报道。

小麦(表18-1)

对小麦过敏者的预后较好。在一项研究中,4岁、6岁、10岁和16岁受试者的小麦耐受性分别为59%、69%、84%和96%。总之,大多数对小麦过敏的儿童能在青春期耐受小麦。对小麦醇溶蛋白的敏感性与较慢的耐受性和哮喘风险增加有关。在小麦醇溶蛋白特异性IgE阳性的儿童中,哮喘的发病率为64%,而小麦醇溶蛋白特异性IgE阴性儿童的哮喘发病率只有21%。共有64%的小麦醇溶蛋白特异性IgE阳性的儿童在随访期间发展为哮喘,而只有21%的小麦醇溶蛋白特异性IgE阴性的儿童出现哮喘。在Keet等的另一项研究中,4岁时过敏消失率为29%,8岁时为56%,12岁时为65%。在转诊人群中,较高的小麦特异性IgE水平与持续性风险增加有关;然而,许多儿童即便小麦特异性IgE水平较高,小麦过敏也在长大后消失。因此,这两项研究都支持小麦过敏通常在青春期消失的观点。

芝麻(表18-2)

迄今为止,芝麻过敏自然史的研究结果与花生过敏类似。尽管任何年龄都可能发病,但芝麻过敏在儿童时期最常见。英国进行的一项基于问卷的调查表明,芝麻是导致大量严重反应的原因。Cohen等报道,9名(20%)患者在1.8~14年的随访期间(中位数6.4年)产生了耐受。临床评分和症状的严重程度在耐受性发展中没有预测作用。

一些研究表明,芝麻过敏似乎是持久的,类似于对鱼类和花生等的食物过敏。Agne等发现,14名长大后芝麻过敏消失的儿童中,3名儿童的芝麻特异性IgE抗体水平在前期下降,皮肤点刺试验反应性降低。

鱼类和贝类

鱼类和贝类过敏往往发生在1岁之后,并且常常是持续性的。这些过敏是食物诱发的儿童和成人严重过敏反应的重要原因。一项研究对 11 例虾过敏患者进行了为期 2 年的随访，发现在这段时间里虾的特异性抗体水平没有显著变化。

表 18-2　花生、坚果和芝麻过敏的自然史

过敏原	引用文献		n	随访持续期	过敏消失率（年龄）
花生	Bock SA	J Allergy Clin Immunol 1989;83:900-904	32	2～14 年	0%（1～14 岁）
	Skolnick HS	J Allergy Clin Immunol 2001;107:367-374	223	ND	21.5%（4～17.5 岁）
	Fleischer DM	J Allergy Clin Immunol 2003;112:183-189	84	ND	至少 50%（4～14.2 月龄，花生 IgE 水平＜5）
坚果	Fleischer DM	J Allergy Clin Immunol 2005;116:1087-1093	101	ND	8.9%（3～21.6 岁）
芝麻	Cohen A	Pediatr Allergy Immunol 2007;18:217-223	45	1.8～14 年（中位数:6.4 年）	20%（中位数:8.3 岁，范围:2.2～54.2 岁）

其他食物

大豆过敏在 1 岁时就出现了，似乎在儿童早期消失。Sampson 等的研究显示，大约 50% 对大豆过敏的儿童，在 1～2 年的随访期间变得耐受。同样，Asronov 等的研究也显示大豆过敏者预后良好。

婴幼儿出现的由水果、蔬菜、谷物引起的不良反应通常很短暂，并且可能会形成不耐受而不是过敏。然而，也有一些儿童对这些食物出现由 IgE 介导的严重的过敏反应，并且持续很长时间。除了前述常见的过敏原外，目前还没有对其他大多数食物过敏的自然史的研究。

非 IgE 介导的食物过敏

食物蛋白诱发性小肠结肠炎综合征（FPIES）是一种非 IgE 介导的胃肠道食物过敏性疾病。牛奶和大豆是常见的致敏食物，但谷物（大米、燕麦、大麦）、鱼类、家禽和蔬菜也可能引发 FPIES。绝大多数患者在 3 岁时得到缓解。

小结和建议

针对牛奶、鸡蛋、小麦、大豆过敏的研究显示，这些过敏能在儿童时期自然消失。因此可能需要进行反复评估，例如，每年检测是否有临床反应。花生、坚果、鱼类以及贝类过敏似乎更加持久，但一些儿童确实能形成耐受。因此，早期可能需要定期测试及重新评估。对这些食物持续过敏的年龄较大的儿童（如大于 6 岁），评估可能就不需要那么频繁了。但是，目前缺乏针对成人的长期研究，应根据具体情况考虑随着时间推移过敏自然消失的可能。

第二部分：预防

引言

尽管缺乏确切的证据，但仍有几项研究表明食物过敏的患病率正在上升。这一问题似乎主要出现在西方国家，有各种理论解释这种情况，包括环境因素减少感染和微生物接触，给婴幼儿添加辅食的时间，以及特定食物的处理和烹饪方式。几十年来，针对预防食物过敏、特应性疾病（如特应性皮炎）、哮喘、过敏性鼻炎的

研究都集中在改变母亲或婴儿饮食的可能性上。大多数这类研究专注于从母亲的饮食中去除常见过敏原，如鸡蛋、牛奶、花生、坚果、鱼类，以及让婴幼儿规避这些过敏原，直到一段时间后婴幼儿的免疫功能和胃肠道功能成熟为止。特应性皮炎的饮食预防包括以下四个主要领域：母亲在妊娠和哺乳期间的饮食；婴幼儿早期接触母乳或商品化的配方奶粉；配方奶粉的类型；给予辅食的时间和种类。尽管早期研究支持规避过敏原或推迟摄入常见过敏原，但不同研究设计方案限制了这些研究的证据质量，而最近的研究发现这些疗法无效。虽然人们对预防或延迟过敏有迫切兴趣，但是规避饮食的措施越来越受到新研究数据的质疑。

发病机制

使用饮食方法预防食物过敏，该策略的主要目标在于防止致敏并且诱导耐受。口服食物耐受的免疫学机制目前尚不完全明了，已知理论在第一章中进行了综述。一种观点认为，规避过敏原将导致致敏性降低。这种观点源于一种观念，即如果没有接触过敏原，免疫系统就不大可能产生不良反应，并且部分得到了早期研究的支持。这些早期研究显示，推迟摄入过敏原（如牛奶和鸡蛋）与较少的牛奶过敏、特应性皮炎和致敏相关。这种观点也为在妊娠期及哺乳期、幼儿或儿童时期避免接触特定过敏原的建议奠定了基础。例如，2000年美国儿科学会建议，在有过敏风险因素的家庭中，孕妇应当在妊娠期规避花生，在哺乳期减少过敏原摄入，幼儿在1岁前不要摄入牛奶，2岁前规避鸡蛋，3岁前规避坚果和花生。这些建议主要基于一项研究，该研究显示，与按常规喂养方法随意喂养的儿童相比，接受这些建议的母亲喂养的儿童，较少出现牛奶过敏和特应性皮炎。但是，这项研究并没有表明长期效果，例如，4～7岁时治疗组和对照组有相似的结果。

另一种观点认为，需要接触食物蛋白以引发适当免疫反应，诱导耐受性。动物模型和人类数据表明，通过口服途径接触抗原最常引起不会产生症状的主动免疫反应。一般观察结果表明，低剂量的耐受性出现在抑制细胞产生时，而高剂量的耐受性出现在过敏性免疫应答消失时。对于该过程而言，接触抗原是必要的，这也形成了当前免疫疗法基本认识的基础，在数周和数月时间内有针对性地逐步增加食物过敏原的剂量。如果需要口腔接触来诱导耐受，那么，刻意地规避过敏原饮食，则与需要接触过敏原的观点相抵触。但是，口服耐受的机制应该在任何年龄或时间引入新过敏原时都是起作用的，否则成人可能会对所有新食物都产生不良反应。尽管如此，在婴幼儿早期口服耐受机制不成熟的情况下，口腔接触可能会导致致敏和过敏。

有观点与之相反，认为规避过敏原可能有益于预防过敏或利于诱导口服耐受，非口腔接触可能在规避和致敏期间发生。例如，成人可能会随时间推移而对花粉中的同源蛋白的敏感性增加，而对生的水果或蔬菜产生反应。类似的，缺乏口腔接触的皮肤接触可能也是一种致敏途径。这种可能性的证据包括动物研究，结果表明通过雾化或局部外用食物蛋白能轻而易举地致敏，但口服途径却没有那么容易致敏，除非使用了其他方式，如胃酸中和及使用佐剂。

Fox等的研究为环境食物接触可能会促使过敏发生提供了证据，他们使用基于问卷调查的病例对照，在133名花生过敏儿童中评估母亲及家庭的花生摄入量，另有150名无过敏的儿童及160名对鸡蛋过敏而不对花生过敏的儿童。虽然儿童的花生摄入量无明显差异，但对花生过敏的儿童的家庭花生摄入量（18.8 g）明显要高于鸡蛋过敏（1.9 g）或者非过敏对照组（6.9 g）。他们发现，这与母亲的花生摄入量无关，而与家庭（环境）花生接触的量有关。作者进一步展示了数据，支持这一观点：对于环境接触风险增加的人来说，早期口腔接触可能是一种保护性因素。由于食物过敏和特应性皮炎密切相关，因此也有人假设，皮肤破损者也可能会对环境中的食物过敏原敏感，尤其是当食物没有经过常规摄入形成口服耐受时。

在考虑与饮食过敏原规避相关的影响时，其他变量因素可能也很重要。接触时间可能是其中一个重要因素。在生命的最初几个月里，胃肠道免疫系统可能还没有准备好处理全部蛋白抗原。有研究比较了在最初几个月食用全蛋白配方奶粉的婴儿和食用全水解或部分水解奶粉婴儿的特应性情况，结果支持这个观点。绝大多数研究支持这样的观点，即使用全蛋白（牛奶或大豆）喂养的婴儿的特应性风险高于母乳或水解配方奶粉喂养的婴儿。

另一个担忧是其他膳食成分可能会影响过敏的结果。例如，德国一项对2642名儿童随访至2岁的研究结果显示，母亲在妊娠期摄入含有Omega-6多不饱和脂肪酸的鱼类，与摄入含有Omega-3多不饱和脂肪酸的食物（如人造奶油）相比，较少发生特应性疾病，母亲食用牛奶、坚果、鸡蛋等过敏原没有影响。从这个角度来看，建议避免食用主要过敏原（如鱼类）可能会有反作用，因为这减少了可能会降低过敏风险的非过敏原成分的摄入。

临床特征

大多数研究试图评估饮食对于预防"高风险"婴儿过敏的效果，主要是那些有1位或2位被确诊为过敏性疾病的直系亲属的婴儿。接受评估的过敏原规避方式包括妊娠期和哺乳期母亲的饮食、母乳喂养、市售婴儿配方奶粉的使用、辅食的选择和添加时间。

母亲的饮食

对妊娠期母亲的规避饮食进行研究比较困难，部分原因在于影响婴儿或儿童过敏结局的因素很多。20世纪80年代的研究未能成功阐明母亲规避牛奶或鸡蛋的影响。Cochrane数据库分析包含了4项研究共334个病例，这些母亲在妊娠期采取规避过敏原的措施，结果发现，在孩子18个月大时，没有证据表明规避过敏原对特应性皮炎有防护作用。限制性饮食与妊娠期平均体重增加较少相关。研究人员总结道，高过敏风险的母亲进行过敏原饮食规避，不太可能降低孩子的过敏风险，这样的饮食可能会对母亲或胎儿的营养产生不利影响，或对两者都有影响。

母亲摄入的过敏原可能会进入母乳。担忧这会造成致敏接触，是研究母亲在哺乳期饮食规避的基础。在一项长期研究中，婴儿的母亲在哺乳期前3个月规避主要过敏原，研究结果发现，与对照组相比，这些婴儿较少发生特应性皮炎；但是，长期结果没有差别。关于这一主题的Cochrane分析仅有一项针对母亲哺乳期过敏原规避的研究，总体上得出结论，哺乳期饮食规避可减少儿童发生特应性湿疹的风险，但这只是一项初步结论，仍缺乏更好的研究证实。与这一主题有关的文献包括母亲饮食规避与儿童过敏增加相关性的研究。

花生过敏由于其严重性及持续性而获得更多关注，有一些研究已经评估了母亲在妊娠期或哺乳期规避花生的作用。25名花生特异性IgE水平高的儿童与18名对牛奶或鸡蛋过敏呈阳性结果但对花生过敏呈阴性结果的儿童对比，母亲在妊娠期每周至少食用一次花生似乎是花生过敏的危险因素（OR 3.97，$P = 0.063$）。这项小型研究可能会因饮食回忆而产生偏差，因为儿童已3岁，而试验者已知晓他们的花生过敏情况。另一项研究表明，母亲摄入花生是引起儿童对花生过敏的危险因素。Hourihane等使用调查问卷对622名花生过敏患者进行了评估，发现6岁以下的过敏儿童的母亲在妊娠期或哺乳期食用花生的情况比其他大龄的儿童要多。花生过敏较早发生在年龄较小的儿童身上，并随着世代更替患病率增高，因此作者认为母亲摄入可能是危险因素。两项基于人群的研究表明，妊娠期或哺乳期摄入花生不是花生过敏的危险因素。一项关注母亲在妊娠期摄入坚果的研究表明，母亲每天摄入坚果时患喘息的风险增加（OR 1.42；95%CI：1.1～1.9），但是这项研究并没有显示坚果过敏或剂量反应的风险增加。

母乳喂养

母乳喂养是目前预防婴幼儿过敏的一致推荐。有研究已经讨论母乳喂养是否为过敏的保护因素，通常是与配方奶粉喂养相比较。但是，不可能将婴幼儿随机分配到母乳喂养组及配方奶粉组，因此，这种研究存在的偏倚使得比较十分困难。现有文献的Meta分析和评论通常支持这样一种观点，即与全牛奶喂养相比，纯母乳喂养3～4个月通常与特应性皮炎、哮喘及可能的牛奶过敏发病率较低相关，但并不是所有研究支持这个观点，并且母乳喂养对食物过敏的长期效应尚不清楚。一项Cochrane综述仅纳入一项讨论双盲安慰剂对照食物激发试验的研究，并得出结论，认为至少4个月的纯母乳喂养并不能预防儿童在1岁时发生食物过敏。各种综述中，纯母乳喂养的保护作用在针对婴幼儿过敏性疾病的研究中更为明显。针对未经选择的人群的食物过敏结果的研究，未能证明母乳喂养的保护作用，但是对一些高风险母亲的研究显示，至少在短期随访期间食物过敏减少。尽管这些研究存在各种方法论问题，但母乳喂养的诸多健康益处（至少在出生后的前几个月）促成了这种结论，即这是婴幼儿喂养的理想方法。

市售配方奶粉

大量研究已评估了应用牛奶水解配方奶粉作为过敏初期预防措施的作用。一般是同全蛋白牛奶配方奶粉进行比较。德国婴幼儿营养干预(GINI)研究评估了一种深度水解酪蛋白的配方奶粉、一种部分水解乳清的配方奶粉、一种深度水解乳清的配方奶粉，将它们与标准牛奶配方奶粉进行比较。深度水解酪蛋白配方奶粉和部分水解乳清配方奶粉对特应性皮炎和一般过敏有保护作用。在意向性分析研究中，医生诊断过敏的相对风险(与牛奶相比)分别为部分水解乳清配方奶粉 0.82(95% CI 0.70~0.96)，深度水解乳清配方奶粉 0.9(95% CI 0.78~1.04)，深度水解酪蛋白配方奶粉 0.8(95% CI 0.69~0.93)。特应性湿疹的相对结果分别为 0.79(95% CI 0.64~0.97)、0.92(95% CI 0.76~1.11)及 0.71(95% CI 0.58~0.88)。这项研究缺乏足够的证据来评估牛奶过敏的结果。2006 年的一篇 Cochrane 数据库综述得出结论，目前没有足够证据支持水解配方奶粉比母乳喂养能更好地预防过敏。但是，对于那些不能完全母乳喂养的高风险婴儿，该分析得出的结论是有限的，证据表明，不用牛奶蛋白配方奶粉，而采用水解配方奶粉，可减少婴儿期和儿童期的过敏，以及婴幼儿的牛奶过敏。关于牛奶过敏的研究尚无定论。一些评估大豆配方奶粉的研究未能展现出胜过牛奶配方奶粉的保护作用。目前没有研究评估氨基酸配方奶粉在降低特应性方面的作用。

辅食

早期的研究表明，早期添加固体辅食或早期添加多种类型的固体辅食，与湿疹高发相关。但是，近期的研究显示早期添加食物并不与过敏性疾病发生增多有关。例如，德国一项纳入了 2073 名婴儿的出生队列研究显示，在 4 个月前或在 6 个月后添加各种固体辅食，对于特应性皮炎、哮喘或鼻炎无明显作用。事实上，一些队列研究显示，稍晚添加小麦或牛奶导致过敏发生增多。但是，这些观察性研究中，通常很难梳理反向因果关系的影响。也就是说，父母如果发现婴儿出现过敏的征兆，他们可能会推迟固体辅食或特异性过敏原的接触时间，从而导致延迟摄入与特应性风险增加之间的错误关联。

避免摄入花生已成为预防过敏的推荐做法。1998—2000 年，英国毒物学委员会和美国儿科学会建议，婴儿有过敏风险的母亲应当在妊娠期及哺乳期规避花生，并且在孩子 3 岁前不要喂食花生。这项建议导致的结果不太明确。Hourihane 等在英国一所学校评估了在规避建议提出后出生的亲子组(n=1072)。20 名花生过敏的儿童中，有 8 名儿童的母亲减少了花生摄入，有 1 位母亲完全不食用花生。Dean 等在英国怀特岛进行了一项出生队列随访研究，随访对象出生于 2001 年 9 月至 2002 年 8 月，他们发现 838 名儿童中，65% 的儿童接受随访并规避了花生。共有 658 名儿童接受了花生的皮肤测试，其中 13 名儿童为阳性。13 名儿童中有 10 名儿童的母亲规避了花生的摄入(85% 的家庭有过敏病史)。这两项研究的作者都认为规避花生没有明显效果。

另一项研究令人怀疑是否有必要延迟食物中花生的摄入。在一项问卷调查研究中，以色列犹太学龄儿童的花生过敏率仅为 0.17%(n=5615)，而英国犹太儿童的花生过敏率约为其 10 倍(1.85%；$P<0.001$)。另一项在一家普通诊所进行的独立研究，使用食物摄入量问卷，对英国 77 个家庭及 99 个以色列犹太家庭进行了调查。这项调查发现，以色列儿童在 8~14 个月大时的花生摄入量为 7.1 g，而英国为 0($P<0.0001$)。因此，这些数据支持这样一个观点，即早期口腔接触实际上并不是花生过敏的危险因素，但与长期规避相比更可能促进耐受。但是，这需要进行随机研究。

其他方法

不同于规避过敏原，越来越多的人关注促进免疫反应，主要集中在益生菌(能促进健康免疫反应的微生物)、益生元(促进特定细菌物种生长的食物成分)以及合生素(益生菌和益生元的复合物)的使用上。这些方法是基于各种显示这些物质健康益处的研究，以及观察到特应性婴幼儿更容易出现梭菌属的定植，而不是双歧杆菌的定植。这些观察在"卫生假说"的背景下，说明使用益生菌和益生元可能是减少过敏的好方法。

不幸的是，到目前为止的研究一直未有定论，这些研究主要集中在高风险婴幼儿发生特应性皮炎的结果，而不是食物过敏。2007 年一项 Cochrane 综述的 Meta 分析中，5 项研究报道了 1477 名儿童的研究结果，发现婴儿特应性皮炎减少(RR 0.82，95% CI 0.7~0.95)；然而，这些研究中的脱失率很高，当把皮肤测试等客观结果也计算在内时，没有显著差异。2008 年 Lee 等进行的 Meta 分析评估了 6 项预防研究，并得出结论，儿童特应性湿疹有所减少。至今，还没有研究表明特异性食物过敏的减少。剂量不同、益生菌的选择不同、治疗时间不同、人群选择不同以及研究设计等问题可以解释研究结果的不同。尽管这些方法有前景，但是到目前为止缺乏明确的效果，因此不能作为普遍临床实践来推广。

建议

EuroPrevall 的综述研究评估了各种专业组织和国家政府推荐的婴幼儿喂养建议,得出了多种并不一致的结论。但是,普遍推荐所有婴儿由纯母乳喂养到 6 月龄,并且推荐不能纯母乳喂养的过敏性疾病高风险婴儿食用低过敏性的配方奶粉(尽管证据仍然薄弱)。需要注意的是,目前还没有正式的推广计划,或追踪家长是否听取建议,也没有对结果进行常规评估。表 18-3 总结了当前一些可行的干预措施。由于目前支持性数据有限,还不能做出确切结论,因此各种建议并不一致。人们仍然需要进行更多研究来为建议提供更为可靠的证据基础。这是一个非常困难的研究领域,因为研究必须考虑饮食和环境的相关变量,不能进行简单的随机喂养,还必须考虑到各种治疗方案和结果,以及其他隐患和挑战。

表 18-3 预防特应性疾病/食物过敏的喂养建议

方法	证据、建议及评价
4~6 月龄纯母乳喂养	多个小组建议 4~6 个月或 6 个月 出于各种健康原因,无论是否存在过敏风险,几乎普遍建议母乳喂养
部分水解或深度水解配方奶粉	与全蛋白配方奶粉相比,研究总体上证据较弱 高风险人群效果可能更明显 深度水解配方奶粉可能更有效,尽管费用和味道也是一个问题 不同的配方奶粉效果也不一样 如果不能母乳喂养或完全母乳喂养,大多数指南建议高风险人群使用此类配方奶粉
母亲在妊娠期和哺乳期的膳食	一些证据表明哺乳期过敏原饮食规避可减少特应性皮炎的发生,但也需要考虑母亲的健康,并且长期效果并没有得到证实,大多数建议承认缺乏证据
引入辅食和特定过敏原	时间与纯母乳喂养时长相关 大幅推迟过敏原引入的建议通常已不再推荐 关于固体辅食添加的建议包括延迟到 17 周、4~6 个月,或在 4 个月前不引入小麦,或在 7 个月后引入,以降低小麦过敏的风险(基于一项研究)

临床案例 1

一位母亲有两个孩子患有花生过敏,现在这位母亲又怀孕了。她想知道她该怎么做来预防第三个孩子发生花生过敏。

案例讨论

因为目前尚无明确的预防措施,所以没有特别的膳食建议。此类家庭(如上述这个)可能已经将花生排除在家庭饮食之外,母亲可能已经规避了花生。首要建议就是对婴儿进行母乳喂养。

上面提到的这位母亲的第三个孩子现在已经 1 岁,她的前两个孩子分别是 4 岁和 5 岁,仍然对花生过敏,他们在家中已经避免了花生摄入。她想知道她是否可以给她 1 岁的孩子喂食花生。

讨论

虽然现有数据并不支持在等待很长时间后再将花生加入饮食,但孩子对花生过敏的风险较高,主要是由于家族过敏史,事实上,因为家中年长的孩子已经在规避花生,从操作上说有理由让婴儿规避花生。因此,等待时间更长一些,可能是明智之举。

但是,在摄入花生前对婴儿进行测试也值得考虑,因为兄弟姐妹中花生过敏的发生风险高。

临床案例 2

一位患有特应性皮炎的 6 个月大婴儿的母亲发现孩子在初次食用牛奶配方奶粉后出现荨麻疹和喘息。这名婴儿对深度水解酪蛋白配方奶粉耐受。她的母亲想知道她是否可以给她的孩子喂食鸡蛋。

讨论

尽管近期的研究并不支持在给婴幼儿饮食添加各种过敏原之前等待很长时间,但这名婴儿已经出现过敏性疾病和食物过敏的迹象。因此,她目前对鸡蛋过敏的风险很高,需要在添加前进行测试。

参 考 文 献

[1] Bock SA. Prospective appraisal of complaints of adverse reactions to foods in children during the first 3 years of life. Pediatrics 1987;79:683-8.

[2] Savage JH,Matsui EC,Skripak JM,et al. The natural history of egg allergy. J Allergy Clin Immunol 2007;120:1413-7.

[3] Skripak JM,Matsui EC,Mudd K,et al. The natural history of IgE-mediated cows' milk allergy. J Allergy Clin Immunol 2007;120:1172-7.

[4] Skolnick HS,Conover-Walker MK,Barnes-Koerner C,et al. The natural history of peanut allergy. J Allergy Clin Immunol 2001;107:367-74.

[5] Fleischer DM,Conover-Walker MK,Matsui EC,et al. The natural history of tree nut allergy. J Allergy Clin Immunol 2005;116:1087-93.

[6] Cohen A,Goldberg M,Levy B,et al. Sesame food allergy and sensitization in children:the natural history and long-term follow-up. Pediatr Allergy Immunol 2007;18:217-23.

[7] Sampson HA, Scanlon SM. Natural history of food hypersensitivity in children with atopic dermatitis. J Pediatr 1989;115:23-7.

[8] Boyano MT,García-Ara C,Díaz-Pena JM,et al. Prediction of tolerance on the basis of quantification of egg white-specific IgE antibodies in children with egg allergy. J Allergy Clin Immunol 2002;110:304-9.

[9] Montesinos E,Martorell A,Félix R,et al. Egg white specific IgE levels in serum as clinical reactivity predictors in the course of egg allergy follow-up. Pediatr Allergy Immunol 2009;20 [Epub ahead of print].

[10] Bernhisel-Broadbent J, Dintzis RZ, Sampson HA. Allergenicity and antigenicity of chicken egg ovomucoid(Gal d Ⅰ)compared with ovalbumin(Gal d Ⅱ)in children with egg allergy and in mice. J Immunol 1994;93:1047-59.

[11] Urisu A, Yamada K, Tokuda R, et al. Clinical significance of IgE-binding activity to enzymatic digests of ovomucoid in the diagnosis and the prediction of the outgrowing of egg white hypersensitivity. Int Arch Allergy Immunol 1999;120:192-8.

[12] Takagi K,Teshima R,Okunuki H,et al. Kinetic analysis of pepsin digestion of chicken egg white ovomucoid and allergenic potential of pepsin fragments. Int Arch Allergy Immunol 2005;136:23-32.

[13] Järvinen K-M,Beyer K,Vila L,et al. Specificity of IgE antibodies to sequential epitopes of hen's egg ovomucoid as a marker for persistence of egg allergy. Allergy 2007;62:758-65.

[14] Høst A, Halken S. A prospective study of cow milk allergy in Danish infants during the first 3 years of life. Clinical course in relation to clinical and immunological type of hypersensitivity reaction. Allergy 1990;45:587-96.

[15] James JM, Sampson HA. Immunologic changes associated with the development of tolerance in children with cow milk allergy. J Pediatr 1992;121:371-7.

[16] Bishop JM, Hill DJ, Hosking CS. Natural history of cow milk allergy: clinical outcome. J Pediatr 1990;116:862-7.

[17] Hill DJ, Firer MA, Ball G, et al. Natural history of cows' milk allergy in children: immunological outcome over 2 years. Clin Exp Allergy 1993;23:124-31.

[18] Chatchatee P, Jarvinen K-M, Bardina L, et al. Identification of IgE- and IgG-binding epitopes on αs1-casein: differences in patients with persistent and transient cows' milk allergy. J Allergy Clin Immunol 2001;107:379-83.

[19] Chatchatee P, Jarvinen K-M, Bardina L, et al. Identification of IgE- and IgG-binding epitopes on β- and κ-casein in cows' milk allergic patients. Clin Exp Allergy 2001;31:1256-62.

[20] Caminiti L, Passalacqua G, Vita D, et al. Food-exercise induced anaphylaxis in a boy successfully desensitized to cow milk. Allergy 2007;62:335-6.

[21] Bock SA, Atkins FM. The natural history of peanut allergy. J Allergy Clin Immunol 1989;83:900-4.

[22] Hourihane JO, Roberts SA, Warner JO. Resolution of peanut allergy: case-control study. BMJ 1998;316:1271-5.

[23] Spergel JM, Beausoleil JL, Pawlowski NA. Resolution of childhood peanut allergy. Ann Allergy Asthma Immunol 2000;85:473-6.

[24] Fleischer DM, Conover-Walker MK, Christie L, et al. The natural progression of peanut allergy: Resolution and the possibility of recurrence. J Allergy Clin Immunol 2003;112:183-9.

[25] Busse PJ, Nowak-Wegrzyn AH, Noone SA, et al. Recurrent peanut allergy. N Engl J Med 2002;347:1535-6.

[26] Fleischer DM, Conover-Walker MK, Christie L, et al. Peanut allergy: Recurrence and its management. J Allergy Clin Immunol 2004;114:1195-201.

[27] Sicherer SH, Furlong TJ, Muñoz-Furlong A, et al. A characteristics of the first 5149 registrants. J Allergy Clin Immunol 2001 Jul;108(1):128-32.

[28] Fleischer DM, Conover-Walker MK, Matsui EC, et al. The natural history of tree nut allergy. J Allergy Clin Immunol 2005;116:1087-93.

[29] Kotaniemi-Syrjänen A, Palosuo K, Jartti T, et al. The prognosis of wheat hypersensitivity in children. Pediatr Allergy Immunol 2009;30 [Epub ahead of print].

[30] Keet CA, Matsui EC, Dhillon G, et al. The natural history of wheat allergy. Ann Allergy Asthma Immunol 2009;102:410-5.

[31] Dalal I, Binson I, Levine A, et al. The pattern of sesame sensitivity among infants and children. Pediatr Allergy Immunol 2003;14:312-6.

[32] Derby CJ, Gowland MH, Hourihane JO. Sesame allergy in Britain: a questionnaire survey of members of the Anaphylaxis Campaign. Pediatric Allergy Immunol 2005;16:171-5.

[33] Eigenmann PA, Sicherer SH, Borkowski TA, et al. Prevalence of IgE-mediated food allergy among children with atopic dermatitis. Pediatrics 1998;101:E8.

[34] Agne PS, Bidat E, Agne PS, et al. Sesame seed allergy in children. Eur Ann Allergy Clin Immunol 2004;36:300-5.

[35] Sicherer SH, Munoz-Furlong A, Sampson HA. Prevalence of seafood allergy in the United States

determined by random telephone survey. J Allergy Clin Immunol 2004;114:159-65.

[36] Daul CB, Morgan JE, Lehrer SB. The natural history of shrimp-specific immunity. J Allergy Clin Immunol 1990;86:88-93.

[37] Asronov D, Tasher D, Levine A, et al. Natural history of food allergy in infants and children in Israel. Ann Allergy Asthma Immunol 2008;101:637-40.

[38] Nowak-Wegrzyn A, Muraro A. Food protein-induced enterocolitis syndrome. Curr Opin Allergy Clin Immunol 2009;9:371-7.

[39] Sicherer SH, Sampson HA. Peanut allergy: emerging concepts and approaches for an apparent epidemic. J Allergy Clin Immunol 2007;120(3):491-503.

[40] Chehade M, Mayer L. Oral tolerance and its relation to food hypersensitivities. J Allergy Clin Immunol 2005;115(1):3-12.

[41] Zeiger R, Heller S. The development and prediction of atopy in high-risk children: Follow-up at seven years in a prospective randomized study of combined maternal and infant food allergen avoidance. J Allergy Clin Immunol 1995;95:1179-90.

[42] American Academy of Pediatrics. Committee on Nutrition. Hypoallergenic infant formulas. Pediatrics 2000;106(2 Pt 1):346-9.

[43] Li XM, Zhang TF, Huang CK, et al. Food Allergy Herbal Formula-1 (FAHF-1) blocks peanut-induced anaphylaxis in a murine model. J Allergy Clin Immunol 2001;108(4):639-46.

[44] Fox AT, Sasieni P, Du TG, et al. Household peanut consumption as a risk factor for the development of peanut allergy. J Allergy Clin Immunol 2009;123(2):417-23.

[45] Lack G. Epidemiologic risks for food allergy. J Allergy Clin Immunol 2008;121(6):1331-6.

[46] von Berg A, Filipiak-Pittroff B, Kramer U, et al. Preventive effect of hydrolyzed infant formulas persists until age 6 years:long-term results from the German Infant Nutritional Intervention Study (GINI). J Allergy Clin Immunol 2008;121(6):1442-7.

[47] Hays T, Wood RA. A systematic review of the role of hydrolyzed infant formulas in allergy prevention. Arch Pediatr Adolesc Med 2005;159(9):810-6.

[48] Sausenthaler S, Koletzko S, Schaaf B, et al. Maternal diet during pregnancy in relation to eczema and allergic sensitization in the offspring at 2 y of age. Am J Clin Nutr 2007;85(2):530-7.

[49] Falth-Magnusson K, Kjellman N. Development of atopic disease in babies whose mothers were receiving exclusion diets during pregnancy-a randomized study. J Allergy Clin Immunol 1987;80:868-75.

[50] Falth-Magnusson K, Kjellman NI. Allergy prevention by maternal elimination diet during late pregnancy —— a 5-year follow-up of a randomized study. J Allergy Clin Immunol 1992;89(3):709-13.

[51] Lilja G, Dannaeus A, Foucard T, et al. Effects of maternal diet during late pregnancy and lactation on the development of atopic diseases in infants up to 18 months of age-in-vivo results. Clin Exp Allergy 1989;19(4):473-9.

[52] Kramer MS, Kakuma R. Maternal dietary antigen avoidance during pregnancy or lactation, or both, for preventing or treating atopic disease in the child. Cochrane Database Syst Rev 2006;3:CD000133.

[53] Hattevig G, Sigurs N, Kjellman B. Effects of maternal dietary avoidance during lactation on allergy in children at 10 years of age. Acta Paediatr 1999;88(1):7-12.

[54] Pollard C, Bevin S, Little S, et al. Influence of maternal diet during lactation upon allergic manifestation in infants-tolerisation or sensitisation? J Allergy Clin Immunol 1996;97(1):240.

[55] Frank L, Marian A, Visser M, et al. Exposure to peanuts in utero and in infancy and the development

of sensitization to peanut allergens in young children. Pediatr Allergy Immunol 1999;10(1):27-32.

[56] Hourihane JO, Dean TP, Warner JO. Peanut allergy in relation to heredity, maternal diet, and other atopic diseases: results of a questionnaire survey, skin prick testing, and food challenges. BMJ 1996;313(7056):518-21.

[57] Lack G, Fox D, Northstone K, et al. Factors associated with the development of peanut allergy in childhood. N Engl J Med 2003;348(11):977-85.

[58] Tariq SM, Stevens M, Matthews S, et al. Cohort study of peanut and tree nut sensitisation by age of 4 years. BMJ 1996;313(7056):514-7.

[59] Willers SM, Wijga AH, Brunekreef B, et al. Maternal food consumption during pregnancy and the longitudinal development of childhood asthma. Am J Respir Crit Care Med 2008;178(2):124-31.

[60] Muraro A, Dreborg S, Halken S, et al. Dietary prevention of allergic diseases in infants and small children. Part III: Critical review of published peer-reviewed observational and interventional studies and final recommendations. Pediatr Allergy Immunol 2004;15(4):291-307.

[61] Gdalevich M, Mimouni D, David M, et al. Breast-feeding and the onset of atopic dermatitis in childhood: a systematic review and meta-analysis of prospective studies. J Am Acad Dermatol 2001;45(4):520-7.

[62] Gdalevich M, Mimouni D, Mimouni M. Breast-feeding and the risk of bronchial asthma in childhood: a systematic review with meta-analysis of prospective studies. J Pediatr 2001;139(2):261-6.

[63] van Odijk J, Kull I, Borres MP, et al. Breast-feeding and allergic disease: a multidisciplinary review of the literature(1966—2001)on the mode of early feeding in infancy and its impact on later atopic manifestations. Allergy 2003;58(9):833-43.

[64] Kramer MS, Matush L, Vanilovich I, et al. Effect of prolonged and exclusive breast feeding on risk of allergy and asthma: cluster randomised trial. Br Med J 2007;335(7624):815.

[65] Matheson MC, Erbas B, Balasuriya A, et al. Breast-feeding and atopic disease: a cohort study from childhood to middle age. J Allergy Clin Immunol 2007;120(5):1051-7.

[66] Laubereau B, Brockow I, Zirngibl A, et al. Effect of breast-feeding on the development of atopic dermatitis during the first 3 years of life-results from the GINI-birth cohort study. J Pediatr 2004;144(5):602-7.

[67] Kramer MS, Kakuma R. Optimal duration of exclusive breast-feeding. Cochrane Database Syst Rev 2002;(1):CD003517.

[68] Grimshaw KE, Allen K, Edwards CA, et al. Infant feeding and allergy prevention: a review of current knowledge and recommendations. A EuroPrevall state of the art paper. Allergy 2009;64(10):1407-16.

[69] Osborn DA, Sinn J. Formulas containing hydrolysed protein for prevention of allergy and food intolerance in infants. Cochrane Database Syst Rev 2006;(4):CD003664.

[70] Fergusson DM, Horwood LJ, Shannon FT. Early solid feeding and recurrent eczema: a 10-year longitudinal study. Pediatrics 1990;86:541-6.

[71] Kajosaari M, Saarinen UM. Prophylaxis of atopic disease by six months; total solid food elimination. Arch Paediatr Scand 1983;72:411-4.

[72] Zutavern A, Brockow I, Schaaf B, et al. Timing of solid food introduction in relation to eczema, asthma, allergic rhinitis, and food and inhalant sensitization at the age of 6 years: results from the prospective birth cohort study LISA. Pediatrics 2008;121(1):e44-e52.

[73] Poole JA, Barriga K, Leung DY, et al. Timing of initial exposure to cereal grains and the risk of wheat allergy. Pediatrics 2006;117(6):2175-82.

[74] Snijders BE, Thijs C, van Ree R, et al. Age at first introduction of cow milk products and other food products in relation to infant atopic manifestations in the first 2 years of life: the KOALA Birth Cohort Study. Pediatrics 2008;122(1):e115-e122.

[75] Hourihane JO, Aiken R, Briggs R, et al. The impact of government advice to pregnant mothers regarding peanut avoidance on the prevalence of peanut allergy in United Kingdom children at school entry. J Allergy Clin Immunol 2007;119(5):1197-202.

[76] Dean T, Venter C, Pereira B, et al. Government advice on peanut avoidance during pregnancy—is it followed correctly and what is the impact on sensitization? J Hum Nutr Diet 2007;20(2):95-9.

[77] Du Toit G, Katz Y, Sasieni P, et al. Early consumption of peanuts in infancy is associated with a low prevalence of peanut allergy. J Allergy Clin Immunol 2008;122(5):984-91.

[78] Osborn DA, Sinn JK. Probiotics in infants for prevention of allergic disease and food hypersensitivity. Cochrane Database Syst Rev 2007;(4):CD006475.

[79] Lee J, Seto D, Bielory L. Meta-analysis of clinical trials of probiotics for prevention and treatment of pediatric atopic dermatitis. J Allergy Clin Immunol 2008;121(1):116-21.

[80] Host A, Halken S, Muraro A, et al. Dietary prevention of allergic diseases in infants and small children. Pediatr Allergy Immunol 2008;19(1):1-4.

[81] Agostoni C, Decsi T, Fewtrell M, et al. Complementary feeding: a commentary by the ESPGHAN Committee on Nutrition. J Pediatr Gastroenterol Nutr 2008;46(1):99-110.

[82] Greer FR, Sicherer SH, Burks AW. Effects of early nutritional interventions on the development of atopic disease in infants and children: the role of maternal dietary restriction, breastfeeding, timing of introduction of complementary foods, and hydrolyzed formulas. Pediatrics 2008;121(1):183-91.

第十九章 膳食和营养：食物过敏原的交叉反应

Vicki McWilliam

引言

至今，食物过敏唯一的治疗方法就是严格规避过敏的食物，以及规避可能包含这种食物的其他产品。牛奶、鸡蛋、花生、坚果、鱼、豆类、小麦占儿童食物过敏原的 95%。它们既可以单独致敏，也能以组合的形式致敏。例如，一个婴儿若对牛奶蛋白过敏，也可能会对鸡蛋、豆类、小麦或花生过敏。本章将讨论，是否可以做到从饮食中剔除一些常见过敏原食物，以及如何保证营养。此外还将讨论通过诊断剔除食物的作用和过程。

食物过敏的交叉反应关系

对多种食物过敏，可能是多项过敏原单独所致，也可能是不同食物之间的交叉反应所导致，例如，20%~50% 对花生过敏的人也会对某些坚果有反应，一些对乳胶过敏的人同时也对鳄梨、香蕉、腰果过敏。随着对食物过敏原理解的深入，人们已经鉴别了各种特定的致敏食物蛋白。这些食物蛋白抗原在免疫系统内和抗体结合的位点被称为表位。来自不同食物、不同过敏原的表位可能有氨基酸相似性或同源性，这使得与一种特定抗原结合的抗体也能够与其他相似结构的抗原结合。

同源抗原表位导致不同食物之间、食物过敏原和花粉昆虫之间频繁发生交叉反应，如口腔过敏综合征（花粉-食物综合征）。在确定过敏原交叉反应活性时，这种抗原表位同源性比植物学分类更为重要。一些常见致敏食物的交叉反应关系可参见表 19-1。

表 19-1 常见致敏食物的交叉反应关系

若对下列食物过敏	对其他食物过敏的概率
牛奶蛋白	IgE 介导的牛奶蛋白过敏婴儿对大豆过敏的概率为 3%~14%，非 IgE 介导的牛奶蛋白过敏婴幼儿对大豆过敏的概率为 40%
牛奶蛋白	对山羊或绵羊的奶蛋白过敏 由于牛奶、山羊奶、绵羊奶的 α-酪蛋白和 β-酪蛋白超过 90% 的序列相同，因此具有高度交叉反应性
牛奶蛋白	牛肉过敏概率为 13%~20%（经常是未熟透的牛肉）
鱼	其他鱼类 与其他鱼类的交叉反应可能不确定，但常见如下： 鳕鱼：金枪鱼、鲭鱼、鲱鱼、鲽鱼、鳗鱼、鲈鱼、鳗鱼 金枪鱼：鳕鱼、鲑鱼、三文鱼 鲭鱼：鳀鱼、鳕鱼、鲑鱼、沙丁鱼、鲽鱼 对虾：龙虾、蟹、小龙虾 蚌：章鱼、鱿鱼 贝类：蟑螂、屋尘螨和蜗牛

续表

若对下列食物过敏	对其他食物过敏的概率
贝类	其他贝类:不同贝类的高度交叉反应性,使得交叉反应发生的概率很高
贝类	鱼:罕见
小麦	其他谷物 取决于谷物的种类:参见表19-10
花生	坚果:20%~50%
花生	其他豆科植物 大豆罕见:1%~3% 羽扇豆常见:44%
坚果	其他坚果:45%

牛奶

牛奶蛋白过敏(CMPA)是婴幼儿常见的食物过敏之一。症状通常始于第一次接触基于牛奶蛋白的婴幼儿配方奶粉、酸奶或奶油蛋羹;不过,牛奶蛋白可以通过乳汁转移,所以某些婴幼儿即便仅接受母乳喂养,也会发生牛奶过敏的症状。牛奶蛋白过敏的管理较为复杂,因为它的管理涉及喂养婴幼儿的母亲的饮食、婴幼儿配方奶粉及饮食等问题。婴幼儿配方奶粉可为婴幼儿提供重要的营养成分,这取决于婴幼儿的年龄。牛奶及以牛奶为来源的产品,如酸奶、奶酪、奶油蛋羹,为婴幼儿提供蛋白质、钙、磷、维生素 B_1、维生素 B_2、叶酸、维生素 A、维生素 D。如使用牛奶替代品,需保证营养素的全面均衡(表19-2)。

表19-2 牛奶替代品汇总表

产 品	特 性	是 否 适 合
母乳	—	母乳喂养的母亲的饮食中可能需要回避牛奶蛋白
部分水解婴儿配方奶粉	—	对牛奶蛋白过敏的婴儿不宜食用
深度水解牛奶配方奶粉(以乳清为主或以酪蛋白为主)	以牛奶为基础,但含有更小的蛋白质肽	用配方奶粉喂养的牛奶过敏婴儿的第一治疗选择。10%~20%的牛奶过敏婴儿无法耐受
不以牛奶为主料的深度水解婴儿配方奶粉	无法在澳大利亚和新西兰购买,口感一般	多用于吸收不良综合征
以氨基酸为基础的配方奶粉	以人工合成的游离氨基酸为基础	对牛奶严重过敏,不能广泛耐受水解配方奶粉的婴儿的治疗选择。本产品适用于12个月大或以上的婴幼儿,具有较高的能量和钙含量
以豆制品为主料的婴儿配方奶粉	—	不适合小于6个月的婴儿或有非IgE介导的过敏反应的婴儿。对于排除大豆过敏、有IgE介导的牛奶蛋白过敏(CMPA)且拒绝食用深度水解配方奶粉的6个月以上的婴儿是合理的首选替代品

续表

产　　品	特　　性	是 否 适 合
不含乳糖的牛奶配方奶粉	以牛奶为主料,但碳水化合物和乳糖成分被剔除	不适合
其他哺乳动物的乳汁或婴儿配方奶,如山羊奶	—	不适合
豆奶	—	是否适合18个月至2岁的婴幼儿需视饮食营养是否充足而定
以谷物为基础的牛奶,如燕麦或大米	没有与牛奶相当的营养价值。牛奶中脂肪、蛋白质、脂溶性维生素和矿物质含量更低。可购买富含钙的产品	2岁以下的婴幼儿不宜食用。在对牛奶和大豆过敏的患儿中通常耐受性良好。2岁以下的幼儿或生长缓慢者慎用

母乳喂养的婴儿

母乳仍然是牛奶蛋白过敏婴幼儿的理想选择。尽管95%的女性乳汁中可以检测到牛奶的β-乳清蛋白,但对牛奶过敏的婴幼儿对此的耐受性差异却很大。

若母乳喂养的婴幼儿牛奶蛋白过敏症状发作或持续发作,则应将牛奶和牛奶来源的产品从母亲饮食中剔除。保证哺乳母亲的营养非常重要,特别是需要补充能量和钙。哺乳期每天需要保证额外摄入2000 kJ以上的能量、300~500 mg的钙。特别是对非IgE介导的过敏反应婴幼儿而言,母亲如果食用豆类产品以替代牛奶食品,可能会导致婴幼儿过敏症状加重。因此,可能需要同时剔除牛奶及豆类蛋白。钙的摄入可仅仅通过营养补充剂添加。医生需要考虑,如果对母亲和家庭成员的饮食进行剔除,会对他们的生活方式造成多少负担,因为他们需要照顾一个饮食还不稳定的婴幼儿。

配方奶粉喂养的婴幼儿

市面上为牛奶过敏的婴幼儿提供了多种不同类型的配方奶粉(表19-2)。依据婴幼儿的年龄、过敏综合征及相关症状,可合理地选择豆类、深度水解配方奶粉或酪蛋白水解配方奶粉、氨基酸配方奶粉。对牛奶蛋白过敏婴幼儿而言,不适宜食用不含乳糖的部分水解配方奶粉及羊奶来源的婴幼儿配方奶粉。部分水解的配方奶粉(PHF)基于牛奶蛋白,但牛奶蛋白已经水解过了,使得肽段长度缩短。这些配方奶粉可用来预防那些有家族史但无症状的婴幼儿过敏。明确患有牛奶蛋白过敏的婴幼儿,则不应食用部分水解配方奶粉。其他哺乳动物的奶(如山羊奶和绵羊奶),及以此为基础的婴幼儿配方奶粉也不适合,因为所有哺乳动物的乳汁中都有β-乳球蛋白,会导致高交叉反应性。

豆类制品

在深度水解酪蛋白配方奶粉和基于氨基酸的配方奶粉发明之前,豆类配方奶粉是治疗牛奶蛋白过敏的唯一选择。而现在这一做法有了变化。用豆类配方奶粉或豆奶代替牛奶来源产品时,需要考虑一些问题。现在人们已认识到,豆类与牛奶过敏的婴幼儿普遍存在交叉反应。这是因为大豆中存在一种30 kD的类大豆球蛋白,与牛奶的酪蛋白存在交叉反应,而非 IgE 介导的牛奶过敏的婴幼儿更需要关注这一问题,因为此种交叉反应能影响 40% 的非 IgE 介导的牛奶过敏婴幼儿,而在 IgE 介导的牛奶过敏婴幼儿中,受影响比例仅占 3%～14%。另外,豆类配方奶粉含有植物雌激素,有人基于动物研究结果,担忧植物雌激素对婴幼儿生长发育有影响。由于缺乏充分的科学研究来具体量化风险程度,很多国家发布了指南,反对婴幼儿使用豆类配方奶粉,尤其是那些小于 6 月龄的婴幼儿。

对于 1～2 岁儿童,牛奶的替代品包括继续给予合适的幼儿配方奶粉,或豆类和谷物来源的产品。在能量、蛋白质、脂肪、钙和其他微量元素水平方面,这些产品的营养成分相差巨大(表 19-3)。需要仔细考虑生长和膳食的营养,才能推荐合适产品,保障营养补给。继续服用婴幼儿配方奶粉能提供全面的微量元素,而豆奶或谷物饮料中缺乏这些元素。但是,针对 12 月龄以下婴幼儿的配方奶粉提供的钙偏低。如果婴幼儿饮食受到很大限制,这可能是合适的选择,但对于 12 月龄以上的儿童来说可能需要钙片补充。为年龄大一点的儿童换用氨基酸配方奶粉能提供更多的钙,但也大幅提高了配方中的能量。为避免配方奶粉能量过多而影响儿童的食欲,需要对奶粉量进行评估。谷物来源的饮料,如果是高钙的,可作为钙的良好来源,但是脂肪和蛋白质含量低。不推荐 2 岁以下的儿童食用这些产品,并且一定不能作为 12 月龄以下婴幼儿配方奶粉的替代品。对于生长不良且饮食受限或对多种食物过敏的儿童,如果使用谷物来源的饮料作为牛奶的替代品,则推荐进行特殊营养评估。近期还有人担忧大米饮料含有较高浓度的砷,因此英国食物标准局不推荐 4.5 岁以下的儿童饮用大米饮料。高钙燕麦牛奶是可能的替代品。

表 19-3　100 mL 牛奶和替代品的营养比较

产品	能量/kJ	蛋白质/g	脂肪/g	钙/mg	铁/mg
母乳	290	1.3	4	34	0.1
牛奶	195	3.3	3.6	125	0.1
深度水解配方奶粉	280	2	3.5	54	1
EleCare	280	2	3	80	1.5
纽康特	290	2	3.5	50	1
EleCare(＞1 岁)	420	3.3	5	120	2
纽康特高阶	420	3	4.6	110	1.3
豆奶	170～300	2～4	1～4	0～160*	—
米粉奶	210～270	0.6～1.5	0.8～1.3	0～120*	—
燕麦奶	230～250	0.5～2.5	1.3～1.8	0～120*	—
杏仁奶	380	1.1	3.7	0～120	—

* 高钙产品

临床案例 1

一名 12 月龄、规避牛奶和豆奶的儿童一直以母乳喂养,也食用一些深度水解配方奶粉(EHF)。其家人发现 EHF 的量很难增加。市面上唯一可用的牛奶替代品为谷物来源饮料,但这种产品一般不推荐给 2 岁以下的儿童食用,因为其蛋白质和脂肪含量太低。12 月龄的儿童每天钙需求量为 500 mg。若仅用 EHF(大约 50 mg/100 mL)满足钙的需要,则需要将食量增加到每天约 1000 mL。

可使用的营养干预措施:

(1) 加大 EHF 浓度 25%～50%(350～420 kJ/100 mL)。这将目标总量调整为 650～800 mL/d,从而能满足钙的需求。

(2) 饮食中增加高钙谷物饮料,可在烹饪、制作早餐麦片或是蛋奶沙司中增加。高钙谷物饮料比 EHF 的钙含量高一倍(约 120 mg/100 mL)。EHF 应继续作为主要饮食,原因是谷物饮料中蛋白质和脂肪含量偏低,一般不推荐 2 岁以下的儿童食用。

(3) 除 EHF 外,添加钙片药剂。

特殊配方奶粉的实际应用

在临床中使用深度水解配方奶粉和氨基酸配方奶粉,遇到的最大问题是它们的口味不佳。以下措施可能有助于让婴儿接受。

(1) 在早期引入配方奶粉。对牛奶和大豆过敏的婴幼儿通常到 2~3 岁才会形成耐受。即便婴幼儿继续以母乳喂养,他们也需要额外的钙、能量、蛋白质来替代牛奶和牛奶产品。对于母乳喂养的婴幼儿,可以将配方奶粉做成蛋奶沙司,或加入固体辅食中,使他们逐渐适应这种奶粉的口味。

(2) 使用当前的配方奶粉或母乳作为特殊配方奶粉的载体,并且逐渐过渡到替代的配方奶粉。需要注意的是,一些氨基酸配方奶粉由于含脂肪酶,并不与母乳相溶。另外,如果对牛奶蛋白反应较为严重,则不应推荐这种方法。

(3) 如果尝试断奶,则换其他人替代母亲喂养配方奶粉,让婴幼儿接受。

(4) 以非母乳喂养姿势(如摇椅或倾斜的高脚椅),在学饮杯中喂食特殊配方奶粉。

(5) 用几滴香草精油或金色糖浆掩盖气味和味道。一旦婴幼儿接受奶粉,立即停用这些配料。

(6) 对于稍大的婴幼儿,可用其他风味的氨基酸配方奶粉,或向标准奶粉中加用味道添加剂。可选择市面上的牛奶味粉末或糖浆。与香草精油或金色糖浆一样,一旦婴幼儿接受奶粉则停用。

(7) 配方奶粉可添加到正餐中。医生为家庭提供指导,告诉他们每天应加几勺。若使用这种方法,应确保其他饮食液体含量充分。如果这种策略中配方奶粉用得过多,可能会让婴幼儿拒绝食用固体辅食。

临床案例 2

一名 4 个月大的婴儿对牛奶配方奶粉过敏,皮肤点刺试验(SPT)证实阳性。该婴儿对鸡蛋和花生也过敏。医院进行豆奶配方奶粉的皮肤点刺试验,风团直径为 3 mm。由于该婴儿出现呕吐和湿疹加重,在摄入 20 mL 的豆奶时停止了激发试验。医生建议规避牛奶、大豆、鸡蛋、花生。尽管当前该婴儿完全由母乳喂养,医生仍然开出深度水解配方奶粉(EHF)处方,并建议以蛋奶沙司的形式引入或添加进固体辅食中。同时建议引入不含牛奶、大豆、花生、鸡蛋的固体饮食。

该婴儿服用固体的深度水解配方奶粉良好,大多数时候以蛋奶沙司的形式摄入,同时继续母乳喂养。

在 12 月龄时,对该婴儿重新进行了牛奶、大豆、花生、鸡蛋的皮肤点刺试验。所有结果仍然呈阳性。建议继续规避。母亲现在想停止母乳喂养。医生建议继续使用深度水解配方奶粉喂养至 24 月龄,并且达到喂养量。

对这个婴儿而言,首次就医时另外一种合理建议是提供不含牛奶、大豆、花生、鸡蛋的固体饮食,并继续母乳喂养,并且在 12 月龄当母亲想断奶时给予深度水解配方奶粉。有可能出现的情况是该婴儿不接受深度水解配方奶粉,因此母亲需要接受很多帮助让婴儿食用深度水解配方奶粉,来满足其生长和营养的需要。

评论

绝大多数对牛奶和大豆过敏的婴幼儿直到 2~3 岁才会形成耐受。最佳的牛奶替代品是深度水解配方奶粉。对于仅接受母乳喂养的婴幼儿,早期引入特殊配方奶粉对于保证婴幼儿接受很重要。可在食物或蛋奶沙司中添加配方奶粉,同时继续以母乳喂养。

注:这是一个虚构病例,但基于真实病例。

牛奶规避

在市面所售的食物产品中规避牛奶是很困难的,因为牛奶是很多食物的成分基础(表19-4)。欧盟、澳大利亚、新西兰、美国都规定必须在食品标签上标出牛奶成分。

表 19-4　市售食品中牛奶及牛奶成分的常见来源

牛奶(鲜奶,超高温处理、脱水、浓缩、干燥的奶粉,酿造的奶产品)
奶油、黄油、绝大多数人造黄油
乳酪、酸乳酪
奶酪
巧克力
冰激凌
酸奶酪、干奶酪
酪蛋白、酪蛋白盐、水解酪蛋白、酪蛋白钠
凝乳
酥油
乳球蛋白
固体牛奶、脱脂固体牛奶
乳清、水解乳清、乳清奶粉

花生、豆类、种子、坚果

花生

8种常见食物导致了95%的食物过敏,花生是其中之一,而且花生过敏越来越普遍,患病率在1.3%~1.5%之间。在所有自述食物严重过敏的病例中,过敏原为花生的占一大半。花生属于植物家族的豆科。尽管花生与其他豆科植物(如豌豆、大豆、扁豆)属于同一家族,但它与这些食物的临床相关交叉过敏反应却相对罕见。花生过敏和大豆过敏因为存在表位同源性而有联系,但在临床上似乎无相关性,在花生过敏人群中,患大豆过敏的比例仅为1%~3%。相对而言,花生与坚果的表位同源性在临床上更为相关,花生过敏患者中1/5会出现坚果过敏。

目前,花生中已知的过敏原有9种,Ara h 1到Ara h 9。所有花生过敏的患者都对Ara h 2敏感,因此它是最常见的导致过敏的过敏原;但是,在最严重的反应中,罪魁祸首是Ara h 1。烹饪和加工会影响蛋白质的致敏性。人们已发现,油炸和水煮花生的致敏性下降是由于Ara h 1含量下降。但是,烤花生增加了Ara h 1和Ara h 2的结合能力,使得烤花生相比生花生致敏性更强。

很难确定油类对食物过敏人群的安全性,这取决于压榨油类的技术。精炼商业级或蒸馏花生油可以去掉所有花生蛋白,因此对花生过敏的人群来说是安全的。冷压或精制花生油保留了花生的蛋白成分,有引发过敏反应的报道。花生油可用于制造化妆品,并通常标识为落花生油。

坚果

坚果包括腰果、扁桃仁、巴西坚果、榛子、开心果、美洲山核桃、胡桃、澳洲坚果。一个人可对一种或多种坚果过敏，花生与坚果之间存在较高的交叉反应性。据报道，23%~50%的过敏人群同时对花生和坚果过敏，而共同过敏的程度因坚果类型而不同。

规避花生和坚果

花生和坚果是蛋白质、脂肪酸和各种微量元素的来源，但是对大多数人而言，从其他食物也可获得这些营养素，因此剔除坚果的饮食从营养方面来说并不是问题。素食主义者或对多种食物过敏的儿童可能是例外，因为如果肉和鸡蛋被排除在饮食之外，坚果就成了蛋白质和铁的良好来源。

完全避开花生和坚果十分困难（表19-5）。欧盟、澳大利亚、新西兰、美国都规定食品标签中需列出这些成分，但是并不是所有国家都规定需要列出具体含有哪种坚果。因为花生和坚果之间交叉反应性相对较高，患者区别不同坚果很困难，而且，如在医院进行多种坚果激发试验通常所需时间过长，因此医生常常建议患者避开所有花生和坚果。

花生和坚果均有很多种名字，这使得规避更为困难（表19-6）。食用进口产品或在海外旅行时，留意这一点十分重要。

表 19-5 规避花生和坚果

花生和坚果的来源	• 花生奶油 • 其他坚果酱 • 花生和沙爹烤肉酱（花生） • 巧克力酱，例如能多益（榛子） • 坚果饼干，如意大利苦仁酒、马卡龙饼干、佛罗伦萨饼干（扁桃仁） • 蛋糕、水果面包、冰激凌、甜点上面的坚果碎（花生或其他坚果） • 果仁蜜饼、希腊面粉膏饼（核桃或花生） • 华夫饼（核桃） • 含有坚果的巧克力（花生或其他坚果） • 果仁糖、加入坚果（常为榛子）产品的甜品和巧克力 • 杏仁膏糖霜、糖果糕点或蛋糕饰品（通常为扁桃仁）
花生或坚果的常见来源，应仔细检查	• 牛奶什锦早餐和谷物早餐 • 燕麦坚果能量棒 • 混合或什锦能量坚果包 • 碎果什锦 • 圣诞蛋糕和布丁 • 水果蛋糕糖霜 • 蛋白松饼和无面粉蛋糕（通常含有扁桃仁） • 牛轧糖和软糖 • 意大利青酱 • 调味奶酪（水果和坚果，胡桃） • 伍斯特沙司（又称英式辣酱油） • 亚洲式膳食（特别是泰国食品和印度食品） • 色拉调味品 • 组织化或水解的蔬菜蛋白 • 含羽扇豆粉的糕点

受花生或坚果污染风险较高	• 外卖或餐厅食品 • 市面早餐谷物食品 • 巧克力 • 亚洲食物 • 饼干和冰激凌
非食物的花生或坚果来源	• 动物和鸟类饲料 • 化妆品和按摩油（检查"落花生油"成分） • 黄体素（来源于花生的黄体素霜） • 手工艺活动

表19-6 花生和坚果的其他名称

花生	花生、土地坚果、土壤坚果、猴子坚果、落花生油、落花生、坚果油、花生粉、花生黄油
榛子	榛果、欧榛
夏威夷果	昆士兰坚果、蜡烛坚果
山核桃	山胡桃果

大豆

大豆过敏很少单独出现，对大豆过敏者经常对其他食物过敏。据报道，3%～14%的由IgE介导的对牛奶过敏的婴幼儿、多达40%的非IgE介导的对牛奶过敏的婴幼儿也对大豆蛋白过敏。

除素食者之外，规避豆类对其他人的营养影响很有限；但是豆类还是很多商业食品的成分，在食品中广泛出现（表19-7）。如果患者对牛奶和豆类均过敏，寻找替代饮食就更加困难。在欧盟、澳大利亚、新西兰、美国，食品标签中必须标明豆类。

表19-7 规避大豆

大豆来源：应当绝对规避	• 豆奶 • 大豆来源的配方奶粉 • 豆类酸奶和蛋奶沙司 • 豆类奶酪
常见来源：应当仔细检查	• 非奶制品的冰激凌和冰糖 • 豆酱（发酵不破坏过敏原） • 大豆酱油 • 豆豉 • 组织化蔬菜蛋白

续表

成分基于大豆,通常可耐受	<ul><li>豆腐(大豆凝乳)</li><li>日本味噌汤</li><li>大豆巧克力</li><li>绝大多数面包含豆粉</li><li>很多"防过敏"食物含有豆粉,例如,无小麦面粉、面包粉、煎饼粉等</li><li>家庭面包粉</li><li>水解蔬菜蛋白</li><li>烘焙食品如饼干、蛋糕、甜点</li><li>蛋糕粉和煎饼粉</li><li>调味酱和速食汤料</li><li>婴儿谷物和配餐</li><li>冰激凌和冰糖</li><li>精制豆油</li><li>豆卵磷脂</li></ul>

其他豆类

植物学里豆科植物范围很大,包含了先前已经介绍过的花生和大豆。其他可致敏的豆类包括羽扇豆、鹰嘴豆、扁豆、豌豆。豆类是膳食中蛋白质的重要来源,豆类过敏在不同国家因饮食中使用频率不同而有所差异。如同其他食物,临床过敏交叉反应更多取决于过敏原的结构而不是植物家族关系,而豆类家族中的临床交叉反应较为罕见。花生和羽扇豆是个例外,据报道它们出现过敏交叉反应的概率高达44%。

羽扇豆可以天然或面粉的形式食用。由于富含蛋白质,羽扇豆越来越多地被用作面粉添加剂。它常被添加进无小麦面粉中,而羽扇豆过敏似乎也变得越来越多。因此,欧洲现在强制要求在食品标签中列入羽扇豆,而澳大利亚、新西兰和美国目前还没有这个要求。

种子

已有多种不同种子可能致敏的报道,包括芝麻、亚麻籽(亚麻仁)、罂粟籽、棉籽、芥菜籽、胭脂籽、葵花籽。不同国家发病率不同。芝麻是最常见的导致过敏反应的种子,原因可能是芝麻或芝麻油的食用量越来越大。

花生油通常是精炼的,对于花生过敏者是安全的,但芝麻油通常是冷榨的,因此仍然存在致敏性。

芥菜籽过敏在欧洲很常见,欧盟要求必须将其列入食品标签。在美国、欧洲、澳大利亚、新西兰,芝麻种子是必须标注的食物,但标签通常仅仅标注为"种子"。

含有种子的典型食物包括面包、蛋糕、饼干、松饼、能量棒、坚果条、谷物早餐、什锦坚果、未精炼油(表19-8)。

表19-8 含种子的食物来源

芝麻	芝麻油、芝麻酱、芝麻酥糖、鹰嘴豆泥、素食产品、能量棒、谷物面包、亚洲食品
罂粟	谷物面包、松饼、蛋糕、亚洲餐、印度咖喱酱
芥菜	咖喱粉、泡菜、芥菜籽、三明治、腌肉制品
葵花籽	葵花籽面包、烹饪油、鸟食
亚麻籽	亚麻籽面包、亚麻籽添加食品

临床案例 3

一名 4 月龄、完全由母乳喂养的女婴被诊断为特应性皮炎,尽管使用了皮肤保湿剂和局部糖皮质激素,但皮炎没有缓解。母亲未限制饮食。

这名女婴对牛奶、鸡蛋、花生的皮肤点刺试验(SPT)显示风团直径分别为 4 mm、3 mm、2 mm。母亲被建议规避乳制品(但未规避大豆)、鸡蛋、花生、坚果,并继续给患儿进行标准湿疹药物治疗。并且告知母亲如何检查食品标签以规避牛奶及牛奶来源的食品、鸡蛋、花生。2 周后,患儿的湿疹明显缓解,但没有彻底消除,局部糖皮质激素用量明显减少。医生建议添加固体辅食,规避鸡蛋、坚果、牛奶产品直到 12 月龄。同时建议母亲有计划地在饮食中以乳制品和鸡蛋激发,便于判断这些对湿疹的影响。

当婴儿在 12 月龄进行重新评估时,该患儿的皮炎很轻微。母亲饮食包含各种形式的牛奶和鸡蛋,均对湿疹无明显影响。2 个月前曾无意摄入牛奶,对婴儿也无明显影响。该婴儿已经能耐受蛋糕中经烹饪的鸡蛋,但是对蛋糕糊中未加工的鸡蛋不耐受,导致脸部湿疹。重复皮肤点刺试验显示对牛奶无反应、鸡蛋 9 mm、花生 5 mm。医生推荐家庭饮食中引入牛奶,同时建议在医院进行烘焙鸡蛋激发试验,同时规避花生。烘焙鸡蛋激发试验结果为阴性,牛奶和烘焙鸡蛋被成功引入。

2 岁时,皮肤试验结果为鸡蛋 3 mm、花生 1 mm,其他坚果为阴性。在医院进行的花生激发试验为阴性,生鸡蛋激发试验导致脸部湿疹及迟发加重的皮炎。医生建议继续规避生鸡蛋,并讨论了是否可在家中摄入坚果。

评论

烹饪过程破坏了鸡蛋中的部分过敏原,因此,对鸡蛋的反应仅为轻度到中度的患者,可能会对烹饪过的鸡蛋耐受。如患者有鸡蛋过敏史,但在多次皮肤点刺试验中,其反应严重程度逐步下降,这时就需要进行系统性的食物激发试验来确认。即便如此,皮肤点刺试验风团大小与所有过敏反应的严重程度也不一定有一一对应的关系。

注:这是一个虚构病例,但基于真实病例。

小麦和其他谷物

小麦

对小麦的食物超敏反应有多种可能,涉及多种机制。这取决于接触过敏原的方式。小麦过敏的可能免疫学机制如下。

(1) IgE 介导的食物过敏,影响皮肤、胃肠道或呼吸道。
(2) 食物依赖运动诱发性严重过敏反应(FDEIA)。
(3) 职业性哮喘(面包师哮喘)。
(4) 鼻炎。
(5) 接触性荨麻疹。
(6) 非 IgE 介导或 T 细胞介导的肠炎。

小麦也可能导致乳糜泻和疱疹性皮炎。最近还有学者指出小麦可能与肠易激综合征有关,可能是由于小麦的果聚糖成分而引起的。

小麦过敏似乎始于婴儿期,并且同其他食物过敏(如牛奶和鸡蛋过敏)一样,到 3~5 岁时症状消失。速发型反应包括荨麻疹、血管性水肿、恶心、腹痛,严重时可导致严重过敏反应。迟发型超敏反应通常在进食小麦 24~48 h 后发生,包括胃肠道症状和湿疹加重。小麦过敏儿童最常见的症状是中到重度的湿疹,同时对其他食物(如鸡蛋、牛奶)过敏也很常见。

成人小麦过敏并不常见,更常见的是一种特殊的严重过敏反应,即食物依赖运动诱发性严重过敏反应(FDEIA)(参见第9章)。其他表现包括非口服摄入诱发的症状,如由吸入面粉颗粒导致的职业性哮喘或面包师哮喘,或皮肤症状,如由化妆品中的小麦成分导致的荨麻疹或湿疹。第8章进行了详述。

规避小麦

小麦是世界上应用最广泛的食物。它是主要的营养来源,并且是很多商业食品的成分(表19-9)。无小麦的膳食可能会导致维生素 B_1、核黄素、能量不足。此外,基于小麦的产品,如面包和早餐谷物速食,可能添加了其他天然小麦中不存在的营养素(如铁、叶酸、碘、钙、ω-3脂肪酸)。

表 19-9 小麦食物来源

含有小麦	可能含有小麦
<ul><li>小麦粉</li><li>全麦食品</li><li>麦芽</li><li>小麦淀粉</li><li>粗麦粉</li><li>蒸粗麦粉</li><li>意大利面</li><li>面条</li><li>普通面包</li><li>面糊炸鱼排、肉排等</li><li>含意大利面的汤</li><li>烘烤食品如饼干、蛋糕、煎饼、油酥点心</li><li>磨牙面包干</li><li>咸脆饼干</li><li>冰激凌圆筒和薄片</li></ul>	<ul><li>炸肉饼或鱼饼、烤香肠</li><li>加工肉和三明治肉</li><li>早餐谷物</li><li>豆制品(基于小麦的麦芽糊精)</li><li>烤鸡填料和表皮调味料</li><li>烘烤坚果</li><li>肉汁、浓缩汤块、酱汁</li><li>汤品罐头</li><li>豆酱</li><li>风味薯片</li><li>甜食</li><li>风味奶粉、咖啡伴侣奶、增白剂</li><li>糖霜粉</li></ul>

当给出规避小麦的建议时,需要考虑剔除的意义,因为对小麦过敏、乳糜泻及对小麦的非过敏性超敏反应的建议是不一样的。

小麦与大麦、黑麦、燕麦有高度交叉反应性。大米、玉米和土豆是小麦过敏患者较好的谷物来源。关于小麦替代品及其适合度在表19-10中进行了小结。

表 19-10 小麦替代品的小结

谷物或谷物替代品	描 述	适 合 度
大麦	大麦属于禾本科。用作面粉或汤中的珍珠状粉球。含有麸质	报道有55%的交叉反应性,建议规避,除非口服激发试验表明耐受
燕麦	燕麦属于禾本科。最常见的是磨碎的燕麦片	与小麦交叉反应性较高,口服激发试验阴性才可食用
黑麦	黑麦属于禾本科。与大麦和小麦密切相关。含有麸质	与小麦交叉反应性高,口服激发试验阴性才可食用

续表

谷物或谷物替代品	描述	适合度
木薯	木薯粉是从木薯根中提取的淀粉。被制成小片、饼干或珍珠状，食用前用水冲泡。用作汤或酱汁的黏稠剂，或制作成小吃	适合
大米	大米属于禾本科。它是一种多用途的谷物，可以全米形式食用或磨成米粉	适合
玉米	玉米属于禾本科，用途广泛。可直接从玉米棒上咬下来吃，或者将玉米脱粒制成玉米糖浆和玉米淀粉等食材	适合
土豆	可食用块茎。可用于制作多种形式的膳食。也可制作成面粉或淀粉	适合
荞麦	荞麦不属于谷物或禾本科，常被称为假谷物。磨成粉后可用来制作面包、面条、煎饼或麦片粥	适合
籽粒苋	籽粒苋是一种草本植物。它的叶子在一些国家被用作蔬菜。种子可磨成粉	适合
鹰嘴豆粉（鹰嘴豆粉末、鹰嘴豆）	鹰嘴豆是一种豆类，能被制作成高蛋白的豆粉产品，在印度广泛使用	适合
西米	西米是从西米树茎中提取的淀粉。可烘焙或碾磨成西米粉，用作增稠剂或面粉，或制作甜品	适合
高粱	禾本科植物	适合
卡姆小麦	杂交小麦种子。其名字是一个美国商标	不适合
羽扇豆	豆科植物	适合
奎奴亚藜	类谷物庄稼，不属于禾本科。能作为米饭、早餐食物或面粉的替代品食用	适合
大豆粉	豆科植物	适合
黑小麦	杂交小麦种子	不适合
小米	禾本植物的种子。用来煮粥或制成米粉	适合
斯佩尔特小麦	杂交小麦，用作面粉或制作面包	不适合
竹芋粉	从竹芋树块茎中提取的淀粉。与木薯淀粉或西米的用法相似	适合
奇亚籽粉	由芡欧鼠尾草种子制作	适合
无麸质产品	不同国家"无麸质"的定义不同。采用《食品法典》的定义，无麸质为产品中的麸质含量小于 20 ppm，可能仍含有小麦淀粉。其他国家使用 ELISA 检测的"未检测到麸质"来定义，这些产品可能合适	不确定

其他谷物

除小麦外，由 IgE 介导的其他谷物过敏反应似乎较为罕见。在以大米或玉米为主要碳水化合物来源的国家，过敏反应和报道的过敏病例似乎更多一些。临床上谷物过敏似乎主要导致胃肠道食物过敏，如食物蛋白诱发性小肠结肠炎综合征（FPIES）和嗜酸性粒细胞性食管炎。第 11 章中已有详细的讨论，FPIES 是一种在婴幼儿中出现、由 T 细胞介导的罕见的胃肠道食物超敏反应，引发该过敏反应的食物主要是牛奶和大豆蛋白，但是多种谷物（包括小麦、燕麦、大米、大麦、玉米）也被报道过，它们可单独或组合致敏。大米被认为是最常见的导致固体食物蛋白诱发性小肠结肠炎综合征的食物。

在英国、美国、欧洲、澳大利亚、新西兰，食品标签上需要注明小麦、燕麦、大麦、黑麦，而大米和玉米目前无须注明。大米和玉米的来源包括以下几种。

大米：米粉、碎米粉、米糕和大米饼干、大米布丁、米粉丝。

玉米：玉米粉、早餐麦片、玉米薄饼、玉米片、玉米卷、玉米粥、爆米花、玉米淀粉、玉米糖浆。

鸡蛋

鸡蛋是引起婴幼儿过敏常见的食物之一，鸡蛋过敏发病率为0.5%~2.5%。鸡蛋过敏与特应性皮炎密切相关，尤其是1岁以内儿童的湿疹。有些儿童的湿疹可能迟发加重，同时没有明显的鸡蛋致敏表现，而这更可能与T细胞介导的过敏反应有关。规避鸡蛋的饮食能改善湿疹的症状，而摄入鸡蛋后再次加重。

其他由IgE介导的与鸡蛋相关的症状包括荨麻疹、血管性水肿、呕吐、腹泻、严重过敏反应。少数对鸡蛋过敏的儿童出现胃肠道症状，包括过敏性直肠结肠炎或嗜酸性粒细胞性食管炎。

在鸡蛋黄和鸡蛋白中均发现与临床过敏有关的过敏原，但是鸡蛋白过敏更为常见。共发现了5种主要过敏原，即Gal d 1至Gal d 5。鸡蛋白含有卵类黏蛋白（Gal d 1：11%）、卵清蛋白（Gal d 2：55%）、卵转铁蛋白（Gal d 3：12%）、溶菌酶（Gal d 4：3%）、卵黏蛋白（4%）。卵类黏蛋白似乎是主要过敏原，并且与延续到成年的鸡蛋过敏有关。鸡蛋黄过敏原包括卵黄蛋白、卵黄囊Ⅰ和卵黄囊Ⅳ、卵黄高磷蛋白、α卵黄蛋白。

治疗方法是规避鸡蛋和含鸡蛋的食品（表19-11）。但是鸡蛋是蛋白质、脂肪、维生素E、核黄素、维生素B_1及叶酸的重要来源。因此，膳食评估需要确保这些营养素有充足来源，特别是素食主义者或对多种食物过敏的患者。

表19-11 鸡蛋的来源（深度烹饪、简单烹饪、未烹饪）

深度烹饪的鸡蛋*	简单烹饪或蛋白含量高	未烹饪
• 蛋糕 • 饼干 • 干制加蛋意大利面 • 烤制的肉菜（肉饼、肉丸、香肠肉卷） • 深度烹饪的新鲜加蛋意大利面 • 油酥点心上的蛋浆	• 蛋白霜 • 奶油水果蛋白饼 • 柠檬凝乳 • 乳蛋饼、意式菠菜烘蛋 • 炒鸡蛋 • 煮鸡蛋 • 煎鸡蛋 • 煎蛋卷 • 水煮蛋 • 烘焙面糊里的蛋 • 煎炸食品中的蛋衣：鱼、炸肉排 • 汉堡包或炸肉饼 • 加了煎蛋卷或蛋白的亚洲菜 • 蛋黄奶油酱 • 蛋奶沙司 • 煎饼 • 泥蛋糕	• 新鲜奶油冻 • 新鲜蛋黄酱 • 新鲜冰激凌 • 新鲜冰糕 • 山葵酱 • 鞑靼酱 • 蛋糕中的鲜鸡蛋 • 蛋黄酒或蛋蜜乳

* 鸡蛋白含量低，且在高温下长时间烹饪

鸡蛋规避的程度因人而异。母亲摄入鸡蛋能够增加婴幼儿体内卵清蛋白的浓度，但是，增量的变化很大。由母乳喂养、对鸡蛋过敏的婴幼儿的母亲是否需要规避鸡蛋，也需要进行个体化评估。

对生鸡蛋或轻度烹饪的鸡蛋过敏，但对深度加工的鸡蛋（如蛋糕、饼干中的鸡蛋）耐受，是经常出现的情

况。鸡蛋过敏原中的卵黏蛋白和卵清蛋白可被热和酸改变,但溶解酶没有此类影响。

还有一点需要考虑,即如果过敏患者持续接触烹饪过的鸡蛋,其接触量不引发症状,这是否会增高IgE水平,或者推迟获得耐受的时间。这是个具有争议的问题,尽管一些研究表明持续接触鸡蛋时,IgE水平会下降,但如何将这一现象与鸡蛋过敏自动消失进行比较,仍然不清楚。临床案例4为选用不同食物形式的鸡蛋提供了一种思路。

在商业食品方面,美国、欧盟、澳大利亚、新西兰均将鸡蛋列入需要标明的食物列表。在家庭烘焙和烹饪中,市面上已有鸡蛋替代物,鸡蛋也可以被水果、蔬菜泥或醋、面粉、水替代。

临床案例 4

坚果和种子的隐形来源

一名对花生、多种坚果、芝麻过敏的22岁的年轻人参加亲戚的婚礼,该婚礼的主要客人是朋友和亲戚。问题在于食物已在家庭厨房里制作好,很难确定厨房是否遵循了过敏原准则,也很难与准备餐饮的家庭成员交流过敏事项。

菜谱如下。

主食:亚洲饭团,制作方式为碾碎并油炸。

高风险:饭团或烹饪用油中可能存在芝麻油或花生油。

主菜:鱼和沙拉。

与准备餐饮的家庭成员交谈后,得知鱼是由混合植物油烹饪的。

色拉调味料可能是家庭制香油醋、大蒜、橄榄油,或商业的"精制"色拉调味品。

香油醋配制的调味品风险最低。混合植物油和橄榄油不太可能含有未精炼的坚果或种子油。而"精制"色拉调味品更有可能包含未精炼的坚果油,这可能是残留蛋白的来源。

甜点:婚礼蛋糕——巧克力蛋糕,糖霜酥皮为糖衣。

高风险:巧克力蛋糕可能含有杏仁成分,糖霜酥皮的下层可能有杏仁蛋白层。

注:这是一个虚构病例,但基于真实病例。

海鲜

海鲜包括有脊椎的鱼类,如鳕鱼、鲑鱼、金枪鱼;甲壳类,如大虾、螃蟹、龙虾;软体动物,如鱿鱼、扇贝、蛤蚌、牡蛎、蜗牛。甲壳类和软体动物通常被称为"贝类"。

对海鲜食物的过敏反应有免疫性的,如通过消化或吸入蛋白质、由IgE介导的过敏;也有非免疫性的,由毒素或传染性污染物所致。摄入海鲜可能导致严重过敏反应,皮肤接触和吸入蒸气可能导致哮喘和接触性皮炎。海鲜过敏的患病率在不同地区差异较大,但通常在海鲜消费量大的地方更高一些。海鲜过敏经常是终身性的,一项研究表明,65.5%对鱼过敏的儿童,直到学龄期仍然对鱼过敏。

小清蛋白是鱼类的主要过敏原,而甲壳类和软体动物的过敏原是肌球蛋白。种间交叉过敏反应十分常见,因此,被诊断为对某种鱼过敏的患者,经常需要规避所有鱼类或所有贝类。如果患者已经确诊为对一种海鲜过敏,则有必要在摄入其他鱼或贝类之前进行特异性IgE检测。贝类和鱼类之间似乎没有临床上值得注意的交叉过敏性。海鲜食物之间的交叉过敏性变化较大,近期的一篇关于食物超敏反应的文章总结了这种临床问题(表19-12)。

表 19-12　海鲜交叉反应关系

海　鲜	交叉反应类别
鳕鱼	金枪鱼、鲭鱼、鲱鱼、鲽鱼、鲷鱼、鲈鱼、鳗鱼
金枪鱼	鳕鱼、鲑鱼、大马哈鱼
大马哈鱼	沙丁鱼、鲭鱼、金枪鱼
鲭鱼	鳀鱼、鳕鱼、大马哈鱼、鲱鱼、沙丁鱼、鲽鱼
对虾	龙虾、小龙虾、蟹
贻贝	章鱼、鱿鱼
贝类	蟑螂、屋尘螨、蜗牛

海鲜过敏原对热反应不一。鱼类中的过敏原在高温下可被降解，因此，对鲑鱼和金枪鱼过敏的人，可能耐受市面上的鲑鱼或金枪鱼罐头。甲壳类和软体动物中的过敏原经过烹饪后仍然具备潜在致敏性。有对烹饪甲壳类释放出的蒸气产生过敏反应的报道。正如第 8 章中详细讨论的，对海鲜过敏的患者在市场上购买新鲜海鲜或在餐厅中食用海鲜时，应当注意交叉反应，这些地方可能处理过多种鱼类或贝类。

在诊断海鲜过敏时，考虑并排除海鲜毒性反应很重要，因为两者症状经常一样。

规避海鲜与规避其他常见过敏原相比相对简单，但是，多种菜肴中使用鳀鱼增加风味；有些酱类，如伍斯特沙司和鱼酱，在亚洲餐中经常被用作配料和调料。鱼类、甲壳类、软体动物在美国、欧盟、澳大利亚、新西兰均被列为需要标明的食物。

鱼油补充剂不推荐给少数对鱼类高度过敏的人食用，因为鱼的一些蛋白可能存在于鱼油中。婴幼儿配方奶粉中的 ω-3 脂肪酸有多种来源（包括鱼），但它对于鱼类过敏或致敏的婴幼儿是安全的。

水果和蔬菜

水果和蔬菜过敏尽管罕见但也可能发生，原因是对多种水果和蔬菜中的蛋白质原发性过敏（表 19-13）。这种形式的过敏对于年龄稍大的儿童、青少年、成人来说似乎更成问题。通常，此类过敏仅是对某一种特定食物过敏，未经烹饪和烹饪过的食物都会引起过敏反应。不同地方引起过敏反应的水果和蔬菜的种类有所不同，例如，西班牙常见的是桃子过敏，中欧常见的是胡萝卜过敏，瑞典和法国常见的是芹菜过敏。症状可从荨麻疹到严重过敏反应不一，且通常是速发型反应。

表 19-13　涉及水果和蔬菜过敏反应的小结

	反应的类型		
	原发性水果和蔬菜过敏	花粉过敏	乳胶过敏
常见食物	猕猴桃 苹果 桃 芹菜 胡萝卜 土豆	桦树花粉：苹果、梨、樱桃、油桃、杏、李子、猕猴桃、榛子、杏仁、芹菜、胡萝卜、土豆 桦树/艾蒿：芹菜、胡萝卜、香料、向日葵、蜂蜜 草：甜瓜、西瓜、橙子、西红柿、土豆、花生 豚草：西瓜、柠檬、橙子、西红柿、土豆、花生 悬铃木：榛子、桃、苹果、柠檬、猕猴桃、花生、玉米、鹰嘴豆、生菜、绿豆 车前草：柠檬、西瓜、西红柿、橙子、猕猴桃	鳄梨 栗子 香蕉 百香果 猕猴桃 木瓜 杧果 西红柿 辣椒 土豆 芹菜

续表

反应的类型		
原发性水果和蔬菜过敏	花粉过敏	乳胶过敏
	70%的花粉过敏者	40%的乳胶过敏者
一种水果或蔬菜	多种水果或蔬菜	多种水果或蔬菜
水果或蔬菜致敏方式：无烹饪和烹饪后	无烹饪	无烹饪

更常见的继发性过敏反应是由水果和蔬菜的蛋白质与花粉、草或乳胶蛋白质的交叉反应所导致，这种类型的反应被称为口腔过敏综合征。这种过敏形式常涉及多种水果或蔬菜，可能包括坚果。症状通常仅限于口咽，包括口唇、腭及舌头出现痒、麻、肿胀。乳胶过敏可能导致严重过敏反应。过敏反应多由新鲜的而不是烹饪后的水果和蔬菜引起（参见第7章）。

与食物过敏的其他形式类似，决定交叉反应联系的是特定的过敏原类型，而不是植物种属。

加工食品

食品标签法

食用商业食品时，若想成功规避过敏原，就必须仔细阅读产品成分列表。食物成分列表按照所含食物成分占比，以降序排列。很多国家已经强制要求标明主要过敏原（表19-14）。食物过敏原必须清楚地在成分列表中标明，或在列表末尾进行说明。例如，牛奶酪蛋白可用如下方式标明。

表 19-14　不同国家标明过敏原食物的小结

	国　　家		
	美国	欧洲和英国	澳大利亚和新西兰
强制标明的过敏原	牛奶 鸡蛋 鱼 甲壳纲贝类 坚果 花生 小麦 大豆	牛奶 鸡蛋 鱼 甲壳纲贝类 花生 大豆 坚果 含麸质的谷物 芹菜 芥菜 芝麻 添加的亚硫酸盐 * 羽扇豆 * 软体动物	牛奶 鸡蛋 鱼 甲壳纲贝类 花生 大豆 坚果 芝麻种子 含麸质的谷物 添加的亚硫酸盐

续表

国家			
	美国	欧洲和英国	澳大利亚和新西兰
法律实施年份	2006年	2005年 *2007年添加	2002年
细节要求	没有规定	没有规定	没有规定 VITAL指南
管理机构	食物过敏原标识和消费者保护法案,由美国食品药品监督管理局(FDA)管理	欧盟	澳大利亚和新西兰食品标准局(FSANZ)

(1) 酪蛋白(牛奶)。
(2) 牛奶酪蛋白。
(3) 列表末尾,以一句通用说明宣称"本产品含牛奶"。

过敏原成分不管含量多小都应当标明,包括在加工过程中使用的辅助剂,如在食物模子上撒小麦面粉防粘连。

尽管这种成分标记能极大地帮助消费者识别是否存在过敏原,但从根本上来说,是食物中致敏蛋白的含量和性质决定食物的安全性。目前的食品标签法规定,即便是从普通过敏原食物中提取的某些几乎不含蛋白质的成分,也必须标明。甚至,哪怕已有证据表明这种成分没有致敏性,但仍需要进行申明。这将导致无必要的食物限制。

相关例子包括精炼花生油、小麦麦芽糖精、大豆卵磷脂、小麦葡萄糖浆。

另外一个问题是,这些食物标识没有标出一些能引起过敏的食物,如大米、玉米、羽扇豆、软体动物。自2007年起,欧盟法律中已包含羽扇豆和软体动物。

警示标签

目前的标签法只关注到有意添加的成分。在食品加工过程中,由于不同食物使用同一操作间或包装设备,可能导致食物过敏原的残留。食品公司注意到,这种污染会对高度过敏的人群产生影响,因此需要在标签申明中阐述。例子如下。

(1) 可能含有牛奶。
(2) 使用加工坚果的机器制作。
(3) 在加工花生的工厂里制作。

这些申明没有像食品标签一样有强制规定,这给消费者和医疗工作者带来了巨大困扰。这些争议包括以下内容。

- 使用警示标签是自愿行为;因此,没有此类标签的食品不一定比有标签的食品更安全。
- 应用的语言非标准化。美国的一项调查发现了25种不同的版本。虽然消费者可能有错误的理解,但实际上用语不同并不代表风险不一样。
- 警示标签的使用越来越常见。在美国,17%的食品有警示标签,澳大利亚的一些食品系列中,高达95%的食品有此类标签。

食品污染导致过敏反应的概率微乎其微,但是,美国的研究表明,检出的过敏原的含量变化很大,有时可导致严重过敏反应。消费者及为他们提供建议的医生所面临的问题在于,他们很难确定风险的等级。牛奶、鸡蛋、花生引起过敏的阈值水平已经确定;但是,食品公司一般不会常规检查含这些过敏原的食物成分,而且极少有患者知道它们的过敏反应阈值。大多数情况下,忽略警示标签对过敏消费者而言风险很小;但是,高度过敏者不能忽略,他们最好直接联系厂家,询问食物处理、包装、清洁的过程。

食物过敏

营养问题

对于食物过敏患者的营养管理而言,详细的病史是非常重要的基准。主要包括以下内容。
- 临床检测的结果,如特异性 IgE 水平和皮肤试验结果。
- 人体测量指标:体重、身高、生长史均应在标准生长曲线上标记。
- 应当询问和记录家族过敏史:花粉症、鼻炎、哮喘、湿疹、食物过敏。
- 详细的饮食史。
- 已知或认为导致症状发作的诱因。
- 症状发作前的饮食。
- 现在的饮食。
- 婴幼儿喂养史,包括母乳喂养持续的时间、配方奶粉引入时间、固体辅食引入时间。
- 母乳喂养的婴幼儿母亲的饮食。

对食物过敏儿童而言,检测生长发育情况、评估总体微量元素摄入是否充分很重要。食物过敏儿童生长迟缓并不少见,而且得到很多研究的证实。有报道称,饮食中不含牛奶的儿童对能量、脂肪、蛋白质、钙、核黄素、烟酸的摄入偏低。

很多因素会使营养成分摄入不够。
- 对多种食物过敏。需要规避牛奶或小麦的儿童尤其如此,因为这些是能量、蛋白质和其他重要营养素的重要来源。牛奶和小麦也是很多商业食品的成分基础,因此从饮食中剔除这些食物,会使可选食物种类极为有限。
- 父母的焦虑、挑剔,或饮食行为不好,使添加固体辅食的进展缓慢。
- 使用不恰当的牛奶替代品,或因为口感差导致食量不足,也会导致生长缓慢和微量元素的缺乏。
- 严重湿疹导致能量损失。
- 因文化、伦理或宗教因素导致的其他饮食限制。例如,由于食物过敏,患者要从饮食中剔除花生和鸡蛋,如果患者可选择蛋白质和铁的其他食物来源(如奶制品和肉),就不会产生影响,但是,素食主义者可能更难以应对。

保证生长发育

监测体重和身高很重要。如果儿童生长不良,有必要让专家给予饮食建议。促进生长的策略包括以下几种。
- 摄入高能量的配方奶粉。
- 加入脂肪和油类。
- 采纳特别建议,食用高能量密度的食物和零食。
- 摄入多聚糖。

保证充足的钙

若饮食中剔除牛奶蛋白,则很难保证摄入充足的钙。不同国家、不同年龄的人,钙服用量建议略有不同(表 19-15)。持续进行饮食评估,对于保证摄入充足的钙很重要。可以推荐以非奶制品方式补充钙(表 19-16),但是,仅靠非奶制品摄入钙很难满足儿童的生长需求。

表 19-15 钙需求的小结

年龄	钙需求/(mg/d)		
	美国(AI)	英国(RNI)	澳大利亚
0~12 月龄	210~270	525	210~270(AI)

续表

年龄	钙需求/(mg/d)		
	美国(AI)	英国(RNI)	澳大利亚
1～3岁	500	350	500(RDI)
4～8岁	800	450	700(RDI)
9～13岁	1300	550	1000～1300(RDI)
14～18岁	1300	男性1000 女性800	1300(RDI)
19岁及以上	1000	700	1000(RDI)
女性哺乳期		+550	1000(RDI)

RDI:recommended dietary intake,推荐每日营养摄入量标准；AI:adequate intake,适宜摄入量

表 19-16 剔除牛奶蛋白饮食时钙的可能来源

食品	钙/mg
1杯(200 mL)高钙豆奶	240
1杯(200 mL)高钙米粉或燕麦奶	240
50 g豆腐	250
1杯大豆酸奶	100～240
75 g硬骨鱼(如果骨头也被吃下)	250
3个干无花果	170
75 g煮芹菜和欧芹	125
2汤勺红芸豆	100
1汤勺白芝麻种子	80
1汤勺芝麻酱	75*
硬骨鱼(必须吃掉骨头)	75*
150 g烤豆	75
1个中等大小的橙子	75
12个扁桃仁	65
100 g其他暗绿色蔬菜	50
30 g大豆奶酪	50～90

* 钙含量单位为克

临床案例 5

患者为一名14月龄,对牛奶、大豆、小麦、鸡蛋、花生过敏的儿童。每天母乳喂养4～6次,并食用以下食物。

早餐:水煮燕麦粥(非高钙类)。

午餐:米粉或无麸质意大利面,加上西红柿为主的蔬菜汁。

晚餐:提供肉,但不喜欢吃；多种蔬菜。

零食:米饼、家庭制作的小松饼、水果。

营养问题:低热量、低钙、低铁。

评论:母乳中钙和铁含量较低,为了提供足够的钙和铁以保证生长良好,14月龄时需加入合理的钙和铁的食物来源。

策略

钙

推荐每日摄取钙 500 mg 左右。

可通过深度水解配方奶粉(EHF)、高钙麦片粥饮料、谷物早餐来共同达到摄入钙的目标。

如果深度水解配方奶粉摄入量不足,可在食物中添加深度水解配方奶粉或将奶粉做成蛋白糊,原因是一旦饮食中剔除牛奶和豆类,将导致其他富含钙的食物(如酸奶酪、蛋奶沙司)摄入受限。

铁

对于不喜欢吃肉的儿童而言,通常的做法是将花生酱、鸡蛋、富含铁的面包、谷物作为铁的来源。这名儿童因过敏而受限更多。

可行的策略包括:
- 在燕麦粥中加入高铁谷物。
- 膳食中加入豆类。
- 食用深度水解配方奶粉能提高铁的摄入量。

能量

基于牛奶的产品(如全脂牛奶、奶酪、酸奶)给幼儿提供了重要的能量和蛋白质来源。膳食中增加脂肪和油类、每天提供2餐高蛋白食物,对于获取足够能量以满足生长需要十分必要。

注:这是一个虚构病例,但基于真实病例。

诊断食物过敏和食物不耐受者可采用剔除饮食

当可疑食物引起症状而没有其他可行的诊断方法,或诊断方法不全面时,可将剔除饮食作为诊断工具。选择什么饮食类型、剔除什么食物、剔除食物的时长,需依据患者的年龄、病史及症状决定,而没有一定的标准。通常情况下,这个过程涉及三个阶段。

食物剔除:最初的饮食可能很有限,只有少数食物,一种或多种特定食物被剔除。饮食的种类、剔除时长取决于症状,并询问负责治疗患者的医疗团队进行确定。

食物的再摄入/激发(参见第14章):采用此类饮食的情况下,症状得到缓解,则需要系统性地重新引入食物,同时检测症状,以确认引起症状的食物。食物和症状日记对记录这个过程非常有用。

若皮肤试验仍呈强阳性,或特异性IgE阳性,或有食物导致严重过敏反应的既往史,则不推荐在家中进行食物激发试验。致敏食物逐渐重新摄入的数量和速率取决于过敏类型、症状类型、儿童年龄。食物重新摄入前应当与负责治疗的医疗团队进行沟通。

饮食维持:一旦确认了可触发过敏的食物,则应当尽量保证基础膳食营养均衡充足。由于儿童的食物过敏经常随着年龄增长而消失,应讨论何时进行食物激发试验。

参 考 文 献

[1] Ramesh S. Food allergy overview in children. Clin Rev Allergy Immunol 2008;34:217-30.

[2] Skypala I, Venter C(editors). Food Hypersensitivity:Diagnosing and Managing Food Allergies and Intolerance. Blackwell Publishing Ltd,2009.

[3] Klemona T,Vanto T,Juntunen-Backman K,et al. Allergy to soy formula and extensively hydrolyzed

[4] Agostoni C, Axelsson I, Goulet O, et al. Soy protein infant formulae and follow-on formulae: a commentary by the ESPHGHAN Committee on Nutrition. J Pediatr Gastroenterol Nutrition 2006; 42:352-61.

[5] Resanti P, Berretta B, Fiocchi A, et al. Cross-reactivity between mammalian proteins. Ann Allergy Asthma and Immunol 2002;89(6 Suppl 1):11-5.

[6] Jarvinen KM, Chatchatee P. Mammalian milk allergy: clinical suspicion, cross reactivities and diagnosis. Curr Opion Allergy Clin Immunol 2009;9:251-8.

[7] Van Do T, Elsayed S, Florvaag E, et al. Allergy to fish parvalbumins: studies on the cross-reactivity of allergens from 9 commonly consumed fish. J Allergy Clin Immunol 2005;116:1314-20.

[8] Sicherer SH, Munoz-Furlong A, Sampson HA. Prevalence of peanut and treenut allergy in the United States determined by means of random digit dial telephone survey: a 5 year follow up study. J Allergy Clin Immunol 2003;112:1203-7.

[9] Ewan PW. Clinical study of peanut and nut allergy in 62 consecutive patients: new features and associations. BMJ 1996;312:1074-8.

[10] Sampson HA, McCaskill CC. Food hypersensitivity and atopic dermatitis: evaluation of 113 patients. J Pediatr 1985;107:669-75.

[11] Bock SA, Atkins FM. The natural history of peanut allergy. J Allergy Clin Immunol 1989;83:900-4.

[12] Moneret-Vautrin D-A, Guérin L, Kanny G, et al. Cross-allergenicity of peanut and lupine: the risk of lupine allergy in patients allergic to peanuts. J Allergy Clin Immunol 1999;104:883-8.

[13] Host A. Frequency of cows milk allergy in childhood. Ann Allergy Asthma Immunol 2001;12 (Suppl. 14):78-84.

[14] Resanti P, Gaiaschi A, Plebani A, et al. Evaluation of the presence of bovine proteins in human milk as a possible cause of allergic symptoms in breast-fed children. Ann Allergy Asthma and Immunol 2000;84:353-60.

[15] Nutrient reference values for Australia and New Zealand. National Health and Medical Research Council, 2006.

[16] Kemp A, Hill DJ, Allen KJ, et al. Guidelines for the use of infant formulas to treat cows milk protein allergy: an Australian consensus panel opinion. MJA 2008;188(2):109-12.

[17] Klemona T, Vanto T, Juntunen-Backman K, et al. Allergy to soy formula and extensively hydrolyzed whey formula in infants with cows milk allergy: a prospective, randomized study with follow-up to the age of 2 yrs. J Pediatr 2002;140:219-24.

[18] Rozenfeld P, Docena GH, Anon MC, et al. Detection and identification of a soy protein component that cross-reacts with caseins from cows milk. Clin Exp Immunol 2002;130:49-58.

[19] Zeigler RS, Sampson HA, Bock SA, et al. Soy allergy in infants and children with IgE-associated cows milk allergy. J Pediatr 1999;134:614-22.

[20] Australian College of Paediatrics. Position statement: soy protein formula. J Paediatr Child Health 1998;34:318-9.

[21] Meharg AA, Deacon C, Campbell R, et al. Inorganic arsenic in rice milk exceeds EU and US drinking water standards. J Environ Monit 2008;10:428-31.

[22] Skripak J, Wood RA. Peanut and tree nut allergy in childhood. Pediatr Allergy Immunol 2008;19: 368-73.

[23] Sampson HA, McCaskill CC. Food hypersensitivity and atopic dermatitis: evaluation of 113 patients.

J Pediatr 1985;107:669-75.

[24] Bock SA, Atkins FM. The natural history of peanut allergy. J Allergy Clin Immunol 1989;83:900-4.

[25] Sicherer SH, Sampson HA. Peanut allergy: Emerging concepts and approaches. J Allergy Clin Immunol 2007;120:491-503.

[26] Beyer K, Morrow E, Li XM, et al. Effects of cooking methods on peanut allergenicity. J Allergy Clin Immunol 2001;107:1077-81.

[27] Hourihane JO, Bedwani SJ, Dean TP, et al. Randomised, double blind, crossover challenge study of allergenicity of peanut oils to subjects allergic to peanuts. BMJ 1997;314:1084-8.

[28] Ferdman RM, Church JA. Mixed up nuts: identification of peanuts and tree nuts by children. Ann Allergy Asthma Immunol 2006;97:73-7.

[29] Hefle SL, Lemanske RF Jr, Bush RK. Adverse reaction to lupine-fortified pasta. J Allergy Clin Immunol 1994;94(2 pt 1):167-72.

[30] Novembre E, Moriondo M, Bernardini R, et al. Lupin allergy in a child. J Allergy Clin Immunol 1999;103:1214-6.

[31] Parisot L, Aparicio C, Moneret-Vautrin D-A, et al. Allergy to lupine flour. Allergy 2001;56:918-9.

[32] Gangur V, Kelly C, Nauluri L. Sesame Allergy: A growing food allergy of global proportions. Ann Allergy Asthma Immunol 2005;95:4-11.

[33] Shepherd SJ, Gibson PR. Fructose malabsorption and symptoms of irritable bowel syndrome. Guidelines for effective dietary management. J Am Diet Assoc 2006;106:1631-9.

[34] Inomata N. Wheat allergy. Curr Opin Allergy Clin Immunol 2009;9:238-43.

[35] Pourpak Z, Mesdaghi M, Mansouri M, et al. Which cereal is a suitable substitute for wheat in children with wheat allergy? Pediatr Allergy Immunol 2005;16:262-6.

[36] Nowak-Wegrzyn A, Muraro, A. Food protein-induced enterocolitis syndrome. Curr Opin Allergy Clin Immunol 2009;9:371-7.

[37] Pasini G, Simonato B, Curioni A, et al. IgE mediated allergy to corn: a 50 kDa protein, belonging to the reduced soluble proteins, is a major allergen. Allergy 2008;57(2):98-106.

[38] Tey D, Heine RG. Egg allergy in childhood: an update. Curr opin Allergy Clin Immunol 2009;9:244-50.

[39] Bath-Hextall F, Delamere FM, Williams HC. Dietary exclusions for established atopic eczema. Cochrane Database Syst Rev 2008:CD005203.

[40] Palmer DJ, Gold MS, Makrides M. Effect of maternal egg consumption on breast milk ovalbumin concentration. Clin Exp Allergy 2008;38:1186-91.

[41] Boyano MT, Garcia-Ara C, Diaz-Pena JM, et al. Validity of specific IgE antibodies in children with egg allergy. Clin Exp Allergy 2001;31:1464-9.

[42] Priftis KN, Mermiri D, Papadopoulou A, et al. Asthma symptoms and bronchial reactivity in school children sensitised to food allergens in infancy. J Asthma 2008;45:590-5.

[43] Van Do T, Elsayed S, Florvaag E, et al. Allergy to fish parvalbumins: studies on the cross-reactivity of allergens from 9 commonly consumed fish. J Allergy Clin Immunol 2005;116:1314-20.

[44] Pieretti MM, Chung D, Pacenza R, et al. Audit of manufactured products: Use of allergen advisory labels and identification of labeling ambiguities. J Allergy Clin Immunol 2009;124:337-41.

[45] Koplin J, Osborne N, Allen K. Prevalence of allergen avoidance advisory statements in a supermarket. Abstracts of the 19th Annual ASCIA Mtg. Int Med J 2008;38:A149-75.

[46] Hefle S, Furlong T, Niemann L, et al. Consumer attitudes and risks associated with packaged foods having advisory labeling regarding the presence of peanuts. J Allergy Clin Immunol 2007;120:

171-6.

[47] Taylor SL, Hefle SL, Bindslev-Jensen C, et al. A consensus protocol for the determination of the threshold doses for allergenic foods: how much is too much? Clin Exp Allergy 2004;34:689-95.

[48] Christie L, Hine J, Parker JG, et al. Food allergies in children affect nutrient intake and growth. J Am Diet Assoc 2002;102:1648-51.

[49] Isolauri E, Siitas Y, Salo M, et al. Elimination diet in cow's milk allergy: Risk for impaired growth in young children. J Pediatr 1988;132:1004-9.

[50] Henriksen C, Eggesbo M, Halvorsen R, et al. Nutrient intake among two-year old children on cows' milk restricted diets. Acta Paediatr 2000;89(3):272-8. Abstract.

[51] COMA. Dietary Reference Values for Food Energy and Nutrients for the United Kingdom. Report of the Panel on Dietary Reference Values of the Committee on Medical Aspects of Food Policy. London: HMSO, 1991.

[52] Food and Nutrition Board: Institute of Medicine. Dietary Reference Intakes for calcium, phosphorus, magnesium, vitamin D and fluoride. Washington DC: National Academy Press; 1997.

第二十章　诊断和治疗的困境：食品添加剂的不良反应，药理性食物反应，与食物摄入有关的心理因素

John O. Warner

引言

近 40 年来，人们逐渐揭示了传统过敏性疾病的基本发病机制，包括食物过敏的相关机制。这促进了食物过敏诊断和治疗，并让人们认识到食物是众多急性过敏性疾病的诱因，包括致命的严重过敏反应、血管性水肿、荨麻疹，也包括略为罕见的食物诱导性肠病等。然而，有些时候仍不能明确发病机制，难以解释某种食物或食物成分与临床反应之间的关系。在这种情况下，除了食物剔除、含有对照的激发试验（最好为双盲安慰剂对照食物激发试验）外，没有其他客观的测试方式。当对食物的反应不能以功能的改变进行测量，而只能以行为的改变进行测量时，食物过敏这一概念就变得更不准确。

由于大众媒体（而不是科学频道）有时报道一些未经证实的观点，称对特定食物不耐受会引起身体虚弱、慢性症状，医学界的看法因此而变得两极化。危险在于医疗专家对这些良莠不齐的看法的态度，有可能会否定其中有用的部分，从而无法帮助到患者。

对食物反应的分类

对于食物过敏和不耐受最好的定义来自 Lucretius，他是一位罗马诗人、哲学家，他因过度服用性刺激药物而发疯，在他还神志正常的时候，他写了很多书籍和诗歌。他曾说过一句话，大概意思是"一个人的美食可能是另一个人的致命毒药"。

为了对食物不良反应进行进一步亚分类，人们进行过很多尝试（图 20-1）。有些反应可以被预测，有些则不能。在可预测的类别中（图 20-1(a)），人群中大部分（可能是全部）会出现某种程度的不良反应。食物中的一些毒素，在某些情况下会导致与速发型过敏反应极其相似的症状。例如，鲭亚目鱼中金枪鱼引起的反应就属于此类，其如果储存不当，可能会生成大量的组胺。

临床案例 1

JC 是一名 14 岁的男孩，他因为被诊断为金枪鱼过敏而被带到过敏诊所，但是，儿科医生不能解释为什么他对金枪鱼的皮肤点刺试验和特异性 IgE 测试均为阴性。JC 说，他以前接触烹饪的新鲜金枪鱼和金枪鱼罐头都没有反应。最近，他在朋友家吃烹饪的新鲜金枪鱼时，嘴里有刺痛感，吃完后几分钟就出现了大面积的红疹，伴随剧烈的头痛。这个症状持续了 30 min，然后没有经过任何治疗就缓解了。他回忆说金枪鱼排的条纹比平时要暗。他之后又吃了那顿饭中除金枪鱼之外的其他食物，没有任何反应。他说他的朋友在吃金枪鱼时，嘴里也有奇怪的感觉，但没有像他一样吃完饭。他没有任何特应性疾病史，而且对其他常见食物过敏原耐受。为他重复做了金枪鱼的皮肤、血液的测试，结果仍为阴性。此后，他对监护下的金枪鱼激发试

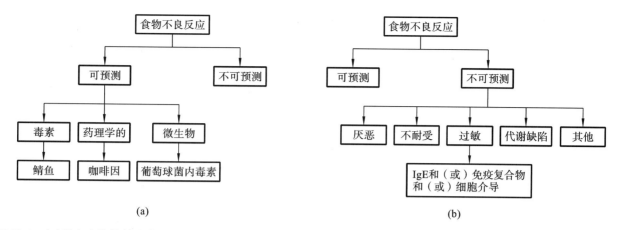

图 20-1 (a)所有人接触某种食物的成分或污染物后,必然会发生(程度不同)的反应;(b)只发生在一部分人中的不可预测的多样性食品反应。可能是由于心理上的问题,或生理代谢异常,或免疫反应而引起

验也没有任何反应。实际上,他的病史是鲭亚目鱼类中毒的典型案例。金枪鱼储存不当会使组胺含量逐渐增加,摄入时足以引起全身症状。采用激发试验是必要的,因为需要排除相关过敏原检测5%的假阴性的可能。

咖啡因和其他刺激神经组织的成分存在于很多食物中,可以改变我们的行为。当然,食物也会被葡萄球菌内毒素等污染,从而产生类似过敏的反应。

仅发生于部分人群的不可预测的反应中,对食物的厌恶必须与真正的可重复的不耐受区分开来。前者可定义为由一种食物导致的、不能在双盲安慰剂对照食物激发试验中重现的身体反应;但是,不耐受是对一种食物或一种食物成分可重现的反应。"不耐受"这一标签对反应机制不做任何假设,也可能是由于酶的缺陷(如乳糖酶缺乏)导致无法处理体内营养物质。采用双盲安慰剂对照食物激发试验时,人们会发现食物过敏是与超敏免疫反应相关、可重现的反应。它常被分为IgE介导和非IgE介导两类,后者与IgG免疫复合物相关,或涉及嗜酸性粒细胞、中性粒细胞或淋巴细胞的细胞反应。

过敏科医生试图在复杂病情中找到正确诊断,为疾病管理指引正确方向时还会遇到另一类挑战。患者或他们的护理人员完全可以伪造症状和体征,假装过敏。很明显,这些患者有所谓的"闵希豪生综合征"和"类闵希豪生综合征",即人为诱导疾病,他们出现过敏反应并可能引起严重的营养问题。这种症状很难与无法解释的儿童非特异性症状区分开来,而在后者中,父母的担忧是有理有据的。出现这些情况时,家庭往往求助于替代疗法医生。替代疗法往往使用毫无根据的虚假测试,如"全血分析"和所谓的"vega 测试"等。这些测试往往错误地诊断出食物不耐受或过敏,并毫无根据地要求患者规避可能过敏的食物,这可能会造成营养不良。

临床案例 2

SG是一名6岁男孩,因为有行为问题病史而被转到过敏门诊治疗,他的母亲把这些行为问题归因于摄入了多种食物。他母亲描述,他进食带有E号码标签(在欧洲为使用正常食品添加剂的符号)的食物后30 min 内会变成"坏小孩"。他的学校也反映过他的攻击行为。母亲把他的头发样本送到替代疗法医生处检查,这表明她坚信SG对人造食用色素和防腐剂过敏。母亲认为他也对牛奶、鸡蛋、小麦、猪肉、牛肉、鱼、大豆过敏。他去年的饮食由鸡肉、玉米、马铃薯、葡萄构成,同期他的体重从第50百分位数降到第10百分位数。此外,明显的问题还包括他反复出现感染,导致频繁的学校缺勤,以及一系列非特异性症状,包括交替出现腹泻和便秘,头痛并感到乏力。他的父母已经离婚几年了,他的母亲和他16岁的姐姐也被认为"食物过敏"。他对于常见吸入过敏原和摄入过敏原的测试都是阴性,而且他的总IgE水平只有20 kU/mL。血清铁蛋白和维生素D水平也异常低。他接受了食物激发试验,随后他的饮食逐渐正常化,没有任何不良反应。他在接下来的2个月内体重增加了11 kg,他的大部分非特异性症状消失了。据报道,他的行为也有所改善。

过敏门诊报告称,在他们诊断的症状不明确的患者中,很大一部分曾咨询过替代疗法医生,或提交头发或血液样本做了毫无根据的测试,如IgG抗体测试,并且接受了替代疗法医生推荐的剔除饮食,而没有征求营养师的意见来应对营养不足的问题。这种不良后果有时非常严重,就像本例一样。

然而,有父母确实经常报告称,孩子的行为因特定食品添加剂而受到不利影响。这的确需要进一步研究,这个观念不一定就应该被无视。

食品添加剂

食品添加剂是出于非营养目的添加到食品中的物质,例如为了提升颜色、味道、气味、质地,或保持质量、延长保质期等。因此,它们不能被视为一种可随意从饮食中剔除的物质。有些(如着色剂)可以被剔除而没什么后果,另一些物质则有实际作用,例如,它们能防止细菌和真菌污染。常用的添加剂有3000~4000种调味剂,至少有350种抗氧化剂、色素、防腐剂等。有一些添加剂是天然存在的,甚至当维生素C作为抗氧化剂使用时,在食品标签上也被视为一种添加剂而列出。然而,对于其不良反应的关注主要集中在酒石黄等偶氮染料上。

对自我感知或激发试验证实的食品添加剂不耐受人群的研究表明,英国18000余名受访者中,7.4%表示他们对(食用)食品添加剂感到不适。他们认为有很多症状是由添加剂引起的,从典型的过敏症状到头痛、行为情绪变化、肌肉骨骼问题。在完成了双盲安慰剂对照食物激发试验的小组中,81人中只有3人表现出前后一致的阳性反应,这表明该人群对食品添加剂有反应的患病率为0.026%(95%置信区间(CI)0.003%~0.049%)。换句话说,在认为自己对食品添加剂有不良反应的人当中,其实只有不到4%可被双盲安慰剂对照食物激发试验确认。该英国研究团队还研究了自认为对天然食物有不良反应的人群由试验所证实的患病率,两种患病率非常不同。这项研究发现,自报食物过敏率为20.4%,其中19.4%的双盲安慰剂对照食物激发试验结果为阳性(图20-2)。这一患病率与随后其他国家的研究相似,例如,丹麦16.6%的参与者报告食物过敏反应,但只有2.3%的人对口服食物激发试验有反应。这表明14%相信自己有不良反应的人没有出现可重复的过敏反应。丹麦的研究发现,即使是感知到的食品添加剂反应也很罕见,而且激发试验没能证实任何一个儿童有反应。

与天然食物相比,对食品添加剂的感知反应与实际反应之间的巨大差别,以及不同国家之间的感知差异应放在大众观念的背景下加以理解。媒体和所谓替代医学的分支大肆宣扬阴谋论,让公众怀疑食品制造商和监管机构勾结,怀疑他们为了商业利益而使消费者接触不自然、不安全的食品添加剂。这虽不是新出现的现象,但在很多时候已成为一个真正的问题。

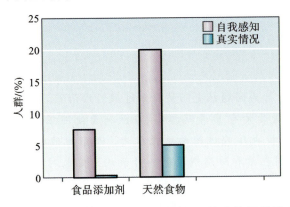

图20-2 英国自报与经食物激发试验证实的对食品添加剂及天然食物不耐受人群患病率柱状图(修改自 Young E, Patel S, Stoneham M, et al. The prevalence of reaction to food additives in a survey population. JR Coll Physicians Lond. 1987 Oct; 21(4): 241-7; Young E, Stoneham MD, Petruckevitch A, et al. A population study of food intolerance. Lancet. 1994 May 7;343(8906):1127-30)

食品添加剂与荨麻疹/血管性水肿

临床案例 3

RB 是一名 7 岁女孩,在过去 18 个月中有反复发作荨麻疹的病史,每周至少发生一次,每次持续 30~60 min。用常规的抗组胺药(氯苯那敏)治疗只解决了部分问题。她的母亲发现,一些荨麻疹发作发生在她摄入高色素糖果产品和碳酸饮料不久后。其他的发生在她参加生日派对后,并与运动或令人兴奋的事件相关。她的饮食规避偶氮色素、苯甲酸盐、防腐剂后,发作次数显著减少。她参加了双盲安慰剂对照食物激发试验,停用抗组胺药,饮用含有偶氮食品染料和苯甲酸钠混合物的水果饮料,以及没有添加剂的水果饮料。她仅在服用活性药物 30 min 之后发生荨麻疹反应。值得注意的是,她同时变得非常易怒和过度活跃。医生认为原因是荨麻疹导致的瘙痒。她被建议维持饮食限制,但考虑到其他触发因素,她的药方包括更强效的常规抗组胺药西替利嗪,结果非常有效,于是让她放松饮食限制。

这个案例说明,食品添加剂会加剧荨麻疹,但不太可能是主要原因。较新的抗组胺药在预防(荨麻疹)急性发作中非常有效,这可能比让孩子规避饮食更好。

长期以来,众所周知某些人造食品添加剂有时会引起急性荨麻疹和血管性水肿。一些参考文献指出这与阿司匹林不耐受有联系,尽管最近的研究并未发现明确关系。在一项对儿童的后续研究中,食品添加剂与荨麻疹的关联受到质疑,该研究表明,大多数反应只是短暂的,至少有 76% 的儿童在 5 年的随访中明显不再过敏。此外,有学者已经提出,酒石黄诱导的急性荨麻疹和血管性水肿,很少能通过食物激发试验重现。

食品添加剂与湿疹

关于食品添加剂与湿疹相关性的研究结果并不一致。一些研究显示有关联,而另一些研究无法证实有关联。在 54 名有过敏性疾病的患者中,进行多种食品添加剂的随机安慰剂对照食物激发试验,未能显示任何明显的皮肤不良反应或特应性湿疹加重。然而,小组中有 5 名患者对非安慰剂的反应呈阳性,出现瘙痒、呕吐或荨麻疹。

食品添加剂与哮喘

很明显,添加到食物和饮料中的亚硫酸盐可以诱发哮喘,原因可能是释放了二氧化碳,尚不清楚其他形式的食品添加剂是否能加剧哮喘。在一群经过筛选的儿童中,酒石黄能增加支气管高反应性,但关于人造食品色素或苯甲酸盐防腐剂是否真的能引起急性哮喘反应,目前仍然存在相当大的争议。大部分研究在方法学上受到批评,如果患病率非常低(很可能确实如此),那么就能解释不同研究的结果差异。

食品添加剂导致反应的潜在机制

鉴于无人能够证明,存在一种由 IgE 介导的食品添加剂导致过敏性疾病恶化的机制,而且也没有其他明确的机制解释,因此不存在一种能证实诊断或反驳诊断的客观测试,对是否真正存在关联也无法达成一致认同。然而,一项研究表明反应可能涉及 IgD。另外一项研究调查了正常受试者和荨麻疹受试者接触偶氮染料后体外白细胞释放组胺的情况。在少数受试者中,白细胞受偶氮染料刺激时释放大量组胺,所使用的偶氮染料水平与每日标准摄入量后体内循环的可能水平相似。经重复测试,反应结果一致,并且经抗人IgE或钙离子载体预培养也没有改变结果,这表明是药理学上(非IgE介导)的作用。在这一研究之后,对正常受试者进行了激发试验,结果证实10名受试者中有9名经大剂量的酒石黄激发后大量释放组胺,这一剂量超过了每日从饮食中摄入的最大估计量的2倍(图20-3),小剂量则没有此效果。

体外研究已经显示,一些食品色素的生物活性与脂质溶解有关,这可能会影响神经递质的活动。对大鼠幼仔进行食品色素的慢性给药,大鼠幼仔产生行为变化,但无剂量反应。

最后,我们的小组最近证明了一种可能的解释,用于解释临床上多种观察结果,以及非IgE介导的组胺释放与食品添加剂接触的潜在关联。我们观察一群已确认有不良行为反应的儿童,对其进行双盲食品添加剂激发试验,发现组胺降解基因的多态性缓和了食品添加剂激发的影响,这些组胺降解基因为组胺N-甲基转移酶(HNMT) T939C 和 HNMT Thr105Ile。这两种基因多态性与酶活性降低相关,这反过来又与组胺消除变慢有关。这可能解释了为什么中度到大剂量可产生组胺释放的食品添加剂只会影响一部分受试者,使他们未能适当地消除组胺,以及哪些人会因此而更有可能加重预先存在的过敏问题,支气管反应性增高,或在某些情况下加重行为障碍。这个现象在下文会有更细致的讨论。

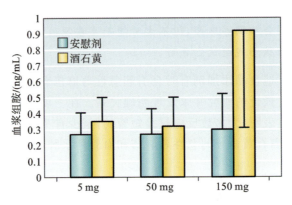

图20-3 进行酒石黄剂量增加激发试验时,10名正常成人血浆组胺的中位数和区间,显示高剂量酒石黄诱导组胺大量释放。重绘来源:Murdoch RD, Pollock I, Naeem S. Tartrazine induced histamine release in vivo in normal subjects. J R Coll Physicians Lond. 1987 Oct;21(4):257-61

食品添加剂和行为

Feingold是第一个指出行为障碍与饮食之间有潜在联系的人。他声称,一群有学习困难和行为障碍的儿童,通过饮食剔除人造色素、防腐剂和他认为含水杨酸的水果和蔬菜后,68%出现改善。这是一个无对照的观察性研究,其结果受到相当大的质疑。许多被剔除的食物不含水杨酸,相反,留在饮食中的其他食物水杨酸含量显著。

后来的研究,无论是支持还是驳斥Feingold的观点,结果都很不一致,而理解这些结果的困难主要在于行为障碍的定义,如注意缺陷多动障碍(ADHD)和行为失常并非一致,前者涉及过度活跃、注意力不集中、易冲动,而且在一定程度上可遗传,后者则更多的是社会环境和育儿方法产生的后果。此外,由食品添加剂引起的荨麻疹可能会被忽视,患者会因为极度瘙痒而明显变得易怒。

对普通人群的调查表明,在3岁儿童中,行为障碍发生的概率为10%~15%,许多研究都得出了一致的结果。尽管注意缺陷多动障碍的定义相对精准,只包含过度活跃、注意力不集中、易冲动这三个部分,但在人群中这三个部分的发生概率并不一样,即便其强度随年龄而变化。一般只会将症状严重的儿童诊断为注意缺陷多动障碍,其症状从幼年期开始出现,其普遍行为模式损害正常机能,尤其是(影响)受教育程度。在不同研究中,评估是否食用食品添加剂对行为干扰程度的方法也不一样,以及用来挑选受试者的人群也不同。有些受试者来自已经被诊断为注意缺陷多动障碍的特殊患者群体,有些来自就诊于过敏门诊的患者。一些研究试图在全体人群中描述这个问题。

剔除饮食对行为的影响

在 Feingold 的观察研究之后，Connors 对因多动症被转诊到特殊门诊的儿童进行了严谨的研究。17 名儿童在 4 周里食用受控饮食，再在 4 周里食用含添加剂的饮食，其中 15 名完成了研究。只有在按照 Feingold 制订的控制饮食计划进食时，由教师进行评估的儿童的行为才有统计学意义上的改善，这个研究对饮食的盲法设定可能不足。此外，在这项研究中，剔除饮食有明显的顺序效应，即只有当随后使用安慰剂时才更有效。随后的研究要么呈现完全的阴性结果，或可能有阳性结果，但在阳性结果的试验中，饮食涉及的范围更广，而且更多的被试儿童确实有过敏症状。

食品添加剂激发试验与行为

临床案例 4

AW，9 岁，有注意缺陷多动障碍（ADHD），严重损害他的教育进程。因为他在学校有破坏性行为，他被暂时开除，在评估其临床需求和教育需求后才可能复课。他智力正常，却从婴儿期开始出现了一系列行为问题，包括精力集中不足，注意力容易分散，有周期性暴发的攻击性行为。他的父母和四个兄弟姐妹没有特应性疾病，但他的家庭有明显的心理社交问题。应用哌甲酯治疗后，他的行为问题有部分改善。他的母亲认为"E-数字"（食品添加剂）加剧了他的异常行为，而饮食规避能进一步改善。然而，他需要更多支持才能在学校中被接纳。他的母亲不同意他在监督下参加对照性食品添加剂激发试验。

这是注意缺陷多动障碍的典型案例，更常见于男孩们。很明显，心理社交问题与症状常常有关联。医生很容易驳斥"食品添加剂是加重因素"这个观念。支持父母的这一观念可能被视为不应当的妥协，但它有助于让父母更有力量，让他们更关注孩子。然后，他们也许更有可能接受额外的帮助和治疗。然而，只有双盲安慰剂对照食物激发试验才能澄清问题，但是，如果家长们认为干预措施带来了明显改善，则他们反对试验也是可以理解的。

一些研究在孩子们已经采用剔除饮食后，仍然进行了双盲试验流程。同样，如果试验结果有矛盾，可以解释为试验的设计问题，因为一些研究只使用开放性激发试验。在使用双盲试验的研究中，大多数只采用单一交叉设计（如 Egger 的研究），因此带来了很大的顺序效应。有人提议，为了可靠地诊断患者确实对食物不耐受，至少需要三次交叉试验。

解释试验结果遇到的另一个问题是，食品添加剂剂量不一致且种类多样。一些试验使用的剂量远远高于儿童可能在饮食中摄入的通常剂量，而另一些人试图模拟正常摄入的水平。试验中激发剂呈现方式也不同，有的将其掺入标准食品，有的使用胶囊形式。后来的研究采用了长期双盲交叉试验。脱失率虽然高，但活跃期和安慰剂期的过度活跃，与 Connors 评分的差异保持一致。但是，有些父母无法从头到尾确定活跃期和安慰剂期（图 20-4）。

已经在进行的双盲安慰剂对照食物激发试验的荟萃分析，表明人造食品色素和其他添加剂对注意缺陷多动障碍儿童的行为有重大影响。这项研究纳入了 15 项试验，包含 219 名多动症患者。同时，对 8 项试验中的 132 名没有多动症的儿童进行了第二轮分析。两轮研究都发现了显著的影响。在该研究结果发表之后，有两篇已发表文章进一步阐述了人造食品色素和苯甲酸盐防腐剂混合物对普通人群的影响，两项研究的样本均多于 Schab 和 Trihn 荟萃分析的总数。

第一项研究在怀特岛进行，儿童被分入四个小组，根据 1873 名儿童的父母在儿童 4 岁时填写的人口调

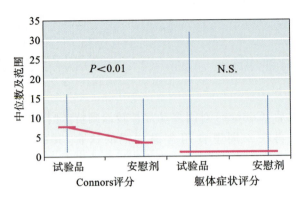

图 20-4 参加为期 1 周服用食品添加剂混合物胶囊和安慰剂,并进行双盲交叉试验的儿童,其多动症 Connors 评分、躯体症状评分的中位数和范围。重绘来源：Pollock I, Warner JO. Effect of artificial food colours on childhood behaviour. Arch Dis Child. 1990 Jan;65(1):74-7

查表选出。组别为多动且过敏、过敏而不多动、多动而不过敏、既不过敏也不多动。孩子们($n=277$)被要求限制饮食,在 3 周后经历双盲交叉激发试验,(在试验的 3 周里)按随机顺序饮用一杯饮料,饮料既可能是含有人造食品色素和苯甲酸盐防腐剂的混合物(剂量为 4 岁儿童日常预期接触量),也可能是含有多种安慰剂的混合物。根据父母的报告,在戒断阶段,多动行为显著减少,而食用活性剂时,多动行为相比服用安慰剂时明显增加。然而,由心理学家正式评估行为障碍程度时,显示无任何差异。根据父母的报告,之前是否存在多动症或过敏对试验结果没有重大影响。换句话说,父母观察到的行为改变影响对整个群体的效果是相同的。不应怀疑是系统性的保密破坏导致了这些结果,因为所使用的材料此前就被小组测试。也许可以说,由于缺乏心理学家的客观信息,这些观察结果是无效的。然而,众所周知,在正常生活压力下,父母对孩子行为的改变非常敏感,远胜于一次非常正式的诊所评估,因为孩子们会努力在评估中表现出最好的行为(图 20-5)。

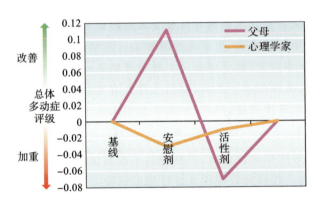

图 20-5 基于 3 岁儿童人群的食品添加剂和苯甲酸盐防腐剂混合物的双盲交叉试验。父母对孩子行为的评分有显著差异,但心理学家的正式临床评估没有。重绘来源：Bateman B, Warner JO, Hutchinson E, et al. The effects of a double blind, placebo controlled, artificial food colorings and benzoate preservative challenge on hyperactivity in a general population sample of preschool children. Arch Dis Child. 2004 Jun;89(6):506-11

鉴于上述研究受到批评,整个项目换了一组 3 岁儿童($n=153$)群体重复做了一次试验,并且附加了一组 8 岁的儿童($n=144$)。这些儿童都是从学校招募来的,并且事先未根据注意缺陷多动障碍或过敏症筛选。他们以安慰剂双盲形式进行激发试验,使用与怀特岛研究同样的食品添加剂混合物,但同时还包含第二种混合物:新加入的混合物基于研究时期儿童饮食中常见食品添加剂的最新评估。这项研究在 3 岁儿童中重现了结果(图 20-6(a)),并将结果扩展到 8~9 岁(图 20-6(b))。试验效应与 Schab 和 Trinh 荟萃分析中计算出来的效应相当。

因此,荟萃分析的累积证据,以及两项后续研究表明,各种食品添加剂和苯甲酸盐防腐剂的混合物确实对儿童行为具有重要影响。这些影响似乎与儿童以前存在的注意缺陷多动障碍或潜在的过敏症均没有明确的关联。后一项研究也表明或许存在一定程度的剂量相关效应,至少在8岁的儿童中。

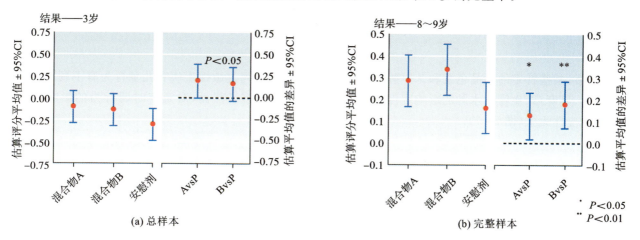

图 20-6　(a)在食品添加剂混合物或安慰剂试验中,全样本内3岁儿童的总计多动率,以及差异显著性。重绘来源:McCann D, Barrett A, Cooper A. Food additives and hyperactive behaviour in 3-year-old and 8/9-year-old children in the community: a randomised, double-blinded, placebo-controlled trial. Lancet. 2007 Nov 3; 370 (9598):1560-7

(b)在食品添加剂混合物或安慰剂试验中,全样本内8～9岁儿童的总计多动率,以及差异显著性。重绘来源:McCann D, Barrett A, Cooper A. Food additives and hyperactive behaviour in 3-year-old and 8/9-year-old children in the community: a randomised, double-blinded, placebo-controlled trial. Lancet. 2007 Nov 3; 370 (9598):1560-7

然而,至今没有研究能够解释有害影响是混合物引起的,还是其中某一种成分引起的。不过,体外研究指出,该混合物对神经系统发育的影响重大,孔雀蓝和谷氨酸结合,或喹啉黄与阿斯巴甜结合,在抑制小鼠的神经母细胞瘤细胞株的神经突触生长方面,具有显著的协同作用。需要后续研究解释这种影响,但是基于影响之大,在人们的饮食中剔除研究所涉及的添加剂,将明显降低多动症的患病率。这已使得欧洲议会通过立法,规定含有人造色素的产品应贴上"可能对儿童的行为和注意力有不利影响"的健康警告。虽然从食物中除去苯甲酸盐防腐剂可能会对食物质量产生不良后果,但这一理由并不适用于食品色素,移除色素并不会对消费者造成影响。鉴于累积的证据,这似乎是合理之举。

食品添加剂影响行为的假定机制

有相当多的证据表明,遗传因素对多动症表现的变化有影响。因此,双胞胎研究表明,大约三分之二的注意缺陷多动障碍差异可以通过遗传差异来解释。分子遗传学研究已经确定了一组影响多巴胺、5-羟色胺、去甲肾上腺素能神经递质系统的基因,但其对每一种的影响都很小。此外,基因组关联研究未能证实基因有显著影响。存在这种差异的可能解释之一是,遗传因素只有在它们与特定环境接触相关联时,才会凸显其影响。有人观察到,组胺 N-甲基转移酶(HNMT)基因的多态性能增强机体对人造食品色素的行为反应效应,这是第一个揭示基因环境相互作用能影响注意缺陷多动障碍的研究。

HNMT 基因多态性与酶活性降低有关,进而降低组胺清除率。研究表明,食品色素激发试验会导致组胺释放,无论是在体外还是在体内。因此,食品色素激发试验导致组胺释放和降解受损,为这一影响提供了潜在的机制解释。大脑中有组胺-3 受体,此外,注意缺陷多动障碍的疗法包括应用哌甲酯、托莫西汀这两种标准方法,两者均对组胺系统有影响。

由于人造食品色素和防腐剂只是导致组胺释放增加的一组因素,这个机制可能还需要解释为什么感染、其他食物、其他环境因素会加重注意缺陷多动障碍。这显然明确了治疗干预的潜在目标是关注组胺-3 受体。

总结

很明显，某些特定的食品色素和苯甲酸盐防腐剂，可能对一系列过敏性疾病和儿童行为有不利影响。对湿疹、哮喘、荨麻疹、血管性水肿的影响程度比之前预想的要小很多。然而，对童年时期行为的影响更为普遍，且与特应性无关（图 20-7）。

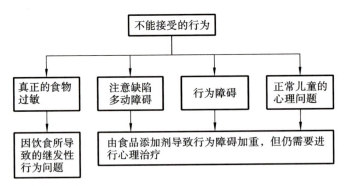

图 20-7　食物与人类行为之间可能存在的关系

研究者正在揭露这些反应的发生机制（图 20-8）。根据目前对食物和食品添加剂不良反应的分类，人们还很难理解食品添加剂引起反应的机制。在某些方面，它们可以被认为产生了可预测的反应，因为它们均导致非 IgE 介导的肥大细胞和嗜碱性粒细胞的组胺释放。然而，反应又是不可预测的，因为它们只会使一小部分已患有过敏性疾病或 HNMT 基因多态性的患者产生症状。这应该是食物不耐受，还是非 IgE 介导的食物过敏呢？进行最终分析时，分类可能无关紧要。关键是要认识到，食品添加剂什么时候真正导致了症状恶化，并实施合适的试验最好是双盲安慰剂对照食物激发试验以确定诊断，然后提出合适的规避建议。对于注意缺陷多动障碍，食品添加剂只是加重这一问题的许多因素之一。它们不是病症的主要原因。因此，将基础机制作为研究目标，才能最终提供最有效的管理。

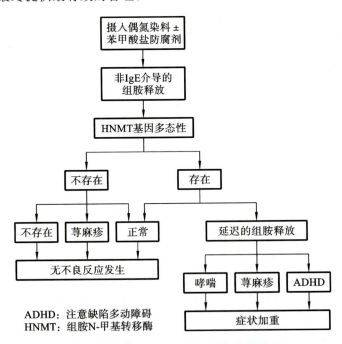

图 20-8　关于摄入添加剂引起不同反应的潜在机制解释。只有组胺
N-甲基转移酶（HNMT）基因多态性，且有过敏性疾病或注意
缺陷多动障碍等相关问题的个体，症状会更加严重

参 考 文 献

[1] Gamlin L. Cooking up a storm. New Scientist 8th July 1989;45-9.
[2] Warner JO, Hathaway MJ. Allergic form of Meadow's syndrome(Munchausen-by-proxy). Arch Dis Child 1984;59:151-6.
[3] Roesler TA, Barry PC, Bock SA. Factitious food allergy and failure to thrive. Arch Pediatr Adolesc Med 1994;148:1150-5.
[4] Lessof MH. Adverse reactions to food additives. J Roy Coll Phys 1987;21:237-40.
[5] Young E, Patel S, Stoneham M, et al. The prevalence of reaction to food additives in a survey population. J Roy Coll Phys London 1987;21:241-7.
[6] Young E, Stoneham MD, Petruckevitch A, et al. A population study of food intolerance. Lancet 1994; 343:1127-30.
[7] Osterballe M, Hansen TK, Mortz CG, et al. The prevalence of food hypersensitivity in an unselected population of children and adults. Pediatr Allergy Immunol 2005;16:567-73.
[8] Supramaniam G, Warner JO. Artificial food additive intolerance in patients with angioedema and urticaria. Lancet 1986;2:907-9.
[9] Juhlin L. Recurrent urticaria:clinical investigation of 330 patients. Brit J Derm 1981;104:369-81.
[10] Juhlin L, Michaelsson G, Zetterstrom O. Urticaria and asthma induced by food and drug additives in patients with aspirin sensitivity. J Allergy Clin Immunol 1972;50:92-8.
[11] Pollock I, Warner JO. A follow up study of childhood food additive intolerance. J Roy Coll Phys London 1987;21:248-50.
[12] Nettis E, Colanardi MC, Ferrannini A, et al. Suspected tartrazine-induced acute urticaria/angioedema is only rarely reproducible by oral challenge. Clin Exp Allergy 2003;33:1725-9.
[13] Van Bever HP, Docx M, Stevens WJ. Food and food additives in severe atopic dermatitis. Allergy 1989;44:588-94.
[14] Fuglsang G, Madsen C, Halkken S, et al. Adverse reactions to food additives in children with atopic symptoms. Allergy 1994;49:31-7.
[15] Worm M, Ehlers I, Sterry W, et al. Clinical relevance of food additives in adult patients with atopic dermatitis. Clin Exp Allergy 2000;30:407-14.
[16] Hannuksela M, Lahti A. Peroral challenge tests with food additives in urticaria and atopic dermatitis. Int J Dermatol 1986;25:178-80.
[17] Park H-W, Park C-H, Park S-H, et al. Dermatologic adverse reactions to 7 common food additives in patients with allergic diseases: a double blind placebo controlled study. J Allergy Clin Immunol 2008;121:1059-61.
[18] Vally H, Carr A, El-Saleh J, et al. Wine induced asthma: a placebo controlled assessment of its pathogenesis. J Allergy Clin Immunol 1999;103:41-6.
[19] Hariparsad D, Wilson N, Dixon C, et al. Oral tartrazine challenge in childhood asthma: effect on bronchial reactivity. Clin Allergy 1984;14:81-5.
[20] Simon RA. Food and drug additives. Immunology and allergy clinics of North America 1995;15:489-527.
[21] Madsen C. Prevalence of food additive intolerance. Hum Exp Toxicol 1994;13:393-9.
[22] Weliki N, Heiner DC. Hypersensitivity to chemicals. Correlation of tartrazine hypersensitivity with

characteristic serum IgD and IgE immune response patterns. Clin Allergy 1980;10:375-94.

[23] Murdoch RD, Lessof MH, Pollock I, et al. Effects of food additives on leukocyte histamine release in normal and urticarious subjects. J Roy Coll Phys 1987;21:251-6.

[24] Murdoch RD, Pollock I, Naeem S. Tartrazine induced histamine release in vivo in normal subjects. J Roy Coll Phys London 1987;21:257-61.

[25] Levitan H. Food, drug and cosmetic dyes:Biological effects related to lipid solubility. Proc Nat Acad Sci U.

[26] Augustine GJ, Levitan H. Neurotransmitter release from a vertebrate neuromuscular synapse affected by a food dye. Science 2002;207:1489-90.

[27] Shaywitz BA. Effects of chronic administration of food colours on activity levels and cognitive performance in developing rat pups treated with 6-hydroxydopamine. Neurobehav Toxicol 1979;1:41-7.

[28] Stevenson J, Sanuga-Barke E, McCann D, et al. Polymorphisms in a histamine degradation gene and the moderation of the impact of food additives on ADHD symptoms in children. Amer J Psychia 2010;167:1108-15.

[29] Feingold BF. Hyperkinesis and learning disabilities linked to artificial food flavours and colours. Am J Nurse 1975;75:797-803.

[30] David T. The overworked or fraudulent diagnosis of food allergy and food intolerance in children. J Roy Soc Med 1985;78(Suppl. 5):21-31.

[31] Swain AR, Dutton SP, Truswell AS. Salicylates in foods. J Am Diet Assoc 1985;85:950-60.

[32] Swanson JM, Sergeant JA, Taylor E, et al. Attention-deficit hyperactivity disorder and hyperkinetic disorder. Lancet 1998;351:129-38.

[33] Rutter M, Macdonald H, Le Couteur A, et al. Genetic factors in child psychiatric disorders-II Empirical findings. J Child Psychol Psychiatr 1990;31:39-83.

[34] Campbell SB. Behavior problems in pre-school children:a review of recent research. J Child Psychol Psychiatr 1995;36:113-49.

[35] Overmeyer S, Taylor E. Annotation: principles of treatment for hyper-kinetic disorder: practice approaches for the UK. J Child Psychol Psychiatr 1999;40:1147-57.

[36] Conners CK, Goyecce CH, Southwick DA, et al. Food additives and hyper-kinesis: a controlled double-blind experiment. Pediatrics 1976;58:154-66.

[37] Sprague RL. Critical review of food additive studies. Washington DC: American Psychol Association;1976.

[38] Harley JP, Matthews CG, Eischman PL. Synthetic food colors and hyperactivity in children: a double-blind challenge experiment. Pediatrics 1978;62:975-83.

[39] Egger J, Carter CM, Graham PJ, et al. Controlled trial of oligoantigenic treatment in the hyper-kinetic syndrome. Lancet 1985;1:540-5.

[40] Pearson DJ. Food allergy, hyper-sensitivity and intolerance. J Roy Coll Phys London 1985;19:154-62.

[41] Mattes JA, Gittelman R. Effects of artificial food colorings in children with hyperactive symptoms. Arch Gen Psychiatry 1981;38:714-8. SA 1977;74:9214-8.

[42] Pollock I, Warner JO. Effect of artificial food colours on childhood behaviour. Arch Dis Child 1990;65:74-7.

[43] Schab DW, Trinh NT. Do artificial food colours promote hyperactivity in children with hyperactive syndromes? A meta-analysis of double-blind placebo controlled trials. J Dev Behav Pediatr 2004;25:

423-34.

[44] Bateman E, Warner JO, Hutchinson E, et al. The effects of a double-blind placebo controlled artificial food colourings and benzoate preservative challenge on hyperactivity in a general population sample of pre-school children. Arch Dis Child 2004;89:506-11.

[45] McCann D, Barrett A, Cooper A, et al. Food additives and hyperactive behaviour in 3 year olds and 8/9 year old children in the community: a randomized double-blind placebo controlled trial. Lancet 2007;370:1560-7.

[46] Lau K, McLain WG, Williams DP, et al. Synergistic interactions between commonly used food additives in a developmental neurotoxicity test. Toxicol Sci 2006;90:178-87.

[47] Waldman ID, Ficks C, Grizer IR. Candidate gene studies of ADHD: a meta-analytic review. Human Genet 2009;126:51-90.

[48] Franke B, Neale BM, Faraone SV. Genome-wide association studies in ADHD. Human Genet 2009;126:13-50.

[49] Preuss CV, Wood TC, Szumlanski CL, et al. Human histamine M methyl transferase. Pharmacogenetics: common genetic polymorphisms that alter activity. Mull Pharmacol 1998;53:708-17.

[50] Sakurai E, Orelamdf L, Nishiyama S, et al. Evidence for the presence of histamine uptake into the synaptosones of rat brain. Pharmacology 2006;78:72-80.

[51] Horner WE, Johnson DE, Schmidt AW, et al. Methylphenidate and atomoxetine increase histamine release in rat prefrontal cortex. Europ J Pharmacol 2007;558:96-7.

[52] Liu LL, Yang J, Lei GF, et al. Atomoxetine increases histamine release and improves learning deficits in an animal model of attention deficit hyperactivity disorder: the spontaneous hypertensive rat. Basic Clin Pharmacol Toxicol 2008;102:527-32.

[53] Pelsser LM, Buitelarr JK, Savelkoul HF. ADHD as a (non) allergic hypersensitivity disorder: a hypothesis. Paediatr Allergy Immunol 2009;20:107-12.

[54] Gemkow MJ, Davenport AJ, Harich S, et al. The histamine H3 receptor as a therapeutic drug target for CNS disorders. Drug Discov Today 2009;14:509-15.

原书致谢

在我成为过敏反应、哮喘、免疫学临床医学专家的职业道路上，很多人给予了帮助。这些人包括我诊所的全体员工、医生同事、合伙人，其中最重要的是我的患者，他们教会了我很多。此外，我的合作主编 Wesley Burks 博士和 Philippe Eigenmann 博士，以及爱思唯尔（出版社）的工作人员，均给予我很多帮助，如果没有他们的帮助，我就无法完成这本书。最后，还应特别感谢我的父亲 David James 博士，他最初启发我选择医学专业；感谢 Hugh Sampson 博士，我在坐落于巴尔的摩市的约翰斯·霍普金斯大学学习时，他是我的临床研究导师；感谢 Wesley Burks 博士，我在阿肯色州小石城阿肯色大学做研究时，他是我的第一个研究组组长；感谢我的妻子 Kristie 和我的两个孩子 Dylan 和 Maddie，他们一直支持着我的职业生涯。

John James MD

我要感谢许多食物过敏的患者及其家属，我从他们身上学到许多东西。此外，我要感谢给予我指导的导师们，包括 Rebecca Buckley 博士、Hugh Sampson 博士、Jerry Winklestein 博士、Hank Herrod 博士；他们给了我很多宝贵意见。此外，我还要感谢我的合作主编 John James 博士和 Philippe Eigenmann 博士，如果没有他们，这个项目的趣味便会失色不少。最后，最重要的是，我要感谢我的家人：我的妻子 Jan，以及我们的孩子 Chris、Sarah 和 Collin，他们一直支持和鼓励着我。

Wesley Burks MD

我要感谢大学儿童医院全体临床医生和研究人员，他们让我们的日常工作变得轻松，使我们有精力做一些其他工作，譬如编书，在医学界广泛传播食物过敏相关知识。在日常的临床实践或研究活动中，如果没有高效友爱的团队合作，这本书就不可能完成。我要感谢 John James 博士和 Wesley Burks 博士，编写各章的医疗界同仁，以及爱思唯尔的团队。如果我没有接受过此学科的教育，就不可能与读者分享这本书里的知识，因此，请让我感谢多位导师，其中包括 Hubert Varonier 博士，他让我进入儿童过敏反应的专业。我还想感谢 Hugh Sampson 博士，他给予我的支持和传授的知识是无价的。最后，我的妻子 Chantal、我们的孩子 Alexandra 和 Oleg 都很支持我的工作，我非常感谢他们。

Philippe Eigenmann MD